中国老年保健协会科普专项基金资助项目

药膳精方

杨 师 李明义 著

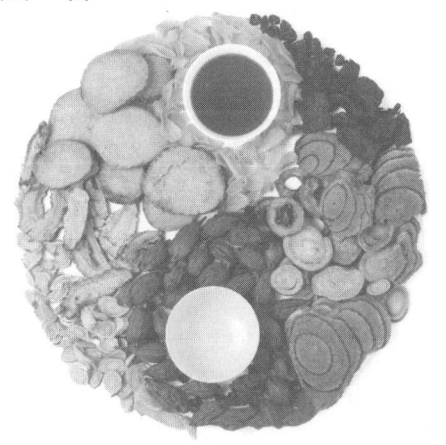

知识产权出版社
全国百佳图书出版单位
—北京—

图书在版编目（CIP）数据

药膳精方 / 杨师，李明义著. -- 北京：知识产权出版社，2025.9. -- ISBN 978-7-5130-9736-9

Ⅰ．R247.1

中国国家版本馆CIP数据核字第20245QB463号

内容简介

本书内容涉及常见病症药膳精方700多个，从二十四节气、常见病、体质、人群、民族等九方面分类汇总，便于读者寻找适合自己的药膳。书稿内容来自临床科研一线作者多年的实践整理，权威、贴近现实、配伍简单、简便实用，已经临床验证，安全有效，可作为个人、家庭自用的贴身必备读本。

责任编辑：李　叶　　　　　　　责任印制：刘译文
封面设计：乾达文化

药膳精方
YAOSHAN JINGFANG

杨　师　李明义　著

出版发行	知识产权出版社有限责任公司	网　址	http://www.ipph.cn	
电　话	010-82004826		http://www.laichushu.com	
社　址	北京市海淀区气象路50号院	邮　编	100081	
责编电话	010-82000860转8745	责编邮箱	laichushu@cnipr.com	
发行电话	010-82000860转8101	发行传真	010-82000893	
印　刷	天津嘉恒印务有限公司	经　销	新华书店、各大网上书店及相关专业书店	
开　本	720mm×1000mm　1/16	印　张	30.25	
版　次	2025年9月第1版	印　次	2025年9月第1次印刷	
字　数	540千字	定　价	150.00元	

ISBN 978-7-5130-9736-9

出版权专有　侵权必究
如有印装质量问题，本社负责调换。

编辑工作委员会

顾　　问　杨　锐　杨建宇

主　　任　李明义

执行主任　杨　师

常务主任　杨桂英　杨　婷

副 主 任（以姓氏笔画为序）

　　　　　刘洪波　陈佩忠　苟娅琼　索红江

成　　员（以姓氏笔画为序）

　　　　　于德良　王　罡　毛艳伟　石文芳　卢海洋　朱江华

　　　　　刘步优　孙　震　李美善　张镇江　陈　娟　陈云鱼

　　　　　陈尚岳　姜友珍　秦　颢　葛方宁　蒋忠玉

支持机构

（排名不分先后）

世界中医药学会联合会中医疗养研究专业委员会

世界中医药学会联合会自然疗法研究专业委员会

中国药膳研究会

中国老年保健协会

北京整合医学学会自然医学分会

北京小汤山医院

广东省元素健康研究院

延边绿天饮食文化研究院

家庭医学刊社

首都医科大学附属北京友谊医院

道地草药（山西）国际贸易港有限公司

药食同源（山西）大健康产业有限公司

山西云数智弘康生物科技有限公司

北京市顺义区和悦养老照料中心

北京教育学院丰台分院

北京世界花卉大观园

前言

人生在世，都企盼拥有健康的身体，但常见病却经常困扰着我们。健康是一个极为复杂的工程，它需要科学的技术和方法，因此编著一本科学合理、安全有效、简便、实用、廉价、配伍简单，并且能让人们快速了解常见病症药膳精方概貌，适用于大众阅读的读物很有必要。本书旨在将"四科"，即科学思维方式、科学理念、科学人文精神、科学技术知识广泛传播给大众，倡导用自然医学绿色无创的方法防治疾病；总结"三生"，即生命、生存、生活的智慧及经验，在探索人类生存方法、积累防病治病经验、延缓衰老、延长生命、突破岁月禁区等方面，提供有益的帮助。这不但使个人享有健康、降低医疗费用，而且对国家、社会、单位，都会有所裨益。

本书集科学性与实用性于一体，既具有极大的学术价值，为研究中华传统饮食文化提供了非常重要的史料支持；又具有实用价值，提供的药膳方法制作简单易行；还具有文化价值，对中国传统文化的传承和发扬意义重大。

本书内容是著者40多年来定点深入生活实地调研，从浩瀚的中华传统医学实用药膳精方和古代中医典籍所记载的方剂中，精选科学合理、安全有效、简便、实用、价廉、配伍简单、易记、具有明显特色与优势、长久流传、至今仍可资引用的、只涉及常见病症药膳精方的内容。有些药膳精方虽疗效显著，但因非医学专业读者不易掌握使用，故未被选入。

防治常见病症的方法有千千万万种，药膳是最容易被人们忽略的。一个药膳精方是积累千百年的临床经验总结出来，经大浪淘沙，流传至今的智慧结晶，能治疗常见疾病，对健康多有裨益，甚至可令我们终身受益。但药膳精方并非绝对真理，应联系自己的实际情况，取其精华，弃其糟粕。

当我们的身体罹患疾病时，更关心的是如何去做，因此笔者编写本书力求简明、扼要、实用、重点突出、方法具体。

读者非常关心身体不舒服时，用哪个药膳精方；况且不舒服时，非医学专业人员很难确定不适症状归属哪类系统性疾病。为方便读者查找、使用，本书将表现在不同系统的病名、症状归属在该标题下，使读者一下子就能找到所需要的药膳精方。但表现在该系统的症状，并非该系统的病名或病证，很可能是其他系统的疾病或病证，也就是说，目录中所说的病症与病证完全不是一个概念，绝对不能混淆，如此分类单单只是为方便查找、阅读、使用而已。

本书是个人、家庭的贴身必备读本，适用于广大读者。

对本书有各种贡献或帮助的人太多，难免挂一漏万，敬请被遗漏者谅解，在交流信箱留言说明，以便今后再版时更正。

杨　师
于北京狮虎山居

温馨提示

1.食补的原则。健康人群应遵循"两个四,三个五"。

四气养生。根据寒热温凉四气,祛寒就温,顺应体内阳气的潜藏,以敛阳护阴。宜食温热食物,如牛肉、羊肉、龙眼肉、葱姜等。

四季养生。如春天吃叶,夏天吃花,秋天吃果,冬天吃根。冬天可以适当食用根茎类食物,如红薯、土豆、萝卜等。

五脏养生。滋肾养藏,宜食板栗、核桃、榛子仁等果仁类补肾食物,填精补髓。

五色养生。比如冬季保护和滋养肾脏宜吃黑色食物,如黑米、黑豆、黑芝麻、紫菜、黑木耳、乌骨鸡等。春季保护和滋养肝脏宜吃绿色食物,如菠菜、韭菜、青椒、芹菜、西蓝花、羽衣甘蓝、芦笋、黄瓜、青豆、绿豆、猕猴桃、木瓜等。夏季保护和滋养心脏宜吃红色食物,如西红柿、红萝卜、甜菜、红苹果、草莓、西瓜、火龙果、山楂、枣、石榴、李子等。节气夏至与立秋之间的长夏季保护和滋养脾脏宜吃黄色食物,如新鲜的山药、大麦、小米、南瓜、马铃薯、花椰菜、番木瓜、黄豆、橙子、梨、香蕉、柠檬、杧果、姜、咖喱等。秋季保护和滋养肺脏宜吃白色食物,如白萝卜、山药、白木耳、莲子、百合、大蒜、银杏、坚果、椰子、白葡萄等。

五味养生。比如冬季是肾主令之时,肾主咸味,心主苦味,肾气旺盛之时,对于身体正常的人来说,应该减少咸味食物,适当增加苦味食物,这就是遵循"省咸增苦"的原则,肾主水、心主火,水克火,利于来年心气充足。

2.食禁有广狭之分。广义的饮食宜忌涉及食物与体质、地域、季节、年龄、病证,以及饮食调配、用法、用量等方面;狭义的仅指饮食与具体病情方面的禁忌。

患病治疗期间或正常生理期间的饮食宜忌,是根据寒热虚实、阴阳盛衰,再结合食物的四气、五味、升降浮沉与归经等特性来加以确定的。患者在服药期间,有些食物对所服之药有不良影响,则应忌服。中药与食物有配伍禁忌,服药期间有食忌。食物有忌食,还有相反。具体如下。

生冷:脾胃虚寒、腹泻患者忌食冷饮、冷食,西瓜、梨、柿等大量的生蔬菜和水果。**黏滑**:脾虚纳呆外感初起者忌食糯米、大麦、小麦等制作的米面食品等。**油腻**:脾虚或痰湿患者忌食肥肉、荤油、油煎炸食品、乳制品等。**腥膻**:风热证、痰热证、斑疹疮疡患者忌食海鱼、无鳞肉(平鱼、巴鱼、带鱼、比目鱼肉等)、虾、蟹、干贝、淡菜、鲍鱼、羊肉、鹿肉、鸡蛋、香椿芽等。**辛辣**:内热证患者忌食葱、姜、蒜、辣椒、花椒、胡椒、韭菜、酒等。**引起旧疾复发、新病加重的发物：**哮喘、动风、皮肤病患者忌食除上述腥、膻、辛辣食物外，尚有一些特殊的食品不可食用，如荞麦、豆芽、苜蓿、鹅肉、鸡头、鸭头、猪头、驴头肉、莲子、芡实、饴糖、糯米、猪肉等；但个别疾患如麻疹初起，可适量食用发物，如豆芽、香菜等，以利透发。

寒证：忌食寒凉、生冷食物，宜食温热性食物。**热证：**忌食温燥伤阴食物，宜食寒凉平性食物。**虚证：**一般虚证患者多有脾胃功能减退，难于消化吸收，忌食肥腻、油煎、质粗坚硬难化的食物。阳虚者宜温补，忌食寒凉，不宜过食生冷瓜果、凉性与性偏寒凉的菜肴食物；阴虚者宜滋补清淡，忌食一切辛辣刺激性食物，如葱、蒜、辣椒、生姜之类。**实证：**热证、寒证中都有实证，虚证中也有正虚邪实，应抓住主要矛盾配合药治以获良效。常见实证如水肿忌食盐、消渴忌食糖等。

发物：容易诱发某些旧病或加重现有疾病的食物统称为"发物"。"发物"具有激荡人体气血的作用，容易导致人体气血失常，使疾病恶化或反复发作，通常泛指辛辣、燥热、生冷、肥甘厚味的食物，具体分为以下几类。

（1）发热之物：指使人体产生火热性现象的食物，如葱、姜、韭菜、胡椒、羊肉、狗肉等温热、辛辣易助热上火的食物。热性体质、阴虚火旺、结核病患者及伤口有炎症的人，发热口渴、大便秘结之人忌食。"爱上火"的"火"是形容身体内某些热性的症状，上火就是人体阴阳失衡后出现的"内热证候"，最好少吃发热之物，如口腔溃疡或牙龈肿痛者。但对于寒性体质（即阳虚体质）者来说，吃这些发热的食物往往有驱寒益阳的作用，有助于驱除体内的寒气。

（2）发风之物：如海鲜、鱼、虾、蟹、鸡蛋、香椿芽、鹅等易使人生风、使疾病扩散、加重皮肤病变如荨麻疹、湿疹、丹毒、疮痈疔疖等的食物。荨麻疹、湿疹、中风、痛风或其他过敏疾病者忌食。虾等海鲜对于不过敏的人来说，因其富含优质蛋白质，是良好的营养物质。

（3）发湿热之物：指影响脾的运化、助湿化热的食物，如饴糖、糯米、猪肉等。湿热、黄疸、痢疾、脾胃虚弱、痰湿体质等应忌食。甜食会影响脾胃功能，油腻易生湿热，继而产生疔疮。

糯米对于中气不足的虚弱人群有一定补益作用。有口干舌燥、咳嗽、肌肤干燥等阴虚症状的人，也可适当吃一些。

（4）发冷积之物：是指具有寒凉的特性，容易损伤人体阳气，导致脾胃、心肺、肝肾等脏腑阴寒加重而导致泄泻、冷痛、咳嗽、胸痹等病症，如西瓜、柿子、冰糕、冬瓜、四季豆、莴笋、柿子等。

一般脾胃虚寒、寒性体质等人群不宜多吃。对于实热体质的人群，冷积发物是比较好的降火良方，尤其在夏季，但是也不宜多吃，以免伤阳过度。

（5）发燥之物：可使人体产生干燥津液不足的食物，既具有火热的性质，又具有伤津液的特征，如炒干果中的炒板栗、炒花生、炒瓜子等。

（6）发动血之物：能伤络动血的食物如胡椒、辣椒、龙眼肉、羊肉、狗肉、白酒等。

一般对于各种出血性疾病，如血热上冲的衄血、吐血、咯血，或血热下注的痔疮、血尿、崩漏带下、月经过多等患者忌食。

虽说吃山楂开胃，但生山楂开胃活血，可诱发流产，所以对妊娠期女性而言山楂就是动血发物。这些食物有非常好的通经活络、活血化瘀的疗效，可用于防治血瘀型头痛、肩周炎及部分种类的风湿性疾病。

（7）发滞气之物：如豆类、薯类、油腻食品、油糕、荞面、莜面、芡实、莲子、芋头、红薯等，这类发物有滞涩阻气的作用，不易消化，会导致气机阻滞不畅，产生胃胀、腹胀。特别是对于脾胃虚弱者，容易引起消化不良、腹胀、没胃口等症状。

这些食物中不少都有固肾涩精、补脾止泄的功效。对于脾虚型腹泻或者肾虚型早泄的人群有一定食疗效果。

（8）光敏性食物：指容易引起日光性皮炎的食物，如莴苣、茴香、苋菜、荠菜、香菜等。这些食物不大量食用不会出现不良反应，但过敏体质人群忌食。

3. 有*标识的药膳精方虽然名称一样，但有的成分不同，有的配比不同，有的用途不同。

4. 药膳套餐要根据病证有选择性地采用。剂量是按单方食用核算的，若完全按套餐食用，相同成分剂量要酌减。

目 录

因时药膳——二十四节气药膳

1 春季药膳 ········· 2
  立春 ········· 2
    百合蜜蛋汤 ········· 2
    胡萝卜枣汤 ········· 2
  雨水 ········· 3
    补肺益肾粥 ········· 3
    乌鸡春笋汤 ········· 3
  惊蛰 ········· 4
    杞枣蛋汤 ········· 4
    补虚养肝汤 ········· 5
    养血止血饮 ········· 5
  春分 ········· 6
    山楂肉干 ········· 6
    菊花肉丝 ········· 7
    荸荠山楂糕 ········· 7
    白扒口蘑 ········· 7
    开胃鱼圆 ········· 8
    枸杞虾仁 ········· 8
    茯苓蒸包 ········· 9
    清蒸槐花鳕鱼 ········· 9
  清明 ········· 10
    踏青粥 ········· 10
    养血舒筋鸽 ········· 11
    玫瑰花糕 ········· 11
    菊花枸杞粥 ········· 12
    佛手山药扁豆糕 ········· 12
    铁皮石斛山药粥 ········· 13
    桑葚芝麻糕 ········· 14
    八宝粥* ········· 14
    白菜百合莲枣汤 ········· 15
  谷雨 ········· 16
    谷雨养生饮 ········· 16
    薏米木瓜粥 ········· 16
    养肝明目汤 ········· 17

2 夏季药膳 ········· 18
  立夏 ········· 18
    养血安神粥 ········· 18
    润肺止咳饮 ········· 18
    清炒莴笋 ········· 19
    淮山药炒木耳 ········· 19
    清蒸鲈鱼 ········· 20
    莲子猪肚 ········· 20

小满·····················21
　　樱桃甘蔗汁··············21
　　麻辣黄瓜················21
　　蒜薹（蒜苔）炒乌贼······22
　　蒸酿苦瓜················22
　　桑葚饼··················23
芒种·····················24
　　薏米红豆饮··············24
　　五味枸杞饮★············24
　　青梅酒··················25
夏至·····················25
　　夏至姜··················25
　　蜜姜茶··················26
　　酸辣汤··················26
　　清爽解暑汤··············27
　　酸梅汤··················28
小暑·····················28
　　醋姜····················28
　　清热利湿汤··············29
　　果味仔姜鸭··············30
　　翠皮排骨汤··············30
大暑·····················31
　　黄绿白清热解暑粥········31
　　木瓜奶★················31
　　五色补脾祛湿饮··········32
　　莲子荷叶蒸湖鸭··········32
　　绿白解暑除烦饮··········33

3 秋季药膳·············34
立秋·····················34
　　补血益气饮··············34
　　清热补虚汤··············34

处暑·····················35
　　生津润燥粥··············35
　　养阴益胃汤··············36
白露·····················36
　　养胃润肺粥··············36
　　益气生津饮··············37
　　玩月羹··················37
秋分·····················38
　　温阳祛寒粥··············38
　　清心润燥粥··············39
寒露·····················39
　　益气壮阳粥··············39
　　蟹肉健脾粥··············40
　　菊花粥★················41
霜降·····················41
　　清热养阴代茶饮··········41
　　酒炖鳝蒜················41

4 冬季药膳·············43
立冬·····················43
　　养生乳鸽汤··············43
　　温胃散寒汤··············44
　　补肝肾强筋骨汤··········45
小雪·····················45
　　八珍炖鸡汤··············45
　　温经散寒饮··············46
大雪·····················47
　　益气养血暖身茶··········47
　　益肝肾补气血饮··········47
　　散寒止咳代茶饮··········48
冬至·····················48
　　膏滋····················48

白萝卜炖羊排 ………………49
小寒 ……………………………50
　冬季滋补粥 ………………50
大寒 ……………………………50
　温阳益气粥 ………………50
　生熟地煲龙骨 ……………51

因事药膳——常见病药膳

1 内科病症药膳 ………………54
感冒药膳 ………………………54
　香菜米汤 …………………54
　葱豉汤（东晋葛洪著《肘后备急方》）…………………………54
　发汗解表粥 ………………55
　和解表里汤 ………………56
　桑菊饮（清代吴塘著《温病条辨》）……………………………56
　三花代茶饮 ………………57
　葱白蛋清汤 ………………57
　桑菊薄豉芦根粥 …………58
　健脾祛暑湿粥 ……………58
　炸紫苏鱼卷 ………………59
　姜糖饮 ……………………59
　桑菊代茶饮 ………………60
　银花代茶饮 ………………60
　荷叶菊花薏米饮 …………61
咳嗽药膳 ………………………61
　雪梨羹 ……………………61
　青萝卜蘸黄豆酱 …………62
　白萝卜煎饺 ………………62
　疏风散寒止咳饮 …………63
　疏风清热止咳饮 …………64
　润燥止咳套餐（1饮1荤组合餐：疏风润燥止咳饮、板栗烧猪肉）…64
　疏风润燥止咳饮 …………64
　板栗烧猪肉 ………………65
　五仁陈皮饮 ………………66
　清热豁痰止咳饮 …………66
　泻肝顺气降火饮 …………67
　滋阴润肺套餐（1饮1荤组合餐：滋阴润肺饮、甲鱼乌鸡炖）……67
　滋阴润肺饮 ………………67
　甲鱼乌鸡炖 ………………67
　八宝酿梨 …………………68
支气管哮喘药膳 ………………69
　黑木耳粥 …………………69
　紫苏姜枣粥 ………………70
　二白二肺汤 ………………70
　清肺止咳化痰饮 …………71
　人参红糖饮 ………………71
　补虚定喘套餐（1茶1糖组合小吃：人参核桃仁代茶饮、芝麻姜蜜冰糖）………………………………72
　人参核桃仁代茶饮 ………72
　芝麻姜蜜冰糖 ……………72
肺结核药膳 ……………………73
　山药百合炖白鳝 …………73
　双补气阴两虚汤 …………73

肝炎药膳……………………74	燥湿化痰粥……………………85
肝炎套餐（1粥1汤组合餐：健脾养肝粥、补虚养肝汤）……74	润肺止咳梨……………………86
	核桃仁蜜……………………86
健脾养肝粥……………………74	补肺益脾百合粥……………87
补虚养肝汤……………………74	胃肠病药膳……………………87
健脾和胃粥……………………75	和胃祛痰代茶饮……………87
西瓜皮赤小豆饮……………75	行气消痞饮…………………88
五红益肝利湿豆浆…………75	橘皮饮………………………88
绿豆甘草解毒饮……………76	陈皮生姜粥…………………88
呼吸病症药膳…………………77	健脾养胃套餐（2糕点1主2副1汤组合餐：补脾养胃糕、八珍糕、三丝养胃煎饼、二黄姜砂带鱼、芪烧鲤鱼、酵母饮）……………89
滋阴养血明目粥……………77	
杏仁豆腐……………………77	
一品豆腐……………………78	
苇茎汤（唐代孙思邈著《备急千金要方》）…………………78	补脾养胃糕…………………89
	八珍糕………………………90
阿胶散（又名补肺散，宋代钱乙著《小儿药证直诀》）……79	三丝养胃煎饼………………90
	二黄姜砂带鱼………………91
祛风散寒止痛汤……………80	芪烧鲤鱼……………………91
姜豉饴糖……………………80	酵母饮………………………92
姜汁糖………………………81	理脾糕………………………93
老慢支调理套餐（1饮1主组合餐：四仁鸡蛋饮、枣生南瓜）…81	消化不良套餐（2小吃1调味组合餐：大山楂丸、木瓜奶★、香菜）………………………93
四仁鸡蛋饮…………………81	
枣生南瓜……………………82	大山楂丸……………………93
虫草酱鸭……………………82	木瓜奶★……………………94
复方银菊代茶饮……………83	香菜…………………………94
五汁饮………………………83	香菜甘蔗汁…………………94
白果蜜饮……………………84	温胃散寒套餐（1小吃1茶1副2汤组合餐：姜撞奶、暖胃茶、温胃散寒鱼丸、温中散寒汤、散寒降逆饮）……………………………95
银耳橘饮……………………84	
苏叶杏仁粥…………………85	
二花杏桑代茶饮……………85	

姜撞奶 …………………………95
暖胃茶 …………………………95
温胃散寒鱼丸 …………………96
温中散寒汤 ……………………96
散寒降逆饮 ……………………96
泄热降逆饮 ……………………97
解郁降逆饮 ……………………98
砂桂生姜炖猪肚 ………………98
养胃阴止呃粥 …………………99
脾胃湿热套餐（1副1粥组合餐：竹笋眉豆煲鲤鱼、消食和胃粥）……100
竹笋眉豆煲鲤鱼 ………………100
消食和胃粥 ……………………101
消积除胀套餐（1饮1汤组合餐：山楂陈皮饮、消积化滞汤）………102
山楂陈皮饮 ……………………102
消积化滞汤 ……………………102
脾胃虚弱套餐（1副2汤组合餐：砂芪猪肚★、健脾消食饮、兔肉健脾汤）……………………………103
砂芪猪肚★ ……………………103
健脾消食饮 ……………………103
兔肉健脾汤 ……………………103
乌贼骨散 ………………………104
山楂饮 …………………………104
荞麦饼 …………………………105
健脾益气粥 ……………………105
清热通便套餐（1饮1凉1热1汤组合餐：清热通便代茶饮、拌春笋黑木耳、肉丝炒牛蒡、香油紫菜汤）………………………………106

清热通便代茶饮 ………………106
拌春笋黑木耳 …………………106
肉丝炒牛蒡 ……………………106
香油紫菜汤 ……………………107
下元失固调理套餐（2饮1糕点组合餐：一味薯蓣饮、桑葚饮、麻仁板栗糕）…………………………107
一味薯蓣饮 ……………………107
桑葚饮 …………………………108
麻仁板栗糕 ……………………108
决明炖茄子 ……………………109
顺气导滞套餐（2热组合餐：爆炒地瓜叶、油焖枳实白萝卜）………109
爆炒地瓜叶 ……………………109
油焖枳实白萝卜 ………………110
猪肺煲 …………………………110
益气润肠饮 ……………………111
五仁枣泥 ………………………111
香蕉三仁粥 ……………………112
芋头糕 …………………………112
燕麦傍玉米 ……………………113
槐花代茶饮 ……………………113
蜜饯山楂 ………………………114
丁香姜糖 ………………………114
姜醋 ……………………………115
醋浸生姜饮 ……………………115
益脾饼 …………………………116
益气健脾养胃粥 ………………116
虚寒胃痛套餐（1副1饮组合餐：胡椒砂仁炖猪肚、姜双椒饮）……117
胡椒砂仁炖猪肚 ………………117

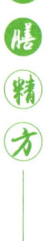

姜双椒饮 ················· 117
橘皮（陈皮）代茶饮 ········· 118
马齿苋饮 ················· 118
白黄褐色拼盘 ············· 119
健脾止泻套餐（1主1粥组合餐：
山药面条、健脾止泻粥）······ 119
山药面条 ················· 119
健脾止泻粥 ··············· 119
姜茶乌梅蜜饮 ············· 121
湿热泄泻调理套餐（1饮1粥组合
餐：复方荷叶代茶饮、八宝粥★）
························· 121
复方荷叶代茶饮 ··········· 121
八宝粥★ ················· 122
久泻久痢套餐（2小吃1饮组合餐：
锅巴莲子糖散、龙眼肉橘饼糖、乌
梅双糖饮）··············· 123
锅巴莲子糖散 ············· 123
龙眼肉橘饼糖 ············· 123
乌梅双糖饮 ··············· 123
姜茶 ····················· 124
荔枝粥 ··················· 124
陈草蜜膏 ················· 125
凉血止血饮 ··············· 125

肝硬化药膳 ················· 126
下气解郁套餐（2饮组合餐：复方
佛花代茶饮、下气汤）······ 126
复方佛花代茶饮 ··········· 126
下气汤 ··················· 126
复方桃仁粥 ··············· 126
利水消肿套餐（1饮1汤组合餐：

玉米须二皮饮、鲤鱼导水汤）····· 127
玉米须二皮饮 ············· 127
鲤鱼导水汤 ··············· 127

高血压药膳 ················· 128
肝阳上亢型高血压套餐（1饮1粥
组合餐：清肝热降压代茶饮、清肝
热利尿降压粥）············ 128
清肝热降压代茶饮 ········· 128
清肝热利尿降压粥 ········· 129
肝火上炎型高血压套餐（1饮1凉
2热1粥组合餐：清热解毒代茶饮、
芹菜拌三丝、西芹炒百合、苦瓜炒
肉丝、绿豆粥）············ 130
清热解毒代茶饮 ··········· 130
芹菜拌三丝 ··············· 130
西芹炒百合 ··············· 130
苦瓜炒肉丝 ··············· 131
绿豆粥 ··················· 131
阴虚阳亢型高血压套餐（1凉1热1
汤组合餐：木耳拌百合、山药炖甲
鱼、天麻鱼头汤）·········· 132
木耳拌百合 ··············· 132
山药炖甲鱼 ··············· 132
天麻鱼头汤 ··············· 132
桑葚杞菊甲鱼汤 ··········· 133
阴阳两虚降压套餐（2汤组合餐：
山楂瘦肉汤、紫菜蛋汤）···· 134
山楂瘦肉汤 ··············· 134
紫菜蛋汤 ················· 134
益气海鲜煲 ··············· 134
扶正祛邪粥 ··············· 135

燥湿祛痰粥…………………136
翠衣荷菊代茶饮……………136
降"三高"套餐（2饮1主1凉1热1汤组合餐：降"三高"茶、降压代茶饮1、双耳核桃仁拌莜面、双耳听琴、海带烧排骨、荠菜小豆腐汤）……………………137
降"三高"茶…………………137
降压代茶饮1…………………137
双耳核桃仁拌莜面…………137
双耳听琴……………………138
海带烧排骨…………………138
荠菜小豆腐汤………………139
降压代茶饮2…………………140
降压套餐（2饮组合餐：降压代茶饮3、清肝安神饮）………140
降压代茶饮3…………………140
清肝安神饮…………………140
降压代茶饮4…………………141
平衡血压代茶饮……………142
消脂降压代茶饮……………142
清炒茼蒿……………………143
老年降压粥…………………143
清热化痰粥…………………144
健脾和胃粥…………………144
枣粽…………………………144
菊槐绿茶代茶饮……………145
平肝清热降压套餐（1凉2粥组合餐：芹菜凉拌海带、菊花粥*、秋梨芦荟粥）……………146
芹菜凉拌海带………………146

菊花粥*………………………146
秋梨芦荟粥…………………146
育阴潜阳粥…………………147
调补阴阳粥…………………147
软坚散结煲…………………148
山楂消脂饮…………………148
滋阴润燥汤…………………149
天麻汆鱼片…………………150
高脂血症药膳………………151
降血脂套餐（2饮2主1凉4热1粥1汤1日组合餐：双降代茶饮、参果代茶饮、玉米棒山药、翡翠虾包、蔬菜沙拉、清蒸茄子、肉炒蒜苗、炒芹菜三丝、黑白绿三色烩、调节血脂粥、玉米须豆腐汤、每日早中晚搭配餐）……………151
双降代茶饮…………………151
参果代茶饮…………………151
玉米棒山药…………………151
翡翠虾包……………………152
蔬菜沙拉……………………152
清蒸茄子……………………153
肉炒蒜苗……………………153
炒芹菜三丝…………………153
黑白绿三色烩………………154
调节血脂粥…………………154
玉米须豆腐汤………………154
每日早中晚搭配餐…………155
双绿菜………………………156
腊八蒜………………………156
"三降"羹……………………157

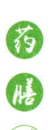

橘皮健脾代茶饮 …………… 158	紫苏沙丁鱼 ………………… 169
消积降脂代茶饮 …………… 158	滋阴清热代茶饮 …………… 170
冠心病药膳 …………………… 159	右肢灵汤 …………………… 170
冠心病饮 …………………… 159	山楂粥 ……………………… 171
宽胸散结粥 ………………… 160	慢性心衰套餐（1粥1汤组合餐：
通阳散结粥 ………………… 160	玉竹粥、气血三宝汤）…… 171
活血祛瘀套餐（2饮组合餐：活血	玉竹粥 ……………………… 171
祛瘀代茶饮、破瘀血汤）… 161	气血三宝汤 ………………… 172
活血祛瘀代茶饮 …………… 161	温肾利水饮 ………………… 173
破瘀血汤 …………………… 161	温阳泻水饮 ………………… 173
祛痰化瘀套餐（1饮1粥组合餐：	泌尿病症药膳 ………………… 174
二叶代茶饮、三仁二耳粥）… 162	白果饮 ……………………… 174
二叶代茶饮 ………………… 162	化结石粥 …………………… 174
三仁二耳粥 ………………… 162	化结石糊 …………………… 174
补气养心粥 ………………… 163	清热利尿降压饮 …………… 175
养心安神粥 ………………… 163	茅根益母鲫鱼汤 …………… 175
滋阴养心拼盘 ……………… 164	鲤鱼冬瓜汤 ………………… 176
温经通络套餐（1素1荤组合餐：	薏苡粥 ……………………… 176
葱姜汤泡黄瓜、米酒仔鸡）… 165	清热止血三草代茶饮 ……… 177
葱姜汤泡黄瓜 ……………… 165	清热降压代茶饮 …………… 177
米酒仔鸡 …………………… 165	桑葚果仁粥 ………………… 177
葛根粥 ……………………… 166	肾炎饮 ……………………… 178
虫草鸭 ……………………… 166	利水消肿套餐（3汤组合餐：利水
清血液护血管菜 …………… 167	消肿汤、黄芪汤、决渎汤）… 178
补益肝肾汤 ………………… 167	利水消肿汤 ………………… 178
心脑血管病症药膳 …………… 168	黄芪汤 ……………………… 179
防心血管病套餐（3热组合餐：鱼	决渎汤 ……………………… 180
香茄子、三文鱼、紫苏沙丁鱼）	清热止血粥 ………………… 181
……………………………… 168	荞麦芡实蒸 ………………… 181
鱼香茄子 …………………… 168	降尿酸饮 …………………… 182
三文鱼 ……………………… 168	虫草芙蓉羹 ………………… 182

血液病症药膳 ······183
　　阿胶枣 ······183
　　当归鸭 ······183
　　缺铁性贫血套餐（1荤1羹1汤组合餐：爆猪腰、红白羹、紫菜虾皮蛋汤）······184
　　爆猪腰 ······184
　　红白羹 ······184
　　紫菜虾皮蛋汤 ······185
　　养血补虚套餐（1小吃1饮1粥组合餐：枣参丸、荔枝枣饮、养血补虚粥）······186
　　枣参丸 ······186
　　荔枝枣饮 ······186
　　养血补虚粥 ······186
　　补阴止血饮 ······187
　　羊骨猪皮粥 ······188

神经病症药膳 ······188
　　降阴火安神饮 ······188
　　和胃安神饼 ······189
　　养心安神饮 ······189
　　牡蛎烧豆腐 ······190
　　安心神饮 ······190
　　泻肝火安神汁 ······191
　　拌莴笋丝 ······191
　　三仁养血安神粥 ······192
　　交通心肾粥 ······193
　　二仁安神定志粥 ······194
　　龙眼肉藕粥 ······194
　　益肾固精饮 ······195
　　补脾固肾汤 ······195
　　滋阴清热饮 ······196
　　疏肝理气解郁套餐（1饮1小吃组合餐：双花代茶饮、佛香茉莉花梨）······197
　　双花代茶饮 ······197
　　佛香茉莉花梨 ······197
　　通络宁神饮 ······197
　　黄花合欢忘忧饮 ······198
　　橄榄解郁粥 ······199
　　活血化瘀粥 ······199
　　滋补肝肾茶饼 ······200

糖尿病药膳 ······200
　　滋阴清热套餐（2汤1粥组合餐：消烦止渴煎、益气生津汤、滋阴清热粥）······200
　　消烦止渴煎 ······200
　　益气生津汤 ······201
　　滋阴清热粥 ······201
　　降糖基础方 ······202
　　荞麦降糖糕 ······203
　　降糖套餐（2热4饮组合餐：瓜香三丁、碧玉藏珍、山楂橘皮代茶饮、三降调理饮、猪胰麦芽饮、斛乌合剂）······204
　　瓜香三丁 ······204
　　碧玉藏珍 ······205
　　山楂橘皮代茶饮 ······205
　　三降调理饮 ······206
　　猪胰麦芽饮 ······206
　　斛乌合剂 ······206
　　咖喱炖土豆 ······207

健脾固肾粥……………………208
肥胖症药膳……………………208
　二皮砂仁减肥饮………………208
　二皮山楂减肥饮………………209
　黄芪二肉减肥饮………………210
　减肥套餐（1主1副1小菜1汤组合餐：肉豆蔻茯苓包、赤小豆蒸鲤鱼、拍黄瓜、竹笋银耳汤）………210
　肉豆蔻茯苓包…………………210
　赤小豆蒸鲤鱼…………………211
　拍黄瓜…………………………211
　竹笋银耳汤……………………211
　降脂减肥套餐（1饮1热1汤组合餐：清爽代茶饮、蟹肉烧冬瓜、紫菜海带汤）………………212
　清爽代茶饮……………………212
　蟹肉烧冬瓜……………………213
　紫菜海带汤……………………213
痛风病药膳……………………214
　痛风止痛套餐（1茶1饮组合餐：红萝卜蜜代茶饮、痛风止痛饮）……214
　红萝卜蜜代茶饮………………214
　痛风止痛饮……………………214
　补虚止痛套餐（1成药1饮组合餐：乌鸡白凤丸、补虚止痛饮）……215
　乌鸡白凤丸……………………215
　补虚止痛饮……………………215
　急降尿酸饮……………………216
　丝瓜茶汤………………………216
　祛痛风结石套餐（1粥1汤组合餐：祛痛风结石粥、祛痛风结石汤）…217
　祛痛风结石粥…………………217
　祛痛风结石汤…………………217

2 外科病症药膳……………………218

胆石症药膳……………………218
　黑木耳燕麦粥…………………218
肾结石药膳……………………219
　化石排石套餐（3饮组合餐：金钱草冲鸡内金、卷柏首乌代茶饮、南瓜蔓鸡内金泡水）……………219
　金钱草冲鸡内金………………219
　卷柏首乌代茶饮………………219
　南瓜蔓鸡内金泡水……………220
阑尾炎药膳……………………220
　排肠脓套餐（2汤组合餐：三仁牡丹皮汤、薏苡附子败酱散）……220
　三仁牡丹皮汤…………………220
　薏苡附子败酱散………………221
痔疮病药膳……………………221
　补肝养血粥……………………221
　消痔套餐（1荤1汤组合餐：槐花九转大肠、乙字汤）……………222
　槐花九转大肠…………………222
　乙字汤…………………………223
肿瘤病药膳……………………223
　防癌抗癌套餐（2饮1凉1热1粥2汤组合餐：西洋参泡水、桑葚冰糖饮、拌蔬菜粒、排骨炖芋头、芪参枣粥、杞地鳖鱼汤、益母草鲫鱼汤）………………………223
　西洋参泡水……………………223
　桑葚冰糖饮……………………224

拌蔬菜粒⋯⋯⋯⋯⋯⋯⋯224	温经散寒止痛粥⋯⋯⋯⋯⋯235
排骨炖芋头⋯⋯⋯⋯⋯⋯224	祛湿止带粥⋯⋯⋯⋯⋯⋯235
芪参枣粥⋯⋯⋯⋯⋯⋯⋯225	温经化瘀止痛套餐（2饮1汤组合
杞地鳖鱼汤⋯⋯⋯⋯⋯⋯226	餐：姜枣红糖饮、温经散寒饮、温
益母草鲫鱼汤⋯⋯⋯⋯⋯226	经化瘀止痛汤）⋯⋯⋯⋯⋯236
防治消化道肿瘤套餐（1粥1汤组	姜枣红糖饮⋯⋯⋯⋯⋯⋯236
合餐：薏米粥、温中补虚汤）⋯227	温经散寒饮⋯⋯⋯⋯⋯⋯236
薏米粥⋯⋯⋯⋯⋯⋯⋯⋯227	温经化瘀止痛汤⋯⋯⋯⋯237
温中补虚汤⋯⋯⋯⋯⋯⋯227	清热生津止痛粥⋯⋯⋯⋯238
病后康复粥⋯⋯⋯⋯⋯⋯228	补气生血止痛套餐（1汤1粥组
骨伤病药膳⋯⋯⋯⋯⋯⋯⋯229	合餐：调和气血汤、莲子龙眼粥）
关节炎套餐（1菜1汤组合餐：焯	⋯⋯⋯⋯⋯⋯⋯⋯⋯⋯238
西蓝花、黑豆牛骨汤）⋯⋯⋯229	调和气血汤⋯⋯⋯⋯⋯⋯238
焯西蓝花⋯⋯⋯⋯⋯⋯⋯229	莲子龙眼粥⋯⋯⋯⋯⋯⋯239
黑豆牛骨汤⋯⋯⋯⋯⋯⋯229	清热利湿止痛粥⋯⋯⋯⋯240
补血养筋止痛粥⋯⋯⋯⋯230	黑豆蛋⋯⋯⋯⋯⋯⋯⋯⋯240
冰糖葫芦⋯⋯⋯⋯⋯⋯⋯231	粉丝鲍鱼⋯⋯⋯⋯⋯⋯⋯241
3 妇科病症药膳⋯⋯⋯⋯**232**	黑白红三豆粥⋯⋯⋯⋯⋯241
月经病症药膳⋯⋯⋯⋯⋯⋯232	妊娠病症药膳⋯⋯⋯⋯⋯⋯242
经期调理套餐（2饮组合餐：经期	绿豆芦根粥⋯⋯⋯⋯⋯⋯242
调理饮、山楂红糖饮）⋯⋯⋯232	白扁豆姜汁米汤⋯⋯⋯⋯243
经期调理饮⋯⋯⋯⋯⋯⋯232	二汁饮⋯⋯⋯⋯⋯⋯⋯⋯243
山楂红糖饮⋯⋯⋯⋯⋯⋯232	小米南瓜粥⋯⋯⋯⋯⋯⋯244
活血通经粥⋯⋯⋯⋯⋯⋯233	黄酒醉鲤鱼⋯⋯⋯⋯⋯⋯244
疏肝理气通经套餐（1饮1粥组合	阿胶蒸鸡蛋⋯⋯⋯⋯⋯⋯245
餐：玫瑰红糖、疏肝理气通经粥）	醒脾安胎套餐（1主1汤组合
⋯⋯⋯⋯⋯⋯⋯⋯⋯⋯234	餐：开元寿面、鲫鱼生姜砂仁汤）
玫瑰红糖⋯⋯⋯⋯⋯⋯⋯234	⋯⋯⋯⋯⋯⋯⋯⋯⋯⋯246
疏肝理气通经粥⋯⋯⋯⋯234	开元寿面⋯⋯⋯⋯⋯⋯⋯246
散寒止痛套餐（2粥组合餐：温经	鲫鱼生姜砂仁汤⋯⋯⋯⋯246
散寒止痛粥、祛湿止带粥）⋯235	和胃止呕套餐（2饮组合餐：乌梅

生姜饮、佛手姜饮)……………247
乌梅生姜饮………………………247
佛手姜饮…………………………247
桑寄生蛋汤………………………248
海参粥……………………………248
产后病症药膳……………………248
　产后第一周套餐(4饮2粥组合餐：产妇红糖、排除恶露饮、调养五脏饮、调补气血饮、养心安神粥、三黑粥)………………………248
　产妇红糖………………………248
　排除恶露饮……………………249
　调养五脏饮……………………249
　调补气血饮……………………250
　养心安神粥……………………250
　三黑粥…………………………251
　产后第二周套餐(2饮1粥组合餐：协调阴阳饮、滋补阴阳饮、黑芝麻红米粥)……………………252
　协调阴阳饮……………………252
　滋补阴阳饮……………………252
　黑芝麻红米粥…………………253
　产后第三周套餐(2饮组合餐：产后第三周月子饮、固元益气饮)
　…………………………………253
　产后第三周月子饮……………253
　固元益气饮……………………254
　产后第四周套餐(1饮1主组合餐：产后第四周月子饮、黑芝麻糙米饭)…………………………255
　产后第四周月子饮……………255

黑芝麻糙米饭……………………255
补虚止泻饮………………………256
健脾排湿饮………………………257
补气养血饮………………………257
润燥滑肠饮………………………258
滋补催乳套餐(2饮1汤1热1粥组合餐：活络通乳饮、盈乳饮、木瓜鲫鱼汤、黄芪木瓜烧带鱼、赤小豆芝麻粥)……………………259
　活络通乳饮……………………259
　盈乳饮…………………………259
　木瓜鲫鱼汤……………………259
　黄芪木瓜烧带鱼………………260
　赤小豆芝麻粥…………………260
下气回乳饮………………………261
产后调理饮………………………261
海带佛手豆浆……………………262
补脾益肾套餐(1热1汤组合餐：归参山药猪腰、补脾益肾汤)……262
　归参山药猪腰…………………262
　补脾益肾汤……………………263
芪参归炖羊蝎子…………………263
妇科杂病症药膳…………………265
三子炖乌鸡………………………265
马齿苋冬瓜子粥…………………266
百龙宁心饮………………………266
清热散结消肿套餐(1粥1酒组合餐：清热散结消肿粥、蒲公英酒)
…………………………………267
　清热散结消肿粥………………267
　蒲公英酒………………………267

4 儿科病症药膳 ·················· 268

呼吸病症 ························ 268
健脾抗感冒套餐（1汤1粥组合餐：白菜心黄豆汤、健脾抗感冒粥）·268
白菜心黄豆汤 ···················· 268
健脾抗感冒粥 ···················· 268
养血抗感冒粥 ···················· 269
提高免疫力粥 ···················· 269
补脾肺羹 ························ 270
白果双菇炒鹌鹑蛋 ················ 270

消化病症 ························ 271
补脾收涩粥 ······················ 271
消食积套餐（1散1粥组合餐：鸡内金散、胡萝卜山楂糊）···· 271
鸡内金散 ························ 271
胡萝卜山楂糊 ···················· 271
薏米白扁豆粥 ···················· 272
健脾开胃套餐（2散1粥2汤组合餐：儿童三宝、枣金散、消食化滞粥、芡实鲫鱼山药汤、莲子猪肚汤）·············· 272
儿童三宝 ························ 272
枣金散 ·························· 273
消食化滞粥 ······················ 273
芡实鲫鱼山药汤 ·················· 273
莲子猪肚汤 ······················ 274
山药内金粥 ······················ 275
太子参山药糊 ···················· 275
茯苓紫苏粥 ······················ 276
气血双补套餐（1饮1粥组合餐：丁香姜汁奶、羊肉山药莲子粥）······ 276
丁香姜汁奶 ······················ 276
羊肉山药莲子粥 ·················· 276
补气养血套餐（1热1主组合餐：砂芪猪肚★、参枣饭）·········· 277
砂芪猪肚★ ······················ 277
参枣饭 ·························· 277

泌尿病症 ························ 278
脾肺气虚双补饮 ·················· 278
山楂饮 ·························· 278

传染病 ·························· 279
荠菜肉末粥 ······················ 279
红绿黑三豆饮 ···················· 279

儿科其他病症 ···················· 280
黑白黄绿四豆饮 ·················· 280
青鱼炖菇 ························ 280
陈皮酒蒸鸡 ······················ 281

5 其他科病症药膳 ················ 282

眼病症药膳 ······················ 282
决明子代茶饮 ···················· 282
明目养生套餐（1饮1热组合餐：银杞明目饮、煎烹杞菊虾）···· 282
银杞明目饮 ······················ 282
煎烹杞菊虾 ······················ 283
补肝肾明目套餐（1饮1粥组合餐：杞菊代茶饮、双决明粥）···· 284
杞菊代茶饮 ······················ 284
双决明粥 ························ 284
夜盲症套餐（1糕点1粥组合餐：补肾糕、胡萝卜羊肝粥）······ 285
补肾糕 ·························· 285
胡萝卜羊肝粥 ···················· 285

复合蒲公英饮 ……………286
枸杞黄连代茶饮 …………286
五味枸杞饮* ………………286
枸杞灵芝粉 ………………287
杞葚丹参饮 ………………287
杞葚海带饮 ………………288
枸杞炒芹菜 ………………288
祛风平肝肉片 ……………289
防治假性近视饮 …………290
耳鼻咽喉病症药膳 …………290
口含慢嚼青果 ……………290
滋阴降火利咽套餐（1茶2小吃组合餐：铁皮石斛清咽茶、罗汉果散、麦冬豌豆冻）…………291
铁皮石斛清咽茶 …………291
罗汉果散 …………………291
麦冬豌豆冻 ………………291
萝卜青果代茶饮 …………292
二果泡绿茶 ………………292
蒲公英青龙白虎粥 ………293
橘皮饮合萝卜生姜汁 ……293
茶叶蜜 ……………………293
滋阴清热润喉套餐（3饮1粥组合餐：三白饮合香蕉、五花代茶饮、复方铁皮石斛代茶饮、滋阴清热润喉粥）…………294
三白饮合香蕉 ……………294
五花代茶饮 ………………294
复方铁皮石斛代茶饮 ……294
滋阴清热润喉粥 …………295
口腔病症药膳 ………………296

清热消口疮粥 ……………296
鸡蛋绿豆饮 ………………296
皮肤病症药膳 ………………297
干大枣 ……………………297
祛斑消痘美颜套餐（6饮2散2素2荤2粥组合餐：金银花代茶饮、蒲公英代茶饮、薄荷代茶饮、党参赤小豆饮、祛瘀补血饮、茯苓消斑饮、枸杞生地散、黑白消瘀化斑散、清炒丝瓜、素炒黄豆芽、白鸭消斑蒸、何首乌鸡、枣菊粥、健脾消斑粥）………297
金银花代茶饮 ……………297
蒲公英代茶饮 ……………298
薄荷代茶饮 ………………298
党参赤小豆饮 ……………298
祛瘀补血饮 ………………298
茯苓消斑饮 ………………299
枸杞生地散 ………………299
黑白消瘀化斑散 …………300
清炒丝瓜 …………………300
素炒黄豆芽 ………………300
白鸭消斑蒸 ………………301
何首乌鸡 …………………301
枣菊粥 ……………………301
健脾消斑粥 ………………302
外用精方1：红糖美白面膜 …302
外用精方2：红糖祛斑面膜 …303
外用精方3：红糖滋润面膜 …303
托毒排邪粥 ………………304
补脾肾养颜饮 ……………304
玻璃核桃仁 ………………305

红豆薏米粉·············305
绿豆薏米饮·············306
健脾冬瓜粥·············306
补血润肤止痒汤·········307
活血润肤止痒粥·········307
疏风散热止痒代茶饮·····307
发散风寒止痒粥·········308
湿疹套餐（2汤组合餐：苹果胡萝卜汤、黑白红黄绿汤）·········309
苹果胡萝卜汤···········309
黑白红黄绿汤···········309
双花马齿苋粥···········309
薏米绿豆饮·············310
薏苡仁粉···············310
生发套餐（1热1粥组合餐：黑豆煮排骨、桑葚茯苓粥）·······311
黑豆煮排骨·············311
桑葚茯苓粥·············311
全虫止痛散·············311
男科病症药膳···········312

荷叶末·················312
固精止遗套餐（1热1粥2汤组合餐：韭菜海米煎蛋、固精止遗粥、四神煲豆腐、枸杞甲鱼汤）·········312
韭菜海米煎蛋···········312
固精止遗粥·············313
四神煲豆腐·············313
枸杞甲鱼汤·············314
补肝肾壮阳套餐（1茶1羹1汤组合餐：男人三宝、羊肾肉苁蓉羹、猪腰煲杜仲）···········315
男人三宝···············315
羊肾肉苁蓉羹···········315
猪腰煲杜仲·············315
芡实茯苓粥·············316
小茴香葱白饮···········316
清热通淋粥·············317
山药汤圆···············317
杞栗羊肉汤·············318
脾肾阳虚滋补粥·········318

因型药膳——9种类型体质药膳

平和体质药膳···········320
　平和调理套餐（2主1粥2汤组合餐：八宝饭、一品山药、阿胶枣粥、丝瓜肉片汤、四神炖猪肚汤）···············320
　八宝饭···············320
　一品山药·············321
　阿胶枣粥·············321

丝瓜肉片汤·············322
四神炖猪肚汤···········322
气虚体质药膳···········323
　山药粥···············324
　茯苓燕麦粥···········324
　脾胃气虚体质套餐（2热1主1粥组合餐：牛肉炖海带、黄芪蒸鸡、什锦麦胚饼、人参莲子粥）·········325

牛肉炖海带 ·············· 325
黄芪蒸鸡 ················ 325
什锦麦胚饼 ·············· 326
人参莲子粥 ·············· 326
黄芪羊脖粥 ·············· 327
阳虚体质药膳 ················ 328
当归生姜羊肉汤 ·········· 329
阳虚体质套餐（1素1荤组合餐：
韭菜炒核桃仁、葱爆羊肉）······ 329
韭菜炒核桃仁 ············ 329
葱爆羊肉 ················ 330
阴虚体质药膳 ················ 330
莲子百合煲瘦肉 ·········· 331
阴虚体质套餐（1小吃1热1饮组合餐：蜜蒸百合、香芹炒百合、枸杞麦冬饮）······················ 331
蜜蒸百合 ················ 331
香芹炒百合 ·············· 331
枸杞麦冬饮 ·············· 332
滋养胃阴粥 ·············· 332
痰湿体质药膳 ················ 333
痰湿体质套餐（3粥2汤组合餐：陈皮粥*、化痰利湿粥、祛痰除湿粥、化痰祛湿汤、冬瓜虾仁汤）
······························ 333
陈皮粥* ················· 333
化痰利湿粥 ·············· 333
祛痰除湿粥 ·············· 334
化痰祛湿汤 ·············· 334
冬瓜虾仁汤 ·············· 335
青鸭羹 ·················· 335

湿热体质药膳 ················ 336
湿热体质套餐（1饮1素1荤1主2粥2汤组合餐：三仁代茶饮、绿豆藕、泥鳅炖豆腐、四神餐、祛湿粥、玉米赤小豆粥、清热健脾祛湿汤、三仁汤［清代医学家吴塘《温病条辨》］）················ 336
三仁代茶饮 ·············· 336
绿豆藕 ·················· 337
泥鳅炖豆腐 ·············· 337
四神餐 ·················· 337
祛湿粥 ·················· 338
玉米赤小豆粥 ············ 339
清热健脾祛湿汤 ·········· 339
三仁汤［清代医学家吴塘《温病条辨》］·················· 339
血瘀体质药膳 ················ 341
山楂桃仁丹参饮 ·········· 341
楂香散 ·················· 342
双花枣代茶饮 ············ 342
血瘀体质套餐（1荤1粥组合餐：当归田七乌鸡汤、川芎黑豆粥）··· 342
当归田七乌鸡汤 ·········· 342
川芎黑豆粥 ·············· 343
气郁体质药膳 ················ 344
气郁体质套餐（1饮1汤组合餐：玫瑰花代茶饮、郁金冬瓜汤）··· 344
玫瑰花代茶饮 ············ 344
郁金冬瓜汤 ·············· 344
菊花鸡肝汤 ·············· 345
陈皮粥* ················· 345

达郁汤 346
特禀体质药膳 346
　固表粥 346

芪芝炖瘦肉 347
小麦山药饮 348

因人药膳——不同人群药膳

老年药膳 350
　益气健脾补虚粥 350
　三仁膏 351
　山药羊肉羹 351
　冬笋饺子 352
　岷归酱蹄筋 352
　核桃仁板栗粥 353
　肉苁蓉羊肾汤 353
　核桃仁蜜糖 354
　黑芝麻粥 354
　桃枣圆 354
　沙参心肺汤 355
　核桃仁山楂浆 355
　老年三宝 356
　老年补虚套餐（1荤1汤组合餐：巧烹双鲜、葱豉生姜荷包蛋汤） 356
　　巧烹双鲜 356
　　葱豉生姜荷包蛋汤 357
　补虚正气粥 357
　参芪仙人粥 358
　安神滋肾粥 358
　神仙粥 359
　一般人群保健套餐（1荤2汤组合餐：糖醋脆皮虾、花生仁汤圆、冰糖枸杞炖银耳） 359

　　糖醋脆皮虾 359
　　花生仁汤圆 360
　　冰糖枸杞炖银耳 360
　　冬瓜排骨汤 361
　老年人保健套餐（5饮组合餐：荷叶代茶饮、枸杞代茶饮、柠檬代茶饮、三七花代茶饮、"三花"龙井茶） 361
　　荷叶代茶饮 361
　　枸杞代茶饮 362
　　柠檬代茶饮 362
　　三七花代茶饮 362
　　"三花"龙井茶 362
　稳律粥 363
　老年人滋补套餐（3荤1粥组合餐：枸杞板栗鸡、红烧海参东坡肉、首乌山药炖羊脑、山药芡实鸡肉粥） 363
　　枸杞板栗鸡 363
　　红烧海参东坡肉 364
　　首乌山药炖羊脑 365
　　山药芡实鸡肉粥 365
妇女药膳 366
　美容护肤套餐（2饮1糕点1主2粥1汤组合餐：妇女三宝、地仙

煎、红豆糯米糕、养颜玫瑰煎饺、
补益气血粥、补气养血美容粥、紫
菜西红柿汤)……………………366
妇女三宝………………………366
地仙煎…………………………366
红豆糯米糕……………………367
养颜玫瑰煎饺…………………367
补益气血粥……………………368
补气养血美容粥………………368
紫菜西红柿汤…………………369
养血润燥套餐（1素1荤1粥1汤
组合餐：养血润燥美人椒、养血补
血双肉煲、百合桑杞粥、红五类）
………………………………370
养血润燥美人椒………………370
养血补血双肉煲………………370

百合桑杞粥……………………371
红五类…………………………371
三花减肥代茶饮………………372
猪脚姜…………………………372
天麻芪炖牛腱肉………………373
儿童药膳…………………………373
儿童壮体套餐（1饮1热1汤组合
餐：儿童壮体饮、香酥油鸡、黄芪
豆芽牛肉汤）…………………373
儿童壮体饮……………………373
香酥油鸡………………………374
黄芪豆芽牛肉汤………………375
儿童止遗套餐（1粥1饮组合餐：儿
童止遗粥、儿童止遗饮）……375
儿童止遗粥……………………375
儿童止遗饮……………………376

特色药膳——民族药膳

汉族药膳…………………………378
 枣卷果…………………………378
 茯苓夹饼………………………378
 豆汁儿…………………………380
藏族药膳…………………………382
 红花奶酪………………………382
 酥油煮奶皮……………………383
 醪糟煮酥汁……………………383
 奶油人参果（蕨麻）…………384
 糌粑酥奶………………………385
 肉果香甜饭……………………385
 青稞牦牛肉末粥………………386

壮族药膳…………………………387
 五色糯米饭……………………387
 五彩果蔬发糕…………………389
 豆腐圆（香煎豆腐）…………390
 花生配炒野芭蕉蕾……………391
 蒸"美林花"…………………392
 水粉……………………………393
 粽粑……………………………393
 猪血炒颈肉……………………394
 "发财菜"……………………395
瑶族药膳…………………………395
 火麻仁汤………………………395

火麻仁粥……397
火麻仁油……398
回族药膳……399
　苁蓉羊肉粥……399
　羊脖子炖黄芪……400
　鸽子炖三七……400
　金针木耳汤……401
　油香伴羊肉粉汤……401
　补血安神饮……402
　生姜炖乌鸡……402
苗族药膳……403
　双耳枸杞百合饮……403
满族药膳……403
　酸菜炒小米饭……403
　枣糕……404
　杏仁玉米粥……404
　蕨菜扣肉……405
蒙古族药膳……405
　手把羊肉……405
　炒米……406
　煮奶茶……406
　奶酒或马奶酒……406
土家族药膳……407
　姜椒茶……407

至尊功夫第一罐……408
出水芙蓉养生粥……409
九湖记忆土鸡片……410
古法制作茶熏鸭……410
天燕生态小木耳……411
擂椒妙手撕紫茄……411
一网情深全包罗……412
捞汁绝味合秋葵……412
精品虾胶酿刺参……413
雪域高原牦牛肉……413
野生板栗土鸡煲……414
洋芋赶来跑跑猪……414
滋味酱焖土家鸭……415
手工小米压锅骨……415
功夫茶聊鲜鲍仔……416
巧烹九湖大鲫鱼……417
百合南瓜排骨盅……417
食尚喜庆大丰收……418
养生葛根蜂蜜粉……418
朝鲜族药膳……418
　江米鸡……418
　参鸡汤……419
　玉米温面……420
其他少数民族药膳……421

延年益寿药膳

抗衰防老套餐（2饮1糊3粥2素4荤4汤组合餐：山楂核桃仁饮、五行饮、山药芝麻糊、珠玉二宝粥、参杞玉米粥、黄芪延寿粥、蒜香红薯叶、烧蘑菇、百草脱骨扒鸡、杞参核桃仁鸡、五味葱烧海参、水晶踢鱼豆、益寿鸽蛋汤、虫草花煲鸡汤、牡蛎韭菜汤、瓦罐煨汤）……426

山楂核桃仁饮……426
五行饮……426
山药芝麻糊……427
珠玉二宝粥……427
参杞玉米粥……428
黄芪延寿粥……428
蒜香红薯叶……428
烧蘑菇……429
百草脱骨扒鸡……429
杞参核桃仁鸡……430
五味葱烧海参……430
水晶踢鱼豆……431
益寿鸽蛋汤……431
虫草花煲鸡汤……431
牡蛎韭菜汤……432
瓦罐煨汤……432
东坡肉……435
臊子海参绿豆饭……435
祛湿健脾代茶饮……436
红景天粥……436

强身健体药膳

强身健体套餐（1饮1羹1凉3热1主5粥2汤组合餐：排毒养颜代茶饮、润肺益气羹、糖醋心里美、薯香焗鸡翅中、板栗烧鸡块、枸杞肉丝、姜汁牛肉饭、五黄配粥、四色健体粥、乌鸡杂粮粥、健脾益气粥、益肝补肾粥、益肾强精汤、乌鱼蛋汤）……440
排毒养颜代茶饮……440
润肺益气羹……440
糖醋心里美……441
薯香焗鸡翅中……441
板栗烧鸡块……442
枸杞肉丝……442
姜汁牛肉饭……443
五黄配粥……443
四色健体粥……444
乌鸡杂粮粥……444
健脾益气粥……445
益肝补肾粥……445
益肾强精汤……445
乌鱼蛋汤……446
清暑健脾化湿粥……448
祛热养阴代茶饮……448
海蜇皮凉拌萝卜……449
"开路方"汤……449
清热凉血汤……450
山楂黄精排骨汤……450
脾胃气虚套餐（1热1粥组合餐：神仙鸭、补虚益气润肺粥）……451
神仙鸭……451
补虚益气润肺粥……451
白胡椒炖猪肚……452
葛粉羹……453

主要参考文献……454

因时药膳

二十四节气药膳

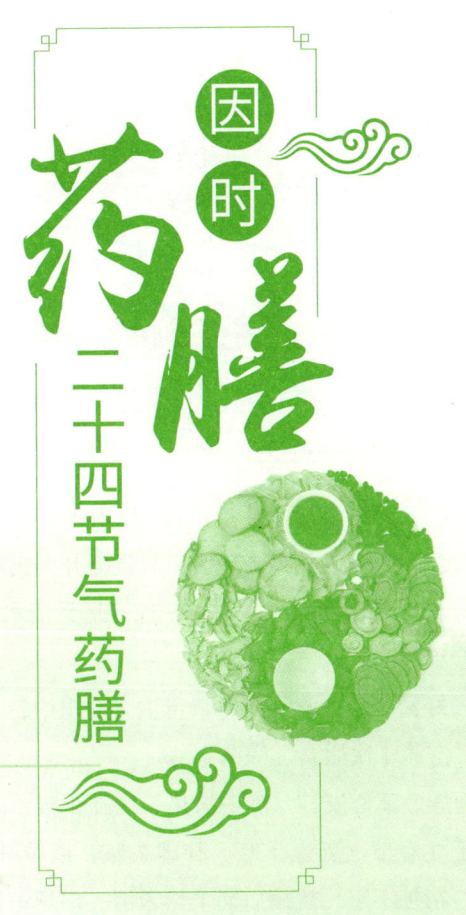

1 春季药膳

立春

百合蜜蛋汤

【药膳食材】百合50g，金线莲3g，鸡蛋1个，蜂蜜35g。

【制作技术】1. 将百合、金线莲、鸡蛋洗净。鸡蛋磕开倒出鸡蛋液搅拌均匀。

2. 将百合、金线莲放入砂锅内，加入适量清水，武火煮沸，改文火煮至百合绵软。

3. 加入蜂蜜，武火煮沸。将鸡蛋倒入沸水中，煮至微沸。

【食用方法】每日早空腹1次服食，喝汤吃渣。

【为什么呢】滋阴润燥、清心安神、养阴清热、润肺止咳、凉血镇惊。

【实际应用】适用于立春节气肺燥干咳、肺虚久咳，以及肺结核干咳、咯血、失眠、心悸、精神不宁，热病后期余热未消、虚烦惊悸等症。

【警而远之】忌酸涩、油腻、生冷、黏硬、刺激性食物和发物。忌大汗。糖尿病、糖耐量异常、痰湿内蕴、中满痞胀、肠滑泄泻者忌用蜂蜜，蜂蜜反生葱。外感发热、痰饮较盛、食积内停者忌用鸡蛋。中寒者忌用百合。脾胃虚寒、大便溏泄者忌用金线莲。

胡萝卜枣汤

【药膳食材】胡萝卜120g，大枣40g。

【制作技术】1. 将食材洗净。胡萝卜去皮、切成块，大枣去核、浸泡2h。

2.将食材放入砂锅内,加入适量清水,武火煮沸,改文火煮1h至大枣熟烂。

【食用方法】日服1剂,分早、晚2次服用,喝汤吃渣。

【为什么呢】养阴益气、利气止咳。

【实际应用】适用于立春节气气阴不足,肺气上逆所致的呛咳、口干自汗、精神疲乏等症。

【警而远之】忌酸涩、油腻、生冷、黏硬、刺激性食物和发物。忌大汗。湿痰、积滞、齿病、虫病、温热、暑湿诸病前后、黄疸、肿胀、糖尿病者忌用大枣,多食动风,脾反受病。

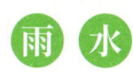

雨 水

补肺益肾粥

【药膳食材】党参、山药、核桃仁各30g,肉桂4g,生姜10g,粳米50g。

【制作技术】1.将食材洗净。山药去皮、切成块,生姜切成片。

2.将食材放入砂锅内,加入适量清水,武火煮沸,改文火熬煮至熟成粥。

【食用方法】喝粥。

【为什么呢】益气补肾,纳气平喘。

【实际应用】适用于雨水节气老年支气管哮喘、肺气肿患者春天预防调养。

【警而远之】忌酸涩、油腻、生冷、黏硬、刺激性食物和发物。忌大汗。脾虚湿盛、湿热实邪、胸腹满闷、大便干燥者忌用山药。忌用腐烂生姜。"一年之内,秋不食姜;一日之内,夜不食姜。"阴虚火旺、目赤内热、痈肿疮疖、肺炎、肺脓肿、肺结核、胃溃疡、胆囊炎、肾盂肾炎、糖尿病、痔疮忌长期食用生姜。凡阴虚阳亢、血热证、失血证者及孕妇忌用肉桂。非体虚而有实邪者忌用党参,党参反藜芦。

乌鸡春笋汤

【药膳食材】乌骨鸡1只,春笋100g,黄芪、麦芽各10g,当归5g,滨海耳叶牛皮消3g,大枣8个,生姜15g,花椒6粒,食用盐少许。

【制作技术】1. 将春笋、黄芪、麦芽、当归、滨海耳叶牛皮消、大枣、生姜洗净。春笋去皮、切成片，大枣去核。将鸡煺毛、去内脏、去杂、去鸡尾尖，洗净，剁成合适大小的鸡肉块，放入砂锅内，加花椒，冷水入锅，开水焯去血污、浮沫。将黄芪、当归、麦芽、滨海耳叶牛皮消装入纱布包。

2. 将乌骨鸡、生姜、大枣、纱布包放入砂锅内，加入适量清水，武火煮沸，改文火煲1h。

3. 放入春笋，文火煲15min至肉熟，加入食用盐调味。

【食用方法】吃鸡喝汤。饮食上可搭配养肝补脾的食物，如山药、芋头、薏苡仁、小米、绿叶菜等。

【为什么呢】调养脾胃，滋养肝脾，气血双补，调整人体气血的平衡，补肝肾，强筋骨，健脾胃，解毒，降血脂，增强机体免疫力。

乌骨鸡与当归、黄芪同食，能够活血化瘀，同时防止伤正气。

【实际应用】适用于雨水节气养肝补脾，或气血两亏致乏力、自汗者，或中老年人改善气血循环、延年益寿。

【警而远之】忌酸涩、油腻、生冷、黏硬、刺激性食物和发物。忌大汗。脾虚无湿者、孕妇、对本品过敏者忌用薏苡仁。脾虚湿盛、湿热实邪、胸腹满闷、大便干燥者忌用山药。忌用腐烂生姜。"一年之内，秋不食姜；一日之内，夜不食姜。"阴虚火旺、目赤内热、痈肿疮疖、肺炎、肺脓肿、肺结核、胃溃疡、胆囊炎、肾盂肾炎、糖尿病、痔疮忌长期食用生姜。湿痰、积滞、齿病、虫病、温热、暑湿诸病前后、黄疸、肿胀、糖尿病者忌用大枣，多食动风，脾反受病。麦芽可回乳，哺乳期妇女忌用。凡脾胃湿邪、大便泄泻者忌用当归。儿童、孕妇、生理期妇女忌用滨海耳叶牛皮消。

惊 蛰

杞枣蛋汤

【药膳食材】枸杞子30g，大枣8个，鸡蛋1个。

【制作技术】1. 将枸杞子、大枣、鸡蛋洗净，大枣去核。鸡蛋磕开倒出鸡蛋液搅拌均匀。

2. 将枸杞子、大枣放入砂锅内，加入适量清水，武火煮沸，倒入鸡蛋，改文火煮至微沸。

【食用方法】喝汤吃渣。

【为什么呢】枸杞子、大枣合用，补肝肾，健脾胃，滋阴润燥，养血除烦。

【实际应用】适用于惊蛰节气肝肾亏损、脾胃虚弱者及慢性肝炎患者。

【警而远之】忌酸涩、油腻、生冷、黏硬、刺激性食物和发物。忌大汗。外邪实热、脾虚有湿、肠滑者忌用枸杞子。湿痰、积滞、齿病、虫病、温热、暑湿诸病前后、黄疸、肿胀、糖尿病者忌用大枣，多食动风，脾反受病。外感发热、痰饮较盛、食积内停者忌用鸡蛋。

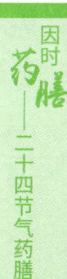

补虚养肝汤

【药膳食材】丹参10g，黄豆50g，猪肝100g，枸杞子30g，滨海耳叶牛皮消3g，蜂蜜、食用盐各少许。

【制作技术】1. 将丹参、黄豆、猪肝、枸杞子、滨海耳叶牛皮消洗净。黄豆用水浸泡1h。将猪肝冷水放入砂锅，开水焯去血污、浮沫。

2. 放入丹参、黄豆、枸杞子、滨海耳叶牛皮消，加入适量清水，武火煮沸，改文火煲至黄豆烂、猪肝熟，拣出丹参。加入食用盐、蜂蜜调味。

【食用方法】喝汤吃渣。

【为什么呢】补虚、养肝、明目、活血、祛瘀。

【实际应用】适用于惊蛰节气补虚养肝食用。

【警而远之】忌酸涩、油腻、生冷、黏硬、刺激性食物和发物。忌大汗。外邪实热、脾虚有湿、肠滑者忌用枸杞子。孕妇慎用丹参。丹参反藜芦。糖尿病、糖耐量异常、痰湿内蕴、中满痞胀、肠滑泄泻者忌用蜂蜜，蜂蜜反生葱。儿童、孕妇、生理期妇女忌用滨海耳叶牛皮消。

养血止血饮

【药膳食材】大枣50g，花生仁80g，冰糖30g。

【制作技术】1. 将大枣、花生仁洗净，大枣去核，放入砂锅内。

2. 加入适量清水，武火煮沸，改文火煲至花生仁熟烂。

3. 加入冰糖，文火煲片刻。

【食用方法】喝汤吃渣。

【为什么呢】补脾和胃，养血止血。

【实际应用】适用于惊蛰节气血小板减少性紫癜，癌症经放射疗法、化学疗法所致的血常规异常，以及其他贫血症。

【警而远之】忌酸涩、油腻、生冷、黏硬、刺激性食物和发物。忌大汗。寒湿停滞、肠滑便泄者忌用花生仁。湿痰、积滞、齿病、虫病、温热、暑湿诸病前后、黄疸、肿胀、糖尿病者忌用大枣，多食动风，脾反受病。

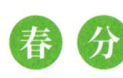

山楂肉干

【药膳食材】山楂10g，猪后臀肉200g，葱6g，姜10g，料酒、花生油各适量，白糖、食用盐各少许。

【制作技术】1. 将山楂、猪后臀肉、葱、姜洗净，山楂去核、切成片，葱切成段，姜切成片，猪后臀肉切成大厚片。

2. 热锅凉花生油，放入肉片，炸成金黄色。

3. 热锅凉花生油，放入葱、姜煸香，下入清汤（清如水，以鸡为主料熬成的汤，下同），放入肉片、山楂。

4. 加入食用盐、料酒、白糖，武火煮沸，改文火燀透。

【食用方法】吃食。

【为什么呢】消食化积，活血散瘀。

【实际应用】适用于春分节气脘腹痞闷、不欲饮食、腹中痞块绵绵作痛。

【警而远之】忌酸涩、油腻、生冷、黏硬、刺激性食物和发物。忌大汗。妊娠、空腹、脾虚胃弱无积滞、气虚便溏、糖尿病忌用山楂，山楂食用后应立即漱口，忌多食。外感疾病、湿热内蕴、肥胖者忌用猪肉。

菊花肉丝

【药膳食材】猪后臀肉 200g，干菊花 10g，湿淀粉、茶叶籽油、花椒盐少许。

【制作技术】1. 将猪后臀肉、干菊花洗净，猪后臀肉切成丝，放入湿淀粉混合拌均匀，干菊花用凉水泡开。

2. 热锅凉茶叶籽油，放入肉丝炒熟。

3. 加入菊花，撒入花椒盐，搅拌均匀。

【食用方法】吃食，有独特的茶香味。

【为什么呢】健身清热，明目解毒。

【实际应用】适用于春分节气头晕、头痛、耳鸣、视力减退者。

【警而远之】忌酸涩、油腻、生冷、黏硬、刺激性食物和发物。忌大汗。属于阴阳两虚型者，痰湿型、血瘀型高血压病患者忌用菊花，否则降血压效果不佳。外感疾病、湿热内蕴、肥胖者忌用猪肉。

荸荠山楂糕

【药膳食材】南荸荠 200g，山楂糕 30g，陈皮 3g。

【制作技术】将南荸荠、陈皮洗净。南荸荠去皮、切成块，山楂糕切成块，陈皮浸泡、切成末，混合搅拌均匀。

【食用方法】作为小吃食用。

【为什么呢】健脾开胃，祛痰止咳。

【实际应用】适用于春分节气食欲不振、胃脘胀满、咳嗽少痰者。

【警而远之】忌酸涩、油腻、生冷、黏硬、刺激性食物和发物。忌大汗。妊娠、空腹、脾虚胃弱无积滞、气虚便溏、糖尿病忌用山楂，山楂食用后应立即漱口，忌多食。

白扒口蘑

【药膳食材】口蘑 450g，白果 10g，陈皮 6g，葱 6g，姜 10g，茶叶籽油、香油、食用盐各少许。

【制作技术】1. 将口蘑、白果、陈皮、葱、姜洗净。将口蘑打梳子花刀，白果去皮、浸泡，陈皮浸泡、切成小丁，葱切成段，姜切成片。

2. 热锅凉茶叶籽油，放入葱、姜烹香，倒入口蘑、白果、陈皮搅拌至熟。

3. 加食用盐、香油颠翻均匀。

【食用方法】作为菜肴佐餐食用。有独特的茶香味。

【为什么呢】补气健脾，止咳化痰。

【实际应用】适用于春分节气咳吐白痰、口干、咳嗽痰少者，或一般人利气润肺。

【警而远之】忌酸涩、油腻、生冷、黏硬、刺激性食物和发物。忌大汗。白果有毒，忌生吃或服食过量。

开胃鱼圆

【药膳食材】鱼肉500g，山楂糕100g，熟香菇3个，鸡蛋1个，白菜心、菜卤适量，食用盐少许。

【制作技术】1. 将鱼肉、鸡蛋、白菜心洗净。鸡蛋磕开倒出鸡蛋液搅拌均匀。山楂糕切成丁。将鱼肉剁细，加入鸡蛋液、食用盐调成馅，挤成丸子，每个丸子中间包上1个山楂糕丁。

2. 砂锅内加入适量清水，武火煮沸，放入丸子氽至肉熟。

3. 捞出丸子，放在平盘内，浇上卤，用熟香菇、白菜心点缀。

【食用方法】作为菜肴佐餐食用。

【为什么呢】健脾开胃，化积消食。

【实际应用】适用于春分节气肉积满闷、食后不适者。

【警而远之】忌酸涩、油腻、生冷、黏硬、刺激性食物和发物。忌大汗。妊娠、空腹、脾虚胃弱无积滞、气虚便溏、糖尿病忌用山楂，山楂食用后应立即漱口，忌多食。外感发热、痰饮较盛、食积内停者忌用鸡蛋。

枸杞虾仁

【药膳食材】鲜虾仁250g，枸杞子30g，葱6g，姜10g，料酒、高汤、湿淀粉各适量，茶叶籽油、食用盐各少许。

【制作技术】1.将鲜虾仁、枸杞子、葱、姜洗净,鲜虾仁去虾线,加入湿淀粉混合均匀上浆,划油。葱切成段,姜切成片。

2.热锅凉茶叶籽油,放入葱、姜煸香,倒入虾仁、枸杞子,加入高汤、料酒、食用盐煮至虾仁熟。

【食用方法】作为菜肴佐餐食用。有独特的茶香味。

【为什么呢】滋补肾肝,益精明目。

【实际应用】适用于春分节气腰膝酸痛、头晕眼花等。

【警而远之】忌酸涩、油腻、生冷、黏硬、刺激性食物和发物。忌大汗。外邪实热、脾虚有湿、肠滑者忌用枸杞子。

茯苓蒸包

【药膳食材】精面粉500g,猪后臀肉250g,茯苓粉50g,酵母、料酒各适量,香油、食用盐少许。

【制作技术】1.将猪后臀肉洗净、剁成馅,加茯苓粉、料酒、食用盐、香油调好。

2.将面粉和酵母混匀、发好,擀成包子皮,包上肉馅,成提花包。

3.将包子放入蒸锅屉内,加入适量清水,武火煮沸蒸8min至肉熟。

【食用方法】作为主食食用。

【为什么呢】养心安神,健脾开胃,除湿化痰,利水消肿。

【实际应用】适用于春分节气脾失健运、胃纳欠佳、脾虚水肿等,或一般人群健胃强体。

【警而远之】忌酸涩、油腻、生冷、黏硬、刺激性食物和发物。忌大汗。茯苓忌与醋同食。外感疾病、湿热内蕴、肥胖者忌用猪肉。

清蒸槐花鳕鱼

【药膳食材】鳕鱼1条,槐米(未全开放的槐花)3g,葱6g,姜10g,胡椒、料酒、蒸鱼豉油各适量,茶叶籽油、食用盐各少许。

【制作技术】1.将葱、姜洗净,葱切成丝,姜切成片。鳕鱼去内脏、去鳃,洗净,放入姜、胡椒、料酒、食用盐腌渍30min。

2.蒸锅内加入适量清水,鳕鱼、槐米去姜后放入蒸锅屉中,武火煮沸蒸

    10min。
   3.倒掉鱼里面的水，放入葱、蒸鱼豉油。
   4.热锅凉茶叶籽油烧热，将热油浇到鱼上面。
【食用方法】作为菜肴佐餐食用。肉味甘美，有独特的茶香味。
【为什么呢】鳕鱼、槐花合用，清热凉血。
【实际应用】应季应景，制作简单。适用于春分节气清热凉血。
【警而远之】忌酸涩、油腻、生冷、黏硬、刺激性食物和发物。忌大汗。虚寒证及孕妇忌用槐花。

踏青粥

【药膳食材】生姜、陈皮、小茴香各10g，粳米、玉米面各25g。
【制作技术】1.将生姜、陈皮、小茴香、粳米洗净。将生姜、陈皮、小茴香切碎。玉米面加入适量凉水，搅拌均匀成糊状。
   2.将生姜、陈皮、小茴香、粳米放入砂锅内，加入适量凉水，武火煮沸，改文火熬煮至熟成粥。
   3.另一砂锅内加入适量清水，武火煮沸，倒入玉米面，反复搅拌至粥状。
   4.将玉米面倒入粳米粥中，文火熬煮至熟成粥。
【食用方法】趁温热当早餐食用。
【为什么呢】温阳理气疏肝。
    生姜，春季服用一是其辛散之力可以祛除寒邪，帮助肝气条达疏散，二是其辛热能逐脾胃寒邪，助脾胃之阳气。
    小茴香，散寒理气，和胃暖肾，和生姜配合可以同时温补中焦和下焦，有助于人体阳气的生发。
    热粥温中产热助阳，共同配合有助于肝气宣发。
【实际应用】适用于清明节气一般体质的人群。
【警而远之】忌酸涩、油腻、生冷、黏硬、刺激性食物和发物。忌大汗。有热证、上火者，比如肝气上亢、热证出血、口舌生疮等患者忌用。凡一切热证及阴虚火旺者忌用小茴香。忌用腐烂生姜。"一年之内，秋不食姜；一日之内，夜不食姜。"阴虚火旺、目赤内热，痈肿疮疖、肺炎、肺脓肿、肺结核、胃溃疡、胆囊炎、肾盂肾炎、糖尿病、痔疮忌长期食用生姜。

养血舒筋鸽

【药膳食材】白鸽1只，桑葚20g，薏苡仁30g，姜10g，香油、食用盐各少许。

【制作技术】1. 将桑葚、薏苡仁、姜洗净。将薏苡仁放入砂锅内，加入适量清水浸泡2h。将白鸽煺毛、去内脏、去杂、去尾尖，洗净。

2. 将桑葚、薏苡仁、姜装入白鸽肚内，放入砂锅内，加入适量清水，武火煮沸，改文火炖2h至肉熟。加入香油、食用盐调味。

【食用方法】作为菜肴佐餐食用。

【为什么呢】利水渗湿，养血舒筋。

【实际应用】适用于清明节气冷暖空气交替时人体常会出现的麻痹症状。

【警而远之】忌酸涩、油腻、生冷、黏硬、刺激性食物和发物。忌大汗。脾虚无湿者、孕妇、对本品过敏者忌用薏苡仁。脾胃虚寒、大便溏泄、糖尿病、妊娠、空腹忌用桑葚；忌食未成熟桑葚；因桑葚中含有溶血性过敏物质及透明质酸，一次过量食用容易发生溶血性肠炎；桑葚忌用铁器盛放，桑葚与铁器接触会发生化学反应从而产生毒性物质；桑葚中含有较多的胰蛋白酶抑制物，影响人体对铁、钙、锌等物质的吸收，儿童应少吃。

玫瑰花糕

【药膳食材】糯米粉150g，大枣50g，核桃仁25g，玫瑰花6g，绵白糖少许。

【制作技术】1. 将大枣、核桃仁洗净，大枣去核，大枣、核桃仁切成小丁。

2. 将糯米粉放入盆内，加入适量清水，放入绵白糖、大枣、核桃仁、玫瑰花，搅拌均匀，揉成面团，做成糕状。

3. 将糕放入蒸锅屉中，蒸锅中加入适量清水，武火煮沸蒸25min。

【食用方法】作为糕点食用。糯米食品宜加热后食用，不仅营养滋补，且易消化吸收，养胃气。

【为什么呢】疏肝理气，健脾暖胃。

【实际应用】适用于清明节气皮肤苍白、头小、面长、肩宽、背直、身体瘦弱、体力不强、多忧虑、大多耐春夏不耐秋冬、感受秋冬寒冷之气侵袭时易生病者。

【警而远之】忌酸涩、油腻、生冷、黏硬、刺激性食物和发物。忌大汗。玫瑰花忌与茶叶同泡喝，月经量过多者经期忌用。湿痰、积滞、齿病、虫病、温热、暑湿诸病前后、黄疸、肿胀、糖尿病者忌用大枣，多食动风，脾反受病。糯米所含淀粉为支链淀粉，在肠胃中难以消化水解，胃炎及十二指肠炎等消化道炎症患者。老年人，小孩忌用。糯米所含碳水化合物和钠的量都很高，糖尿病、体重过重或其他慢性病（如肾脏疾病、高脂血症）患者忌用。

菊花枸杞粥

【药膳食材】菊花、枸杞子各10g，山药15g，粳米50g。

【制作技术】1. 将食材洗净。山药去皮，切成块。

2. 将菊花放入砂锅内，加入适量清水，武火煮沸，改文火熬煮片刻，去渣留汁。

3. 将枸杞子、山药、粳米放入砂锅内，武火煮沸，改文火熬煮至熟成粥。

【食用方法】喝粥。

【为什么呢】健脾益气，调养肝肾。

【实际应用】适用于清明节气皮肤赤色、肩背宽厚、脸形瘦尖、头稍小、身材匀称、手足小、走路时肩背摇动、易生气、缺乏信心、多虑、性情急、大多耐春夏不耐秋冬、感受秋冬寒冷之气侵袭时易生病者。

【警而远之】忌酸涩、油腻、生冷、黏硬、刺激性食物和发物。忌大汗。属于阴阳两虚型者，痰湿型、血瘀型高血压病患者忌用菊花，否则降血压效果不佳。外邪实热、脾虚有湿、肠滑者忌用枸杞子。脾虚湿盛、湿热实邪、胸腹满闷、大便干燥者忌用山药。

佛手山药扁豆糕

【药膳食材】佛手粉20g，鲜山药500g，白扁豆100g，糯米粉150g，荸荠粉100g，白砂糖少许。

【制作技术】1. 将山药、白扁豆洗净，将山药蒸熟去皮、研成泥状，白扁豆研成粉，白砂糖加入适量的清水化成糖水。

2. 将糯米粉、荸荠粉、佛手粉、山药、白扁豆加入糖水调匀。

3. 倒入刷过油的盘内，放入蒸锅屉内，武火蒸 30min。冷却后切成菱形。

【食用方法】作为糕点食用。糯米食品宜加热后食用，不仅营养滋补，且易消化吸收，养胃气。

【为什么呢】疏肝健脾。

【实际应用】适用于清明节气皮肤黄色、面圆、头大、肩背丰厚、腹大、腿部壮实、手足不大、肌肉丰满、身材匀称、大多耐秋冬不耐春夏、感受春夏之气侵袭时易生病者。

【警而远之】忌酸涩、油腻、生冷、黏硬、刺激性食物和发物。忌大汗。脾虚湿盛、湿热实邪、胸腹满闷、大便干燥者忌用山药。扁豆含有凝集素及能引发溶血症的皂苷，忌未熟透食用，否则会食物中毒。糯米所含淀粉为支链淀粉，在肠胃中难以消化水解，胃炎及十二指肠炎等消化道炎症患者，老年人、小孩忌用。糯米所含碳水化合物和钠的量都很高，糖尿病、体重过重或其他慢性病（如肾脏疾病、高脂血症）患者忌用。

铁皮石斛山药粥

【药膳食材】铁皮石斛 10g，山药 20g，大枣 3 个，粳米 50g。

【制作技术】1. 将食材洗净，大枣去核。

2. 将铁皮石斛放入砂锅内，加入适量清水，武火煮沸，改文火熬煮成汁，去渣留汁。

3. 放入山药、大枣、粳米，武火煮沸，改文火熬煮至熟成粥。

【食用方法】喝粥。

【为什么呢】益胃生津，补肝益肾。

【实际应用】适用于清明节气肤色较白、方脸、鼻直口阔、体形比较瘦小但肩背较宽、四肢较瘦、大多耐秋冬不耐春夏、感受春夏之气侵袭时易生病者。

【警而远之】忌酸涩、油腻、生冷、黏硬、刺激性食物和发物。忌大汗。湿温、湿热病尚未化燥及虚而无热者忌用铁皮石斛。脾虚湿盛、湿热实邪、胸腹满闷、大便干燥者忌用山药。湿痰、积滞、齿病、虫病、温热、暑湿诸病前后、黄疸、肿胀、糖尿病者忌用大枣，多食动风，脾反受病。

桑葚芝麻糕

【药膳食材】桑葚 15g，黑芝麻 30g，胡麻仁 5g，白糖 15g，糯米粉 150g，粳米粉 50g。

【制作技术】1.将桑葚、胡麻仁洗净，将黑芝麻用文火炒香。

2.桑葚、胡麻仁放入砂锅内，加入适量清水，武火煮沸，改文火煮 20min，去渣留汁。

3.将糯米粉、粳米粉、白糖放入盆内，加药汁，揉成面团，做成糕。

4.撒上黑芝麻，放入蒸锅屉中，蒸锅中加入适量清水，武火煮沸，蒸 20min。

【食用方法】作为主食或糕点食用。糯米食品宜加热后食用，不仅营养滋补，且易消化吸收，养胃气。

【为什么呢】健脾胃，补肝肾。

【实际应用】适用于清明节气肤色偏黑、头较大、腮部较宽、腰臀稍大、手指短、发密而黑、体型较胖、偏矮、腹部较大、怕寒喜暖、多疑、嫉妒、心胸较狭窄、大多耐秋冬不耐春夏、感受春夏之气侵袭时易生病者。

【警而远之】忌酸涩、油腻、生冷、黏硬、刺激性食物和发物。忌大汗。脾胃虚寒、大便溏泄、糖尿病、妊娠、空腹忌用桑葚；忌食未成熟桑葚；因桑葚中含有溶血性过敏物质及透明质酸，一次过量食用容易发生溶血性肠炎；桑葚忌用铁器盛放，桑葚与铁器接触会发生化学反应从而产生毒性物质；桑葚中含有较多的胰蛋白酶抑制物，影响人体对铁、钙、锌等物质的吸收，儿童应少吃。糯米所含淀粉为支链淀粉，在肠胃中难以消化水解，胃炎及十二指肠炎等消化道炎症患者，老年人，小孩忌用。糯米所含碳水化合物和钠的量都很高，糖尿病、体重过重或其他慢性病（如肾脏疾病、高脂血症）患者忌用。

八宝粥*

【药膳食材】赤小豆、绿豆、薏苡仁、花生仁、莲子、龙眼肉各 25g，大枣 2 个，糯米、粳米各 50g，冰糖少许。

【制作技术】1. 将赤小豆、绿豆、薏苡仁、大枣、花生仁、莲子、龙眼肉、糯米、粳米洗净，大枣去核。将赤小豆、绿豆、薏苡仁、花生仁、莲子放入砂锅内，加入适量清水浸泡 3h。

2. 将糯米、粳米放入砂锅内，武火煮沸，改文火熬煮至熟成粥。

3. 放入大枣、龙眼肉，调入冰糖，文火炖煮至花生仁软烂。

【食用方法】喝粥。糯米食品宜加热后食用，宜煮稀粥服食，不仅营养滋补，且易消化吸收，养胃气。

【为什么呢】补益气血，养血安神，健脾和胃，润肤除皱，利水消肿，改善因天气变化带来的负面情绪，养护肝脏。

【实际应用】适用于清明节气肝阳上亢型高血压患者。

【警而远之】忌酸涩、油腻、生冷、黏硬、刺激性食物和发物。忌大汗。脾虚无湿者、孕妇、对本品过敏者忌用薏苡仁。寒湿停滞、肠滑便泄者忌用花生仁。脾胃虚寒、滑肠泄泻、服用温补药者忌用绿豆，忌久食，忌用铁锅煮，忌焖煮极烂，否则会降低疗效。尿频、胃肠较弱、蛇咬伤百日之内者忌用赤小豆。气郁痞胀、溺赤便秘、食不运化、新产后忌用莲子。湿阻中焦、饮食停滞、呕吐腹痛、胃脘胀闷、大便滑泻、舌苔厚腻、急性胃肠炎、急性胆囊炎、肝炎、糖尿病、支气管炎、肺炎、龋齿、服用糖皮质激素或苦味健胃药或退热药者，孕妇，小儿忌用龙眼肉。湿痰、积滞、齿病、虫病、温热、暑湿诸病前后、黄疸、肿胀、糖尿病者忌用大枣，多食动风，脾反受病。糯米所含淀粉为支链淀粉，在肠胃中难以消化水解，胃炎及十二指肠炎等消化道炎症患者，老年人，小孩忌用。糯米所含碳水化合物和钠的量都很高，糖尿病、体重过重或其他慢性病（如肾脏疾病、高脂血症）患者忌用。

白菜百合莲枣汤

【药膳食材】白菜 450g，百合、莲子各 50g，大枣 3 个。

【制作技术】1. 将白菜叶一层层地剥下来洗净，将百合、莲子、大枣洗净，大枣去核。

2. 将百合、莲子、大枣放入砂锅内，加入适量清水，武火煮沸，放入白菜叶，改文火煮至熟。

【食用方法】喝汤吃渣。

【为什么呢】莲子、白菜与百合搭配食用，生津、润肺、清热、安神，改善多种消化系统疾病。

【实际应用】适用于清明节气老年慢性支气管炎患者。

【警而远之】忌酸涩、油腻、生冷、黏硬、刺激性食物和发物。忌大汗。湿痰、积滞、齿病、虫病、温热、暑湿诸病前后、黄疸、肿胀、糖尿病者忌用大枣，多食动风，脾反受病。中寒者忌用百合。气郁痞胀、溺赤便秘、食不运化、新产后忌用莲子。

谷雨养生饮

【药膳食材】鸭梨半个，荸荠5个，藕30g或甘蔗50g，鲜芦根、麦冬各15g。

【制作技术】1. 将食材洗净，将鸭梨、荸荠、藕（或甘蔗榨汁）去皮、切碎。

2. 将食材放入砂锅内，加入清水1000ml，武火煮沸，改文火熬煮片刻。可加入冰糖调味。

【食用方法】谷雨当天上午和下午各温饮汁500ml。

【为什么呢】上午喝升发阳气，下午喝养阴生津，通过此滋补方式补益肾气。

【实际应用】适用于谷雨节气补益肾气。

【警而远之】忌酸涩、油腻、生冷、黏硬、刺激性食物和发物。忌大汗。糖尿病、痰湿咳嗽、脾胃虚寒者忌用甘蔗，甘蔗虽然有解酒功能，但忌与白酒同食，否则易生痰；忌与葡萄酒同食，否则会降低机体对铜的吸收。脾胃虚寒、大便泄泻、外感风寒咳嗽者忌用麦冬。

薏米木瓜粥

【药膳食材】薏苡仁30g，木瓜20g，粳米50g。

【制作技术】1. 将食材洗净。将薏苡仁放入砂锅内，加入适量清水浸泡2h。

2. 将木瓜、粳米放入砂锅内，加入适量清水，武火煮沸，改文火熬煮至熟成粥。

【食用方法】喝粥。经常食用。

【为什么呢】健脾祛湿。

【实际应用】适用于谷雨节气健脾祛湿。

【警而远之】忌酸涩、油腻、生冷、黏硬、刺激性食物和发物。忌大汗。脾虚无湿者、孕妇、对本品过敏者忌用薏苡仁。

养肝明目汤

【药膳食材】猪肝250g，菠菜500g，胡萝卜50g，生姜10g，香葱适量，茶叶籽油、白醋、食用盐各少许。

【制作技术】
1. 将猪肝切薄片，用白醋兑水浸泡15min，洗净。将菠菜、胡萝卜、生姜、香葱洗净，将菠菜去根、切成两段，生姜刮皮、切成姜丝，胡萝卜切成丝。
2. 锅内加入适量清水，武火煮沸，放入菠菜焯水，捞出放进凉水中。
3. 另起锅加入适量清水，武火煮沸，放进猪肝、菠菜、胡萝卜、姜，淋上茶叶籽油，文火煮至猪肝熟透。加入香葱、食用盐调味。

【食用方法】作为菜肴佐餐食用。有独特的茶香味。

【为什么呢】利五脏，滋阴平肝，调肝气，养肝血，助消化，滋阴养血，补肝明目，清理肠胃热毒。

菠菜可辅助治疗春季因肝阴不足引起的高血压、头痛目眩和贫血等。

【实际应用】适用于谷雨节气肝气不舒者，或平素患有肝病者，或伴有腰酸乏力、头晕耳鸣、视力下降者。

【警而远之】忌酸涩、油腻、生冷、黏硬、刺激性食物和发物。忌大汗。忌用腐烂生姜。"一年之内，秋不食姜；一日之内，夜不食姜。"阴虚火旺、目赤内热，痈肿疮疖、肺炎、肺脓肿、肺结核、胃溃疡、胆囊炎、肾盂肾炎、糖尿病、痔疮忌长期食用生姜。

2 夏季药膳

立夏

养血安神粥

【药膳食材】龙眼肉25g，大枣1个，莲子15g，粳米50g。

【制作技术】1.将食材洗净。大枣去核。

2.将食材放入砂锅内，加入适量清水，武火煮沸，改文火熬煮至熟成粥。

【食用方法】喝粥。

【为什么呢】补益心脾，养血安神。

【实际应用】适用于立夏节气养血安神。

【警而远之】忌油腻、厚味、过食生冷，少辛辣。湿阻中焦、饮食停滞、呕吐腹痛、胃脘胀闷、大便滑泻、舌苔厚腻、急性胃肠炎、急性胆囊炎、肝炎、糖尿病、支气管炎、肺炎、龋齿、服用糖皮质激素或苦味健胃药或退热药者，孕妇，小儿忌用龙眼肉。气郁痞胀、溺赤便秘、食不运化、新产后忌用莲子。湿痰、积滞、齿病、虫病、温热、暑湿诸病前后、黄疸、肿胀、糖尿病者忌用大枣，多食动风，脾反受病。

润肺止咳饮

【药膳食材】百合30g，肥鸭肉150g，食用盐少许。

【制作技术】1.将百合、鸭肉洗净。

2.将百合、鸭肉放入砂锅内，加入适量清水，武火煮沸，改文火炖至鸭肉熟烂，加入食用盐调味。

【食用方法】作为菜肴佐餐食用。

【为什么呢】滋阴清热，润肺止咳。

【实际应用】适用于立夏节气润肺止咳。

【警而远之】忌油腻、厚味、过食生冷，少辛辣。中寒者忌用百合。感冒患者忌用鸭肉，素体虚寒、受凉引起的不思饮食、胃部冷痛、腹泻清稀，或腰痛、寒性痛经、肥胖、动脉硬化、慢性肠炎者少食。

清炒莴笋

【药膳食材】莴笋250g，葱6g，姜10g，蒜3瓣，茶叶籽油适量，食用盐少许。

【制作技术】1.将莴笋、葱、姜、蒜洗净，将莴笋去皮、切成片，葱、姜、蒜切成丝。

2.热锅凉茶叶籽油，放入葱、姜、蒜煸炒出香味，放入莴笋翻炒至熟，加入食用盐调味。

【食用方法】作为菜肴佐餐食用。有独特的茶香味。

【为什么呢】清热利水，利五脏，通经脉，通乳汁。

【实际应用】适用于立夏节气清热利水。

【警而远之】忌油腻、厚味、过食生冷，少辛辣。忌用腐烂生姜。"一年之内，秋不食姜；一日之内，夜不食姜。"阴虚火旺、目赤内热、痈肿疮疖、肺炎、肺脓肿、肺结核、胃溃疡、胆囊炎、肾盂肾炎、糖尿病、痔疮忌长期食用生姜。

淮山药炒木耳

【药膳食材】淮山药150g，黑木耳10g，葱6g，姜10g，蒜3瓣，茶叶籽油适量，食用盐少许。

【制作技术】1.将淮山药、黑木耳、葱、姜、蒜洗净，淮山药去皮、切成片，黑木耳用温水泡发、手撕成小块，葱切成段，姜切成片，蒜切碎。

2.热锅凉茶叶籽油，放入葱、姜、蒜爆香。

3.放入淮山药、黑木耳武火翻炒至熟，加入食用盐调味。

【食用方法】作为菜肴佐餐食用。有独特的茶香味。

【为什么呢】山药不热不燥，补而不腻，作用和缓，能补脾胃、助消化、补中气、益气力。

【实际应用】适用于立夏节气补益。

【警而远之】忌油腻、厚味、过食生冷，少辛辣。脾虚湿盛、湿热实邪、胸腹满闷、大便干燥者忌用山药。

清蒸鲈鱼

【药膳食材】鲈鱼1条，葱6g，姜10g，青椒、红椒、料酒、湿淀粉各适量，芝麻香油、食用盐各少许。

【制作技术】1. 将鲈鱼去鳞、去鳃、去内脏，洗净。将葱、姜、青椒、红椒洗净，切成丝。

2. 鲈鱼用料酒、食用盐腌30min，放入盘中，入蒸锅屉中，加入适量清水，武火煮沸清蒸10min。

3. 将蒸鱼的汤汁倒入热锅内，加入葱、姜、青椒、红椒，武火煮沸，湿淀粉勾芡，淋于鱼上，滴上芝麻香油。

【食用方法】作为菜肴佐餐食用。

【为什么呢】开胃醒脾。

【实际应用】适用于立夏节气开胃醒脾。

【警而远之】忌油腻、厚味、过食生冷，少辛辣。忌用腐烂生姜。"一年之内，秋不食姜；一日之内，夜不食姜。"阴虚火旺、目赤内热、痈肿疮疖、肺炎、肺脓肿、肺结核、胃溃疡、胆囊炎、肾盂肾炎、糖尿病、痔疮忌长期食用生姜。

莲子猪肚

【药膳食材】莲子30g，猪肚1个。

【制作技术】1. 将食材洗净，猪肚切成麻将块。

2. 将食材放入电压力锅内，加入适量清水，煲至猪肚熟。

【食用方法】喝汤吃渣。

【为什么呢】莲子补脾之力特别强，但其性平和。

【实际应用】适用于立夏节气脾肾气虚，还能祛湿。

【警而远之】忌油腻、厚味、过食生冷，少辛辣。气郁痞胀、溺赤便秘、食不运化、新产后忌用莲子。

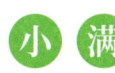

樱桃甘蔗汁

【药膳食材】鲜樱桃30g，甘蔗汁100ml。

【制作技术】将樱桃洗净，去核。

【食用方法】与甘蔗汁混合食用。

【为什么呢】以甘蔗之寒制约樱桃之热性，一种食物能减轻或消除另一种食物的不良反应。

【实际应用】适用于小满节气见"三鲜"[黄瓜、蒜薹（蒜苔）、樱桃]。

【警而远之】忌油腻、厚味、过食生冷，少辛辣。诸病皆忌樱桃，小儿远之，酸者尤甚。糖尿病、痰湿咳嗽、脾胃虚寒者忌用甘蔗。甘蔗虽然有解酒功能，但忌与白酒同食，否则易生痰；忌与葡萄酒同食，否则会降低机体对铜的吸收。

麻辣黄瓜

【药膳食材】嫩黄瓜5根，姜20g，蒜3瓣，红辣椒4个或豆瓣辣酱1小汤匙（约10g），花椒1小汤匙（约10g），醋1大汤匙（约20ml），茶叶籽油、香油、白糖、食用盐各少许。

【制作技术】1. 将黄瓜、姜、蒜、红辣椒洗净。将黄瓜放在菜板上撒食用盐揉搓，30min后用水洗净，竖切两半，拍碎切成6cm长的段。姜、红辣椒切细丝。蒜用刀剁碎。

2. 热锅凉茶叶籽油，放入花椒，文火炸至微变色制成花椒油。

3. 黄瓜码在盘内，倒入姜、红辣椒、蒜、醋、香油、白糖、花椒油，均匀搅拌。

【食用方法】作为菜肴佐餐食用。有独特的茶香味。

【为什么呢】黄瓜，性凉，加入热性的姜、辣椒，温性的醋起缓和作用。

【实际应用】适用于小满节气见"三鲜"[黄瓜、蒜薹(蒜苔)、樱桃]。

【警而远之】忌油腻、厚味、过食生冷,少辛辣。胃及十二指肠溃疡、急性胃炎、肺结核、痔疮、眼部疾病者忌用辣椒。

蒜薹(蒜苔)炒乌贼

【药膳食材】蒜薹(蒜苔)250g,乌贼1条,淀粉1小汤匙(约10g),酒、茶叶籽油各适量,食用盐少许。

【制作技术】1. 将蒜薹(蒜苔)洗净,切成3cm的段。将乌贼去内脏、腿、剥皮,洗净,乌贼内侧切连刀,横切3片,竖切3条,用淀粉、酒、食用盐、清水的混合物浸泡。

2. 热锅凉茶叶籽油,放入乌贼,武火炒至熟,取出。

3. 热锅凉茶叶籽油,放入蒜薹(蒜苔),武火翻炒变色,加入乌贼翻炒片刻。

【食用方法】作为菜肴佐餐食用。有独特的茶香味。

【为什么呢】蒜薹(蒜苔)温中下气,补虚,调和脏腑,活血,防癌,杀菌,通便防痔。乌贼补血,滋补肝肾。

【实际应用】适用于小满节气见"三鲜"[黄瓜、蒜薹(蒜苔)、樱桃]。

【警而远之】忌油腻、厚味、过食生冷,少辛辣。蒜薹(蒜苔)忌与地黄、何首乌、蜂蜜、大葱同食。

蒸酿苦瓜

【药膳食材】猪肉馅150g,干虾仁15g,苦瓜300g或2根,水发香菇、慈姑、胡萝卜、笋、荷兰豆、菜心各50g,鸡蛋1个,黑木耳10g,葱6g,姜5g,蒜半头,鲜汤2杯,胡椒粉2g,蚝油、老抽酱油、料酒、干细淀粉、湿淀粉、茶叶籽油各适量,白糖、食用盐各少许。

【制作技术】1. 将干虾仁、苦瓜、水发香菇、慈姑、胡萝卜、笋、荷兰豆、菜心、葱、姜、蒜洗净,将苦瓜切去头、尾,将中间的籽和瓜瓤挖出,使其成圆筒,在苦瓜内壁上扑上干细淀粉。将黑木耳用温水泡发、洗净,干虾仁、笋、黑木耳、葱、姜、蒜切成末。鸡蛋磕开倒出鸡蛋液搅拌均匀。

2. 将水发香菇、慈姑、胡萝卜、荷兰豆分别切碎，同菜心入沸水锅中氽一下，入漏勺沥净水。

3. 猪肉馅入盆，加入干虾仁、笋、黑木耳、葱、姜、蒜、水发香菇、慈姑、胡萝卜、荷兰豆、菜心，放入料酒、胡椒粉、鸡蛋液、湿淀粉、食用盐按一个方向搅拌均匀成馅。

4. 将馅塞入苦瓜筒内，放入盘中入蒸锅屉中，武火蒸15min至肉馅熟透。

5. 将酿苦瓜切成1cm厚片，摆入条盘内，边沿围上菜心。

6. 热锅凉茶叶籽油，倒入鲜汤、老抽酱油、蚝油、白糖、湿淀粉制成蚝油汁，淋于苦瓜上。

【食用方法】作为菜肴佐餐食用。有独特的茶香味。

【为什么呢】养血滋肝、润脾补肾。

【实际应用】适用于小满节气"苦菜"当令，胃热病、湿热痢疾、呕吐腹泻及尿血等症，由暑热引起的眼睛充血、口内干渴、腹泻等，以及帮助控制血糖、预防糖尿病，阻止脂肪吸收，帮助减肥。

【警而远之】忌油腻、厚味、过食生冷，少辛辣。孕妇、血压血糖低、脾胃虚寒者少吃苦瓜。外感疾病、湿热内蕴、肥胖者忌用猪肉。外感发热、痰饮较盛、食积内停者忌用鸡蛋。

桑葚饼

【药膳食材】新鲜桑葚15g，鸡蛋1个，牛奶250ml，白面100g，玉米面75g，面包粒或馒头粒适量，茶叶籽油少许。

【制作技术】
1. 将桑葚洗净、碾碎。鸡蛋磕开倒出鸡蛋液搅拌均匀。面包粒或馒头粒放入锅内，文火煸至干酥。

2. 将白面、玉米面、鸡蛋、牛奶、桑葚放入盆内，加入适量清水，搅拌均匀，将面糊调至稀糊状。

3. 热锅凉茶叶籽油，放入面包粒，将面糊倒入，摊制均匀，文火烙至熟。

【食用方法】作为早餐食用。有独特的茶香味。

【为什么呢】滋补肝肾。

【实际应用】适用于小满节气应季吃桑葚。

【警而远之】忌油腻、厚味、过食生冷，少辛辣。外感发热、痰饮较盛、食积内停者忌用鸡蛋。脾胃虚寒、大便溏泄、糖尿病、妊娠、空腹忌用桑葚；忌食未成熟桑葚；因桑葚中含有溶血性过敏物质及透明质酸，一次过量食用容易发生溶血性肠炎；桑葚忌用铁器盛放，桑葚与铁器接触会发生化学反应从而产生毒性物质；桑葚中含有较多的胰蛋白酶抑制物，影响人体对铁、钙、锌等物质的吸收，儿童应少吃。

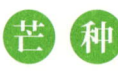

芒 种

薏米红豆饮

【药膳食材】薏苡仁、红豆各30g，大枣1个。

【制作技术】1. 将食材洗净。大枣去核。将薏苡仁放入砂锅内，加入适量清水浸泡2h。

2. 将红豆放入砂锅内，加入适量清水，武火煮沸，改文火熬煮1h。

3. 加入大枣，文火煮30min至豆烂。

【食用方法】吃食。

【为什么呢】清热健脾，利湿养肝。

【实际应用】适用于芒种节气清热健脾、利湿养肝。

【警而远之】忌油腻、厚味、过食生冷，少辛辣。忌用甘肥滋腻、生湿助湿的食物，如动物脂肪及辛辣温热助火之品、油煎熏烤之物。脾虚无湿者、孕妇、对本品过敏者忌用薏苡仁。湿痰、积滞、齿病、虫病、温热、暑湿诸病前后、黄疸、肿胀、糖尿病者忌用大枣，多食动风，脾反受病。

五味枸杞饮*

【药膳食材】醋炙五味子5g，枸杞子10g。

【制作技术】1. 将食材洗净。枸杞子剪碎。

2. 将食材放入瓷杯中，以沸水冲泡，温浸片刻。

【食用方法】搅拌均匀饮用。

【为什么呢】滋肾阴，助肾阳。五味子一药具五味，补五脏之气，五脏皆可养。

【实际应用】适用于芒种节气"夏虚"之症。

【警而远之】*忌油腻、厚味、过食生冷，少辛辣。忌用甘肥滋腻、生湿助湿的食物，如动物脂肪及辛辣温热助火之品、油煎熏烤之物。外邪实热、脾虚有湿、肠滑者忌用枸杞子。表有风寒、外有表邪、内有实热、麻疹初发者忌用五味子。*

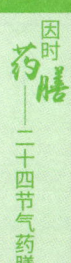

青梅酒

【药膳食材】新鲜的青梅、冰糖、黄酒、白酒各适量。

【制作技术】方法一：将青梅洗净，放入砂锅内，加入黄酒，文火加热至青梅稍微变色。

方法二：1. 将青梅洗净，去蒂，晾干。将广口瓶洗净，晾干。

2. 按1层青梅1层冰糖摆放入广口瓶里，装至半瓶，倒入白酒至九分满，加盖密封。青梅、冰糖和白酒的比例为3∶2∶10，也可以依据自己的口味来定。

3. 把青梅酒放在阴凉干燥处密封酿制3个月以上，到来年芒种时节启封，味道会更香醇。

【食用方法】方法一即可小酌。方法二需要提前制作，供饮酒者小酌。

【为什么呢】降血脂，生津解渴，刺激食欲，消除疲劳等。

【实际应用】适用于芒种节气降血脂、生津解渴、刺激食欲、消除疲劳等。

【警而远之】*忌油腻、厚味、过食生冷，少辛辣。忌用甘肥滋腻、生湿助湿的食物，如动物脂肪及辛辣温热助火之品、油煎熏烤之物。*

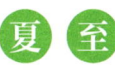

夏至姜

【药膳食材】姜10g。

【制作技术】将食材洗净，切成片或丝或末。

【食用方法】早上吃一点姜汁或者放一点醋作为佐料调味，或加入其他菜肴中食用。

【为什么呢】夏至饮食宜苦、酸、咸。夏至重扶阳，扶阳重祛湿。

【实际应用】适用于夏至节气吃姜。

【警而远之】忌黏硬、油腻、厚味、过食生冷、热性食物，少辛辣。忌用腐烂生姜。"一年之内，秋不食姜；一日之内，夜不食姜。"阴虚火旺、目赤内热、痈肿疮疖、肺炎、肺脓肿、肺结核、胃溃疡、胆囊炎、肾盂肾炎、糖尿病、痔疮忌长期食用生姜。

蜜姜茶

【药膳食材】生姜100g，菊花20g，蜂蜜100ml。

【制作技术】1. 将生姜洗净，切成大片放入锅中，加清水没过姜片3cm。

2. 武火煮沸，改文火熬煮30min至姜片出香味、汤水变黄，放入菊花，文火熬煮10min至出来菊花清香味。

3. 煎汤自然冷却，加入蜂蜜，充分搅拌均匀。

【食用方法】饮用。

【为什么呢】夏至重扶阳，扶阳重祛湿。

【实际应用】适用于夏至节气扶阳祛湿。

【警而远之】忌黏硬、油腻、厚味、过食生冷、热性食物，少辛辣。忌用腐烂生姜。"一年之内，秋不食姜；一日之内，夜不食姜。"阴虚火旺、目赤内热、痈肿疮疖、肺炎、肺脓肿、肺结核、胃溃疡、胆囊炎、肾盂肾炎、糖尿病、痔疮忌长期食用生姜。属于阴阳两虚型者，痰湿型、血瘀型高血压病患者忌用菊花，否则降血压效果不佳。糖尿病、糖耐量异常、痰湿内蕴、中满痞胀、肠滑泄泻者忌用蜂蜜，蜂蜜反生葱。

酸辣汤

【药膳食材】猪里脊肉50g，豆腐100g，胡萝卜半根，鸡蛋1个，香菇25g，鸡汤适量，姜10g，葱6g，白胡椒粉3g，香菜、淀粉、香醋、生抽、香油各少许。

【制作技术】1. 将香菇用水泡发，将猪里脊肉、胡萝卜、香菇、姜、葱、香菜洗净。

将香菇切成细条，猪里脊肉、胡萝卜切成丝，豆腐切成条，葱、香菜切碎，姜切成丝。用清水调和好淀粉。鸡蛋磕开倒出鸡蛋液搅拌均匀。在大汤碗中加入香醋、葱和白胡椒粉（香醋和胡椒粉的比例决定酸辣汤的口味）。

2. 将肉、豆腐、胡萝卜、香菇用开水焯一下，捞出，放入锅中。
3. 锅中放入姜，倒入鸡汤，淋上生抽，武火烧开。
4. 均匀倒入淀粉勾芡，改文火，边倒入蛋液边用汤勺轻轻推动汤。
5. 武火将汤煮沸，冲入汤碗。

【食用方法】淋上香油，撒上香菜，佐餐食用。

【为什么呢】温中，驱里寒，开胃进食。辛辣的食物有发散作用，使气机上升；酸味的食物有收敛向下的作用。醋和胡椒粉二者的完美结合，使气机有升有降，流动起来，从而打开脾胃郁结，恢复食欲。而酸辣汤正好是用胡椒粉和醋熬制成的，一个辛辣，一个酸，正好符合气机升降的道理。

【实际应用】适用于夏至节气缓解脾胃里寒、脾胃郁结、胃寒、脘腹冷痛、呕吐、反胃、脾胃虚寒导致的泄泻。

【警而远之】忌黏硬、油腻、厚味、过食生冷、热性食物，少辛辣。香菜损脾，耗掉身体里的气，会引发或加重病情的进展，重大疾病或胃肠疾病正在胃疼或腹泻者忌用；身上有伤口者忌用，否则会让伤口发炎，流脓溃烂，留下疤痕；口臭、狐臭、严重龋齿、胃溃疡、生疮者忌用；香菜性温，麻疹已透或虽未透出而热毒停滞者忌用。

清爽解暑汤

【药膳食材】玉米1个，胡萝卜、海带、黄豆各50g。

【制作技术】1. 将食材洗净。将玉米剥下粒，胡萝卜切成滚刀块，黄豆用温水浸泡开，海带切成2cm的块。
2. 将食材放入砂锅内，加入适量清水，武火煮沸，改文火熬煮至黄豆烂。

【食用方法】作为菜肴佐餐食用。喝汤吃渣。

【为什么呢】消暑益气，生津止渴。

【实际应用】适用于夏至节气暑热伤阳、清爽解暑。

【警而远之】忌黏硬、油腻、厚味、过食生冷、热性食物，少辛辣。海带属寒性，食之过多会使肠胃受寒。

酸梅汤

【药膳食材】乌梅、干山楂片各100g，甘草5片，陈皮丝5条，冰糖25g。

【制作技术】将乌梅、干山楂片、甘草、陈皮丝洗净，放入养生壶中，加清水至1500ml水位线，启动养生汤模式，1h后自动断电。

【食用方法】加入冰糖调味，作为饮品饮用。

【为什么呢】夏至重扶阳，扶阳重祛湿。除湿气，健脾胃，消食和中，行气散瘀，生津止渴，收敛肺气，除烦安神。

【实际应用】适用于夏至节气亚疾病或一般人群用作日常食养保健，老少咸宜。常饮可祛病除疾、保健强身。

【警而远之】忌黏硬、油腻、厚味、过食生冷、热性食物，少辛辣。外有表邪、内有实热积滞者忌用乌梅。妊娠、空腹、脾虚胃弱无积滞、气虚便溏、糖尿病忌用山楂，山楂食用后应立即漱口，忌多食。

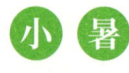

醋姜

【药膳食材】鲜生姜1块，陈醋或米醋1瓶。

【制作技术】1.将生姜洗净，切成薄片。

2.把姜片放到洗净的罐子里，倒入陈醋或米醋没过生姜。

3.把叠好的保鲜膜包裹在罐子口上，盖上盖子，密封结实，在冰箱里放置1周。平时放冰箱里。

【食用方法】7～9点早餐喝粥时佐食3片醋姜，清爽可口。

【为什么呢】夏季早餐喝粥时常佐食醋姜，姜最擅宣发阳明经的阳气，早晨7～9点正是人体气血流注阳明胃经之时，此时吃姜正好生发胃气，促进消化。用醋泡过的生姜，借助醋的收敛作用，把生姜的发散和温暖作用发挥到极致，提高人体体温的同时让体内湿寒消失，补气升阳，补阳不上火，能更好地发挥调理脾胃的作用，养脾胃、护心脏、祛寒湿、降血脂、减肥、防脱发、预防慢性病、防治关节炎。

【实际应用】适用于小暑节气脾胃虚寒和消化不良者。

【警而远之】忌黏硬、油腻、厚味、过食生冷，少辛辣。高血脂、高血压患者适量食用。空腹忌用。忌吃太多。忌用腐烂生姜。"一年之内，秋不食姜；一日之内，夜不食姜。"阴虚火旺、目赤内热、痈肿疮疖、肺炎、肺脓肿、肺结核、胃溃疡、胆囊炎、肾盂肾炎、糖尿病、痔疮忌长期食用生姜。

清热利湿汤

【药膳食材】新鲜鸭子1只，冬瓜200g，薏苡仁30g，大枣10g，生姜6g，胡椒粉2g，茶叶籽油、香油、食用盐各少许。

【制作技术】
1. 将鸭子煺毛、去内脏、去杂、去尾尖，洗净，剁成合适大小鸭肉块。
2. 将冬瓜、薏苡仁、大枣、生姜洗净，将冬瓜去皮、切成块，生姜切成片。将薏苡仁放入砂锅内，加入适量清水浸泡2h。
3. 热锅凉茶叶籽油，放入姜片爆香，加入鸭肉块煸炒至鸭肉出油紧缩变小，盛出沥干多余油脂。
4. 将鸭肉放入砂锅内，放入适量清水、大枣、薏苡仁，武火煮沸，改文火炖煮40min。放入冬瓜煲至冬瓜熟烂，加入胡椒粉、香油、食用盐调味。

【食用方法】作为菜肴佐餐食用。有独特的茶香味。

【为什么呢】清热利湿，消暑利水，益气补虚，补肺生津。

【实际应用】适用于小暑节气夏季暑热伤阳、清爽解暑食用，以及平时觉得口中黏腻、身体困重、午后潮热、情绪易怒等易上火且体内湿气较重的人群。

【警而远之】忌黏硬、油腻、厚味、过食生冷，少辛辣。主食材均性寒凉，脾胃虚弱、大便泄泻者忌用。脾虚无湿者、孕妇、对本品过敏者忌用薏苡仁。感冒患者忌用鸭肉，素体虚寒、受凉引起的不思饮食、胃部冷痛、腹泻清稀，或腰痛、寒性痛经、肥胖、动脉硬化、慢性肠炎者少食。湿痰、积滞、齿病、虫病、温热、暑湿诸病前后、黄疸、肿胀、糖尿病者忌用大枣，多食动风，脾反受病。

果味仔姜鸭

【药膳食材】鸭子1只，仔姜1块，菠萝1个，鲜白茅根5g，彩椒1个，茶叶籽油、料酒、蚝油、老抽酱油各适量。

【制作技术】1. 将鸭子燎毛、去内脏、去杂、去尾尖，洗净，剁成合适大小鸭肉块。

2. 将仔姜、菠萝、彩椒洗净。仔姜切成片，彩椒切成丝，菠萝皮肉分离、切成块。

3. 将鲜白茅根和菠萝皮放入砂锅内，加入适量清水，武火煮沸，改文火熬煮片刻。

4. 热锅凉茶叶籽油，放入仔姜煎至焦黄，下入鸭块，煸出鸭油，调入料酒和蚝油炒匀。

5. 加入鲜白茅根和菠萝皮煮的水烧制，武火煮沸，放入菠萝肉，调入老抽酱油，改文火烧制15min，撒入彩椒丝。

【食用方法】作为菜肴佐餐食用。有独特的茶香味。

【为什么呢】清热养阴。

【实际应用】适用于小暑节气清热养阴。

【警而远之】忌黏硬、油腻、厚味、过食生冷，少辛辣。感冒患者忌用鸭肉，素体虚寒、受凉引起的不思饮食、胃部冷痛、腹泻清稀，或腰痛、寒性痛经、肥胖、动脉硬化、慢性肠炎者少食。过敏体质、溃疡病、肾脏病、凝血功能障碍者忌用菠萝，发热及患有湿疹疥疮者忌多吃。脾胃虚寒、溲多不渴者忌用鲜白茅根。

翠皮排骨汤

【药膳食材】西瓜皮500g，排骨300g，食用盐少许。

【制作技术】1. 将西瓜皮去除红瓤部分，削去外层绿皮，洗净，切成4cm的块。

2. 将排骨剁成3cm的块，冷水入锅，开水焯去血污、浮沫。

3. 砂锅内加入适量清水，武火煮沸，放入排骨，文火煮至肉烂。

4. 放入西瓜皮、食用盐，文火煮至西瓜皮烂。

【食用方法】作为菜肴佐餐食用。另：在吃西瓜时，可将上部的1/5处切开，用汤匙掏出瓜瓤吃。把剩下的部分作为容器，可将煮熟的排骨、鸡肉、蘑菇等的汤放入西瓜容器内，再上锅蒸一下食用。这道菜叫西瓜盅，味道别致。

【为什么呢】解热清暑除烦，解渴，利尿。

【实际应用】适用于小暑节气亚疾病或一般人群用作日常食养保健。

【警而远之】忌黏硬、油腻、厚味、过食生冷，少辛辣。属寒证或长时间在冷房中者，秋、冬季节西瓜太凉，除发热患者外，均忌用。

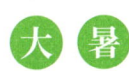

大暑

黄绿白清热解暑粥

【药膳食材】绿豆50g，鲜百合50g或干百合25g，鲜荷叶10g或干荷叶5g，薄荷30g，老南瓜500g，粳米50g，食用盐、冰糖少许。

【制作技术】1. 将绿豆、百合、荷叶、薄荷、粳米洗净，南瓜去老皮、去瓜瓤、洗净，切成2cm见方的块。

2. 将绿豆、荷叶、薄荷、南瓜、粳米放入砂锅内，加入适量清水，武火煮沸，改文火熬煮至熟成粥，取出荷叶、薄荷。

3. 加入百合，文火熬煮至绿豆与百合都酥软。

【食用方法】加入食用盐、冰糖调味，作为主食食用。

【为什么呢】清热解暑，生津止渴，润燥宁心。

【实际应用】适用于大暑节气夏季伤暑心烦、身热口渴、赤尿或头昏乏力等症，或夏季防暑、缓解暑热燥渴。

【警而远之】忌黏硬、油腻、厚味、过食生冷，少辛辣。脾胃虚寒、滑肠泄泻、服用温补药者忌用绿豆，忌久食，忌用铁锅煮，忌焖煮极烂，否则会降低疗效。女性经期忌用荷叶。中寒者忌用百合。体质虚者忌常喝。薄荷忌鳖肉，产妇、婴儿忌用薄荷。

木瓜奶*

【药膳食材】木瓜1个，牛奶200g，冰糖20g。

【制作技术】 1. 将木瓜洗净，去皮、从中对剖，挖去籽和瓤，切成小丁。

2. 将木瓜、牛奶、冰糖放入碗中混合，盖上盖子，放入蒸锅中，加入适量清水，武火煮沸，蒸15min。

【食用方法】 作为小吃食用。

【为什么呢】 促进新陈代谢，抗衰老，美容护肤养颜。

【实际应用】 适用于大暑节气夏季消暑健胃，防治高血压、肾炎、便秘，助消化，治胃病等。

【警而远之】 忌黏硬、油腻、厚味、过食生冷，少辛辣。糖尿病患者忌用。

五色补脾祛湿饮

【药膳食材】 黑豆、绿豆、赤小豆、黄豆、薏苡仁各30g，乌梅5个。

【制作技术】 1. 将食材洗净。将薏苡仁放入砂锅内，加入适量清水浸泡2h。

2. 将其余食材放入砂锅内，加入适量清水，武火煮沸，改文火熬煮2h至熟烂。

【食用方法】 乌梅去核，喝汤吃渣。

【为什么呢】 补脾祛湿，补肾滋阴。

【实际应用】 适用于大暑节气补脾祛湿，补肾滋阴。

【警而远之】 忌黏硬、油腻、厚味、过食生冷，少辛辣。脾虚无湿者、孕妇、对本品过敏者忌用薏苡仁。脾胃虚寒、滑肠泄泻、服用温补药者忌用绿豆，忌久食，忌用铁锅煮，忌焖煮极烂，否则会降低疗效。尿频、胃肠较弱、蛇咬伤百日之内者忌用赤小豆。外有表邪、内有实热积滞者忌用乌梅。

莲子荷叶蒸湖鸭

【药膳食材】 莲子15g，鲜荷叶1张，湖鸭鸭胸300g，干香菇25g，姜6g，胡椒粉2g，香葱、蚝油、花雕酒、生粉各适量，绵白糖、食用盐各少许。

【制作技术】 1. 将莲子、鲜荷叶、鸭胸、香菇、香葱、姜洗净。香葱切成段，姜切成片。干香菇用温水泡发，切成块。

2. 莲子用清水浸泡20min，去心。鸭胸切成3cm见方的块，加入花雕酒、食用盐、胡椒粉、绵白糖、蚝油、生粉、葱、姜腌制入味。

3. 鸭肉、香菇、莲子搅拌均匀，用鲜荷叶包裹封严，入蒸箱蒸 40min 至鸭肉软烂。

【食用方法】作为菜肴佐餐食用。

【为什么呢】清热养阴。

【实际应用】适用于大暑节气夏季中暑、口干、便干者，老人、儿童伴有失眠盗汗、午后颧红、腰膝酸软、口燥咽干、舌红少苔、脉细数等阴虚症状者。亚疾病或健康人群用作日常食养保健。

【警而远之】忌黏硬、油腻、厚味、过食生冷，少辛辣。素体虚寒、胃部冷痛、腹泻清稀、腹痛腹胀者忌用。气郁痞胀、溺赤便秘、食不运化、新产后忌用莲子。女性经期忌用荷叶。感冒患者忌用鸭肉，素体虚寒、受凉引起的不思饮食、胃部冷痛、腹泻清稀，或腰痛、寒性痛经、肥胖、动脉硬化、慢性肠炎者少食。

绿白解暑除烦饮

【药膳食材】绿豆 50g，菊花 5g，百合 30g，莲藕 150g，枸杞子 6g。

【制作技术】1. 将食材洗净，绿豆泡发，百合切成片，莲藕去皮、切成块。

2. 将绿豆、莲藕放入砂锅内，加入适量清水，中火煮沸，加入枸杞子、百合，开锅盖文火熬煮至绿豆裂开、皮发青未变黄。

3. 加入菊花，文火煮 1min。

【食用方法】喝汤吃渣。

【为什么呢】清热解毒，清肝明目，益血生肌，健脾开胃，解暑除烦。外感风热多用黄菊花，清肝明目多用白菊花。

【实际应用】适用于大暑节气头痛目赤、烦躁易怒、夏天炎热胃口差，或夏暑季节的慢性咽炎患者。

【警而远之】忌黏硬、油腻、厚味、过食生冷，少辛辣。绿豆、菊花，性寒凉，气虚畏寒、食少泄泻、阳虚、头痛恶寒者忌用。脾胃虚寒、滑肠泄泻、服用温补药者忌用绿豆，忌久食，忌用铁锅煮，忌焖煮极烂，否则会降低疗效。属于阴阳两虚型者，痰湿型、血瘀型高血压病患者忌用菊花，否则降血压效果不佳。中寒者忌用百合。外邪实热、脾虚有湿、肠滑者忌用枸杞子。

3 秋季药膳

立秋

补血益气饮

【药膳食材】干无花果25g，山药、黄芪各10g，枸杞子5g，猪里脊300g，食用盐少许。

【制作技术】1. 将无花果、山药、黄芪、枸杞子、猪里脊洗净。

2. 将猪里脊切成块，冷水入锅，开水焯去血污、浮沫。将山药去皮、切成滚刀块。

3. 将猪里脊、无花果、山药、黄芪、枸杞子放入砂锅内，加入适量清水，武火煮沸，改文火炖40min，加入食用盐调味。

【食用方法】作为菜肴佐餐食用。

【为什么呢】生津润肺，补血益气。

【实际应用】适用于立秋节气生津润肺、补血益气。

【警而远之】忌辛辣、刺激性、生冷，少食寒凉。忌肥甘厚腻之品，如煎炸食物或猪肉等。肥甘厚腻之品过燥且不易消化，易体内积滞，生湿生热。阴寒多湿体质者忌用无花果，一般情况下忌大量食用。外邪实热、脾虚有湿、肠滑者忌用枸杞子。脾虚湿盛湿热实邪、胸腹满闷、大便干燥者忌用山药。

清热补虚汤

【药膳食材】新鲜鸭子1只，冬瓜200g，生姜6g，茶叶籽油、香油、食用盐各少许。

【制作技术】1. 将鸭子煺毛，去内脏、去杂、去尾尖，洗净，剁成合适大小鸭肉块。
2. 将冬瓜、生姜洗净，冬瓜去皮、切成块，生姜切成片。
3. 热锅凉茶叶籽油，放入姜片爆香，加入鸭肉块煸炒至鸭肉出油紧缩变小，盛出沥干多余油脂。
4. 将鸭肉放入砂锅内，放入适量清水，武火煮沸，改文火炖煮40min。放入冬瓜煲至冬瓜熟烂，加入香油、食用盐调味。

【食用方法】作为菜肴佐餐食用。有独特的茶香味。

【为什么呢】冬瓜，清肺热化痰，除烦止渴，热量低。鸭肉，油脂多。两者荤素搭配，去油解腻，利于调控脂肪代谢，并且富含钾。

【实际应用】适用于立秋节气控制体重人群及高血压患者，特别是体热上火者。

【警而远之】忌辛辣、刺激性、生冷，少食寒凉。感冒患者忌用鸭肉，素体虚寒、受凉引起的不思饮食、胃部冷痛、腹泻清稀，或腰痛、寒性痛经、肥胖、动脉硬化、慢性肠炎者少食。

处暑

生津润燥粥

【药膳食材】青果5个，铁皮石斛、甘菊、竹茹各6g，麦冬、桑叶各9g，鲜藕10片，黄梨或鸭梨2个，荸荠5个，鲜芦根2支，鲜百合20g，粳米50g，冰糖适量。

【制作技术】1. 将青果、铁皮石斛、甘菊、竹茹、麦冬、桑叶、鲜藕、梨、荸荠、鲜芦根、鲜百合、粳米洗净。将青果捣烂，鸭梨去皮、去核、切成丁。
2. 将青果、铁皮石斛、甘菊、竹茹、麦冬、桑叶、鲜芦根放入砂锅内，加入适量清水，武火煮沸，改文火熬煮15min，去渣取汁。
3. 将粳米放入砂锅内，武火煮沸，改文火熬煮至将熟成粥。
4. 加入藕、梨、荸荠、鲜百合，文火煮烂。放入冰糖，煮沸。

【食用方法】喝粥。

【为什么呢】养胃生津，润燥止渴。青果即橄榄。粥中粳米味甘、性平，益脾胃、除烦渴。鸭梨清热、生津。配合滋阴润肺的百合、养阴润肺的冰糖，尤其适合秋季滋阴润燥。

【实际应用】适用于处暑节气外感热病，热盛伤阴；或暑热炽盛，损伤胃津。症见津少口渴、咽干唇燥、食纳不思、舌尖红、苔少者。

【警而远之】忌辛辣、刺激性、生冷，少食寒凉。脾胃虚寒、泛吐清水者忌用。湿温、湿热病尚未化燥及虚而无热者忌用铁皮石斛。中寒者忌用百合。脾胃虚寒、大便泄泻、外感风寒咳嗽者忌用麦冬。

养阴益胃汤

【药膳食材】荸荠、红萝卜各100g，陈皮5g，排骨600g，生姜4片，黄酒适量，食用盐少许。

【制作技术】1.将荸荠、红萝卜、陈皮、排骨、生姜洗净。将荸荠、红萝卜去皮、切成块，排骨切成块。

2.将排骨冷水入砂锅，开水焯去血污、浮沫，放入陈皮、生姜，加入适量清水，武火煮沸。

3.放入黄酒，改文火炖40min，放入荸荠、红萝卜，文火煮20min，加入食用盐调味。

【食用方法】作为菜肴佐餐食用。

【为什么呢】养阴益胃，健脾益肺，消积化滞，清心降火，补肺凉肝，防秋燥。

【实际应用】适用于处暑节气出现食积不消、脘腹胀满等症状者，有助于缓解温病口渴、咽喉肿痛、痰热咳嗽、尿路感染、饮食积滞等病症。

【警而远之】忌辛辣、刺激性、生冷，少食寒凉。口咽干燥、痰多黄稠、小便色黄、大便秘结、阳盛体热者忌用红萝卜。

白 露

养胃润肺粥

【药膳食材】小米、糯米各50g，南瓜100g，桂花糖少许。

【制作技术】1.将小米、糯米、南瓜洗净。南瓜去皮、去瓤，切成小块。

2.将小米、糯米、南瓜放入砂锅内，加入适量清水，武火煮沸，改文火熬煮至熟成粥。加入桂花糖，搅拌均匀。

【食用方法】作为早餐食用。糯米食品宜加热后食用，宜煮稀粥服食，不仅营养滋补，且易消化吸收，养胃气。

【为什么呢】健胃消食，滋润祛燥，养胃润肺，益气补虚。

【实际应用】清香淡甜，软绵适口。适用于白露节气养胃润肺。

【警而远之】忌辛辣、刺激性、生冷，少食寒凉。忌吃性质寒凉容易损伤脾气、味厚滋腻容易阻碍脾气运化功能、利气消积容易耗伤脾气的食品，如苦瓜、冬瓜、海带、螃蟹、鸭等。糯米所含淀粉为支链淀粉，在肠胃中难以消化水解，胃炎及十二指肠炎等消化道炎症患者，老年人，小孩忌用。糯米所含碳水化合物和钠的量都很高，糖尿病、体重过重或其他慢性病（如肾脏疾病、高脂血症）患者忌用。

益气生津饮

【药膳食材】苹果、梨各 1 个，排骨 500g，五味子 5g，姜 6g，食用盐少许。

【制作技术】1. 将苹果、梨、排骨、姜洗净。将苹果、梨去核，切成块，姜切成片，五味子用纱布包好。

2. 排骨冷水入砂锅，开水焯去血污、浮沫。

3. 加入苹果、梨、五味子、姜，加入适量清水，武火煮沸，撇去汤表面浮油，改文火炖 1h 至排骨熟烂，加入食用盐调味。

【食用方法】味道清甜。作为菜肴佐餐食用。

【为什么呢】益气生津，润肺止咳，补脾和胃，预防便秘，滋润养颜。

【实际应用】适用于白露节气秋季干燥时食用。

【警而远之】忌辛辣、刺激性、生冷，少食寒凉。忌吃性质寒凉容易损伤脾气、味厚滋腻容易阻碍脾气运化功能、利气消积容易耗伤脾气的食品，如苦瓜、冬瓜、海带、螃蟹、鸭等。表有风寒、外有表邪、内有实热、麻疹初发者忌用五味子。

玩月羹

【药膳食材】藕粉 50g，鲜莲子、龙眼肉、板栗各 20g，核桃仁 2 个，葡萄干 15g，大枣 2 个，枸杞子 6g，桂花适量，冰糖少许。

【制作技术】1. 将鲜莲子、龙眼肉、板栗、核桃仁、葡萄干、大枣、枸杞子洗净。大枣去核、切碎。将藕粉倒入碗中，加凉开水搅拌至均匀无粉团状。

2. 将鲜莲子去外皮、去心，放入砂锅内，加入适量清水，武火煮沸，改文火熬煮至软。

3. 武火再次煮沸，缓缓倒入藕粉，边倒边搅拌，改文火煮至藕粉晶莹剔透。

4. 加入龙眼肉、冰糖，文火熬煮至冰糖融化。

【食用方法】点缀些板栗、核桃仁、葡萄干、大枣、枸杞子、桂花食用。

【为什么呢】所用食材相辅相成，无过偏之性。

【实际应用】适用于白露节气中秋佳节之时亚疾病或一般人群用作日常食养保健。

【警而远之】忌辛辣、刺激性、生冷，少食寒凉。气郁痞胀、溺赤便秘、食不运化、新产后忌用莲子。湿阻中焦、饮食停滞、呕吐腹痛、胃脘胀闷、大便滑泻、舌苔厚腻、急性胃肠炎、急性胆囊炎、肝炎、糖尿病、支气管炎、肺炎、龋齿、服用糖皮质激素或苦味健胃药或退热药者，孕妇、小儿忌用龙眼肉。湿痰、积滞、齿病、虫病、温热、暑湿诸病前后、黄疸、肿胀、糖尿病者忌用大枣，多食动风，脾反受病。外邪实热、脾虚有湿、肠滑者忌用枸杞子。

秋 分

温阳祛寒粥

【药膳食材】羊肉500g，葱白3棵，干姜片10g，粳米50g，食用盐少许。

【制作技术】1. 将羊肉、葱白、干姜、粳米洗净，葱切成段，羊肉切成10cm见方大小。

2. 将羊肉冷水入砂锅，开水焯去血污、浮沫，加沸水文火煮至肉将熟，捞出切成丁。

3. 将羊肉、粳米放入砂锅内，武火煮沸，加入葱白、干姜，改文火熬煮至羊肉烂熟。加入食用盐调味。

【食用方法】喝粥。

【为什么呢】补气养血，温阳散寒。

【实际应用】适用于秋分节气身体虚弱、四肢发凉、周身怕冷、大便溏泻等人。

【警而远之】忌辛辣、刺激性、生冷，少食寒凉。羊肉忌与荞麦、南瓜、梨、乳酪、豆酱、醋、红酒、茶叶同食，忌用铜锅烹制，肝炎、外感病邪、素体有热者及春季忌吃。葱白忌久煎煮，体虚自汗、狐臭者忌用。

清心润燥粥

【药膳食材】花待放、瓣肥厚的鲜百合 50g，雪梨 1 个，粳米 50g。

【制作技术】1. 将食材洗净，将雪梨连皮切碎。

2. 将雪梨、粳米放入砂锅内，加入适量清水，武火煮沸。

3. 加入鲜百合，文火炖煮至熟成粥。

【食用方法】喝粥。

【为什么呢】清心润燥，祛火安神。

【实际应用】适用于秋分节气清心润燥、祛火安神。

【警而远之】忌辛辣、刺激性、生冷，少食寒凉。中寒者忌用百合。

益气壮阳粥

【药膳食材】板栗、龙眼肉各 20g，玉竹 10g，粳米 50g。

【制作技术】1. 将食材洗净。板栗去壳、去皮、切碎。将粳米放入砂锅内，加入适量清水浸泡 30min。

2. 武火煮沸，改文火熬煮至米粒裂开，放入板栗、龙眼肉、玉竹，文火煮熟至食材软糯。

【食用方法】喝粥。

【为什么呢】益气壮阳，补益心脾，养血安神。

【实际应用】寒露过后板栗最美味。板栗营养丰富，碳水化合物含量较高，能给人体供给较多的热能，非常适合凉凉的秋天食用。新鲜的板栗生脆鲜甜，风干几天后吃起来则更为细腻甘甜。适用于寒露节气亚疾病或一般人群用作日常食养保健。

【警而远之】忌辛辣、刺激性、生冷,少食寒凉。湿盛中满或有痰、火者及痰湿气滞者慎用。糖尿病患者服用时注意血糖控制。食滞胃肠证常见为脘腹痞胀疼痛、厌食、嗳腐吞酸或呕吐馊食、肠鸣矢气、泻下不爽、便质腐臭如败卵、苔厚腻、脉滑或沉实;阴虚火旺证常见为心烦失眠、口燥咽干、盗汗遗精、两颧潮红、小便短黄、大便干结或咯血、衄血或舌体、口腔溃疡、舌红少津、脉细数,大便溏泄、消化不良、经常便秘、上火严重、发热。糖尿病患者忌用板栗,板栗熟后食用,每次忌多食,否则容易导致气滞。湿阻中焦、饮食停滞、呕吐腹痛、胃脘胀闷、大便滑泻、舌苔厚腻、急性胃肠炎、急性胆囊炎、肝炎、糖尿病、支气管炎、肺炎、龋齿、服用糖皮质激素或苦味健胃药或退热药者,孕妇,小儿忌用龙眼肉。葳蕤即玉竹,阳衰阴盛、脾虚胸闷、痰湿瘀滞、便溏者忌用。

蟹肉健脾粥

【药膳食材】蟹肉50g,姜末20g,山药、西红柿各100g,鸡蛋1个,玉米粒、粳米各50g,茶叶籽油适量,食用盐少许。

【制作技术】1.将山药、西红柿、鸡蛋、玉米粒、粳米洗净。山药去皮、切成丁,西红柿切成碎粒,鸡蛋磕开倒出鸡蛋液搅拌均匀。

2.热锅凉茶叶籽油,放入玉米粒、山药、西红柿略煸炒,加入适量清水,放入粳米,武火煮沸。

3.放入蟹肉、姜末,改文火煮至米粒裂开、粥质地黏稠。

4.放入鸡蛋,文火煮3min,加入食用盐调味。

【食用方法】喝粥。有独特的茶香味。

【为什么呢】补脾养胃,生津益肺,补肾壮阳。生姜与蟹肉同食,取其温中散寒的功效。

【实际应用】适用于寒露节气补脾养胃、生津益肺、补肾壮阳。

【警而远之】忌辛辣、刺激性、生冷,少食寒凉。脾虚湿盛、湿热实邪、胸腹满闷、大便干燥者忌用山药。外感发热、痰饮较盛、食积内停者忌用鸡蛋。

菊花粥 *

【药膳食材】菊花 15g，粳米 50g。

【制作技术】1. 将食材洗净。

2. 将菊花放入砂锅内，加入适量清水，武火煮沸，改文火熬煮 5min，放入粳米，文火煮至熟成粥。

【食用方法】喝粥。

【为什么呢】明目清肝火。

【实际应用】适用于寒露节气对抗秋季感冒。

【警而远之】忌辛辣、刺激性、生冷，少食寒凉。属于阴阳两虚型者、痰湿型、血瘀型高血压病患者忌用菊花，否则降血压效果不佳。

清热养阴代茶饮

【药膳食材】鲜百合、枇杷叶、鲜藕各 30g，冰糖少许。

【制作技术】1. 将鲜百合、枇杷叶、鲜藕洗净。藕去皮、切成薄片。

2. 将鲜百合、枇杷叶、鲜藕放入砂锅内，加入适量清水，武火煮沸，改文火熬煮。

【食用方法】调入冰糖，代茶频频饮之，吃百合、藕。

【为什么呢】清热养阴，润肺止咳。

【实际应用】适用于霜降节气燥热伤肺所致的口干舌燥、肺热干咳或咯血等症。

【警而远之】忌辛辣、刺激性、生冷，少食寒凉。中寒者忌用百合。凡虚寒呕吐、寒咳者忌用枇杷叶。

酒炖鳝蒜

【药膳食材】鳝鱼 2 条，大蒜 2 头，料酒适量。

【制作技术】1. 将鳝鱼放入水中，使其吐出腹内脏物，洗净，放入带盖又较深的容器内。

2. 大蒜剥去外皮，分成瓣，洗净，放入上述容器内，倒入料酒没过鳝鱼，加盖停留片刻。

3. 将容器放入深蒸锅内，加入适量清水，加盖，武火煮沸，蒸至鳝鱼用筷子能戳透即可。

【食用方法】作为菜肴佐餐食用。

【为什么呢】清热解毒，凉血止痛，祛风消肿，润肠止血，健脾补血。

【实际应用】在初春、深秋、寒冷的冬季最为适宜。适用于霜降节气体质虚弱、久病体虚引起内脏不适、容易疲劳、不思饮食、由寒引起腹泻等人。

【警而远之】忌辛辣、刺激性、生冷，少食寒凉。夏季忌用。瘙痒性皮肤病、痼疾宿疾者忌用鳝鱼。

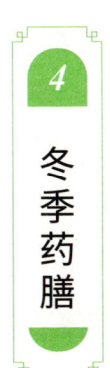

冬季药膳

养生乳鸽汤

【药膳食材】乳鸽1只，雄黑豆、黑芝麻、茯苓、薏苡仁各30g，山药20g，龙眼肉10粒，黄精、黄芪、制何首乌、枸杞子各10g，三七粉、肉桂各3g，黄酒适量，食用盐少许。

【制作技术】1.将雄黑豆、黑芝麻、茯苓、薏苡仁、山药、龙眼肉、黄精、黄芪、制何首乌、枸杞子、肉桂洗净。将乳鸽煺毛、去头、去内脏、去杂、去尾尖，剥掉外皮，洗净，剁成小块。雄黑豆、薏苡仁用温水浸泡半日。

2.将乳鸽、雄黑豆、黑芝麻、茯苓、薏苡仁、山药、龙眼肉、黄精、黄芪、制何首乌、枸杞子、肉桂放入砂锅内，加入适量清水，武火煮沸，改文火焖煮90min至肉熟。

3.放入三七粉搅拌，去表面油质，加入食用盐、黄酒调味。

【食用方法】立冬、冬至当日及两节气前后服用，其意不在速补，而取缓进，从而治病防病。作为菜肴佐餐食用。

【为什么呢】温肾助阳，健脾益气，补血安神，滋润五脏，补肝肾，益精气。

【实际应用】适用于立冬节气虚劳无力、头昏眼花、头晕目眩、记忆力减退、胸痛不适、大便不畅等慢性病患者，或慢性胃炎、产后气血虚、肾气虚所致的腰腿痛、月经不调、贫血、神经衰弱等病症，以及抗衰老，尤其适合中老年人慢性心血管疾病患者调养。

【警而远之】忌黏硬、生冷。体质壮实夹有内热、凝血功能异常者忌用。茯苓忌与醋同食。脾虚无湿者、孕妇、对本品过敏者忌用薏苡仁。外邪实热、脾虚有湿、肠滑者忌用枸杞子。脾虚湿盛、湿热实邪、胸腹满闷、大便干燥者忌用山药。湿阻中焦、饮食停滞、呕吐腹痛、胃脘胀闷、大便滑泻、舌苔厚腻、急性胃肠炎、急性胆囊炎、肝炎、糖尿病、支气管炎、肺炎、龋齿、服用糖皮质激素或苦味健胃药或退热药者、孕妇、小儿忌用龙眼肉。凡阴虚阳亢者、血热证、失血证及妊娠忌用肉桂。血虚无瘀者忌用三七。

温胃散寒汤

【药膳食材】羊腩肉 200g，白萝卜、胡萝卜各 100g，枸杞子 10g，花椒 10 粒，八角茴香 1 颗，葱 6g，姜 10g，胡椒粉 3g，料酒、香菜各适量，食用盐少许。

【制作技术】1. 将羊腩肉、白萝卜、胡萝卜、枸杞子、八角茴香、葱、姜、香菜洗净。将羊腩肉、白萝卜、胡萝卜切成块。花椒、八角茴香用纱布包成料包。葱切成丝，香菜切成段，姜切成片。

2. 将羊肉冷水入砂锅，开水焯去血污、浮沫。加入料包、姜、料酒，文火煲 1h 至肉烂。

3. 加入白萝卜、胡萝卜、食用盐文火煲 30min。加入胡椒粉、枸杞子文火煮 5min，撒上葱、香菜。

【食用方法】作为菜肴佐餐食用。1 周服用 1 次。

【为什么呢】补中益气，温胃散寒。香菜 + 羊肉 = 去腥 + 增强免疫力。

【实际应用】适用于立冬节气脾胃虚寒之食少便溏、胃脘疼痛，胃下垂及慢性胃炎患者。

【警而远之】忌黏硬、生冷。舌红苔黄腻者忌饮用。羊肉忌与荞麦、南瓜、梨、乳酪、豆酱、醋、红酒、茶叶同食，忌用铜锅烹制。肝炎、外感病邪、素体有热者及春季忌吃羊肉。外邪实热、脾虚有湿、肠滑者忌用枸杞子。脾胃虚弱、阳气亏虚等虚弱体质及服用参类补气药物者忌用白萝卜。阴虚火旺者忌用八角茴香。香菜损脾，耗掉身体里的气，会引发或加重病情的进展，重大疾病或胃肠疾病正在胃疼或腹泻者忌用；身上有伤口者忌用，否则会让伤口发炎，流脓溃烂，留下疤痕；口臭、狐臭、严重龋齿、胃溃疡、生疮者忌用；香菜性温，麻疹已透或虽未透出而热毒停滞者忌用。

补肝肾强筋骨汤

【药膳食材】羊肉200g，杜仲15g，白萝卜50g，姜10g，胡椒粉3g，羊骨汤、料酒各适量，食用盐少许。

【制作技术】1. 将羊肉、杜仲、白萝卜、姜洗净。将羊肉、白萝卜切成块，姜切成片。将杜仲用纱布袋包好。

2. 将羊肉冷水入砂锅，开水焯去血污、浮沫。

3. 将白萝卜、杜仲、姜放入砂锅，加入羊骨汤、料酒，武火煮沸，改文火炖煮1h至羊肉软烂，加入胡椒粉、食用盐调味。

【食用方法】作为菜肴佐餐食用。

【为什么呢】补肝肾，强筋骨。

【实际应用】适用于立冬节气肾虚腰痛、筋骨无力、胎动不安等症，冬季服用改善体虚畏寒症状。

【警而远之】忌黏硬、生冷。此汤性偏温补，有发热、牙痛、口舌生疮等上火症状的人忌用。一般人忌每天服用此汤，应在服用后感到身体腰膝酸软或畏寒情况得到缓解后停用或延长服用间隔，避免引起上火。羊肉忌与荞麦、南瓜、梨、乳酪、豆酱、醋、红酒、茶叶同食，忌用铜锅烹制。肝炎、外感病邪、素体有热者及春季忌吃羊肉。脾胃虚弱、阳气亏虚等虚弱体质及服用参类补气药物者忌用白萝卜。肾虚火炽者忌用杜仲。

小 雪

八珍炖鸡汤

【药膳食材】鸡腿5只，八珍（可从以下10种中选择8种：当归、熟地黄各15g，白芍、川芎、茯苓、白术各10g，黄芪、枸杞子各10g，大枣15g，甘草5g），料酒适量。

【制作技术】1. 将鸡腿、八珍洗净。取净鸡腿上的浮油。大枣去核。

2. 将鸡腿、八珍放入砂锅内，加入料酒、适量清水，加锅盖，武火煮沸，改文火熬煮 3h 至肉熟烂。

【食用方法】喝汤吃肉，煮软的药材也可食用，无须加食用盐。

【为什么呢】鸡腿温中补脾、益气养血、补肝益肾、补精填髓，是肉类中补气的良品。

【实际应用】适用于小雪节气体质虚弱者。如只配前四味药，即成为四珍汤。这道菜，早在古代周朝的菜谱上已有记载。其后，各朝代创造了各种"八珍"。"八珍"是使用不同的八种药材烹调出来的珍贵菜肴的总称。这里的八珍把八种贵重药材组合在一起，加入鸡、鸽子、鸭、瘦猪肉、猪蹄、猪肚或羊肉、鹿肉等其中的一种或数种，放入水、料酒而熬成的。

【警而远之】忌黏硬、生冷。外邪实热、脾虚有湿、肠滑者忌用枸杞子。茯苓忌与醋同食。湿痰、积滞、齿病、虫病、温热、暑湿诸病前后、黄疸、肿胀、糖尿病者忌用大枣，多食动风，脾反受病。凡脾胃湿邪、大便泄泻者忌用当归。凡阴虚内热、津亏燥咳者忌用白术。胸满者忌用白芍，凡中寒腹痛作泄者忌单独用，肝功能不良患者忌长期用，白芍反藜芦。

温经散寒饮

【药膳食材】桂皮 6g，山楂 10g，红糖 30g。

【制作技术】1. 将桂皮、山楂洗净。

2. 将桂皮、山楂放入砂锅内，加入适量清水，武火煮沸，改文火熬煮 20min。

【食用方法】去渣取汁，放入红糖调匀热服。月经来潮当天温服，早、晚各 1 次，连服 3 天。

【为什么呢】温经散寒，理气活血。山楂的消食导滞，配以红糖和胃降逆、益中而缓痛。

【实际应用】适用于小雪节气冬天服用，或寒凝胞中、经前或经期小腹冷痛、腰骶酸痛、得热痛减、经量少、经色黯黑夹血块、畏寒肢冷、口淡、舌质淡黯、苔白润、脉沉紧。

【警而远之】忌黏硬、生冷。有热象者、糖尿病患者、胃酸过多及胃溃疡者禁用。妊娠、空腹、脾虚胃弱无积滞、气虚便溏、糖尿病忌用山楂，山楂食用后应立即漱口，忌多食。高脂血症、肥胖症、糖尿病、龋齿、便秘、口舌生疮（主要指老年人）、平素痰湿偏盛、消化不良、产前经常吐酸水、晚上睡觉前（特别是儿童），以及夏天忌用红糖，多食令人胀闷、助热、生痰、损齿、生痔虫、消肌肉。

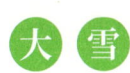

益气养血暖身茶

【药膳食材】糯米50g，红茶5g。

【制作技术】1. 将食材洗净。

2. 将糯米放入砂锅内，加入适量清水，武火煮沸，改文火熬煮至熟成粥。

3. 加入红茶，文火稍微煮片刻。

【食用方法】喝粥。糯米食品宜加热后食用，宜煮稀粥服食，不仅营养滋补，且易消化吸收，养胃气。

【为什么呢】益气养血暖身。

【实际应用】适用于大雪节气身体虚弱症状。

【警而远之】忌黏硬、生冷。糯米所含淀粉为支链淀粉，在肠胃中难以消化水解，胃炎及十二指肠炎等消化道炎症患者，老年人，小孩忌用。糯米所含碳水化合物和钠的量都很高，糖尿病、体重过重或其他慢性病（如肾脏疾病、高脂血症）患者忌用。

益肝肾补气血饮

【药膳食材】酸枣仁10g，枸杞子12g，龙眼肉9g，大枣7个。

【制作技术】1. 将食材洗净。

2. 将食材放入砂锅内，加入清水150ml，武火煮沸，改文火煎煮25min。

【食用方法】每日饮用2次，每次50ml。

【为什么呢】益肝肾，补气血。

【实际应用】适用于大雪节气心肾阳虚所致的心律失常患者。

【警而远之】忌黏硬、生冷。外邪实热、脾虚有湿、肠滑者忌用枸杞子。湿阻中焦、饮食停滞、呕吐腹痛、胃脘胀闷、大便滑泻、舌苔厚腻、急性胃肠炎、急性胆囊炎、肝炎、糖尿病、支气管炎、肺炎、龋齿、服用糖皮质激素或苦味健胃药或退热药者，孕妇、小儿忌用龙眼肉。湿痰、积滞、齿病、虫病、温热、暑湿诸病前后、黄疸、肿胀、糖尿病者忌用大枣，多食动风，脾反受病。

散寒止咳代茶饮

【药膳食材】杏仁25g，生姜、甘草各10g，食用盐微量。

【制作技术】1. 将杏仁、生姜、甘草洗净。将杏仁去皮、捣碎，甘草研成末，同炒。

2. 将生姜去皮，加入食用盐一起捣碎。

3. 将杏仁、生姜、甘草放入瓷杯中，用沸水冲泡。

【食用方法】每天代茶频饮。

【为什么呢】散寒止咳，润肺化痰。

【实际应用】适用于大雪节气风寒感冒引起的咳嗽、畏寒、咽中有痰不易咯出等病症。

【警而远之】忌黏硬、生冷。忌用腐烂生姜。"一年之内，秋不食姜；一日之内，夜不食姜。"阴虚火旺、目赤内热，痈肿疮疖、肺炎、肺脓肿、肺结核、胃溃疡、胆囊炎、肾盂肾炎、糖尿病、痔疮忌长期食用生姜。

冬 至

膏滋

【药膳食材】黑芝麻30g，核桃仁25g，阿胶5g。

【制作技术】1. 将食材洗净。

2. 将食材放入砂锅内，加入适量清水，武火煮沸，改文火熬煮至膏状。

【食用方法】从冬至一直吃到农历五九。

【为什么呢】男子以肾为先天，可以用一些滋阴的药养阴分，比如黑芝麻。女子以血为先天，一生中都和经带胎产紧密相连，所以容易血虚，可以用核桃仁、阿胶等做成膏滋。

【实际应用】适用于冬至节气滋补。

【警而远之】忌黏硬、生冷。脾胃虚弱、出血而有瘀滞、高脂血症、糖尿病、体内湿邪重、容易上火、感冒、痰多咳嗽、腹泻、有伤口、月经来潮、过敏体质者忌用阿胶，阿胶忌萝卜、大蒜、浓茶、烧酒、大黄。

白萝卜炖羊排

【药膳食材】羊排、白萝卜各500g，枸杞子5g，大枣3个，葱6g，姜10g，胡椒粉3g，香菜、花椒、八角茴香、料酒各适量，食用盐少许。

【制作技术】
1. 将羊排、白萝卜、枸杞子、大枣、葱、姜、香菜洗净。将白萝卜切成长条块，大枣去核，葱切成段，姜切成片。
2. 将羊排切成5cm长块、冷水入砂锅，开水焯去血污、浮沫。武火煮沸，改文火炖至肉五成熟时放入葱、姜、花椒、八角茴香、料酒炖20min。
3. 炖至七成熟时放入白萝卜、枸杞子、大枣，文火炖至熟透，放入胡椒粉、食用盐、香菜调味。

【食用方法】作为菜肴佐餐食用。以服用后感到身体腰膝酸软或畏寒情况得到缓解后停用，或每3天炖服1次。

【为什么呢】食而不腻，易于消化，且不易上火。温补肾阳，益精明目。

【实际应用】适用于冬至节气虚劳体疲、头晕目眩、视物模糊等症。一般人服用此汤冬季温补。可用鸡肉代替羊肉。鸡肉属温性，热性较羊肉较缓，但仍能温中益气、补虚填精。

【警而远之】忌黏硬、生冷。羊肉忌与荞麦、南瓜、梨、乳酪、豆酱、醋、红酒、茶叶同食，忌用铜锅烹制。肝炎、外感病邪、素体有热者及春季忌吃羊肉。脾胃虚弱、阳气亏虚等虚弱体质及服用参类补气药物者忌用白萝卜。外邪实热、脾虚有湿、肠滑者忌用枸杞子。湿痰、积滞、齿病、虫病、温热、暑湿诸病前后、黄疸、肿胀、糖尿病者忌用大枣，多食动风，脾反受病。阴虚火旺者忌用八角茴香。香菜损脾，耗掉身体里的气，会引发或加重病情的进展，重大疾病或胃肠疾病正在胃疼或腹泻者忌用；身上有伤口者忌用，否则会让伤口发炎，流脓溃烂，留下疤痕；

口臭、狐臭、严重龋齿、胃溃疡、生疮者忌用；香菜性温，麻疹已透或虽未透出而热毒停滞者忌用。

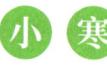 小 寒

冬季滋补粥

【药膳食材】当归 15g，枸杞子 10g，羊肉 150g，粳米 50g，胡椒粉 3g，食用盐少许。

【制作技术】
1. 将当归、枸杞子、羊肉、粳米洗净。将当归放入带盖的容器内，注入热水，使之膨胀。将粳米浸泡 2h。取筋膜较少的羊肉，切成薄片。
2. 将当归、枸杞子、羊肉、粳米放入砂锅内，加入适量清水，武火煮沸，改文火熬煮至熟成粥。

【食用方法】加入胡椒粉、食用盐调味，喝粥。

【为什么呢】补血和血，调经止痛，润燥滑肠，养肝，滋肾，润肺。

【实际应用】适用于小寒节气、寒冷冬季及患有寒证者。羊肉比牛肉热性强，春、夏季可用猪肉。

【警而远之】忌黏硬、生冷。羊肉忌与荞麦、南瓜、梨、乳酪、豆酱、醋、红酒、茶叶同食。肝炎、外感病邪、素体有热者及春季忌吃羊肉。忌用铜锅烹制羊肉。外邪实热、脾虚有湿、肠滑者忌用枸杞子。凡脾胃湿邪、大便泄泻者忌用当归。

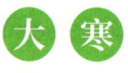 大 寒

温阳益气粥

【药膳食材】羊肉 100g，黄芪 10g，枸杞子 15g，怀山药 30g，生姜 15g，粳米 50g，葱花、香油适量，精盐、茶叶籽油少许。

【制作技术】
1. 将羊肉、黄芪、枸杞子、怀山药、生姜、粳米洗净。将羊肉切成肉末。生姜切成片。
2. 热锅凉茶叶籽油，放入肉末稍微煸炒。
3. 将羊肉、黄芪、枸杞子、怀山药、生姜、粳米放入砂锅内，加入适量

清水，武火煮沸，改文火熬煮至熟成粥。

【食用方法】放入葱花、香油、精盐调味，有独特的茶香味。喝粥。

【为什么呢】补肝益肾，温阳益气。

【实际应用】适用于大寒节气滋补。

【警而远之】忌黏硬、生冷。羊肉忌与荞麦、南瓜、梨、乳酪、豆酱、醋、红酒、茶叶同食，忌用铜锅烹制。肝炎、外感病邪、素体有热者及春季忌吃羊肉。外邪实热、脾虚有湿、肠滑者忌用枸杞子。脾虚湿盛、湿热实邪、胸腹满闷、大便干燥者忌用山药。

生熟地煲龙骨

【药膳食材】猪脊骨 500g，熟地黄 30g，生地黄 20g，干龙眼肉 3 粒，大枣 3 个，生姜 15g，食用盐少许。

【制作技术】1. 将猪脊骨、干龙眼肉、大枣、生姜洗净。大枣掰开不去核。生姜削皮，切成 5 片。

2. 将猪脊骨、生姜皮冷水入砂锅，开水焯去血污、浮沫。

3. 放入熟地黄、生地黄、大枣、生姜，加入适量清水，武火煮沸，改文火炖煮 1h，放入龙眼肉，文火炖煮 10min。

【食用方法】加入食用盐调味，作为菜肴佐餐食用。醇香留齿。

【为什么呢】滋补肾精。生地黄，清热凉血，养阴生津，和熟地黄配合，滋肾阴降虚火。

【实际应用】适用于大寒节气阴虚津伤导致的便秘。

【警而远之】忌黏硬、生冷。湿阻中焦、饮食停滞、呕吐腹痛、胃脘胀闷、大便滑泻、舌苔厚腻、急性胃肠炎、急性胆囊炎、肝炎、糖尿病、支气管炎、肺炎、龋齿、服用糖皮质激素或苦味健胃药或退热药者，孕妇，小儿忌用龙眼肉。湿痰、积滞、齿病、虫病、温热、暑湿诸病前后、黄疸、肿胀、糖尿病者忌用大枣，多食动风，脾反受病。

因事药膳

常见病药膳

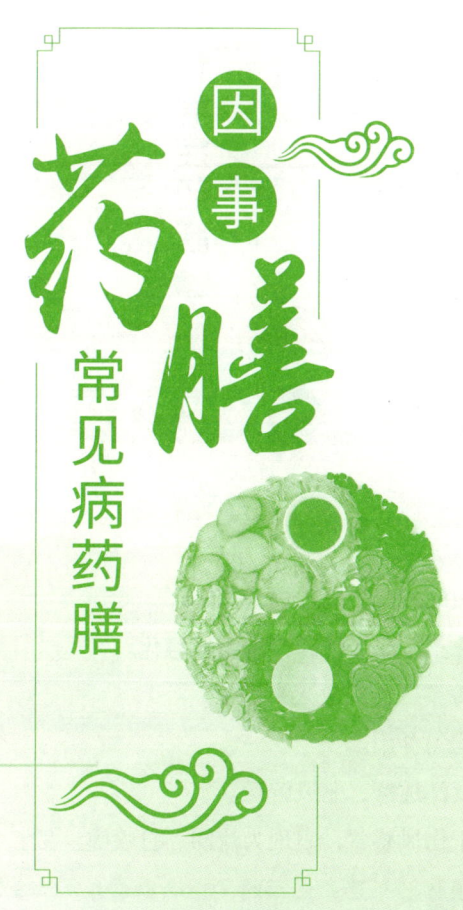

1 内科病症药膳

感冒药膳

香菜米汤

【药膳食材】香菜30g，饴糖15g，米汤半碗。
【制作技术】1.将香菜洗净、切碎，饴糖蒸融化。
2.将香菜、饴糖放入米汤中。
【食用方法】搅拌均匀食用。
【为什么呢】香菜发汗透疹，驱风解毒。
【实际应用】适用于伤风感冒，表现为流涕、打喷嚏。
【警而远之】香菜损脾，耗掉身体里的气，会引发或加重病情的进展，重大疾病或胃肠疾病正在胃疼或腹泻者忌用；身上有伤口者忌用，否则会让伤口发炎，流脓溃烂，留下疤痕；口臭、狐臭、严重龋齿、胃溃疡、生疮者忌用；香菜性温，麻疹已透或虽未透出而热毒停滞者忌用。

葱豉汤（东晋葛洪著《肘后备急方》）

【药膳食材】葱白9g，淡豆豉12g。
【制作技术】1.将葱白洗净。将食材放入砂锅内，加冷水高出食材3cm，浸泡1h。
2.武火煮沸，每5min搅拌1次，改文火煎煮15min。

3. 将食材过滤倒出，往砂锅内加热水，水面稍高于食材，煎煮10min。

4. 共煎两次，去渣取汁，将两次煎取的汁液混合均匀。

【食用方法】分早、晚两次服用，日服1剂，趁热服用。卧床休息。

【为什么呢】方中葱白，外能散寒发汗，内可通阳止痛，为肺经之药，解表散寒用之居多；淡豆豉，即黑豆泡透蒸熟或煮熟，经过发酵而成，解表退热，和胃除烦，为温病表剂的主要用药，发汗而不伤阴。

【实际应用】本方是针对感冒属风寒外感，以及感受温邪引起的外感热病初起的特效方，适用于外感初起，恶寒、发热、无汗、头痛、鼻塞、身痛而烦、舌苔薄白。脉象特征为手轻按在皮肤上即感到脉搏，用重力按至筋骨时稍弱，但不空虚，脉搏显现部位表浅。本方为辛温解表的轻剂，常与其他解表药相配伍。

【警而远之】避免乱用抗生素类药物。忌吸烟。忌吃生冷、油腻、黏滑、腥膻及油炸等不易消化、助湿生热的食物。葱白忌久煎煮，体虚自汗、狐臭者忌用。胃虚易呕者忌用淡豆豉。

发汗解表粥

【药膳食材】连须葱白30g，淡豆豉15g，黄酒50g，核桃仁、红茶、生姜各6g，糯米50g，米醋10ml。

【制作技术】
1. 将连须葱白、核桃仁、红茶、生姜、糯米洗净，葱白切碎，姜切成片。
2. 将红茶放入砂锅内，加入适量清水，武火煮沸，改文火熬煮5min，去渣取汁。
3. 将糯米、淡豆豉、生姜放入砂锅内，武火煮沸，改文火熬煮至将熟成粥。
4. 将核桃仁、葱白放入砂锅内，武火煮沸，改文火煎煮5min。
5. 加入黄酒、米醋，文火煮沸。

【食用方法】趁热服用，服后宜盖被静卧微出汗。糯米食品宜加热后食用，宜煮稀粥服食，不仅营养滋补，且易消化吸收，养胃气。

【为什么呢】发汗解表，通阳散寒，解毒。

【实际应用】适用于风寒型感冒。

【警而远之】忌用腐烂生姜。"一年之内，秋不食姜；一日之内，夜不食姜。"阴虚火旺、目赤内热、痈肿疮疖、肺炎、肺脓肿、肺结核、胃溃疡、胆囊炎、肾盂肾炎、糖尿病、痔疮忌长期食用生姜。葱白忌久煎煮，体虚自汗、狐臭者忌用。糯米所含淀粉为支链淀粉，在肠胃中难以消化水解，胃炎及十二指肠炎等消化道炎症患者，老年人，小孩忌用。糯米所含碳水化合物和钠的量都很高，糖尿病、体重过重或其他慢性病（如肾脏疾病、高脂血症）患者忌用。胃虚易呕者忌用淡豆豉。

和解表里汤

【药膳食材】葛根15g，柴胡10g，瘦猪肉250g，葱花6g，胡椒粉3g，香油适量，食用盐少许。

【制作技术】1.将葛根、柴胡、瘦猪肉洗净。葛根、猪肉切成块。

2.将猪肉冷水放入砂锅中，开水焯去血污、浮沫，文火煮20min。

3.加入葛根、柴胡，武火煮沸，改文火煮20min。

【食用方法】加入葱花、胡椒粉、香油、食用盐调味，喝汤吃肉。

【为什么呢】和解表里，升阳解肌。

【实际应用】适用于伤寒、寒热往来、风寒之证。

【警而远之】外感疾病、湿热内蕴、肥胖者忌用猪肉。凡体虚气升呕吐、阴虚火炽者忌用柴胡。

桑菊饮（清代吴瑭著《温病条辨》）

【药膳食材】桑叶、菊花、杏仁（研碎）、连翘各9g，薄荷2.4g，桔梗6g，生甘草2.4g，鲜芦根15g。

【制作技术】1.将食材洗净，除薄荷外的所有食材放入砂锅内，加冷水高出食材3cm，食材经水浸1h。

2.武火煮沸，每5min搅拌一次，改文火煎煮15min，放入薄荷，复煎二、三沸。

3.将汁液过滤倒出，往砂锅内加热水，水面稍高于食材，文火煎煮10min。

4.共煎两次，去渣取汁，将两次煎取的汁液混合均匀。

【食用方法】气味芳香。分早、晚两次服用，日服1剂，温热服用。

【为什么呢】桑叶、菊花、薄荷，疏散风热，为主要药，即针对主病、主症起主要治疗作用的药物；连翘、鲜芦根，清热解毒、生津止渴；桔梗、杏仁、生甘草，宣肺利咽、止咳化痰。

【实际应用】适用于感冒属外感风热初起，恶寒发热等表证较轻而咳嗽鼻塞等肺气不宣证候较重。适用于咳嗽属外感风热，咳嗽频剧、痰黄或黄黏、咳痰不爽、口渴、咽痛、鼻流黄涕、身热汗出恶风，或见头痛头胀等表症、舌苔薄黄。脉象特征为手轻按在皮肤上即感到脉搏，用重力按至筋骨时稍弱，但不空虚，脉搏显现部位表浅，每分钟脉搏在90次以上。或脉象特征为手轻按在皮肤上即感到脉搏，用重力按至筋骨时稍弱，但不空虚，脉搏显现部位表浅，往来流利，应指圆滑，如珠走盘。

【警而远之】避免乱用抗生素类药物。卧床休息。戒烟忌酒。忌吃生冷、油腻、黏滑、腥膻及油炸等不易消化、助湿生热的食物。属于阴阳两虚型者，痰湿型、血瘀型高血压病患者忌用菊花，否则降血压效果不佳。薄荷忌鳖肉，产妇、婴儿忌用薄荷。

三花代茶饮

【药膳食材】金银花、菊花各10g，茉莉花3g。

【制作技术】1. 将食材洗净。

2. 将食材放入瓷杯中，用沸水冲泡。

【食用方法】代茶饮用。

【为什么呢】清热解毒。

【实际应用】适用于防治风热感冒、咽喉肿痛、痈疮等。常喝更可降火、宁神静思。

【警而远之】属于阴阳两虚型者，痰湿型、血瘀型高血压病患者忌用菊花，否则降血压效果不佳。

葱白蛋清汤

【药膳食材】青葱白6段，饴糖50g，鸡蛋清1个。

【制作技术】1. 将青葱白洗净。

2. 将青葱白、饴糖放入砂锅内，加入清水 2 碗，武火煮沸，去葱段，加入鸡蛋清，搅拌均匀。

【食用方法】分 3 次温服。

【为什么呢】发汗解表，解毒。

【实际应用】适用于风热感冒引起的咳嗽音哑、咽喉肿痛。

【警而远之】葱白忌久煎煮，体虚自汗、狐臭者忌用。外感发热、痰饮较盛、食积内停者忌用鸡蛋。

桑菊薄豉芦根粥

【药膳食材】桑叶、菊花、薄荷、淡豆豉、淡竹叶各 6g，鲜芦根 30g，粳米 50g。

【制作技术】1. 将食材洗净。

2. 将桑叶、菊花、薄荷、淡豆豉、淡竹叶、鲜芦根放入砂锅内，加入适量清水，武火煮沸，改文火水煎 5 min，去渣取汁。

3. 加入粳米，文火熬煮至熟成粥。

【食用方法】每日分 2 次喝粥。

【为什么呢】桑叶、菊花都能平肝清肺。二者配用，可治外感风热或肝风上扰之头目眩晕。

【实际应用】适用于风热型感冒。

【警而远之】属于阴阳两虚型者，痰湿型、血瘀型高血压病患者忌用菊花，否则降血压效果不佳。薄荷忌鳖肉，产妇、婴儿忌用薄荷。胃虚易呕者忌用淡豆豉。

健脾祛暑湿粥

【药膳食材】薏苡仁、白扁豆各 30g，鲜藿香叶、鲜荷叶各 12g 或干荷叶 6g，香薷、厚朴各 6g，陈皮 3g，粳米 50g。

【制作技术】1. 将食材洗净。将薏苡仁放入砂锅内，加入适量清水浸泡 2h。白扁豆炒黄捣碎。

2. 将藿香叶、荷叶、香薷、厚朴、陈皮放入砂锅内，加入适量清水，武火煮沸，改文火水煎 5min，去渣取汁。

3. 将粳米、白扁豆放入砂锅内，武火煮沸，改文火熬煮至熟成粥。

【食用方法】早、晚餐食用。

【为什么呢】薏苡仁利水渗湿，健脾止泻，补肺，除湿痹。白扁豆健脾化湿益气，和中消暑。鲜荷叶清热解暑。

【实际应用】适用于暑湿型感冒。

【警而远之】脾虚无湿者、孕妇、对本品过敏者忌用薏苡仁。扁豆含有凝集素及能引发溶血症的皂苷，忌未熟透食用，否则会食物中毒。女性经期忌用荷叶。凡无暑邪束表者忌用香薷。

炸紫苏鱼卷

【药膳食材】鲽鱼或偏口鱼 2 条，紫苏叶 6 张，鸡蛋 1 个，面粉、茶叶籽油各适量，花椒 2 小汤匙约 20g，胡椒粉 3g，食用盐少许。

【制作技术】
1. 将紫苏叶洗净。将鲽鱼去内脏、鳃，洗净，切成指头粗细的 6 块，撒上胡椒粉、食用盐腌渍片刻。
2. 用紫苏叶分别将鱼卷成指头粗细的鱼卷。
3. 平底锅放花椒、食用盐，炒至出香味，倒出碾碎，做成花椒盐。
4. 鸡蛋磕开倒出鸡蛋液到大碗内，加入清水 80ml 搅拌均匀，加入面粉调成面糊。
5. 热锅凉茶叶籽油，油锅烧至八成热，将鱼卷蘸上面糊，入油锅炸成金黄色。

【食用方法】将花椒盐撒在刚出锅的鱼卷上，或倒点番茄酱作为菜肴佐餐食用。有独特的茶香味。

【为什么呢】紫苏发表，散寒，理气，和营。紫苏叶促进食欲，煮蟹可解毒。

【实际应用】适用于风寒感冒，恶寒发热、咳嗽、气喘、胸腹胀满、胎动不安、贫血、寒证等，解鱼、蟹毒。

【警而远之】外感发热、痰饮较盛、食积内停者忌用鸡蛋。

姜糖饮

【药膳食材】生姜、红糖各 10g。

【制作技术】1. 将生姜洗净，切成细丝。

2. 将生姜放入瓷杯中，用沸水冲泡，盖上盖热浸 5min，调入红糖。

【食用方法】趁热顿服。服后宜卧床盖被出微汗。

【为什么呢】生姜解表发汗，化痰止咳，温中散寒，和胃降逆止呕。

【实际应用】适用于感冒风寒初起，发热、头痛、体痛、无汗、食欲不振和恶心等症。或风寒束表证：恶寒重，发热轻，无汗，头痛，肢节酸疼，鼻塞声重，或鼻痒喷嚏，时流清涕，咳嗽。兼症：咽痒，痰吐稀薄色白，口不渴或渴喜热饮。舌苔薄白而润，脉浮或浮紧。

【警而远之】高脂血症、肥胖症、糖尿病、龋齿、便秘、口舌生疮主要指老年人、平素痰湿偏盛、消化不良、产前经常吐酸水、晚上睡觉前（特别是儿童），以及夏天忌用红糖，多食令人胀闷、助热、生痰、损齿、生痈虫、消肌肉。忌用腐烂生姜。"一年之内，秋不食姜；一日之内，夜不食姜。"阴虚火旺、目赤内热、痈肿疮疖、肺炎、肺脓肿、肺结核、胃溃疡、胆囊炎、肾盂肾炎、糖尿病、痔疮忌长期食用生姜。

桑菊代茶饮

【药膳食材】桑叶、菊花各 10g，绿茶 6g。

【制作技术】1. 将食材洗净。

2. 将食材放入瓷杯中，用沸水冲泡。

【食用方法】每日代茶饮用。

【为什么呢】桑叶、菊花都能平肝清肺，二者配用，可治外感风热或肝风上扰之头目眩晕。

【实际应用】适用于外感风热或肝风上扰之头目眩晕。

【警而远之】属于阴阳两虚型者，痰湿型、血瘀型高血压病患者忌用菊花，否则降血压效果不佳。

银花代茶饮

【药膳食材】金银花 20g，绿茶 6g。

【制作技术】1. 将食材洗净。

2.将食材放入瓷杯中,用沸水冲泡。

【食用方法】每日3次或随时饮用,连服3天。

【为什么呢】清热透表,疏散风热,解毒利咽,凉血化瘀止痢,消暑除烦。

【实际应用】适用于风热袭表证:身热较著、微恶风、汗泄不畅、头胀痛鼻塞、流黄浊涕、咳嗽。兼症:咽燥或咽喉乳蛾红肿疼痛、痰黏或黄、面赤、口干欲饮。舌苔薄白微黄,舌边尖红,脉浮数。

【警而远之】风寒证忌用。

荷叶菊花薏米饮

【药膳食材】鲜荷叶1张或干荷叶12g,菊花12g,薏苡仁30g。

【制作技术】1.将食材洗净。将薏苡仁放入砂锅内,加入适量清水浸泡2h。

2.将食材放入砂锅内,加入适量清水,武火煮沸,改文火水煎20min。

【食用方法】代茶饮用。

【为什么呢】鲜荷叶清热解暑,干荷叶醒脾和胃。

【实际应用】适用于暑湿袭表证。主症:身热、微恶风、汗少、肢体酸重或疼痛、头昏重胀痛、鼻流浊涕、咳嗽痰黏。兼症:心烦口渴或口中黏腻、渴不多饮、胸闷脘痞、泛恶、腹胀、大便或溏、小便短赤。舌脉:舌苔薄黄而腻,脉濡数。

【警而远之】女性经期忌用荷叶。属于阴阳两虚型者、痰湿型、血瘀型高血压病患者忌用菊花,否则降血压效果不佳。脾虚无湿者、孕妇、对本品过敏者忌用薏苡仁。

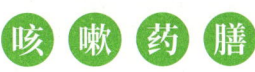

雪梨羹

【药膳食材】雪梨400g,藕200g,白萝卜100g,鲜生地、白茅根、蜂蜜各20g,麦冬、饴糖各10g,姜汁5g,水淀粉适量。

【制作技术】1.将雪梨、藕、白萝卜、鲜生地、白茅根、麦冬洗净。

2.将雪梨、藕、白萝卜去皮切碎,放入料理机内打碎,鲜生地、白茅根、麦冬用纱布包好。

3. 将雪梨、藕、白萝卜、鲜生地、白茅根、麦冬放入砂锅中，加入清水800ml，中火煮沸，加入蜂蜜、饴糖、姜汁文火炖煮1h。
4. 捞出纱布包，加水淀粉勾芡，文火煮沸。

【食用方法】吃食。

【为什么呢】生津止渴，除咯血、吐血、嗽血久不止及治劳心动火、劳嗽久不愈，消痰止嗽，清血归经。

【实际应用】适用于阴虚火动而后嗽者，缓则治其本。

【警而远之】脾胃虚弱、阳气亏虚等虚弱体质及服用参类补气药物者忌用白萝卜。脾胃虚寒、溲多不渴者忌用鲜白茅根。糖尿病、糖耐量异常、痰湿内蕴、中满痞胀、肠滑泄泻者忌用蜂蜜，蜂蜜反生葱。

青萝卜蘸黄豆酱

【药膳食材】青萝卜1个，黄豆酱适量。

【制作技术】将青萝卜洗净、去皮，切成小条状。

【食用方法】蘸黄豆酱食用。脆甜，清爽可口，可经常食用。

【为什么呢】青萝卜，性凉，侧重于消食利尿、解热止渴、化痰生津。黄豆酱，性温，能制约青萝卜的凉性，但能保存利尿、止咳及化痰生津之功效。

【实际应用】适用于止咳、化痰、生津。

【警而远之】阳虚体寒、阴盛实寒、脾胃虚寒等人群忌多食。

白萝卜煎饺

【药膳食材】白萝卜1个，猪肉馅、荠菜、淀粉、蛋清、茶叶籽油、食用胶水各适量，食用盐少许。

【制作技术】
1. 将白萝卜、荠菜洗净。白萝卜切成薄片，荠菜切碎。切片萝卜用食用盐腌制5min去异味、增韧劲。
2. 肉馅与荠菜搅拌均匀。将蛋清与淀粉不加水搅拌成糊状制成食用胶水。
3. 用白萝卜片当饺子皮，包入馅，食用胶水封口，包成饺子。

4. 热锅凉茶叶籽油，放入饺子煎制 2min 至肉熟。

【食用方法】有独特的茶香味。作为菜肴佐餐食用。

【为什么呢】白萝卜与荠菜搭配，清肺化痰，下气消食。

【实际应用】适用于清肺化痰、下气消食。

【警而远之】外感疾病、湿热内蕴或身体肥胖者忌用猪肉。脾胃虚弱、阳气亏虚等虚弱体质及服用参类补气药物者忌用白萝卜。

疏风散寒止咳饮

【药膳食材】生姜、葱白各 9g，杏仁、苏子各 10g，白萝卜 30g，紫苏叶 3g，大枣 2 个，红糖少许。

【制作技术】1. 将生姜、葱白、杏仁、苏子、白萝卜、紫苏叶、大枣洗净，白萝卜、姜切成片，大枣去核。

2. 将生姜、杏仁、苏子、白萝卜、紫苏叶、大枣放入砂锅内，加入适量清水，武火煮沸，改文火水煎 15min。

3. 放入葱白、红糖，文火水煎 5min。

【食用方法】去渣取汁，每日分 2 次饮用。

【为什么呢】疏风散寒，宣肺止咳。

【实际应用】适用于风寒袭肺证：咳嗽声重有力，气急欠平，咽痒，咳痰稀薄色白。常伴鼻塞、流清涕、头痛、肢体酸楚，或见恶寒发热、无汗等表证。舌苔薄白，脉浮或浮紧。

【警而远之】忌用腐烂生姜。"一年之内，秋不食姜；一日之内，夜不食姜。"阴虚火旺、目赤内热、痈肿疮疖、肺炎、肺脓肿、肺结核、胃溃疡、胆囊炎、肾盂肾炎、糖尿病、痔疮忌长期食用生姜。湿痰、积滞、齿病、虫病、温热、暑湿诸病前后、黄疸、肿胀、糖尿病者忌用大枣，多食动风，脾反受病。高脂血症、肥胖症、糖尿病、龋齿、便秘、口舌生疮（主要指老年人）、平素痰湿偏盛、消化不良、产前经常吐酸水、晚上睡觉前（特别是儿童），以及夏天忌用红糖，多食令人胀闷、助热、生痰、损齿、生痈虫、消肌肉。葱白忌久煎煮，体虚自汗、狐臭者忌用。脾胃虚弱、阳气亏虚等虚弱体质及服用参类补气药物者忌用白萝卜。

疏风清热止咳饮

【药膳食材】杏仁、炙枇杷叶、鲜芦根、甘草各10g，金银花20g，绿茶3g，鸭梨1个，鲜无花果50g或无花果干30g，蜂蜜50ml，冰糖少许。

【制作技术】1.将杏仁、炙枇杷叶、鲜芦根、甘草、金银花、绿茶、鸭梨、无花果洗净。鸭梨去核、切成块。将杏仁、炙枇杷叶、鲜芦根、甘草、金银花、绿茶用纱布包好。

2.将食材放入砂锅内，加入适量清水，武火煮沸，改文火水煎5min。

3.捞出纱布包，放入鸭梨、无花果、冰糖，文火水煎5min。

【食用方法】冷却后加入蜂蜜调匀，喝汤吃渣。日1剂分2次，连服2天。

【为什么呢】疏风清热，宣肺止咳。

【实际应用】适用于风热犯肺证：咳嗽频剧，气粗或咳声嘶哑，喉燥咽痛，咳痰不爽，痰黏稠或黄，咳时汗出。常伴鼻流黄涕、口渴、头痛、身楚，或见恶风、身热等表证。舌苔薄黄，脉浮数或浮滑。

【警而远之】糖尿病、糖耐量异常、痰湿内蕴、中满痞胀、肠滑泄泻者忌用蜂蜜，蜂蜜反生葱。阴寒多湿体质忌用无花果，一般情况下忌大量食用。凡虚寒呕吐、寒咳者忌用枇杷叶。

润燥止咳套餐（1饮1荤组合餐：疏风润燥止咳饮、板栗烧猪肉）

疏风润燥止咳饮

【药膳食材】杏仁10g，梨1个，白萝卜半根，藕30g，鲜芦根、麦冬各15g，荸荠5个，松子仁、核桃仁各25g，冰糖少许。

【制作技术】1.将杏仁、梨、白萝卜、藕、鲜芦根、麦冬、荸荠、松子仁、核桃仁洗净。将梨、白萝卜、藕、荸荠去皮，将梨去核，将梨、白萝卜、藕、荸荠切成块，将梨、白萝卜放入榨汁机里榨汁。

2.将杏仁、藕、鲜芦根、麦冬、荸荠、松子仁、核桃仁、梨皮放入砂锅内，加入适量清水，武火煮沸，改文火水煎20min。

【食用方法】去渣取汁，混匀加入冰糖饮用，每次20ml，每日3次。

【为什么呢】疏风清肺，润燥止咳。

【实际应用】适用于风燥伤肺证：干咳，连声作呛，无痰或痰少而黏，不易咯出，或痰中带有血丝。兼症：喉痒，咽喉干痛，唇鼻干燥，口干，初起或伴鼻塞，头痛，微寒，身热等表证。舌质红干而少津，苔薄白或薄黄，脉浮数或小数或数细。

板栗烧猪肉

【药膳食材】板栗、精猪瘦肉各250g，葱6g，生姜10g，淡豆豉12g，茶叶籽油、黄酒各适量，白糖、酱油、食用盐各少许。

【制作技术】1.将板栗、猪瘦肉、生姜、葱洗净。将瘦猪肉切成两指宽见方的块。板栗去壳，葱切成段，姜切成片。

2.热锅凉茶叶籽油，放入葱、姜爆香，倒入猪肉略作翻炒至猪肉表面呈淡金黄色。

3.加入板栗煸炒，加入食用盐、淡豆豉、酱油、黄酒、白糖略为翻炒。

4.加入适量清水，加入葱、姜，武火煮沸，改文火炖至食材熟烂。

【食用方法】有独特的茶香味。作为菜肴佐餐食用。

【为什么呢】润燥化痰，和胃健身。

【实际应用】适用于肺燥型久咳、少痰之慢性气管炎等症。

【警而远之】煮藕时忌用铁器，以免引起食物发黑。本膳动物脂肪、热量略高，体胖、胆固醇异常者忌用。脾胃虚弱、阳气亏虚等虚弱体质及服用参类补气药物者忌用白萝卜。便溏、滑精、咳嗽痰多、腹泻、胆功能严重不良者忌用松子仁。外感疾病、湿热内蕴、肥胖者忌用猪肉。食滞胃肠证常见为脘腹痞胀疼痛、厌食、嗳腐吞酸，或呕吐馊食、肠鸣矢气、泻下不爽、便质腐臭如败卵、苔厚腻、脉滑或沉实；阴虚火旺证常见为心烦失眠、口燥咽干、盗汗遗精、两颧潮红、小便短黄、大便干结，或咯血、衄血，或舌体、口腔溃疡、舌红少津、脉细数，大便溏泄、消化不良、经常便秘、上火严重、发热。糖尿病患者忌用板栗，板栗熟后食用，每次忌多食，否则容易导致气滞。胃虚易呕者忌用淡豆豉。脾胃虚寒、大便泄泻、外感风寒咳嗽者忌用麦冬。

五仁陈皮饮

【药膳食材】冬瓜仁 30g，杏仁、白果各 10g，苏子仁 15g，陈皮、莱菔子各 3g，橘红 30g，甘草 6g，冰糖少许。

【制作技术】1. 将冬瓜仁、杏仁、白果、苏子仁、陈皮、莱菔子、橘红、甘草洗净。冬瓜仁打碎，白果去皮、浸泡。

2. 将冬瓜仁、杏仁、白果、苏子仁、陈皮、莱菔子、橘红、甘草放入砂锅内，加入适量清水，武火煮沸，改文火水煎 20min。

【食用方法】去渣取汁，加入冰糖饮用，每次 20ml，每日 1 次。

【为什么呢】燥湿化痰，理气止咳。

【实际应用】适用于痰湿蕴肺：咳嗽反复发作，咳声重浊，痰多，因痰而嗽，痰出咳平，痰腻或稠厚成块，痰色白或带灰色，每于早晨或食后则痰多咳甚，进甘甜油腻食物加重。兼症：胸闷，脘痞，呕恶，食少，体倦，大便时溏。舌苔白腻，脉象濡滑。

【警而远之】银杏果（白果）有毒，忌生吃或服食过量。冬瓜仁忌直接吃。莱菔子能耗气，故气虚及无食积、痰滞者及虚弱者忌用。

清热豁痰止咳饮

【药膳食材】鱼腥草 15g，荸荠 5 个，罗汉果半个。

【制作技术】1. 将食材洗净，荸荠去皮。

2. 将食材放入砂锅内，加入适量清水，武火煮沸，改文火水煎 10min。

【食用方法】去渣取汁饮用。每日早、晚各 1 次。

【为什么呢】清热肃肺，豁痰止咳。

【实际应用】适用于痰热郁肺咳嗽：咳嗽气息粗促或喉中有痰声、痰多质黏厚或稠黄，咯吐不爽或有热腥味，或吐血痰，胸胁胀满，咳时引痛，面赤或有身热、口干而黏，欲饮水，舌质红，舌苔薄黄腻、脉滑数。

【警而远之】寒痰证忌用。

泻肝顺气降火饮

【药膳食材】黄芩、鲜生地黄各 30g，杏仁 10g，山栀子 9g，桑白皮 12g，猪肺 200g，柿子 1 个，牡蛎 30g。

【制作技术】1. 将食材洗净，柿子去皮。

2. 将食材放入砂锅内，加入适量清水，武火煮沸，改文火煲煮至熟。

【食用方法】喝汤食肺。

【为什么呢】清肺泻肝，顺气降火。

【实际应用】适用于肝火犯肺证：上气咳逆阵作，常感痰滞咽喉而咯之难出，量少质黏，或如絮条。兼症：咳时面赤，胸胁胀痛，咳时引痛，症状可随情绪波动而增减。舌红或舌边红，舌苔薄黄少津，脉弦数。

【警而远之】有廉疮、脾虚精滑者忌用牡蛎肉。

滋阴润肺套餐（1 饮 1 荤组合餐：滋阴润肺饮、甲鱼乌鸡炖）

滋阴润肺饮

【药膳食材】麦冬 15g，鸭肉 150g，粳米 50g，冰糖少许。

【制作技术】1. 将麦冬、鸭肉洗净。

2. 将麦冬、鸭肉、粳米放入砂锅内，加入适量清水，武火煮沸，改文火熬煮至肉熟。

【食用方法】加入冰糖，每日分 2 次服用，喝汤吃肉。

甲鱼乌鸡炖

【药膳食材】甲鱼、乌骨鸡各 1 只，金线莲 3g，枸杞子、胡椒粉各 5g，葱 6g，姜 10g，冰糖、花雕酒、食用盐各少许。

【制作技术】1. 将甲鱼、乌骨鸡、金线莲、枸杞子、葱、姜洗净。葱切成段，姜切成片。

2. 将甲鱼轻烫去黑膜，将乌骨鸡煺毛、去内脏、去杂、去尾尖，共同斩成麻将块。冷水入锅，开水焯去血污、浮沫。

3. 将甲鱼、乌骨鸡、金线莲、枸杞子、葱、姜、花雕酒放入砂锅内，加入适量清水，武火煮沸，改文火炖 40min，加入胡椒粉、冰糖、食用盐调味。

【食用方法】作为菜肴佐餐食用。

【为什么呢】滋阴润肺，化痰清热止咳。

【实际应用】适用于肺阴亏耗证：干咳，咳声短促，痰少黏白，或痰中带血丝，或声音逐渐嘶哑。兼症：口干咽燥，或午后潮热，颧红，盗汗，日渐消瘦，神疲。舌质红少苔，脉细数。

【警而远之】感冒患者忌用鸭肉，素体虚寒、受凉引起的不思饮食、胃部冷痛、腹泻清稀，或腰痛、寒性痛经、肥胖、动脉硬化、慢性肠炎者少食鸭肉。脾胃虚寒、大便泄泻、外感风寒咳嗽者忌用麦冬。脾胃虚寒、大便溏泄者忌用金线莲。

八宝酿梨

【药膳食材】糯米、薏苡仁各 15g，陈皮 3g，芡实 10g，葡萄干 15g，大枣 1 个，核桃仁 2 个，梨 1 个，冰糖少许。

【制作技术】1. 将糯米、薏苡仁、陈皮、芡实、葡萄干、大枣、核桃仁、梨洗净，大枣去核，梨去皮。将芡实、薏苡仁加入适量清水浸泡 2h。

2. 在梨 1/2 处横着切开，将梨核挖去，成为两个梨碗，将糯米、薏苡仁、陈皮、芡实、葡萄干、大枣、核桃仁、冰糖塞入梨碗。

3. 将梨放入碗里，盖上小盖子，入蒸锅屉中，加入适量清水，武火煮沸，改中火蒸 1h。

【食用方法】作为小吃食用。吃芡实时要用慢火炖煮至烂熟，细嚼慢咽，方能起到充养身体的作用。糯米食品宜加热后食用，不仅营养滋补，且易消化吸收，养胃气。

【为什么呢】理气化痰，润肺平喘。新鲜芡实和莲藕、茭白、荸荠等 8 种植物并称为"水八仙"。芡实和莲子，一个除湿功能特别强，一个补脾之力特别强，两者一起吃，再加点别的食材，那就是祛湿不可多得的药膳方了。当莲子遇上芡实，不仅治愈脾肾气虚，还把湿气一扫而光。

【实际应用】适用于肺热久咳不愈者。

【警而远之】脾虚无湿者、孕妇、对本品过敏者忌用薏苡仁。因芡实有较强收涩作用，便秘、尿赤、妇女产后忌用。湿痰、积滞、齿病、虫病、温热、暑湿诸病前后、黄疸、肿胀、糖尿病者忌用大枣，多食动风，脾反受病。糯米所含淀粉为支链淀粉，在肠胃中难以消化水解，胃炎及十二指肠炎等消化道炎症患者，老年人，小孩忌用。糯米所含碳水化合物和钠的量都很高，糖尿病、体重过重或其他慢性病（如肾脏疾病、高脂血症）患者忌用。

支气管哮喘药膳

黑木耳粥

【药膳食材】黑木耳、生姜各 10g，大枣 2 个，粳米 50g，冰糖少许。

【制作技术】1. 将黑木耳用温水泡发，洗净，手撕成小块。将生姜、大枣、粳米洗净，生姜切成片，大枣去核。

2. 将粳米放入砂锅内，加入适量清水浸泡 30min，加入黑木耳、生姜、大枣，武火煮沸，改文火熬煮至熟成粥。

3. 加入冰糖，文火熬煮 2min。

【食用方法】喝粥。

【为什么呢】补气养血，滋阴润肺，润燥利肠，有助于通心脑血管、补益五脏。黑木耳色黑补肾，质柔软能软化血管养心。因为它是从腐烂的木头上长出来的，为阴中之阳，故又润肺补肺。由于黑木耳乃木头之上生长出来的，其禀赋性甚厚，故可养肝木，助肝排毒降浊。加上生姜与大枣，就可以调和营卫，补益胃脾。如果是年老体弱之人，还可在黑木耳粥中适当加点无肉骨头，或北黄芪 10g。

【实际应用】适用于肺阴虚劳咳嗽、咯血、气喘等症，防治心脑血管疾病。

【警而远之】忌用腐烂生姜。"一年之内，秋不食姜；一日之内，夜不食姜。"阴虚火旺、目赤内热、痈肿疮疖、肺炎、肺脓肿、肺结核、胃溃疡、胆囊炎、肾盂肾炎、糖尿病、痔疮忌长期食用生姜。湿痰、积滞、齿病、虫病、温热、暑湿诸病前后、黄疸、肿胀、糖尿病者忌用大枣，多食动风，脾反受病。

紫苏姜枣粥

【药膳食材】紫苏 15g,生姜、大枣各 10g,粳米 50g。

【制作技术】1. 将食材洗净,大枣去核。

2. 将粳米放入砂锅内,加入适量清水浸泡 30min,加入生姜、大枣,武火煮沸,改文火熬煮至熟成粥。

【食用方法】加入紫苏,每日 2 次,早、晚餐食用。

【为什么呢】宣肺化痰,止咳平喘。

【实际应用】适用于风寒束表:哮鸣喘咳。兼症:胸闷胀,气急,痰多稀薄白,初起兼恶寒、发热、头痛、喉痒、鼻痒。舌苔薄白而滑,脉浮紧。

【警而远之】忌用腐烂生姜。"一年之内,秋不食姜;一日之内,夜不食姜。"阴虚火旺、目赤内热、痈肿疮疖、肺炎、肺脓肿、肺结核、胃溃疡、胆囊炎、肾盂肾炎、糖尿病、痔疮忌长期食用生姜。湿痰、积滞、齿病、虫病、温热、暑湿诸病前后、黄疸、肿胀、糖尿病者忌用大枣,多食动风,脾反受病。

二白二肺汤

【药膳食材】白萝卜 500g,苦杏仁 15g,鲜芦根 50g,猪肺、牛肺各 250g,生姜 9g,食用盐少许。

【制作技术】1. 将白萝卜、苦杏仁、鲜芦根、猪肺、牛肺、生姜洗净。白萝卜切成块,猪肺、牛肺、生姜切成片。

2. 将白萝卜、苦杏仁、鲜芦根、猪肺、牛肺、生姜放入砂锅内,加入适量清水,武火煮沸,改文火炖 25min。

【食用方法】加入食用盐调味,喝汤,每日 1 次,5 日为 1 疗程。

【为什么呢】清热宣肺,化痰定喘。

【实际应用】适用于痰热壅肺:喘急。兼症:面红,胸闷炽热,口干,痰黄而稠、咯吐不利,舌苔黄腻而干、质红,脉滑数。

【警而远之】忌用腐烂生姜。"一年之内,秋不食姜;一日之内,夜不食姜。"阴虚火旺、目赤内热、痈肿疮疖、肺炎、肺脓肿、肺结核、胃溃疡、胆囊炎、肾盂肾炎、糖尿病、痔疮忌长期食用生姜。脾胃虚弱、阳气亏虚等虚弱体质及服用参类补气药物者忌用白萝卜。

清肺止咳化痰饮

【药膳食材】红景天 6g，北杏仁 10g，陈皮 3g。

【制作技术】1. 将食材洗净。

2. 将食材放入砂锅内，加入适量清水，武火煮沸，改文火煎煮 20min。

【食用方法】去渣取汁，喝汤。

【为什么呢】清肺，止咳，化痰。

【实际应用】适用于肺热咳嗽、哮喘者。

【警而远之】若出现过敏、心悸、肠胃不适、头痛等症状，应立即停用红景天，脾胃虚寒者忌长期服用，慢性疾病、正在服用其他药物者忌自行服用。

人参红糖饮

【药膳食材】人参 6g，橘皮、苏子各 10g，红砂糖 25g。

【制作技术】1. 将人参、橘皮、苏子洗净。

2. 将人参、橘皮、苏子放入砂锅内，加入适量清水，武火煮沸，改文火水煎 20min。

3. 去渣取汁，加入红砂糖文火熬化。

【食用方法】每日 1 剂，晨起代早餐服 2 个月。

【为什么呢】健脾益肺，补气定喘。

【实际应用】适用于肺脾气虚：气短声低，喉中时有轻度哮鸣，痰多质稀，色白。兼症：自汗，怕风，常易感冒，倦怠无力，食少便溏。舌质淡，苔白，脉细弱。

【警而远之】一般人忌长时间服用人参。人参忌与藜芦同用，且服药期间忌用萝卜、浓茶。津亏实热者不宜用橘皮。高脂血症、肥胖症、糖尿病、龋齿、便秘、口舌生疮（主要指老年人）、平素痰湿偏盛、消化不良、产前经常吐酸水、晚上睡觉前（特别是儿童），以及夏天忌用红糖，多食令人胀闷、助热、生痰、损齿、生疳虫、消肌肉。

补虚定喘套餐
（1茶1糖组合小吃：人参核桃仁代茶饮、芝麻姜蜜冰糖）

人参核桃仁代茶饮

【药膳食材】人参6g，核桃仁3个。
【制作技术】1.将人参、核桃仁洗净。

2.将食材放入砂锅内，加入适量清水，武火煮沸，改文火熬煮1h。

【食用方法】代茶饮用。

芝麻姜蜜冰糖

【药膳食材】黑芝麻、生姜各250g，蜂蜜、冰糖各200g。
【制作技术】1.将生姜洗净，切成块，放入榨汁机里，榨汁。

2.将冰糖放入锅内，文火煮溶。黑芝麻放入炒锅内，文火炒香，摊凉，拌生姜汁炒干。

3.将炒干的黑芝麻生姜汁与蜂蜜、冰糖浆拌均匀。

【食用方法】早、晚服1匙。
【为什么呢】补肺益肾，补虚定喘。
【实际应用】适用于肺肾两虚证。主症：短气息促，动则为甚，吸气不利，咳痰质黏起沫。兼症：脑转耳鸣，腰酸腿软，心悸，不耐劳累。或适用于五心烦热，颧红，口干，舌质红少苔，脉细数或畏寒肢冷，面色苍白，舌苔淡白，质胖，脉沉细。
【警而远之】忌肥甘油腻、辛辣甘甜，防止生痰生火。忌海膻发物。忌烟尘异味。忌不良情绪的影响。忌过度疲劳。一般人忌长时间服用人参。人参忌与藜芦同用，且服药期间忌用萝卜、浓茶。忌用腐烂生姜。"一年之内，秋不食姜；一日之内，夜不食姜。"阴虚火旺、目赤内热、痈肿疮疖、肺炎、肺脓肿、肺结核、胃溃疡、胆囊炎、肾盂肾炎、糖尿病、痔疮忌长期食用生姜。糖尿病、糖耐量异常、痰湿内蕴、中满痞胀、肠滑泄泻者忌用蜂蜜，蜂蜜反生葱。

肺结核药膳

山药百合炖白鳝

【药膳食材】怀山药、百合各30g，白鳝250g。

【制作技术】1.将食材洗净，怀山药去皮、切成块，白鳝去肠脏。

2.将食材放入瓦盅内，加入适量清水，武火煮沸，改中火隔水炖熟。

【食用方法】调味服食。

【为什么呢】健脾润肺，滋补强壮。

【实际应用】适用于肺结核低热、烦躁、食欲不振、神经衰弱等症。

【警而远之】脾虚湿盛、湿热实邪、胸腹满闷、大便干燥者忌用山药。中寒者忌用百合。

双补气阴两虚汤

【药膳食材】鲜百合50g或干百合25g，大枣3个，怀山药、板栗各50g，瘦猪肉100g，罗汉果半个，陈皮6g，葛根粉、姜汁、蜂蜜各1匙。

【制作技术】1.将百合、大枣、怀山药、板栗、罗汉果、陈皮、猪肉洗净，大枣去核，怀山药去皮、切成块，板栗去皮，将陈皮浸泡刮白，猪肉切成丝。

2.将百合、大枣、怀山药、板栗、罗汉果、陈皮、猪肉放入砂锅内，加入适量清水，武火煮沸，改文火炖1h。

3.将葛根粉、姜汁放入瓷杯中，用沸汤冲泡熟。

【食用方法】所得食品混匀，加入蜂蜜搅拌均匀，每日分2次食用，喝汤吃百合、大枣、怀山药、板栗、猪肉，连服15天。

【为什么呢】养肺阴而止燥咳，清心热而安心神。

【实际应用】适用于肺脾气虚型、气阴两虚型肺结核。

【警而远之】湿痰、积滞、齿病、虫病、温热、暑湿诸病前后、黄疸、肿胀、糖尿病者忌用大枣，多食动风，脾反受病。中寒者忌用百合。脾虚湿盛、湿热实邪、胸腹满闷、大便干燥者忌用山药。外感疾病、湿热内蕴、肥胖者忌用猪肉。食滞胃肠证常见为脘腹痞胀疼痛、厌食、嗳腐吞酸，或呕吐馊食、肠鸣矢气、泻下不爽、便质腐臭如败卵、苔厚腻、脉滑或沉实；阴虚火旺证常见为心烦失眠、口燥咽干、盗汗遗精、两颧潮红、小便短黄、大便干结，或咯血、衄血、或舌体、口腔溃疡、舌红少津、脉细数，大便溏泄、消化不良、经常便秘、上火严重、发热。糖尿病患者忌用板栗，板栗熟后食用，每次忌多食，否则容易导致气滞。糖尿病、糖耐量异常、痰湿内蕴、中满痞胀、肠滑泄泻者忌用蜂蜜，蜂蜜反生葱。

肝炎药膳

肝炎套餐（1 粥 1 汤组合餐：健脾养肝粥、补虚养肝汤）

健脾养肝粥

【药膳食材】茯苓粉 30g，粳米 50g，大枣 8 个。

【制作技术】1. 将粳米、大枣洗净，大枣去核。

2. 将粳米、大枣放入砂锅内，加入适量清水，武火煮沸，改文火熬煮至熟成粥。

3. 放入茯苓粉，文火煮数沸。

【食用方法】温热空腹食用，分早、晚 2 次。

【为什么呢】健脾养肝，利湿祛邪，其药性平和，补而不腻，利而不峻。

补虚养肝汤

【药膳食材】丹参 9g，滨海耳叶牛皮消 3g，黄豆 20g，蜂蜜少许。

【制作技术】1. 将丹参、滨海耳叶牛皮消、黄豆洗净，用凉水浸泡 1h。

2. 将丹参、滨海耳叶牛皮消、黄豆放入电砂锅煲内，加入适量清水，煲汤至黄豆熟烂。

3. 捞出丹参，加蜂蜜调味。

【食用方法】喝汤吃渣。

【为什么呢】补虚养肝，解毒。

【实际应用】适用于各型慢性肝炎患者。

【警而远之】茯苓忌与醋同食。孕妇慎用丹参，丹参反藜芦。湿痰、积滞、齿病、虫病、温热、暑湿诸病前后、黄疸、肿胀、糖尿病者忌用大枣，多食动风，脾反受病。儿童、孕妇、生理期妇女忌用滨海耳叶牛皮消。

健脾和胃粥

【药膳食材】薏苡仁、山药各 30g，滨海耳叶牛皮消 3g，粳米 50g。

【制作技术】1. 将食材洗净。将薏苡仁放入砂锅内，加入适量清水浸泡 2h。

2. 将食材放入砂锅内，武火煮沸，文火熬煮至熟成粥。

【食用方法】随量日常食用。

【为什么呢】健脾和胃。

【实际应用】适用于慢性肝病脾虚不运者，症见脘腹胀满、食欲不振、大便溏薄、舌苔厚腻等。

【警而远之】脾虚无湿者、孕妇、对本品过敏者忌用薏苡仁。脾虚湿盛、湿热实邪、胸腹满闷、大便干燥者忌用山药。儿童、孕妇、生理期妇女忌用滨海耳叶牛皮消。

西瓜皮赤小豆饮

【药膳食材】西瓜皮、赤小豆、鲜白茅根各 50g。

【制作技术】1. 将食材洗净。

2. 将食材放入砂锅内，加入适量清水，武火煮沸，改文火水煎 20min。

【食用方法】去渣取汁喝汤，每日 1 次，连服 5 天。

【为什么呢】平肝和胃，祛湿疏筋，清热解毒。

【实际应用】适用于急性黄疸型肝炎之湿热蕴结、胆汁外溢型。

【警而远之】尿频、胃肠较弱、蛇咬伤百日之内者忌用赤小豆。脾胃虚寒、溲多不渴者忌用鲜白茅根。

五红益肝利湿豆浆

【药膳食材】赤小豆 60g，连衣花生仁 30g，大枣 3 个，酸枣 30g，红糖 25g，金线莲

3g，淡豆浆 1 碗，蜂蜜 1 匙。

【制作技术】1. 将赤小豆、花生仁、大枣、金线莲洗净，大枣去核。

2. 将赤小豆、花生仁放入砂锅内，加入清水 2000ml，武火煮沸，改文火炖 1.5h。

3. 放入大枣、酸枣、金线莲、红糖，文火炖 30min 至食物酥烂，放入豆浆、蜂蜜，武火煮沸，立即离火。

【食用方法】每日分 2 次食用，每次 1 小碗，作为早餐或小吃食用。

【为什么呢】降低转氨酶。

【实际应用】适用于急、慢性肝炎之湿热内蕴、肝胃不和及肝脾失调、气滞血瘀型，慢性肝炎患者。

【警而远之】寒湿停滞、肠滑便泄者忌用花生仁。尿频、胃肠较弱、蛇咬伤百日之内者忌用赤小豆。高脂血症、肥胖症、糖尿病、龋齿、便秘、口舌生疮（主要指老年人）、平素痰湿偏盛、消化不良、产前经常吐酸水、晚上睡觉前（特别是儿童），以及夏天忌用红糖，多食令人胀闷、助热、生痰、损齿、生痔虫、消肌肉。湿痰、积滞、齿病、虫病、温热、暑湿诸病前后、黄疸、肿胀、糖尿病者忌用大枣，多食动风，脾反受病。糖尿病、糖耐量异常、痰湿内蕴、中满痞胀、肠滑泄泻者忌用蜂蜜，蜂蜜反生葱。脾胃虚寒、大便溏泄者忌用金线莲。

绿豆甘草解毒饮

【药膳食材】绿豆、生甘草各 30g，滨海耳叶牛皮消、金线莲各 3g。

【制作技术】1. 将食材洗净。

2. 将食材放入砂锅内，加入适量清水，武火煮沸，文火水煎 15min。

【食用方法】去渣取汁喝汤。

【为什么呢】清热解毒保肝。

【实际应用】适用于药物或其他中毒性肝炎。

【警而远之】脾胃虚寒、滑肠泄泻、服用温补药者忌用绿豆，忌久食，忌用铁锅煮，忌焖煮极烂，否则会降低疗效。儿童、孕妇、生理期妇女忌用滨海耳叶牛皮消。脾胃虚寒、大便溏泄者忌用金线莲。

呼吸病症药膳

滋阴养血明目粥

【药膳食材】百合 15g，桂花 3g，粳米 50g，冰糖少许。
【制作技术】1. 将百合、粳米洗净。
2. 将百合、粳米放入砂锅，武火煮沸，改文火熬煮至粥将熟，加入桂花、冰糖搅拌均匀，文火稍煮片刻。
【食用方法】每日早、晚温热食用。
【为什么呢】滋阴润燥，养血明目。
【实际应用】适用于阴血亏虚所致的干咳少痰、痰中带血、咽喉干燥、声音嘶哑、胃脘灼痛、饥而不欲食、干呕呃逆、头晕眼花、两目干涩、视物模糊、手足心低热等症状者。
【警而远之】外感风寒所致咳嗽忌用。中寒者忌用百合。

杏仁豆腐

【药膳食材】甜杏仁 50g，琼脂粉 3g，果子露、应时水果各适量。
【制作技术】1. 将甜杏仁、应时水果洗净。将甜杏仁放入带盖的容器内，注入热水，浸泡 4h，倒入搅拌机绞碎，用纱布挤汁 200ml。将应时水果切成适当的块。
2. 小奶锅内放入 1 杯水，武火煮沸，加入琼脂粉，边搅拌边使之融化。
3. 加入杏仁汁，武火煮沸，倒入用水润湿的搪瓷盘内，冷却凝固，切成菱形。
4. 将水果、凝固的琼脂放入容器内，倒入果子露。
【食用方法】作为小吃食用。
【为什么呢】润肺降气，养肺气。
【实际应用】适用于虚劳咳喘。
【警而远之】实邪之咳喘气逆忌用。

一品豆腐

【药膳食材】白萝卜、油菜叶各250g，豆浆125ml，鸡蛋2个，茶叶籽油、蚝油、生抽酱油、白糖、水淀粉各少许。

【制作技术】1. 将白萝卜、油菜叶洗净。白萝卜切成小丁，焯水断生。油菜叶切碎。鸡蛋磕开倒出鸡蛋液，加入豆浆中，搅拌均匀，撒上油菜叶。

2. 将鸡蛋豆浆放入深盘置于蒸锅内，加入适量清水，武火煮沸，改文火蒸熟，在锅盖处适当放出蒸气，避免豆浆和鸡蛋大泡翻滚后出现过多蜂窝状气泡，影响菜品成型和口感。

3. 白萝卜撒在鸡蛋豆腐上。

4. 热锅凉茶叶籽油，放入蚝油、生抽酱油、白糖和水，翻炒，水淀粉勾芡，浇淋在鸡蛋豆腐上。

【食用方法】作为菜肴佐餐食用。有独特的茶香味。

【为什么呢】泻火，宁嗽，补血。

【实际应用】适用于实热咳嗽咳痰。

【警而远之】脾胃虚弱、阳气亏虚等虚弱体质及服用参类补气药物者忌用白萝卜。外感发热、痰饮较盛、食积内停者忌用鸡蛋。

苇茎汤（唐代孙思邈著《备急千金要方》）

【药膳食材】鲜芦根、薏苡仁、冬瓜子各24g，桃仁9g。

【制作技术】1. 将食材洗净，放入砂锅内，加冷水高出食材3cm，食材经水浸泡1h。

2. 武火煮沸，每10min搅拌1次，文火煎煮30min。

3. 将汁液过滤倒出，往砂锅内加热水，水面稍高于食材，文火煎煮20min。

4. 共煎两次，去渣取汁，将两次煎取的汁液混合均匀。

【食用方法】分早、晚两次温热服用，日服1剂。

【为什么呢】苇茎即鲜芦根。方中鲜芦根，清肺泄热，为主要药，即针对主病、主症起主要治疗作用的药物。配合薏苡仁、冬瓜子，化痰排脓；配合桃仁，活血化瘀。

【实际应用】本方是针对慢性支气管炎继发感染属痰热壅盛的特效方，适用于咳吐臭痰脓血、皮肤干燥脱屑、胸中隐隐作痛、发热或微热。脉象特征为往来流利，应指圆滑，如珠走盘，每分钟脉搏在90次以上。

【警而远之】忌吸烟、饮酒。忌多吃肥肉及甜、黏、油腻、厚味等食物。忌烟尘和刺激性气体等各种诱发因素的接触和吸入。忌起居潮湿。忌运动不渐进。脾虚无湿者、孕妇、对本品过敏者忌用薏苡仁。桃仁破血去瘀，能堕胎，故无瘀滞、脾虚便溏者及孕妇忌用。

阿胶散（又名补肺散，宋代钱乙著《小儿药证直诀》）

【药膳食材】阿胶（烊化）15g，牛蒡子9g，炙甘草3g，杏仁9g，糯米15g。

【制作技术】1.将食材洗净，杏仁研碎。将全部食材放入砂锅内，加冷水高出食材3cm，食材经水浸泡1h。

2.武火煮沸，每10min搅拌1次，改文火煎煮30min。

3.将汁液过滤倒出，往砂锅内加热水，水面稍高于食材，文火煎煮20min。

4.共煎两次，去渣取汁，将两次煎取的汁液混合均匀。

【食用方法】烊化的药在服用时应用开水融化，再兑入煎好的汁液中一起服用。分早、晚两次温热服用，日服1剂。

【为什么呢】方中阿胶（烊化），养阴补肺，为主药，即针对主病、主症起主要治疗作用的药物。牛蒡子，辛微苦微寒，宣肺清热化痰止嗽。甘草，甘平，炙即微温，补中益气，润肺祛痰，调和诸药。

【实际应用】本方是针对慢性支气管炎或肺结核的久嗽、咳痰不爽或痰中带血属肺燥阴伤的特效方，适用于咳喘、咽喉干燥、咳嗽、痰少或痰中带血、舌质红、少舌苔。脉象特征为脉细如线，应指明显，脉窄，且波动小，每分钟脉搏在90次以上。

【警而远之】原方中有马兜铃，因其不良反应大，故不用。忌吸烟、饮酒。忌吃油腻厚味等食物。忌多吃性温燥烈食物，如羊肉、韭菜、辣椒、葵花子等。忌烟尘和刺激性气体等各种诱发因素的接触和吸入。忌熬夜。忌运动太过。肺结核忌吃刺激性食物，如油炸、辣椒、生葱、胡椒等。脾胃虚弱、出血而有瘀滞、高脂血症、糖尿病、体内湿邪重、容易上火、感冒、痰多咳嗽、腹泻、有伤口、月经来潮、过敏体质者忌用阿胶，阿胶忌萝卜、大蒜、浓茶、烧酒、大黄。糯米所含淀粉为支链淀粉，在肠胃中难以消化水解，胃炎及十二指肠炎等消化道炎症患者，老年人，小孩忌用。糯米所含碳水化合物和钠的量都很高，糖尿病、体重过重或其他慢性病（如肾脏疾病、高脂血症）患者忌用。

祛风散寒止痛汤

【药膳食材】川芎、白芷各15g，鳙鱼（胖头鱼）鱼头1个约200g，葱6g，生姜10g，料酒适量，食用盐少许。

【制作技术】1. 将川芎、白芷、鱼头洗净，鱼头去鳃。将川芎、白芷、姜切成片，葱切成段。

2. 将川芎、白芷、鱼头、葱、生姜、料酒放入砂锅内，加入适量清水，武火煮沸，改文火炖煮1h。

【食用方法】加入食用盐调味，作为菜肴佐餐食用。

【为什么呢】行气祛风，温补散寒，镇静，止痛，补气健脑。

【实际应用】适用于风寒感冒头痛者，以及经络不通、四肢拘挛痹痛等症。

【警而远之】忌用腐烂生姜。"一年之内，秋不食姜；一日之内，夜不食姜。"阴虚火旺、目赤内热、痈肿疮疖、肺炎、肺脓肿、肺结核、胃溃疡、胆囊炎、肾盂肾炎、糖尿病、痔疮忌长期食用生姜。

姜豉饴糖

【药膳食材】干姜30g，淡豆豉15g，饴糖或关东糖250g，茶叶籽油适量。

【制作技术】1. 将干姜洗净。

2. 将干姜、淡豆豉放入锅内，加入适量清水，武火煮沸，改文火煎煮30min。

3. 将汁液过滤倒出，往锅内加热水，水面稍高于食材，武火煮沸，改文火煎煮30min。共煎两次，去渣取汁。将两次煎取的汁液混合均匀，文火煎煮浓缩煎液至稠厚。

4. 加入饴糖或关东糖，调匀，文火煎熬至用铲挑起即成丝状而不甚粘手。

　　5. 趁热搅拌至糖变为乳白色，趁热将糖倒在表面涂过茶叶籽油的大搪瓷盘中，稍冷将糖分割成条，再分割100块。

【食用方法】每日食用数块。有独特的茶香味。

【为什么呢】发表透邪，温肺化饮。

【实际应用】适用于外感性或肺寒性之气管炎咳喘，多白黏沫痰、发热、胸闷、烦躁等症。

【警而远之】忌用腐烂生姜。"一年之内，秋不食姜；一日之内，夜不食姜。"阴虚火旺、目赤内热、痈肿疮疖、肺炎、肺脓肿、肺结核、胃溃疡、胆囊炎、肾盂肾炎、糖尿病、痔疮忌长期食用生姜。胃虚易呕者忌用淡豆豉。

姜汁糖

【药膳食材】生姜汁1汤匙约15ml或15g，赤砂糖250g，茶叶籽油适量。

【制作技术】1. 将赤砂糖放入锅内，加入清水少许，武火煮沸，改文火煎熬至较稠厚。

　　2. 加入生姜汁，调匀，文火煎熬至用铲挑起即成丝状而不粘手。

　　3. 将糖倒在表面涂过茶叶籽油的大搪瓷盘中，稍冷用刀将糖分割成50块。

【食用方法】每日空腹食用数块。有独特的茶香味。

【为什么呢】健脾，和胃，温化寒痰，止嗽。

【实际应用】适用于肺寒型老年慢性支气管炎咳嗽、多白痰、食欲不振、呕恶等症。

【警而远之】忌用腐烂生姜。"一年之内，秋不食姜；一日之内，夜不食姜。"阴虚火旺、目赤内热、痈肿疮疖、肺炎、肺脓肿、肺结核、胃溃疡、胆囊炎、肾盂肾炎、糖尿病、痔疮忌长期食用生姜。

老慢支调理套餐（1饮1主组合餐：四仁鸡蛋饮、枣生南瓜）

四仁鸡蛋饮

【药膳食材】白果仁、甜杏仁各10g，核桃仁、花生仁各20g，鸡蛋1个。

【制作技术】1. 将白果仁、甜杏仁、核桃仁、花生仁、鸡蛋洗净，白果去皮、浸泡。

鸡蛋磕开倒出鸡蛋液搅拌均匀。
2. 将白果仁、甜杏仁、核桃仁、花生仁放入砂锅内，加入适量清水，武火煮沸，改文火熬煮至熟。
3. 鸡蛋液倒入砂锅内，文火煮沸。

【食用方法】每日清晨服下，连服半年。
【为什么呢】扶正固本，补肾润肺，纳气平喘。
【实际应用】适用于慢性支气管炎合并肺气肿咳喘患者，特别适合中老年慢性支气管炎患者。

枣生南瓜

【药膳食材】鲜南瓜200g，大枣2个，糯米50g，花生仁30g。
【制作技术】1. 将南瓜、大枣、糯米、花生仁洗净，南瓜去皮、去瓤，大枣去核。
2. 将南瓜、大枣、糯米、花生仁放入砂锅内，加入适量清水，武火煮沸，改文火熬煮至熟烂。

【食用方法】作为早餐主食食用。
【为什么呢】补中益气，敛肺气。
【实际应用】适用于老年人慢性支气管炎、支气管哮喘等症。
【警而远之】湿痰、积滞、齿病、虫病、温热、暑湿诸病前后、黄疸、肿胀、糖尿病者忌用大枣，多食动风，脾反受病。寒湿停滞、肠滑便泄者忌用花生仁。银杏果（白果）有毒，忌生吃或服食过量。外感发热、痰饮较盛、食积内停者忌用鸡蛋。

虫草酱鸭

【药膳食材】冬虫夏草10根或5g，鸭子1只，生姜10g，八角茴香、小茴香、丁香、花椒、香叶、桂皮、高良姜、胡椒、黄酒各适量，酱油、白糖、精盐各少许。
【制作技术】1. 将鸭子煺毛、去内脏、去杂、去尾尖，洗净。将八角茴香、小茴香、丁香、花椒、香叶、桂皮、高良姜、胡椒洗净，生姜洗净拍松，一同装入调料袋扎口。

2. 鸭子冷水入锅，加入适量清水、黄酒，开水焯去血污、浮沫。

3. 将鸭子、冬虫夏草、调料包、黄酒、酱油、白糖放入砂锅内，加入适量清水，武火煮沸，改文火熬煮1h至鸭子熟软，加入精盐，文火煮5min。

【食用方法】作为菜肴佐餐食用。

【为什么呢】食材与中药材性味相近，药借食力，食借药威，相辅相成。

【实际应用】适用于肺结核、肺气肿、支气管炎等。

【警而远之】感冒患者忌用鸭肉，素体虚寒、受凉引起的不思饮食、胃部冷痛、腹泻清稀，或腰痛、寒性痛经、肥胖、动脉硬化、慢性肠炎者少食。孕妇，婴幼儿，热病、阴虚内热者忌用丁香。凡一切热证及阴虚火旺者忌用小茴香。

复方银菊代茶饮

【药膳食材】金银花21g，菊花、桑叶各9g，杏仁6g，鲜芦根60g，蜂蜜30g。

【制作技术】1. 将金银花、菊花、桑叶、杏仁、鲜芦根洗净。

2. 将金银花、菊花、桑叶、杏仁、鲜芦根放入砂锅内，加入适量清水，武火煮沸，改文火水煎10min。

3. 去渣取汁，加入蜂蜜。

【食用方法】代茶饮用。

【为什么呢】清热透表解毒，疏散风热，清肺润燥，抗炎，抗菌，抗病毒，止咳平喘，利肺理气，宣通上焦肺气。

【实际应用】适用于肺炎初起证属风热犯肺者。

【警而远之】属于阴阳两虚型者，痰湿型、血瘀型高血压病患者忌用菊花，否则降血压效果不佳。糖尿病、糖耐量异常、痰湿内蕴、中满痞胀、肠滑泄泻者忌用蜂蜜，蜂蜜反生葱。

五汁饮

【药膳食材】荸荠汁、鲜芦根汁、鲜藕汁、梨汁、麦冬汁各等量。

【制作技术】将食材放入砂锅内，武火煮沸。

【食用方法】每次饮服 30ml，每日 3 次。
【为什么呢】清心降火除烦，清热益胃生津，养阴润肺。
【实际应用】适用于肺炎恢复期证属肺阴耗伤，表现为低热、口渴和心烦者。
【警而远之】阳虚者忌用。脾胃虚寒、大便泄泻、外感风寒咳嗽者忌用麦冬。

白果蜜饮

【药膳食材】白果 3 个，金线莲 3g，蜂蜜少许。
【制作技术】1. 将白果、金线莲洗净。文火炒白果，去皮、浸泡。
2. 将白果、金线莲放入砂锅内，加入适量清水，武火煮沸，改文火煮熟。
【食用方法】加入蜂蜜，喝汤吃渣。
【为什么呢】敛肺气，平痰喘，润肺止咳。
【实际应用】适用于支气管哮喘或肺结核咳嗽患者。
【警而远之】白果有毒，忌生吃或服食过量。糖尿病、糖耐量异常、痰湿内蕴、中满痞胀、肠滑泄泻者忌用蜂蜜，蜂蜜反生葱。脾胃虚寒、大便溏泄者忌用金线莲。

银耳橘饮

【药膳食材】银耳 100g，金线莲 3g，罐头糖水橘 200g。
【制作技术】1. 将银耳、金线莲洗净。
2. 将银耳、金线莲放入砂锅内，加入适量清水，武火煮沸，改文火熬煮至银耳质地软。
3. 加入罐头橘瓣，文火稍煮。
【食用方法】作为小吃食用。
【为什么呢】补气益肾，润肺止咳化痰，祛风利咽。
【实际应用】适用于肺热咳嗽、肺燥干咳、痰中带血等。
【警而远之】风寒咳嗽、痰饮咳嗽、空腹者，服用维生素 K、磺胺类药物、螺内酯、氨苯蝶啶和补钾药物时均忌用橘子，儿童忌多食。脾胃虚寒、大便溏泄者忌用金线莲。

苏叶杏仁粥

【药膳食材】苏叶、杏仁各 9g，陈皮 6g，粳米 50g。

【制作技术】1. 将食材洗净。

2. 将苏叶、杏仁、陈皮放入砂锅内，加入适量清水，武火煮沸，改文火水煎 15min，去渣取汁。

3. 加入粳米，武火煮沸，改文火熬煮至熟成粥。

【食用方法】喝粥。

【为什么呢】发表散寒，利肺理气，宣通上焦肺气，祛痰止咳平喘。

【实际应用】适用于风寒型急性支气管炎。

【警而远之】风热证忌用。

二花杏桑代茶饮

【药膳食材】金银花、菊花、杏仁、桑叶各 6g，桔梗、甘草各 3g。

【制作技术】1. 将食材洗净。

2. 将食材放入瓷杯中，用沸水冲泡。

【食用方法】代茶饮用。

【为什么呢】清热透表，疏散风热，解毒利咽，抗病原微生物，抗炎，增强免疫。桑叶、菊花都能平肝清肺，二者配用，可治外感风热或肝风上扰之头目眩晕。桔梗、杏仁、生甘草，宣肺利咽、止咳化痰。

【实际应用】适用于风热型急性支气管炎。

【警而远之】属于阴阳两虚型者，痰湿型、血瘀型高血压病患者忌用菊花，否则降血压效果不佳。

燥湿化痰粥

【药膳食材】橘红 12g，杏仁 6g，粳米 50g。

【制作技术】1. 将食材洗净。

2. 将橘红、杏仁放入砂锅内，加入适量清水，武火煮沸，改文火水煎

15min，去渣取汁。

3. 加入粳米，武火煮沸，改文火熬煮至熟成粥。

【食用方法】每日服 1 次。

【为什么呢】理气宽中，燥湿化痰。

【实际应用】适用于痰湿型慢性支气管炎。

【警而远之】非痰湿型慢性支气管炎忌用。

润肺止咳梨

【药膳食材】百合 15g，荸荠 30g，青萝卜 60g，冰糖 15g，梨 1 个，蜂蜜适量。

【制作技术】1. 将百合、荸荠、青萝卜、梨洗净。荸荠、青萝卜去皮。在梨 1/2 处横着切开，将梨核挖去，成为两个梨碗。青萝卜纵着切开，成为两个梨盖。

2. 百合、荸荠分别放入两个梨碗中，上面撒上冰糖，盖上青萝卜梨盖。

3. 将梨、青萝卜放入碗中，盖上小盖子，置于蒸锅屉上，加入适量清水，武火蒸 1h。

【食用方法】蜂蜜撒在梨表面，连同汁全部食用。

【为什么呢】梨润肺清肺。

【实际应用】适用于痰热型慢性支气管炎，或冬春肺燥咳嗽、老年人痰多。

【警而远之】中寒者忌用百合。糖尿病、糖耐量异常、痰湿内蕴、中满痞胀、肠滑泄泻者忌用蜂蜜，蜂蜜反生葱。

核桃仁蜜

【药膳食材】核桃仁 20 个，蜂蜜适量。

【制作技术】1. 将核桃仁洗净。

2. 将食材放入碗里，盖上小盖，置于蒸锅屉中，加入适量清水，武火煮沸蒸熟。

【食用方法】分 10 天食用。

【为什么呢】温补肺肾，定喘润肠。

【实际应用】适用于支气管哮喘缓解期的肾虚见症者。

【警而远之】糖尿病、糖耐量异常、痰湿内蕴、中满痞胀、肠滑泄泻者忌用蜂蜜，蜂蜜反生葱。

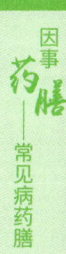

补肺益脾百合粥

【药膳食材】鲜百合 30g，粳米 50g，冰糖适量。
【制作技术】1. 将鲜百合、粳米洗净。
2. 将粳米放入砂锅内，加入适量清水，武火煮沸，改文火熬煮至熟成粥。
3. 放入鲜百合，文火煮熟。
【食用方法】加入冰糖，早、晚各食用 1 次。
【为什么呢】补肺益脾，定喘止咳，消解暑热，养胃清肠。
【实际应用】适用于肺阴不足、脾气虚弱引起的咳嗽、少痰、气喘、乏力、食欲不佳而时有虚热烦躁者。
【警而远之】中寒者忌用百合。

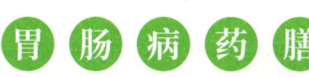

和胃祛痰代茶饮

【药膳食材】广东新会陈皮 10g，薏苡仁 30g。
【制作技术】1. 将食材洗净。将薏苡仁放入砂锅内，加入适量清水浸泡 2h。
2. 将陈皮放入砂锅内，武火煮沸，改文火水煎 20min，去渣取汁。
【食用方法】代茶饮用。
【为什么呢】和胃祛痰。
【实际应用】适用于老年人胃肠功能下降、吃东西后不容易消化、嘴里发黏、常有痰、舌苔偏腻。
【警而远之】脾虚无湿者、孕妇、对本品过敏者忌用薏苡仁。

行气消痞饮

【药膳食材】生姜60g，陈皮30g。

【制作技术】1. 将食材洗净。

2. 将食材放入砂锅内，加入适量清水，武火煮沸，改文火水煎20min，去渣取汁。

【食用方法】空腹饮用。

【为什么呢】二者功效协同，相辅相成，同用能够更好地发挥作用，调和脾胃，行气消痞。

【实际应用】适用于胸满闷结，饮食不下。

【警而远之】忌用腐烂生姜。"一年之内，秋不食姜；一日之内，夜不食姜。"阴虚火旺、目赤内热、痈肿疮疖、肺炎、肺脓肿、肺结核、胃溃疡、胆囊炎、肾盂肾炎、糖尿病、痔疮忌长期食用生姜。

橘皮饮

【药膳食材】橘皮120g，生姜150g。

【制作技术】1. 将食材洗净。

2. 将食材放入砂锅内，加入适量清水，武火煮沸，改文火水煎20min，去渣取汁。

【食用方法】饮用。

【为什么呢】二者功效协同，相辅相成，同用能够更好地发挥作用。

【实际应用】适用于呕吐。

【警而远之】津亏实热者不宜用橘皮。忌用腐烂生姜。"一年之内，秋不食姜；一日之内，夜不食姜。"阴虚火旺、目赤内热、痈肿疮疖、肺炎、肺脓肿、肺结核、胃溃疡、胆囊炎、肾盂肾炎、糖尿病、痔疮忌长期食用生姜。

陈皮生姜粥

【药膳食材】陈皮、生姜各10g，粳米50g。

【制作技术】1. 将食材洗净，生姜切成丝。

2. 将食材放入砂锅内，加入适量清水，武火煮沸，改文火熬煮至熟成粥，捞出陈皮。

【食用方法】喝粥。

【为什么呢】陈皮、生姜二者功效协同，相辅相成，能够更好地发挥作用。

【实际应用】适用于促进剖宫产产妇胃肠道功能恢复。

【警而远之】忌用腐烂生姜。"一年之内，秋不食姜；一日之内，夜不食姜。"阴虚火旺、目赤内热、痈肿疮疖、肺炎、肺脓肿、肺结核、胃溃疡、胆囊炎、肾盂肾炎、糖尿病、痔疮忌长期食用生姜。

健脾养胃套餐（2糕点1主2副1汤组合餐：补脾养胃糕、八珍糕、三丝养胃煎饼、二黄姜砂带鱼、芪烧鲤鱼、酵母饮）

补脾养胃糕

【药膳食材】莲子、茯苓各30g，熟糯米粉50g，山药100g，山楂10g，大枣6个，茶叶籽油少许。

【制作技术】1. 将莲子、茯苓、山药、山楂、大枣洗净。将茯苓去皮、莲子去心，放入高压锅内，加入适量清水，煮至熟烂，以洁净屉布包住茯苓、莲子，揉烂碎。

2. 将山药、山楂、大枣放入蒸锅屉内，加入适量清水，武火煮沸蒸至熟，分别去皮、去核、碾成泥状。

3. 热锅凉茶叶籽油，放入山楂、大枣，文火炒香。

4. 将熟糯米粉、山药混合搅拌均匀，作为馅皮，茯苓、莲子、山楂、大枣为馅，包成合适大小的球形，入花模，压制成型。

【食用方法】作为糕点食用。味美可口，有独特的茶香味。吃芡实时要用慢火炖煮至烂熟，细嚼慢咽，方能起到充养身体的作用。糯米食品宜加热后食用，不仅营养滋补，且易消化吸收，养胃气。

【为什么呢】补脾养胃，生津益肺，补中益气，养血安神。新鲜芡实和莲藕、茭白、荸荠等8种植物并称为"水八仙"。芡实和莲子，一个除湿功能特别强，一个补脾之力特别强，两者一起吃，再加点别的食材，那就是祛湿不可多得的药膳方了。莲子配芡实，不仅治愈脾肾气虚，还把湿气一扫而光。

八珍糕

【药膳食材】山药、白茯苓、莲子、芡实、薏苡仁、白扁豆各30g，山楂10g，陈皮3g，麦芽10g，藕粉50g，粳米100g。

【制作技术】1. 将山药、白茯苓、莲子、芡实、薏苡仁、白扁豆、山楂、陈皮、麦芽、粳米洗净，打成细粉，加入藕粉、清水和匀，摊铺蒸锅笼内，切成条糕，武火煮沸蒸至熟。

2. 文火烘干，瓷器密贮。

【食用方法】每日清晨食用数条。吃芡实时要用慢火炖煮至烂熟，细嚼慢咽，方能起到充养身体的作用。

【为什么呢】健脾行气，化湿消食。山药、白茯苓、莲子、芡实性平，味甘，共奏健脾益气之效。新鲜芡实和莲藕、茭白、荸荠等8种植物并称为"水八仙"。芡实和莲子，一个除湿功能特别强，一个补脾之力特别强，两者一起吃，再加点别的食材，那就是祛湿不可多得的药膳方了。莲子配芡实，不仅治愈脾肾气虚，还把湿气一扫而光。

三丝养胃煎饼

【药膳食材】挂面、扁豆、土豆、紫甘蓝各100g，鸡蛋1个，茶叶籽油、黄豆酱、食用盐各少许。

【制作技术】1. 将扁豆、土豆、紫甘蓝洗净，分别切成丝，将扁豆丝焯煮。鸡蛋磕开倒出鸡蛋液搅拌均匀。

2. 锅内加入适量清水，武火煮至将沸，放入挂面，改文火煮至熟，捞出，加入鸡蛋、食用盐搅拌均匀，晾凉。

3. 热锅凉茶叶籽油，放入土豆丝煸制，下入挂面，煎至两面金黄。

4. 面饼上加上黄豆酱，将扁豆丝、紫甘蓝丝加在面饼上，盖盖中火焖制2min。

【食用方法】作为主食食用。三色，有独特的茶香味。

二黄姜砂带鱼

【药膳食材】带鱼段200g，淡豆豉6g，茼蒿100g，黄芪、黄精各3g，陈皮2g，八角茴香1颗，生姜10g，干姜3g，砂仁、胡椒各1g，精盐少许。

【制作技术】1. 将带鱼段、茼蒿、黄芪、黄精、陈皮、八角茴香、生姜、干姜、砂仁洗净，鱼去内脏，生姜切成片。

2. 将淡豆豉放入砂锅内，加入适量清水，武火煮沸，放入茼蒿、黄芪、黄精、陈皮、八角茴香、生姜、干姜、砂仁、胡椒煮沸，放入带鱼段，中火煮至熟。

【食用方法】加入精盐调味，吃鱼喝汤。

【为什么呢】益气健胃，滋补精血，温中健脾开胃。

芪烧鲤鱼

【药膳食材】生黄芪30g，党参20g，鲤鱼1条约500g，香菇20g，葱6g，姜10g，蒜3瓣，茶叶籽油、料酒、酱油、食用盐、白糖各少许。

【制作技术】1. 将鲤鱼去鳞、去鳃、去内脏，洗净，在鲤鱼两侧鳃下面3cm处各割开1个口，鱼尾上面7cm处也割开，找出鱼线拍打鱼身抽出去掉，鲤鱼身上斜刀划出十字花。

2. 将黄芪、党参洗净，用纱布包好。香菇水发、洗净。将葱、姜、蒜洗净，葱切成段，姜切成片。

3. 热锅凉茶叶籽油，烧至六成热，放入鲤鱼，煎至两面金黄取出，控去多余油脂。

4. 将鲤鱼、黄芪、党参、香菇、葱、姜、蒜、酱油、料酒、白糖放入砂锅内，加入适量清水，武火煮沸，改文火烹煮30min，加入食用盐调味。

【食用方法】作为菜肴佐餐食用。有独特的茶香味。

【为什么呢】益气生津，健脾和胃，利水消肿。

【实际应用】适用于脾胃不和、营养不良、食欲减少者。

酵母饮

【药膳食材】酵母粉 5g。

【制作技术】将酵母粉放入瓷杯中。

【食用方法】用温开水冲服，早、晚两次，连服两天。

【为什么呢】酵母的营养很丰富，酶可以激活胃动力。

【实际应用】适用于脾胃虚弱、不思饮食、食少便溏、消化不良、身体倦怠，或病后体虚、少食、泄泻等症，或体虚羸瘦、脾胃虚寒、饮食减少者。

【警而远之】痰湿壅盛、中焦积滞、脘腹作胀者忌用。气郁痞胀、溺赤便秘、食不运化、新产后忌用莲子。茯苓忌与醋同食。脾虚湿盛、湿热实邪、胸腹满闷、大便干燥者忌用山药。妊娠、空腹、脾虚胃弱无积滞、气虚便溏、糖尿病忌用山楂，山楂食用后应立即漱口，忌多食。湿痰、积滞、齿病、虫病、温热、暑湿诸病前后、黄疸、肿胀、糖尿病者忌用大枣，多食动风，脾反受病。脾虚无湿者、孕妇、对本品过敏者忌用薏苡仁。因芡实有较强收涩作用，便秘、尿赤、妇女产后忌用。扁豆含有凝集素及能引发溶血症的皂苷，忌未熟透食用，否则会食物中毒。因含过量的龙葵素，极易引起中毒，腐烂、霉烂、发芽的土豆忌用。外感发热、痰饮较盛、食积内停者忌用鸡蛋。过敏体质者忌用带鱼。茼蒿过敏、消化功能弱、腹泻者忌用茼蒿。阴虚火旺者忌用八角茴香。鲤鱼忌与咸菜、绿豆、芋头、牛羊油、猪肝、鸡肉、朱砂、荆芥、甘草、南瓜同服；因属发物，恶性肿瘤、淋巴结结核、红斑狼疮、支气管哮喘、小儿痄腮、血栓闭塞性脉管炎、痈疖疔疮、荨麻疹、皮肤湿疹等疾病患者忌用鲤鱼。阴虚火旺、目赤内热、痈肿疮疖、肺炎、肺脓肿、肺结核、胃溃疡、胆囊炎、肾盂肾炎、糖尿病、痔疮忌长期食用生姜。糯米所含淀粉为支链淀粉，在肠胃中难以消化水解，胃炎及十二指肠炎等消化道炎症患者、老年人、小孩忌用；糯米所含碳水化合物和钠的量都很高，糖尿病、体重过重或其他慢性病（如肾脏疾病、高脂血症）患者忌用。胃虚易呕者忌用淡豆豉。阴虚有实热者忌用砂仁。麦芽可回乳，哺乳期妇女忌用。非体虚而有实邪者忌用党参，党参反藜芦。

理脾糕

【药膳食材】百合、薏苡仁各50g，莲子30g，山药、芡实各100g，白蒺藜10g，粳米粉100g，松花粉3g，桂花蜜少许。

【制作技术】1. 将百合、薏苡仁、莲子、山药、芡实、白蒺藜洗净，打成粉，加入粳米粉、松花粉、温水，搅拌制成面团，放入模具中压出花样。

2. 放入蒸锅屉中，蒸锅中加入适量清水，武火煮沸蒸至熟。

【食用方法】淋上桂花蜜，作为糕点食用。口感软糯香甜。吃芡实时要用慢火炖煮至烂熟，细嚼慢咽，方能起到充养身体的作用。

【为什么呢】健脾养胃，疏肝，止泻。新鲜芡实和莲藕、茭白、荸荠等8种植物并称为"水八仙"。芡实和莲子，一个除湿功能特别强，一个补脾之力特别强，两者一起吃，再加点别的食材，那就是祛湿不可多得的药膳方了。莲子配芡实，不仅治愈脾肾气虚，还把湿气一扫而光。

【实际应用】适用于肝郁犯脾所致的脾胃不和证。

【警而远之】体弱便结、血虚、内热者忌用松花粉。脾虚无湿者、孕妇、对本品过敏者忌用薏苡仁。气郁痞胀、溺赤便秘、食不运化、新产后忌用莲子。脾虚湿盛、湿热实邪、胸腹满闷、大便干燥者忌用山药。因芡实有较强收涩作用，便秘、尿赤、妇女产后忌用。中寒者忌用百合。

消化不良套餐（2小吃1调味组合餐：大山楂丸、木瓜奶*、香菜）

大山楂丸

【药膳食材】大山楂∶麦芽∶神曲 =1∶1∶1，蜂蜜适量。

【制作技术】将大山楂、麦芽、神曲洗净，混合炒制，粉碎，加入蜂蜜调和成9g丸状大小。

【食用方法】每日1丸。

【为什么呢】健脾消食。

木瓜奶 *

【药膳食材】木瓜 1 个，牛奶 200g，冰糖 20g。

【制作技术】1. 将木瓜洗净，去皮，从中对剖，去籽和瓤，切成小丁。

2. 将木瓜、牛奶、冰糖倒入大碗中混合，盖上小盖子，放入蒸锅屉中，蒸锅内加入适量清水，武火煮沸蒸 15min。

【食用方法】作为小吃食用。

【为什么呢】木瓜所含蛋白分解酵素能够帮助分解蛋白质和淀粉。

【实际应用】适用于因吃肉或粮食引起的消化不良。

香菜

【药膳食材】香菜适量。

【制作技术】将香菜洗净，切碎。

【食用方法】在菜肴上撒些香菜食用。

【为什么呢】祛腥膻，增味道。香菜中富含多种挥发油物质，促进唾液分泌，加速肠胃蠕动，有效增进食欲，开胃醒脾，健胃消食。

【实际应用】适用于消化不良、食欲不振。

【警而远之】妊娠、空腹、脾虚胃弱无积滞、气虚便溏、糖尿病忌用山楂，山楂食用后应立即漱口，忌多食。香菜损脾，耗掉身体里的气，会引发或加重病情的进展，重大疾病或胃肠疾病正在胃疼或腹泻者忌用；身上有伤口者忌用，否则会让伤口发炎，流脓溃烂，留下疤痕；口臭、狐臭、严重龋齿、胃溃疡、生疮者忌用；香菜性温，麻疹已透或虽未透出而热毒停滞者忌用。麦芽可回乳，哺乳期妇女忌用。

香菜甘蔗汁

【药膳食材】香菜适量，甘蔗汁两勺约 30ml。

【制作技术】将香菜洗净，捣碎取 1 勺汁，与甘蔗汁混匀。

【食用方法】每日分两次温服。

【为什么呢】开胃醒脾，健胃消食，促进唾液分泌，加速肠胃蠕动。

【实际应用】适用于反胃、恶心、呕吐。

【警而远之】糖尿病、痰湿咳嗽、脾胃虚寒者忌用甘蔗。甘蔗虽然有解酒功能，但忌与白酒同食，否则易生痰；忌与葡萄酒同食，否则会降低机体对铜的吸收。香菜损脾，耗掉身体里的气，会引发或加重病情的进展，重大疾病或胃肠疾病正在胃疼或腹泻者忌用；身上有伤口者忌用，否则会让伤口发炎，流脓溃烂，留下疤痕；口臭、狐臭、严重龋齿、胃溃疡、生疮者忌用；香菜性温，麻疹已透或虽未透出而热毒停滞者忌用。

温胃散寒套餐（1小吃1茶1副2汤组合餐：姜撞奶、暖胃茶、温胃散寒鱼丸、温中散寒汤、散寒降逆饮）

姜撞奶

【药膳食材】生姜汁 0.9g，牛奶 250ml。

【制作技术】牛奶煮沸，趁热倒入装姜汁的碗里，放置片刻至牛奶凝固。

【食用方法】吃食。

【为什么呢】姜汁以其健胃散寒之效，改善脾胃虚弱者服用牛奶后的腹胀、恶心等不适感；牛奶以其醇厚香滑制约姜汁之辛辣刺激，二者相伍，共奏散寒、和胃、止咳、补虚之功，互相抵消不良反应。

暖胃茶

【药膳食材】生姜 15g，高良姜 5g，紫苏叶 3g。

【制作技术】1. 将生姜、高良姜、紫苏叶洗净。

2. 将生姜、高良姜、紫苏叶放入瓷杯中，用沸水冲泡，盖上盖子焖 5min。

【食用方法】每日 3 次，餐后服下。

【为什么呢】温中散寒，降逆和胃。

【警而远之】饮用过程中出现口干舌红、口腔溃疡、咽干燥痛及大便秘结者停服。受寒者应在受寒后尽快服用，频频进服，待症状缓解后停服。

温胃散寒鱼丸

【药膳食材】大黄鱼1条，木耳、青笋、香菜各适量，橘皮3g，姜蓉10g，枸杞子6g，白胡椒粉3g，淀粉、白糖、食用盐各少许。

【制作技术】1. 将木耳、青笋、香菜、橘皮、枸杞子洗净，将木耳手撕成块，将青笋去皮、切成片，香菜切碎，将黄鱼去内脏、去鳃、洗净，连皮带肉切成鱼条。

2. 在鱼条中加入食用盐、白糖、白胡椒粉、姜蓉混合均匀进行腌渍。

3. 加入淀粉，用手将腌好的鱼条摁压，摔打成鱼泥，摔打上劲使鱼泥具有胶性。

4. 将橘皮放入砂锅内，武火煮沸，手上蘸点水，将鱼肉在盘子中铺平，形成自然的珊瑚纹路，用按拨面鱼的手法将鱼泥碾压成鱼丸入锅，中火氽烫至鱼丸熟，捞出橘皮。

5. 加入木耳、青笋，放入水淀粉，勾芡形成半溜状态，放入枸杞子，撒上香菜末。

【食用方法】在滑腻的鱼肉里边揉进小姜粒，齿舌间鲜香弥漫，口感爽滑。喝汤吃鱼肉，或者搭配上各种时令蔬菜以溜法做菜。

温中散寒汤

【药膳食材】鲫鱼500g，淡豆豉12g，胡椒、干姜各6g，陈皮3g。

【制作技术】1. 将干姜、陈皮洗净。将鲫鱼去鳞、去鳃、去内脏，洗净，切成片。

2. 将鲫鱼放入砂锅内，加入适量清水，武火煮沸，加入淡豆豉、胡椒、干姜、陈皮，改文火煲汤。

【食用方法】空腹食用。

散寒降逆饮

【药膳食材】柿蒂10g，丁香3g，生姜10g，核桃仁2个，花椒5g，韭菜汁1小杯，醋适量，红糖少许。

【制作技术】1. 将柿蒂、丁香、生姜、核桃仁、花椒洗净。姜切成片，用醋浸泡1昼夜。花椒微炒研末。

2. 将柿蒂、丁香、生姜、核桃仁、花椒放入砂锅内，加入适量清水，武火煮沸，改文火水煎20min，去渣取汁。

3. 将韭菜汁放入瓷杯中，加入红糖，用煎汤沸水冲泡5min，调匀。

【食用方法】每日分早、晚空腹温热饮用。

【为什么呢】消食理气，温胃散寒，温中散寒和胃，降逆止呃止呕。

【实际应用】适用于胃中寒冷证。主症：呃声沉缓有力，胸膈及胃脘不舒，得热则减，遇寒更甚。兼症：进食减少，喜食热饮，口淡不渴；舌苔白润，脉迟缓。适用于食欲不振、恶心呕吐及由胃寒引起的胃脘痛等，或脾胃虚寒者，不能下食、虚弱无力、胃部饱满、遇寒则发、喜温喜按、形寒肢冷者尤宜，或脾胃虚弱证、外寒寒饮所致的胃寒不适、嗳气、呃逆。

【警而远之】脾胃湿热者忌用。黄鱼多食发疮，起痰助毒，故痰热素盛、有疮疡素疾者忌用。黄鱼忌与荞麦面同食。外邪实热、脾虚有湿、肠滑者忌用枸杞子。津亏实热者不宜用橘皮。忌用腐烂生姜。"一年之内，秋不食姜；一日之内，夜不食姜。"阴虚火旺、目赤内热、痈肿疮疖、肺炎、肺脓肿、肺结核、胃溃疡、胆囊炎、肾盂肾炎、糖尿病、痔疮忌长期食用生姜。高脂血症、肥胖症、糖尿病、龋齿、便秘、口舌生疮（主要指老年人）、平素痰湿偏盛、消化不良、产前经常吐酸水、晚上睡觉前（特别是儿童），以及夏天忌用红糖，多食令人胀闷、助热、生痰、损齿、生痈虫、消肌肉。鲫鱼反厚朴，忌与麦冬、芥菜、猪肝同食。香菜损脾，耗掉身体里的气，会引发或加重病情的进展，重大疾病或胃肠疾病正在胃疼或腹泻者忌用；身上有伤口者忌用，否则会让伤口发炎，流脓溃烂，留下疤痕；口臭、狐臭、严重龋齿、胃溃疡、生疮者忌用；香菜性温，麻疹已透或虽未透出而热毒停滞者忌用。孕妇，婴幼儿，热病、阴虚内热者忌用丁香。胃虚易呕者忌用淡豆豉。

泄热降逆饮

【药膳食材】鲜芦根、竹茹、蒲公英、麦冬各30g，冰糖6g。

【制作技术】1. 将鲜芦根、竹茹、蒲公英、麦冬洗净。

2. 将鲜芦根、竹茹、蒲公英、麦冬放入砂锅内，加入适量清水，武火煮沸，改文火水煎 20min，去渣取汁。

【食用方法】加入冰糖，融化和匀，每日分 2 次温热饮用。

【为什么呢】清胃泄热，降逆止呃。

【实际应用】适用于胃火上逆证。主症：呃声洪亮有力，冲逆而出。兼症：口臭烦渴，多喜冷饮，脘腹满闷，大便秘结，小便短赤；舌红苔黄燥，脉滑数。

【警而远之】阳虚体质、感受外寒、脾胃虚寒者忌用蒲公英。脾胃虚寒、大便泄泻、外感风寒咳嗽者忌用麦冬。

解郁降逆饮

【药膳食材】橘皮、竹茹、柿饼各 30g，生姜 3g。

【制作技术】1. 将食材洗净。

2. 将食材放入砂锅内，加入适量清水，武火煮沸，改文火水煎 20min。

【食用方法】去渣取汁饮用。

【为什么呢】顺气解郁，和胃降逆。

【实际应用】适用于气机郁滞证。主症：呃逆连声，常因情志不畅而诱发或加重。兼症：胸胁满闷，脘腹胀满，嗳气纳减，肠鸣矢气。舌红或淡红，舌苔薄白，脉弦。

【警而远之】津亏实热者不宜用橘皮。忌用腐烂生姜。"一年之内，秋不食姜；一日之内，夜不食姜。"阴虚火旺、目赤内热、痈肿疮疖、肺炎、肺脓肿、肺结核、胃溃疡、胆囊炎、肾盂肾炎、糖尿病、痔疮忌长期食用生姜。

砂桂生姜炖猪肚

【药膳食材】猪肚 1 个，砂仁、肉桂各 3g，生姜 30g，刀豆 20g，柿蒂 5 个。

【制作技术】1. 将食材洗净。猪肚切成块，姜切成片。

2. 将食材放入砂锅内，加入适量清水，武火煮沸，改文火炖至猪肚熟烂，捞出砂仁、肉桂、柿蒂。

【食用方法】作为菜肴佐餐食用。

【为什么呢】温补脾胃，止呃。

【实际应用】适用于脾胃阳虚证。呃声低长无力，气不得续，泛吐清水，脘腹不舒，喜温喜按。兼症：面色㿠白，手足不温，食少乏力，大便溏薄。舌质淡，苔薄白，脉细弱。

【警而远之】胃热、高钾血症、服用螺内酯、氨苯蝶啶、补钾药时忌用刀豆。忌用腐烂生姜。"一年之内，秋不食姜；一日之内，夜不食姜。"阴虚火旺、目赤内热、痈肿疮疖、肺炎、肺脓肿、肺结核、胃溃疡、胆囊炎、肾盂肾炎、糖尿病、痔疮忌长期食用生姜。凡阴虚阳亢者、血热证、失血证者及孕妇忌用肉桂。阴虚有实热者忌用砂仁。

养胃阴止呃粥

【药膳食材】太子参 15g，麦冬、生地、玉竹、铁皮石斛各 10g，柿蒂 10g，生姜 9g，陈皮、大枣各 6g，甘蔗汁 100g，粳米 50g，冰糖少许。

【制作技术】
1. 将太子参、麦冬、生地、玉竹、铁皮石斛、柿蒂、生姜、陈皮、大枣、粳米洗净。姜切成片。
2. 将太子参、麦冬、生地、玉竹、铁皮石斛、柿蒂、生姜、陈皮、大枣放入砂锅内，加入适量清水，武火煮沸，改文火水煎 20min，去渣取汁。
3. 将粳米放入砂锅内，武火煮沸，改文火熬煮至熟成粥。
4. 放入甘蔗汁、冰糖，混合调匀。

【食用方法】每日 3 次，温服喝粥。

【为什么呢】养阴清热，和胃止呃。

【实际应用】适用于胃阴不足证：呃声短促而不得续，口干咽燥。兼症：胃痛隐作、灼热不适、嘈杂似饥、烦躁不安、不思饮食，或食后饱胀、大便干结。舌质红，苔少而干，脉细数。

【警而远之】忌暴怒、过喜等不良情志刺激。忌外邪侵袭。忌生冷、辛辣、肥腻之品。忌饥饱无常，发作时应进食易消化食物。湿浊内盛者忌用。糖尿病、痰湿咳嗽、脾胃虚寒者忌用甘蔗。甘蔗虽然有解酒功能，但忌与白酒同食，否则易生痰；忌与葡萄酒同食，否则会降低机体对铜的吸收。葳蕤即玉竹，阳衰阴盛、脾虚胸闷、痰湿瘀滞、便溏者忌用玉竹。湿温、湿热病尚未化燥及虚而无热者忌用铁皮石斛。忌用腐烂生姜。"一年之内，秋不食姜；一日之内，夜不食姜。"阴虚火旺、目赤内热、痈肿疮疖、肺炎、肺脓肿、肺结核、胃溃疡、胆囊炎、肾盂肾炎、糖尿病、痔疮忌长期食用生姜。湿痰、积滞、齿病、虫病、温热、暑湿诸病前后、黄疸、肿胀、糖尿病者忌用大枣，多食动风，脾反受病。脾胃虚寒、大便泄泻、外感风寒咳嗽者忌用麦冬。

脾胃湿热套餐（1副1粥组合餐：竹笋眉豆煲鲤鱼、消食和胃粥）

竹笋眉豆煲鲤鱼

【药膳食材】鲜竹笋1/4棵，眉豆15g，小鲤鱼1条，猪瘦肉25g，大枣2个，生姜10g，茶叶籽油适量，食用盐少许。

【制作技术】1. 将鲜竹笋、眉豆、大枣、生姜洗净。竹笋去外皮，横向切薄片，沸水焯一下。将鲤鱼去鳞、去鳃、去内脏，洗净，在鲤鱼两侧鳃下面3cm处各割开1个口，鱼尾上面7cm处也割开，找出鱼线拍打鱼身抽出去掉。鲤鱼身上斜刀划出十字花。猪瘦肉切成丝，大枣去核，姜切成片。

2. 热锅凉茶叶籽油，放入鲤鱼，文火煎至微黄。

3. 将鲤鱼、鲜竹笋、眉豆、猪瘦肉、大枣、生姜放入瓦煲内，加入清水2500ml，武火煲沸，改文火煲1.5h。

【食用方法】加入食用盐调味，有独特的茶香味。作为菜肴佐餐食用。

【为什么呢】清热健脾，养阴益胃。

【实际应用】适用于脾胃湿热证：胃脘疼痛、嘈杂灼热、口干口苦、渴不欲饮、身重倦怠、纳呆恶心、大便不畅。

【警而远之】平素脾胃虚寒、结石、腹泻便溏者忌用。鲤鱼忌与咸菜、绿豆、芋头、牛羊油、猪肝、鸡肉、朱砂、荆芥、甘草、南瓜同服；因属发物，恶性肿瘤、淋巴结结核、红斑狼疮、支气管哮喘、小儿痄腮、血栓闭塞性脉管炎、痈疖疔疮、荨麻疹、皮肤湿疹等疾病患者忌用鲤鱼。忌用腐烂生姜。"一年之内，秋不食姜；一日之内，夜不食姜。"阴虚火旺、目赤内热、痈肿疮疖、肺炎、肺脓肿、肺结核、胃溃疡、胆囊炎、肾盂肾炎、糖尿病、痔疮忌长期食用生姜。湿痰、积滞、齿病、虫病、温热、暑湿诸病前后、黄疸、肿胀、糖尿病者忌用大枣，多食动风，脾反受病。糯米所含淀粉为支链淀粉，在肠胃中难以消化水解，胃炎及十二指肠炎等消化道炎症患者，老年人，小孩忌用。糯米所含碳水化合物和钠的量都很高，糖尿病、体重过重或其他慢性病（如肾脏疾病、高脂血症）患者忌用。

消食和胃粥

【药膳食材】生黄芪 12g，生薏苡仁、赤小豆各 10g，鸡内金粉 3g，金橘饼 1 个，糯米 80g。

【制作技术】1. 将生黄芪、生薏苡仁、赤小豆、金橘饼、糯米洗净。将生薏苡仁放入砂锅内，加入适量清水浸泡 2h。

2. 将生黄芪放入另一砂锅内，武火煮沸，改文火水煎 20min，去渣取汁。

3. 加入生薏苡仁、赤小豆、金橘饼、糯米，武火煮沸，改文火熬煮至熟成粥，加入鸡内金粉。

【食用方法】1 周 1 次，喝粥。鸡内金一般用量为煎服 3~9g、微炒研末吞服 1.5~3.0g，微炒研末吞服疗效优于汤剂。糯米食品宜加热后食用，宜煮稀粥服食，不仅营养滋补，且易消化吸收，养胃气。

【为什么呢】消食和胃。

【实际应用】适用于脾虚湿滞食停所致的脘腹胀闷、食欲不振、体困便溏等。

【警而远之】舌苔厚浊偏腻者忌服。脾虚无湿者、孕妇、对本品过敏者忌用薏苡仁。尿频、胃肠较弱、蛇咬伤百日之内者忌用赤小豆。脾虚无积滞者忌用鸡内金。糯米所含淀粉为支链淀粉，在肠胃中难以消化水解，胃炎及十二指肠炎等消化道炎症患者，老年人，小孩忌用。糯米所含碳水化合物和钠的量都很高，糖尿病、体重过重或其他慢性病（如肾脏疾病、高脂血症）患者忌用。

消积除胀套餐（1饮1汤组合餐：山楂陈皮饮、消积化滞汤）

山楂陈皮饮

【药膳食材】山楂10g，陈皮3g。

【制作技术】1. 将山楂、陈皮洗净。

2. 将山楂、陈皮放入砂锅内，加入适量清水，武火煮沸，改文火水煎20min。

【食用方法】去渣取汁，每日1剂，分早、晚饮用。

消积化滞汤

【药膳食材】怀山药20g，白术5g，羊肚150g，鸡内金3g，大枣2个，生姜10g，食用盐少许。

【制作技术】1. 将怀山药、白术、羊肚、大枣、生姜洗净。大枣去核，姜切成片。

2. 羊肚置沸水中稍滚片刻，捞起，用刀刮净衣膜，用食用盐洗净，切成块状。

3. 将羊肚、怀山药、白术、鸡内金、大枣、生姜放入瓦煲内，加入清水3000ml，武火煲沸，改文火煲2.5h。

【食用方法】加入食用盐调味，作为菜肴佐餐食用。鸡内金一般用量为煎服3~9g、微炒研末吞服1.5~3.0g，微炒研末吞服疗效优于汤剂。

【为什么呢】补脾健胃，消积化滞除胀。

【实际应用】适用于脾胃积滞证：胃脘疼痛或胀满、不思饮食、大便不爽。最宜在不冷不暖且雨纷纷的气候下进食，且男女老少皆宜。

【警而远之】妊娠、空腹、脾虚胃弱无积滞、气虚便溏、糖尿病忌用山楂，山楂食用后应立即漱口，忌多食。脾虚湿盛、湿热实邪、胸腹满闷、大便干燥者忌用山药。脾虚无积滞者忌用鸡内金。忌用腐烂生姜。"一年之内，秋不食姜；一日之内，夜不食姜。"阴虚火旺、目赤内热、痈肿疮疖、肺炎、肺脓肿、肺结核、胃溃疡、胆囊炎、肾盂肾炎、糖尿病、痔疮忌长期食用生姜。湿痰、积滞、齿病、虫病、温热、暑湿诸病前后、黄疸、肿胀、糖尿病者忌用大枣，多食动风，脾反受病。凡阴虚内热、津亏燥咳者忌用白术。

脾胃虚弱套餐
（1副2汤组合餐：砂芪猪肚*、健脾消食饮、兔肉健脾汤）

砂芪猪肚*

【药膳食材】砂仁6g，黄芪20g，猪肚1个，食用盐少许。
【制作技术】1. 将砂仁、黄芪、猪肚洗净。将砂仁、黄芪装入猪肚内。
2. 将猪肚放入砂锅内，加入适量清水，武火煮沸，改文火炖至猪肚熟软。
【食用方法】加入食用盐调味，作为菜肴佐餐食用。1周服用1次。

健脾消食饮

【药膳食材】怀山药30g，鸡内金9g，蜂蜜15g。
【制作技术】1. 将怀山药、鸡内金洗净。
2. 将怀山药、鸡内金放入砂锅内，加入适量清水，武火煮沸，改文火水煎20min，去渣取汁，调入蜂蜜，搅拌均匀。
【食用方法】每日1剂，分两次温服。鸡内金一般用量为煎服3~9g，微炒研末吞服1.5~3.0g，微炒研末吞服疗效优于汤剂。

兔肉健脾汤

【药膳食材】兔肉200g，怀山药30g，枸杞子、党参、黄芪各15g，大枣30g。
【制作技术】1. 将兔肉、怀山药、枸杞子、党参、黄芪、大枣洗净。兔肉切成块，大枣去核。
2. 将食材放入砂锅内，加入适量清水，武火煮沸，改文火煎煮2h。
【食用方法】喝汤吃肉、怀山药、枸杞子、大枣。
【为什么呢】益气健脾，消食开胃。
【实际应用】适用于脾胃虚弱证：脘腹痞闷、时缓时急、身倦乏力、少气懒言、大便溏薄。或运化不健之食积不化、脾胃虚弱之食少便溏、食欲不振、胃脘疼痛、胃下垂及慢性胃炎患者。

【警而远之】舌红苔黄腻者、脾胃湿热者忌用本方。脾虚湿盛、湿热实邪、胸腹满闷、大便干燥者忌用山药。脾虚无积滞者忌用鸡内金。糖尿病、糖耐量异常、痰湿内蕴、中满痞胀、肠滑泄泻者忌用蜂蜜，蜂蜜反生葱。外邪实热、脾虚有湿、肠滑者忌用枸杞子。湿痰、积滞、齿病、虫病、温热、暑湿诸病前后、黄疸、肿胀、糖尿病者忌用大枣，多食动风，脾反受病。兔肉忌与姜同食。阴虚有实热者忌用砂仁。非体虚而有实邪者忌用党参，党参反藜芦。

乌贼骨散

【药膳食材】乌贼骨 500g。

【制作技术】1. 将食材洗净。

2. 将乌贼骨文火烘干，研成细末。

【食用方法】每日 3 次，每次 6g，温开水冲服。

【为什么呢】制酸止痛。

【实际应用】适用于胃及十二指肠溃疡、慢性胃炎、吐酸、黑便者。

【警而远之】水杨酸类药物、非甾体抗炎药、激素、利血平等药物可诱发或加重溃疡病，应停用遵医嘱换用其他药物。忌吸烟、饮酒。暴饮暴食或不规则进食对胃酸分泌节律性的破坏既是致病因素，又是复发因素。忌吃刺激性大的饮食，如粗糙食物、过冷食物、过热食物、香料调味、辛辣食物、过咸食物、浓茶、咖啡，以及甜食、肥腻、煎炸、易产气食物等。忌过度精神紧张、情绪不宁、过度劳累。

山楂饮

【药膳食材】山楂 120g。

【制作技术】1. 将食材洗净。

2. 将食材放入砂锅内，加入适量清水，武火煮沸，改文火水煎 20min。

【食用方法】喝汤。

【为什么呢】增加胃消化酶的分泌从而促进消化、调整胃肠道功能，抗菌。
【实际应用】适用于急性痢疾、肠炎腹泻、婴幼儿腹泻。
【警而远之】妊娠、空腹、脾虚胃弱无积滞、气虚便溏、糖尿病忌用山楂，山楂食用后应立即漱口，忌多食。

荞麦饼

【药膳食材】荞麦面 100g，红砂糖适量。
【制作技术】1. 在荞麦面中加入适量清水，和成面团，擀片，填夹红砂糖。
2. 放入电饼铛中烙饼至稍焦。
【食用方法】作为主食连续食用。
【为什么呢】止烦热，止泄痢。
【实际应用】适用于发热、泄痢等症。
【警而远之】忌吃生冷蔬菜和半生不熟的鱼肉。忌吃不洁瓜果。忌吃腐烂变质食物。忌吃未经处理的剩饭剩菜。忌吃来路不明的食物。忌吃辛温滋腻食物，如羊肉、韭菜、生姜、辣椒、胡椒、花椒等。忌吃辛温助热的食物，如火锅、烹炸、烧烤等。忌吃多渣、多油、刺激性食物及瓜果梨桃、雪糕等生冷辛辣和油腻食物。忌暴饮暴食。忌起居暑湿。忌过度劳累。忌运动太少。忌滥用抗生素药物。

健脾益气粥

【药膳食材】炙黄芪、党参、茯苓、薏苡仁、大枣各 10g，炒白术、砂仁各 6g，炙甘草 3g，粳米 20g。
【制作技术】1. 将食材洗净。将薏苡仁放入砂锅内，加入适量清水浸泡 2h。
2. 将炙黄芪、党参、茯苓、大枣、炒白术、砂仁、炙甘草放入砂锅内，武火煮沸，改文火水煎 20min，去渣取汁。
3. 将粳米放入砂锅内，文火熬煮至熟成粥。
【食用方法】喝粥。
【为什么呢】健脾益气。
【实际应用】适用于脾气亏虚证的各类人群，症状可见平素痰多、倦怠无力、食少便溏、每因饮食失当而引发、舌苔薄白、脉细缓。

【警而远之】实邪为主忌用。茯苓忌与醋同食。脾虚无湿者、孕妇、对本品过敏者忌用薏苡仁。湿痰、积滞、齿病、虫病、温热、暑湿诸病前后、黄疸、肿胀、糖尿病者忌用大枣，多食动风，脾反受病。阴虚有实热者忌用砂仁。非体虚而有实邪者忌用党参，党参反藜芦。凡阴虚内热、津亏燥咳者忌用白术。

清热通便套餐（1饮1凉1热1汤组合餐：清热通便代茶饮、拌春笋黑木耳、肉丝炒牛蒡、香油紫菜汤）

清热通便代茶饮

【药膳食材】蒲公英60g，蜂蜜适量。

【制作技术】1. 将蒲公英洗净。

2. 将蒲公英放入砂锅内，加入适量清水，武火煮沸，改文火水煎20min。

3. 去渣取汁100ml，加入蜂蜜搅拌均匀。

【食用方法】代茶饮用，连用3日，儿童用量酌减。

拌春笋黑木耳

【药膳食材】春笋200g，黑木耳10g，香油、食用盐各少许。

【制作技术】1. 将春笋去皮、洗净，切成丝。将黑木耳用温水泡发、洗净，手撕成小块。

2. 锅内加入适量清水，武火煮沸，将春笋、黑木耳放入锅内，开水焯熟捞出。

【食用方法】加入香油、食用盐调味，作为菜肴佐餐食用。

肉丝炒牛蒡

【药膳食材】牛蒡300g，猪肉100g，酱油、水、淀粉、茶叶籽油各1小汤匙约10ml或10g，近葱叶端葱半根，高汤半杯，花生油、食用盐各少许。

【制作技术】1. 将牛蒡、葱洗净，牛蒡切成丝，葱切成斜丝。

2. 猪肉切成丝，酱油、水、淀粉、茶叶籽油按顺序边加入猪肉丝边搅拌，使猪肉丝入味。

3. 热锅凉花生油，放入肉翻炒至变色，取出。

4. 放入葱、牛蒡翻炒至吃尽油，放入高汤，文火稍煮。

5. 加入肉丝烹饪至熟。加入食用盐调味。

【食用方法】可加入辣椒，使平性变为稍温性。有独特的茶香味。

【为什么呢】清解胃热，清热解毒，润肠通便，促进新陈代谢。

香油紫菜汤

【药膳食材】紫菜15g，香油适量。

【制作技术】1. 将紫菜洗净。

2. 将紫菜放入锅内，加入适量清水，武火煮沸。

【食用方法】滴入香油，喝汤。

【为什么呢】紫菜中富含膳食纤维，和香油协同促进排便。

【实际应用】适用于通便"排毒"、妇女或儿童热结便秘。

【警而远之】阳虚体质、感受外寒、脾胃虚寒者忌用蒲公英。糖尿病、糖耐量异常、痰湿内蕴、中满痞胀、肠滑泄泻者忌用蜂蜜，蜂蜜反生葱。外感疾病、湿热内蕴、肥胖者忌用猪肉。胃及十二指肠溃疡、急性胃炎、肺结核、痔疮、眼部疾病者忌用辣椒。

下元失固调理套餐
（2饮1糕点组合餐：一味薯蓣饮、桑葚饮、麻仁板栗糕）

一味薯蓣饮

【药膳食材】生山药120g。

【制作技术】1. 将生山药洗净，去皮、切成片。

2. 将生山药放入砂锅内，加入适量清水，武火煮沸，改文火水煎20min。

【食用方法】代茶徐徐温饮。

【实际应用】可单用或合用。适用于精气亏耗、下元失固型。

桑葚饮

【药膳食材】鲜桑葚、蜂蜜各 30g。

【制作技术】1. 将鲜桑葚洗净。

2. 将鲜桑葚放入砂锅内，加入适量清水，武火煮沸，改文火水煎 10min，去渣取汁。或鲜榨绞汁。

【食用方法】加入蜂蜜调服，每日 1 次。或每服绞汁 15ml。

【为什么呢】滋补肝肾，补益气血。

【实际应用】适用于肠燥便秘或习惯性便秘、精气亏耗、下元失固、心肾虚弱所致的失眠、头晕、眼花，肝肾不足引起的眩晕耳鸣、失眠多梦、须发早白，以及肝肾阴虚、精血亏损型贫血。

麻仁板栗糕

【药膳食材】火麻仁 15g，芝麻仁 30g，板栗粉 20g，玉米面 50g，酵母粉适量。

【制作技术】1. 将火麻仁洗净，破壳放入砂锅内，加入适量清水，武火煮沸，改文火水煎 20min，去渣取汁。

2. 将芝麻仁、板栗粉、玉米面、酵母粉用火麻仁汁调和均匀成团，静置至面团发酵好，分成小团状。

3. 蒸锅内加入适量清水，将面团放入蒸屉内，武火煮沸，中火蒸至面熟。

【食用方法】作为主食食用。

【实际应用】适用于精气亏耗、下元失固型。

【警而远之】脾胃虚寒、大便溏泄、糖尿病、妊娠、空腹忌用桑葚；忌食未成熟桑葚；因桑葚中含有溶血性过敏物质及透明质酸，一次过量食用容易发生溶血性肠炎；桑葚忌用铁器盛放，桑葚与铁器接触会发生化学反应从而产生毒性物质；桑葚中含有较多的胰蛋白酶抑制物，影响人体对铁、钙、锌等物质的吸收，儿童应少吃。糖尿病、糖耐量异常、痰湿内蕴、中满痞胀、肠滑泄泻者忌用蜂蜜，蜂蜜反生葱。脾虚湿盛、湿热实邪、胸腹满闷、大便干燥者忌用山药。食滞胃肠证常见为脘腹痞胀疼痛、厌食、嗳腐吞酸，或呕吐馊食、肠鸣矢气、泻下不爽、便质腐臭如败卵、苔厚腻、脉滑或沉实；阴虚火旺证常见为心烦失眠、口燥咽干、盗汗遗精、两颧潮红、小便短黄、大便干结，或咯血、衄血，或舌体、口腔溃疡、舌红少津、脉细数。大便溏泄、消化不良、经常便秘、上火严重、发热、糖尿病患者忌用板栗；板栗熟后食用，每次忌多食，否则容易导致气滞。

决明炖茄子

【药膳食材】决明子 10g，茄子 2 个，食用盐少许。
【制作技术】1. 将决明子、茄子洗净，茄子切成块。
2. 将决明子、茄子放入砂锅内，加入适量清水，武火煮沸，改文火炖至熟。
【食用方法】加入食用盐调味，作为菜肴佐餐食用。
【为什么呢】泻热导滞，润肠通便，祛邪（泻热、温散、通导）。
【实际应用】适用于便秘属热秘：大便干结、腹胀腹痛、口干口臭。兼症：面红心烦，或有身热、小便短赤。舌红、苔黄燥、脉滑数。
【警而远之】凡非血热阴虚或有外感风热者忌用决明子。大便不秘结时，决明子量宜酌减。茄子忌和螃蟹同食，术前 1 周、体质虚冷、脾胃虚寒、慢性肠滑腹泻、肺寒者忌食。

顺气导滞套餐（2 热组合餐：爆炒地瓜叶、油焖枳实白萝卜）

爆炒地瓜叶

【药膳食材】地瓜叶 500g，茶叶籽油、食用盐各少许。
【制作技术】1. 将地瓜叶洗净。
2. 热锅凉茶叶籽油，放入地瓜叶煎炒。
【食用方法】加入食用盐调味，作为菜肴佐餐食用。有独特的茶香味。

油焖枳实白萝卜

【药膳食材】枳实 10g，白萝卜 200g，茶叶籽油、食用盐各少许。

【制作技术】1. 将枳实、白萝卜洗净，白萝卜切成片。

2. 热锅凉茶叶籽油，放入枳实、白萝卜煎炒焖软。

【食用方法】加入食用盐调味，作为菜肴佐餐食用。有独特的茶香味。

【为什么呢】顺气导滞。

【实际应用】适用于气秘。主症：大便干结或不甚干结欲便不得出，或便而不爽肠鸣矢气。兼症：腹中胀痛、嗳气频作、纳食减少、胸胁痞满。舌苔薄腻、脉弦。

【警而远之】脾胃虚弱、阳气亏虚等虚弱体质及服用参类补气药物者忌用白萝卜。

猪肺煲

【药膳食材】猪肺 250g，陈皮 10g，杏仁、当归各 25g，肉桂 6g，生姜 20g，食用盐少许。

【制作技术】1. 将猪肺、陈皮、杏仁、当归、肉桂、生姜洗净，猪肺、姜切成片。

2. 将猪肺、陈皮、杏仁、当归、肉桂、生姜放入砂锅内，加入适量清水，武火煮沸，改文火炖至猪肺烂熟。

【食用方法】加入食用盐调味，作为菜肴佐餐食用。

【为什么呢】温里散寒，通便止痛。

【实际应用】适用于冷秘。主症：大便艰涩、腹痛拘急、胀满拒按。兼症：胁下偏痛、手足不温、呃逆呕吐。舌苔白腻、脉弦紧。

【警而远之】忌用腐烂生姜。"一年之内，秋不食姜；一日之内，夜不食姜。"阴虚火旺、目赤内热、痈肿疮疖、肺炎、肺脓肿、肺结核、胃溃疡、胆囊炎、肾盂肾炎、糖尿病、痔疮忌长期食用生姜。凡阴虚阳亢者，血热证、失血证者及孕妇忌用肉桂。凡脾胃湿邪、大便泄泻者忌用当归。

益气润肠饮

【药膳食材】人参 5g、黄芪、黑芝麻各 15g，陈皮 10g，蜂蜜 30g。

【制作技术】1. 将人参、黄芪、陈皮洗净。

2. 将人参、黄芪、黑芝麻、陈皮放入砂锅内，加入适量清水，武火煮沸，改文火水煎 25min，去渣取汁 300ml。

【食用方法】兑入蜂蜜搅拌均匀，喝汤。

【为什么呢】益气润肠，扶正（益气温阳，滋阴养血）。

【实际应用】适用于气虚秘。主症：大便并不干硬，虽有便意但排便困难用力努挣。兼症：汗出短气、便后乏力、面白神疲、肢倦懒言。舌淡苔白、脉弱。

【警而远之】一般人忌长时间服用人参。人参忌与藜芦同用，且服药期间忌用萝卜、浓茶。糖尿病、糖耐量异常、痰湿内蕴、中满痞胀、肠滑泄泻者忌用蜂蜜，蜂蜜反生葱。

五仁枣泥

【药膳食材】松子仁、麻子仁、柏子仁、黑芝麻、杏仁各 100g，大枣 500g。

【制作技术】1. 将食材洗净，松子仁、麻子仁、柏子仁、黑芝麻、杏仁捣为细碎。

2. 将大枣放入砂锅内，加入适量清水，武火煮沸，改文火熬煮至熟。去皮、去核，制成枣泥。

3. 加入松子仁、麻子仁、柏子仁、黑芝麻、杏仁，搅拌均匀。

【食用方法】每日舀一小汤匙约 10g 作为糕点食用。

【为什么呢】养血润燥，扶正（益气温阳，滋阴养血）。

【实际应用】适用于血虚秘。主症：大便干结、面色无华。兼症：头晕目眩、心悸气短、健忘、口唇色淡。舌淡苔白、脉细。

【警而远之】便溏、滑精、咳嗽痰多、腹泻、胆功能严重不良者忌用松子仁。湿痰、积滞、齿病、虫病、温热、暑湿诸病前后、黄疸、肿胀、糖尿病者忌用大枣，多食动风，脾反受病。便泻多痰者忌用柏子仁。

香蕉三仁粥

【药膳食材】松子仁、核桃仁、黑芝麻各 25g，香蕉 500g，粳米 50g，蜂蜜适量。

【制作技术】
1. 将粳米洗净。将松子仁、核桃仁去衣，烘干研碎。将黑芝麻放入炒锅内，文火炒至半生。香蕉去皮、切成块。
2. 将粳米、松子仁放入砂锅内，加入适量清水，武火煮沸，改文火熬煮至熟成粥。
3. 将核桃仁、黑芝麻、香蕉、蜂蜜放入粥中，搅拌均匀。

【食用方法】早餐空腹及晚上睡前服用。

【为什么呢】滋阴通便，扶正（益气温阳，滋阴养血）。松子仁、粳米二者合为粥能够补虚、养液、润肺、滑肠。

【实际应用】适用于阴虚秘：大便干结如羊屎状、形体消瘦、潮热盗汗。兼症：头晕耳鸣、两颧红赤、心烦少眠、腰膝酸软。舌红少苔、脉细数。还适用于中老年人及体弱早衰、产后体虚，头晕目眩、肺燥咳嗽咯血、慢性便秘者。

【警而远之】便溏、滑精、咳嗽痰多、腹泻、胆功能严重不良者忌用松子仁。糖尿病、糖耐量异常、痰湿内蕴、中满痞胀、肠滑泄泻者忌用蜂蜜，蜂蜜反生葱。

芋头糕

【药膳食材】芋头 500g，马铃薯 100g，芝麻、香蕉、苹果、桑葚、松子仁、核桃仁、蜂蜜各适量。

【制作技术】
1. 将芋头、马铃薯、苹果、桑葚洗净。将香蕉、苹果去皮，切成小丁。
2. 将芋头、马铃薯放入蒸锅屉中蒸熟软，去皮，杵成泥状。
3. 放入模具里成型，倒出，撒上芝麻、香蕉、苹果、桑葚、松子仁、核桃仁、蜂蜜。

【食用方法】作为糕点食用。食材均具有润肠通便作用，成分互补，作用 1+1>2。

【为什么呢】温阳通便，扶正（益气温阳，滋阴养血）。

【实际应用】适用于阳虚秘。主症：大便干或不干、排出困难、四肢不温、腹中冷痛。兼症：小便清长、面色㿠白，或腰膝酸冷。舌淡苔白、脉沉迟。

【警而远之】食滞胃痛、小儿食滞、肠胃湿热有痰、过敏性体质、糖尿病忌用芋头。糖尿病、痰湿咳嗽、脾胃虚寒者忌用甘蔗。甘蔗虽然有解酒功能，但忌与白酒同食，否则易生痰；忌与葡萄酒同食，否则会降低机体对铜的吸收。脾胃虚寒、大便溏泄、糖尿病、妊娠、空腹忌用桑葚；忌食未成熟桑葚；因桑葚中含有溶血性过敏物质及透明质酸，一次过量食用容易发生溶血性肠炎；桑葚忌用铁器盛放，桑葚与铁器接触会发生化学反应从而产生毒性物质；桑葚中含有较多的胰蛋白酶抑制物，影响人体对铁、钙、锌等物质的吸收，儿童应少吃。便溏、滑精、咳嗽痰多、腹泻、胆功能严重不良者忌用松子仁。糖尿病、糖耐量异常、痰湿内蕴、中满痞胀、肠滑泄泻者忌用蜂蜜，蜂蜜反生葱。

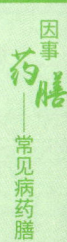

燕麦傍玉米

【药膳食材】燕麦50g，玉米棒1个。

【制作技术】1.将玉米棒洗净，放入锅内，加入适量清水，武火煮沸，改文火煮至熟，捞出。

2.放入燕麦，武火煮沸，文火熬煮至熟成粥。

【食用方法】吃玉米粒，喝燕麦粥。

【为什么呢】二者均富含膳食纤维。燕麦所含氨基酸种类齐全且平衡，低碳水化合物、低热量、低升糖指数。补益脾胃，滑肠降浊，健脾益气，降血糖，预防便秘。

【实际应用】适用于糖尿病之便秘。

【警而远之】忌吸烟和烈性酒。忌吃用单糖，如蔗糖、蜜糖及各种糖果、甜糕点饼干、冰淇淋、含糖软饮料等。忌吃辛辣刺激之品和膏粱厚味。少食用胆固醇含量高的食物，如动物内脏、全脂牛奶、蛋黄等。忌偏食。忌过度疲劳。忌精神紧张。忌用手抓挠。忌光脚走路。忌修剪指、趾甲过短。

槐花代茶饮

【药膳食材】槐花3g。

【制作技术】1. 将食材洗净。

2. 将食材放入砂锅内，加入适量清水，武火煮沸，改文火水煎 15min。

【食用方法】代茶饮用。

【为什么呢】清热、凉血、止血。

【实际应用】适用于便血者。

【警而远之】虚寒证及孕妇忌用槐花。

蜜饯山楂

【药膳食材】生山楂 500g，蜂蜜 250g。

【制作技术】1. 将生山楂洗净，去果柄、果核。

2. 将生山楂放在铝锅内，加入适量清水，武火煮沸，改文火熬煮至七成熟烂。

3. 水将耗干时加入蜂蜜，文火熬煮熟透，收汁。

【食用方法】放瓶罐中贮存。每次吃 1 匙。

【为什么呢】开胃，消肉食积，止泻痢，活血祛瘀。

【实际应用】适用于饭前食用可增进食欲，饭后食用可治疗肉食不消，大量食用可治疗泻痢、冠心病心区不适等症。

【警而远之】妊娠、空腹、脾虚胃弱无积滞、气虚便溏、糖尿病忌用山楂，山楂食用后应立即漱口，忌多食。糖尿病、糖耐量异常、痰湿内蕴、中满痞胀、肠滑泄泻者忌用蜂蜜，蜂蜜反生葱。

丁香姜糖

【药膳食材】生姜碎末 30g，丁香粉 5g，白砂糖 250g，香油少许。

【制作技术】1. 将大搪瓷盘中表面涂抹香油。

2. 将白砂糖放在铝锅中，加清水少许，文火煎熬至较稠厚，加入生姜碎末、丁香粉，调匀，文火煎熬至用铲挑起即成丝状而不粘手。

3. 将糖倒在大搪瓷盘中，凉后将糖分割成条，再割成块。

【食用方法】每日饭后食用数块。

【为什么呢】温胃、降逆、止呕。

【实际应用】适用于胃寒型呕逆、呕吐、胃痛等症。

【警而远之】忌用腐烂生姜。"一年之内，秋不食姜；一日之内，夜不食姜。"阴虚火旺、目赤内热、痈肿疮疖、肺炎、肺脓肿、肺结核、胃溃疡、胆囊炎、肾盂肾炎、糖尿病、痔疮忌长期食用生姜。孕妇，婴幼儿，热病、阴虚内热者忌用丁香。

姜醋

【药膳食材】生姜 100g，米醋 250ml。

【制作技术】将生姜洗净，切成细丝，浸泡在米醋中，密闭贮存。

【食用方法】每日空腹服用 10ml。

【为什么呢】温脾胃，散寒，敛气止痛。

【实际应用】以此醋液调食鱼虾蟹肉，可防止中毒。适用于慢性萎缩性胃炎胃痛、感寒性腹痛、蛔虫症腹痛，以及过食水果腹痛等症。

【警而远之】忌用腐烂生姜。"一年之内，秋不食姜；一日之内，夜不食姜。"阴虚火旺、目赤内热、痈肿疮疖、肺炎、肺脓肿、肺结核、胃溃疡、胆囊炎、肾盂肾炎、糖尿病、痔疮忌长期食用生姜。

醋浸生姜饮

【药膳食材】生姜、醋、红糖各适量。

【制作技术】将生姜洗净，切成片，以醋浸腌一昼夜。

【食用方法】取 3 片，加红糖，以沸水冲泡，温浸片刻。代茶频频饮用。

【为什么呢】和胃降逆止呕，抗菌，增进食欲。

【实际应用】适用于食欲不振、反胃呕吐、胃痛等症。

【警而远之】忌用腐烂生姜。"一年之内，秋不食姜；一日之内，夜不食姜。"阴虚火旺、目赤内热、痈肿疮疖、肺炎、肺脓肿、肺结核、胃溃疡、胆囊炎、肾盂肾炎、糖尿病、痔疮忌长期食用生姜。高脂血症、肥胖症、糖尿病、龋齿、便秘、口舌生疮（主要指老年人）、平素痰湿偏盛、消化不良、产前经常吐酸水、晚上睡觉前（特别是儿童），以及夏天忌用红糖，多食令人胀闷、助热、生痰、损齿、生疳虫、消肌肉。

益脾饼

【药膳食材】 白术10g，干姜6g，大枣3个，鸡内金3g，面粉100g，茶叶籽油适量，食用盐少许。

【制作技术】 1. 将白术、干姜、大枣洗净，将白术、干姜装入纱布袋，扎口。

2. 将白术、干姜、大枣放入砂锅内，加入适量清水，武火煮沸，改文火熬煮1h，除去药包、枣皮、枣核，把枣肉搅拌成枣泥。

3. 将鸡内金轧碎成细粉，与面粉混合均匀，倒入枣泥，加入适量清水，合成面团。

4. 将面团分成若干小团，擀成薄片，刷上茶叶籽油，撒上食用盐，卷成卷儿，擀成薄片做成薄饼，放入电饼铛中烙熟。

【食用方法】 空腹时细细嚼咽，作为正餐主食食用。有独特的茶香味。鸡内金一般用量为煎服3～9g、微炒研末吞服1.5～3.0g，微炒研末吞服疗效优于汤剂。

【为什么呢】 健脾燥湿，益气生津，开胃消食。

【实际应用】 适用于食欲不振、脾胃湿寒、食后胃痛、完谷不化、慢性腹泻、慢性肠胃病等。

【警而远之】 脾虚无积滞者忌用鸡内金。湿痰、积滞、齿病、虫病、温热、暑湿诸病前后、黄疸、肿胀、糖尿病者忌用大枣，多食动风，脾反受病。凡阴虚内热、津亏燥咳者忌用白术。

益气健脾养胃粥

【药膳食材】 人参3g或党参9g，黄芪9g，大枣15g，橘皮1.5g，茯苓15g，生姜3g，粳米50g。

【制作技术】 1. 将食材洗净，大枣去核。将人参或党参、生姜切为薄片，茯苓捣碎，同黄芪、大枣、橘皮一起放入砂锅内，加冷水高出食材3cm，浸泡1h。

2. 武火煮沸，每10min搅拌1次，改文火煎煮30min。

3. 将汁液过滤倒出，往砂锅内加热水，水面稍高于食材，文火煎煮

20min。

4. 共煎两次，去渣取汁，将两次煎取的汁液混合均匀。加入粳米，文火熬煮至熟成粥。

【食用方法】分早、晚各服1次。

【为什么呢】补益元气，益气补虚，健脾开胃，抗衰老。

【实际应用】适用于气虚体弱、脾胃不足、倦怠无力、面色发白、饮食减少、食欲不振、反胃呕吐、大便稀薄等。

【警而远之】一般人忌长时间服用人参。人参忌与藜芦同用，且服药期间忌用萝卜、浓茶。非体虚而有实邪者忌用党参，党参反藜芦。茯苓忌与醋同食。津亏实热者不宜用橘皮。忌用腐烂生姜。"一年之内，秋不食姜；一日之内，夜不食姜。"阴虚火旺、目赤内热、痈肿疮疖、肺炎、肺脓肿、肺结核、胃溃疡、胆囊炎、肾盂肾炎、糖尿病、痔疮忌长期食用生姜。凡有湿痰、积滞、齿病、虫病、温热、暑湿诸病前后、黄疸、肿胀、糖尿病者忌用大枣，多食大枣动风，脾反受病。

虚寒胃痛套餐（1副1饮组合餐：胡椒砂仁炖猪肚、姜双椒饮）

胡椒砂仁炖猪肚

【药膳食材】猪肚1个，胡椒、砂仁、干姜、葱各6g，陈皮、肉桂各3g，食用盐少许。

【制作技术】1. 将猪肚、干姜、陈皮、肉桂、葱洗净，葱切成段，姜切成片。将干姜、陈皮、肉桂、葱、胡椒、砂仁、食用盐放入猪肚内。

2. 将猪肚放入砂锅内，加入适量清水，武火煮沸，改文火炖至猪肚熟烂。

【食用方法】将猪肚切成小块，酌量食用。

姜双椒饮

【药膳食材】生姜或干姜或煨姜、川椒（花椒、蜀椒）各3g，胡椒1.5g。

【制作技术】1. 将生姜或干姜或煨姜、川椒（花椒、蜀椒）、胡椒洗净。

　　　　　　2. 将食材放入砂锅内，加入适量清水，武火煮沸，改文火水煎 20min。

【食用方法】喝汤。胡椒若作粉剂内服 0.3g。

【为什么呢】温中散寒。干姜温中散寒作用较生姜为强。暖脾胃，散寒邪，燥湿。

【实际应用】适用于胃寒或虚寒型胃脘痛、寒湿或风寒型泄泻者。

【警而远之】凡阴虚阳亢、血热证、失血证者及孕妇忌用肉桂。忌用腐烂生姜。"一年之内，秋不食姜；一日之内，夜不食姜。"阴虚火旺、目赤内热、痈肿疮疖、肺炎、肺脓肿、肺结核、胃溃疡、胆囊炎、肾盂肾炎、糖尿病、痔疮忌长期食用生姜。阴虚有实热者忌用砂仁。

橘皮（陈皮）代茶饮

【药膳食材】橘皮（陈皮）3g。

【制作技术】1. 将食材洗净，掰成小块。

　　　　　　2. 将食材放入瓷杯中，用沸水冲泡。

【食用方法】代茶饮用。

【为什么呢】理气健胃。

【实际应用】适用于气滞型胃脘痛。

【警而远之】津亏实热者不宜用橘皮。

马齿苋饮

【药膳食材】鲜马齿苋 250g 或干马齿苋 50g。

【制作技术】1. 将食材洗净，剪碎。

　　　　　　2. 将食材放入砂锅内，加入适量清水，武火煮沸，改文火水煎 20min。

【食用方法】每日分 2 次饮用。

【为什么呢】清热解毒，消痈肿，止血。

【实际应用】适用于湿热泄泻、慢性痢疾、肠炎和痢疾腹痛、腹泻等症。

【警而远之】马齿苋为寒凉之品，脾胃虚弱、大便泄泻者及孕妇忌用，忌与胡椒、鳖甲同食。

白黄褐色拼盘

- 【药膳食材】清炒山药、薤白炒鸡蛋、烧鸭肫各1份，杏仁酒100g。
- 【制作技术】分别清炒山药、薤白炒鸡蛋、烧鸭肫，拼盘。
- 【食用方法】作为菜肴佐餐食用。
- 【为什么呢】宣气润肠。山药润肺补脾，生津通便。薤白下气宽胸散结。鸭肫健脾和胃，化食消胀。加上杏仁宣肺理气、润肠通便的作用和酒的行药效之力。用开宣肺气法来治疗大便不通、脘腹胀痛之类病证，正属中医妙法之"提壶揭盖"。
- 【实际应用】适用于肺气壅滞所致腹胀、舌苔赤黄、肺脉滞涩。
- 【警而远之】脾虚湿盛、湿热实邪、胸腹满闷、大便干燥者忌用山药。外感发热、痰饮较盛、食积内停者忌用鸡蛋。

健脾止泻套餐（1主1粥组合餐：山药面条、健脾止泻粥）

山药面条

- 【药膳食材】面粉、山药粉各100g，黄豆粉20g，鸡蛋1个，葱6g，生姜5g，胡椒粉3g，猪油、食用盐各少许。
- 【制作技术】
  1. 将葱、生姜洗净，葱切成段，姜切成片。
  2. 将面粉、山药粉、黄豆粉、鸡蛋磕开倒出的鸡蛋液放入盆中，加入适量清水、食用盐，揉成面团，擀成薄面片，切成面条。
  3. 锅内加入适量清水，放入猪油、葱、生姜，武火煮沸，将面条下入锅内，改中火煮熟。
- 【食用方法】加入胡椒粉调味，作为主食食用。

健脾止泻粥

- 【药膳食材】山药、薏苡仁各50g，茯苓、芡实、莲子、白扁豆各15g，板栗10g，大枣2个，粳米50g，冰糖10g。

【制作技术】1. 将山药、薏苡仁、茯苓、芡实、莲子、白扁豆、大枣、粳米洗净。将山药去皮、切成块。将山药、薏苡仁入炒锅，文火炒至微黄。白扁豆切碎，板栗去皮，大枣去核。将芡实、莲子放入砂锅内，加入适量清水，浸泡1h。

2. 将山药、薏苡仁、茯苓、白扁豆、板栗、大枣、粳米放入砂锅内，加入适量清水，武火煮沸，改文火熬煮至熟成粥。

3. 放入冰糖，文火煮至沸。

【食用方法】1日内分2次食用。吃芡实时要用慢火炖煮至烂熟，细嚼慢咽，方能起到充养身体的作用。

【为什么呢】多种食材功效协同助力健脾、祛湿、止泻。健脾益气，升清止泻，补肾强筋骨。新鲜芡实和莲藕、茭白、荸荠等8种植物并称为"水八仙"。芡实和莲子，一个除湿功能特别强，一个补脾之力特别强，两者一起吃，再加点别的食材，那就是祛湿不可多得的药膳方了。莲子配芡实，不仅治愈脾肾气虚，还把湿气一扫而光。

【实际应用】适用于慢性肠炎证属脾虚、肾虚者，以及平素脾胃气虚见有周身乏力、气短懒言、头晕耳鸣、大便溏泻、胃脘不舒者；或脾虚泄泻，表现为大便溏泻、容易反复、饮食减少、食后脘闷不舒，稍进油腻食物就会大便次数增多，还伴有尿少、面色萎黄、身重胸满、神疲倦怠、舌淡苔白腻、脉细弱等；或慢性痢疾、遗精、带下、小便频数等病症。

【警而远之】脾虚湿盛、湿热实邪、胸腹满闷、大便干燥者忌用山药。茯苓忌与醋同食。脾虚无湿者、孕妇、对本品过敏者忌用薏苡仁。因芡实有较强收涩作用，便秘、尿赤、妇女产后忌用。气郁痞胀、溺赤便秘、食不运化、新产后忌用莲子。扁豆含有凝集素及能引发溶血症的皂苷，忌未熟透食用，否则会食物中毒。湿痰、积滞、齿病、虫病、温热、暑湿诸病前后、黄疸、肿胀、糖尿病者忌用大枣，多食动风，脾反受病。外感发热、痰饮较盛、食积内停者忌用鸡蛋。忌用腐烂生姜。"一年之内，秋不食姜；一日之内，夜不食姜。"阴虚火旺、目赤内热、痈肿疮疖、肺炎、肺脓肿、肺结核、胃溃疡、胆囊炎、肾盂肾炎、糖尿病、痔疮忌长期食用生姜。食滞胃肠证常见为脘腹痞胀疼痛、厌食、嗳腐吞酸，或呕吐馊食、肠鸣矢气、泻下不爽、便质腐臭如败卵、苔厚腻、脉滑或沉实；阴虚火旺证常见为心烦失眠、口燥咽干、盗汗遗精、两颧潮红、小便短黄、大便干结，或咯血、衄血、或舌体、口腔溃疡、舌红少津、脉细数。大便溏泄、糖尿病患者忌服板栗；板栗熟后食用，消化不良、经常便秘、上火严重、发热者和儿童忌多食，否则容易导致气滞。

姜茶乌梅蜜饮

【药膳食材】生姜 10g，乌梅肉 30g，绿茶 5g，红糖、蜂蜜各适量。

【制作技术】1. 将生姜、乌梅肉、绿茶洗净。将生姜切成丝，乌梅肉用剪刀剪碎。

2. 将生姜、乌梅肉、绿茶共放保温杯中，以沸水冲泡，盖上盖子温浸 30min，加入红糖。

【食用方法】调入蜂蜜，趁热顿服，每日 3 次。

【为什么呢】抗菌。

【实际应用】适用于细菌性痢疾和阿米巴痢疾。

【警而远之】外有表邪、内有实热积滞者忌用乌梅。高脂血症、肥胖症、糖尿病、龋齿、便秘、口舌生疮（主要指老年人）、平素痰湿偏盛、消化不良、产前经常吐酸水、晚上睡觉前（特别是儿童），以及夏天忌用红糖，多食令人胀闷、助热、生痰、损齿、生疳虫、消肌肉。忌用腐烂生姜。"一年之内，秋不食姜；一日之内，夜不食姜。"阴虚火旺、目赤内热、痈肿疮疖、肺炎、肺脓肿、肺结核、胃溃疡、胆囊炎、肾盂肾炎、糖尿病、痔疮忌长期食用生姜。糖尿病、糖耐量异常、痰湿内蕴、中满痞胀、肠滑泄泻者忌用蜂蜜，蜂蜜反生葱。

湿热泄泻调理套餐（1饮1粥组合餐：复方荷叶代茶饮、八宝粥*）

复方荷叶代茶饮

【药膳食材】鲜荷叶、鲜竹叶、鲜扁豆花、鲜藿香各 6g。

【制作技术】1. 将鲜荷叶、鲜竹叶、鲜扁豆花、鲜藿香洗净。

2. 将食材放入砂锅内，加入适量清水，武火煮沸，改文火水煎 10min。

【食用方法】代茶饮用。

【为什么呢】祛暑化湿，发表解暑。

【实际应用】适用于湿热或暑湿型泄泻。

八宝粥*

【药膳食材】芡实、山药、茯苓、莲子、薏苡仁、白扁豆、党参、白术各6g，粳米50g。或将党参、白术各6g两种食材替换成大枣、龙眼肉、百合各6g。

【制作技术】1.将芡实、山药、茯苓、莲子、薏苡仁、白扁豆、党参、白术、粳米洗净，除粳米外的食材放入砂锅内，加冷水约高出食材3cm，食材经水浸泡1h。

2.武火煮沸，改文火熬煮40min，捞出党参和白术。

3.将粳米放入砂锅内，武火煮沸，改文火熬煮至熟成粥。

【食用方法】每天早、晚各食用1次，连吃数日。吃芡实时要用慢火炖煮至烂熟，细嚼慢咽，方能起到充养身体的作用。

【为什么呢】新鲜芡实和莲藕、茭白、荸荠等8种植物并称为"水八仙"。芡实和莲子，一个除湿功能特别强，一个补脾之力特别强，两者一起吃，再加点别的食材，那就是祛湿不可多得的药膳方了。莲子配芡实，不仅治愈脾肾气虚，还把湿气一扫而光。

【实际应用】适用于体虚乏力、虚肿泄泻、失眠、口渴、咳嗽少痰等症。

【警而远之】女性经期忌用荷叶。脾虚湿盛、湿热实邪、胸腹满闷或大便干燥者均忌用山药。脾虚无湿者、孕妇、对本品过敏者忌用薏苡仁。急性胃肠炎、急性胆囊炎、肝炎等，表现饮食停滞、呕吐腹痛、胃脘胀闷、大便滑泻、舌苔厚腻者，龋齿、糖尿病、支气管炎、肺炎患者，孕妇，小儿，服用糖皮质激素、苦味健胃药、退热药者，均忌用龙眼肉。扁豆含有凝集素及能引发溶血症的皂苷，忌未熟透食用，否则会食物中毒。凡有湿痰、积滞、齿病、虫病、温热、暑湿诸病前后、黄疸、肿胀、糖尿病者忌用大枣，多食大枣动风，脾反受病。中寒者忌用百合。非体虚而有实邪者忌用党参，党参反藜芦。凡阴虚内热、津亏燥咳者忌用白术。

久泻久痢套餐
（2 小吃 1 饮组合餐：锅巴莲子糖散、龙眼肉橘饼糖、乌梅双糖饮）

锅巴莲子糖散

【药膳食材】饭锅巴 300g，去芯莲子 30g，白糖少许。
【制作技术】将饭锅巴、去芯莲子研末，和白糖混合均匀。
【食用方法】饭前服 3 匙，每日 3 次。

龙眼肉橘饼糖

【药膳食材】白砂糖 500g，龙眼肉、橘饼各 100g，茶叶籽油少许。
【制作技术】1. 将龙眼肉、橘饼洗净。大搪瓷盘中表面涂抹茶叶籽油。

2. 将白砂糖放在铝锅中，加清水少许，以文火煎熬至较稠厚。

3. 加入橘饼、龙眼肉，调匀，文火煎熬至用铲挑起即成丝状而不粘手。

4. 将糖倒在大搪瓷盘中，稍冷，将糖分割成条，再分割成 100 块。

【食用方法】每日当成糖果吃 1 块。有独特的茶香味。

乌梅双糖饮

【药膳食材】乌梅 10g，红糖 100g，冰糖 15g。
【制作技术】1. 将乌梅洗净，放在铝锅中，加入适量清水浸泡透发。

2. 武火煮沸，改文火煎煮至五成熟，捞出，去核，把果肉切成丁。

3. 放入原液中，武火煮沸，加红糖、冰糖，改文火煎煮至七成熟烂，浓煎收汁。

【食用方法】趁热呷饮。
【为什么呢】红糖补脾缓急、活血，乌梅与冰糖同用，酸甘化阴，涩肠止痢，开胃，生津，收敛，安蛔。
【实际应用】适用于泻痢日久、下痢稀薄、时作时止、口干津伤、不思饮食、食欲不振、纳差乏力、消渴、腹部隐痛、蛔虫性腹痛等症。

【警而远之】痢疾初起、湿热壅盛、实证较著者忌用。气郁痞胀、溺赤便秘、食不运化、新产后忌用莲子。湿阻中焦、饮食停滞、呕吐腹痛、胃脘胀闷、大便滑泻、舌苔厚腻、急性胃肠炎、急性胆囊炎、肝炎、糖尿病、支气管炎、肺炎、龋齿、服用糖皮质激素或苦味健胃药或退热药者、孕妇、小儿忌用龙眼肉。外有表邪、内有实热积滞者忌用乌梅。高脂血症、肥胖症、糖尿病、龋齿、便秘、口舌生疮（主要指老年人）、平素痰湿偏盛、消化不良、产前经常吐酸水、晚上睡觉前（特别是儿童），以及夏天忌用红糖，多食令人胀闷、助热、生痰、损齿、生痔虫、消肌肉。

姜茶

【药膳食材】生姜、绿茶各 10g。

【制作技术】1. 将食材洗净，姜切成片。

2. 将食材放入砂锅内，加入适量清水，武火煮沸，文火浓煎（或绿茶、干姜丝各 3g，放入瓷杯中，以沸水冲泡，盖上盖子温浸 10min。代茶频频饮用）。

【食用方法】温服。

【为什么呢】绿茶，味甘、苦，性凉，泻热生津，抑制痢疾杆菌。生姜，味辛，性温，和中止呕，绿茶与之配伍，一寒一热，则阴阳平调，治疗下痢赤白、呕恶不止。

【实际应用】适用于急性胃肠炎的吐、泻、烦躁等症。

【警而远之】忌用腐烂生姜。"一年之内，秋不食姜；一日之内，夜不食姜。"阴虚火旺、目赤内热、痈肿疮疖、肺炎、肺脓肿、肺结核、胃溃疡、胆囊炎、肾盂肾炎、糖尿病、痔疮忌长期食用生姜。

荔枝粥

【药膳食材】干荔枝肉 50g，山药、莲子各 10g，粳米 50g。

【制作技术】1. 将食材洗净，将干荔枝肉、山药、莲子捣碎。

2. 将食材放入砂锅内，加入适量清水，武火煮沸，改文火熬煮至熟成粥。

【食用方法】每晚食用。
【为什么呢】补益肝血,补脾止泻,养肺益阴,健脾胃,补肺肾,养心安神。
【实际应用】适用于老年晨起腹泻(五更泻)症。
【警而远之】空腹、过敏、糖尿病、阴虚火旺、皮肤易生疮、胃热口苦、牙病者忌用荔枝,忌大量进食。脾虚湿盛、湿热实邪、胸腹满闷、大便干燥者忌用山药。气郁痞胀、溺赤便秘、食不运化、新产后忌用莲子。

陈草蜜膏

【药膳食材】陈皮、甘草各 100g,蜂蜜适量。
【制作技术】1. 将陈皮、甘草洗净,加清水适量浸泡透发。
2. 将陈皮、甘草放入砂锅内,加入适量清水,武火煮沸,改文火煎煮,每 20min 取煎液 1 次,加清水再煎,共取 3 次,合并煎液。
3. 以文火煎熬浓缩至稠膏,加入蜂蜜至沸,冷却装瓶。
【食用方法】每次 1 汤匙约 15ml 或 15g,直接食用,每日 2 次。
【为什么呢】调畅中焦,行气止痛,利胆护肝,抗菌消炎,缓急止痛。
【实际应用】适用于胃、十二指肠溃疡。
【警而远之】糖尿病、糖耐量异常、痰湿内蕴、中满痞胀、肠滑泄泻者忌用蜂蜜,蜂蜜反生葱。

凉血止血饮

【药膳食材】鲜白茅根、鲜小蓟各 30g,黄花菜、鲜藕各 60g,栀子仁细末 6g。
【制作技术】1. 将鲜白茅根、鲜小蓟、黄花菜、鲜藕洗净。鲜藕切成片。
2. 将鲜白茅根、鲜小蓟、黄花菜、鲜藕放入砂锅内,加入适量清水,武火煮沸,改文火水煎 20min,去渣取汁。
3. 调入栀子仁细末,文火稍煮片刻。
【食用方法】1 日内分 2 次饮服。
【为什么呢】凉血止血。
【实际应用】适用于上消化道出血证属胃热或肝火者。
【警而远之】脾胃虚寒、溲多不渴者忌用鲜白茅根。黄花菜性凉,忌多食。

肝硬化药膳

下气解郁套餐（2 饮组合餐：复方佛花代茶饮、下气汤）

复方佛花代茶饮

【药膳食材】橘皮、佛手各 9g，玫瑰花 6g。
【制作技术】1. 将橘皮、佛手、玫瑰花洗净，将橘皮、佛手切为细丝。
2. 将食材放入瓷杯中，用沸水冲泡。
【食用方法】代茶饮用。
【为什么呢】理气解郁，健脾疏肝，调畅中焦，行气止痛，利胆护肝，活血散瘀。

下气汤

【药膳食材】甘草 6g，五味子 6g，茯苓、杏仁（泡，去皮尖）9g，橘皮 6g。
【制作技术】1. 将甘草、五味子、茯苓、杏仁、橘皮洗净，放入砂锅内，加冷水高出食材 3cm，食材经水浸泡 1h。
2. 武火煮沸，每 10min 搅拌 1 次，改文火煎煮 30min。
3. 将汁液过滤倒出，往砂锅内加热水，水面稍高于食材，文火煎煮 20min。
4. 共煎两次，去渣取汁，将两次煎取的汁液混合均匀。
【食用方法】分早、晚两次服用，日服 1 剂，温热服用。
【为什么呢】降胃泻肺。
【实际应用】适用于早期肝硬化证属气滞者、气滞型胃痛、气滞于右胁及胸膈者。
【警而远之】津亏实热者不宜用橘皮。玫瑰花忌与茶叶同泡喝，月经量过多者经期忌用。表有风寒、外有表邪、内有实热、麻疹初发者忌用五味子。茯苓忌与醋同食。

复方桃仁粥

【药膳食材】桃仁 9g，陈皮 6g，生山楂 12g，粳米 50g。

【制作技术】1. 将食材洗净。

2. 将桃仁、陈皮、生山楂放入砂锅内，加入适量清水，武火煮沸，改文火水煎 20min，去渣取汁。

3. 加入粳米，文火熬煮至熟成粥。

【食用方法】1 日内分 2 次服。

【为什么呢】破血行瘀，活血化瘀，行气散瘀，理气健脾疏肝，利胆护肝，调畅中焦，行气止痛。

【实际应用】适用于早期肝硬化证属气滞血瘀者。

【警而远之】妊娠、空腹、脾虚胃弱无积滞、气虚便溏、糖尿病忌用山楂，山楂食用后应立即漱口，忌多食。桃仁破血祛瘀，能堕胎，故无瘀滞、脾虚便溏者及孕妇忌用。

利水消肿套餐（1 饮 1 汤组合餐：玉米须二皮饮、鲤鱼导水汤）

玉米须二皮饮

【药膳食材】玉米须 30g，冬瓜皮、茯苓皮各 15g。

【制作技术】1. 将玉米须、冬瓜皮、茯苓皮洗净，放入砂锅内，加冷水高出食材 3cm，食材经水浸泡 1h。

2. 武火煮沸，每 10min 搅拌 1 次，改文火煎煮 30min。

3. 将汁液过滤倒出，往砂锅内加热水，水面稍高于食材，文火煎煮 20min。

4. 共煎两次，去渣取汁，将两次煎取的汁液混合均匀。

【食用方法】作饮料日常饮服。

【为什么呢】利尿，利水消肿，健脾渗湿。

【实际应用】适用于肝硬化腹水表现为水臌者。

鲤鱼导水汤

【药膳食材】鲤鱼一条 250g 左右，黄芪、茯苓各 45g，猪苓 30g，陈皮 15g，楮实子、水红花子各 30g，缩砂仁 15g，田三七 10g，红白糖少许。

【制作技术】1. 将鲤鱼去鳞、去鳃、去内脏，洗净，放入砂锅内。将黄芪、茯苓、猪苓、陈皮、楮实子、水红花子、缩砂仁、田三七洗净，放入砂锅内。

2. 砂锅内加入清水 1500ml，武火煮沸，改文火熬煮 25min。

3. 取出药物，加入红白糖。

【食用方法】吃鱼喝汤，每日 1 剂，分 2 次服完，连服 1 周为 1 疗程。

【为什么呢】扶正祛邪，攻补兼施，益气化瘀利水，消肿除胀。

黄芪，保肝护肝、防止肝糖原减少、增强免疫、显著消退脾虚型肝硬化腹水。茯苓提取物调节免疫、保肝护酶、诱生和促诱生干扰素。猪苓，利水渗湿、保肝护酶、预防治疗肝损伤、促进再生、增强和调节免疫系统。水红花子、楮实子同用，性味甘寒，既能活血化瘀、养阴利水，又能滋补肝肾、健脾消癥，加田三七注入肝、胃经，止血化瘀、活络止痛，止血而不留瘀，又能防治门脉高压之上下腔静脉破裂出血。三七总皂苷是从三七中提取的药用成分，可促进肝脏脱氧核糖核酸和血清蛋白质的合成，护肝、降酶、化瘀、退黄。陈皮、砂仁二味，理气、化湿、健胃、醒脾。鲤鱼及诸药配方，共奏扶正利水、护肝健脾、益胃止血、化瘀软坚、回缩肝脾之功效。

【实际应用】适用于凡由肝、肾、心、肺疾患及营养不良所致的低蛋白血症性水肿、腹水，肝硬化腹水，小便不利者。

【警而远之】服时应忌钠盐。茯苓忌与醋同食。

高 血 压 药 膳

肝阳上亢型高血压套餐
（1 饮 1 粥组合餐：清肝热降压代茶饮、清肝热利尿降压粥）

清肝热降压代茶饮

【药膳食材】杭白菊花、山楂、决明子、罗布麻各 10g，鲜荷叶 30g，大枣 20g。

【制作技术】1. 将杭白菊花、山楂、决明子、罗布麻、鲜荷叶、大枣洗净。山楂切成片，荷叶手撕成小块，大枣去核。

2. 将食材放入瓷杯中，用沸水冲泡 15min。

【食用方法】代茶饮用。
【为什么呢】清肝泻热，清火降压，强心利尿。决明子清肝明目，罗布麻平抑肝阳、清肝热、降血压、利尿，两者合用，清肝热降压作用 1+1>2。

清肝热利尿降压粥

【药膳食材】芹菜连根 150g，葛根 120g，薏苡仁、粳米各 30g。
【制作技术】1. 将芹菜连根、薏苡仁、粳米洗净。将芹菜连根切碎，葛根去皮、洗净、切成片。将薏苡仁放入砂锅内，加入适量清水浸泡 2h。
2. 将其余食材放入砂锅内，加入适量清水，武火煮沸，改文火熬煮至熟成粥。

【食用方法】喝粥。
【为什么呢】清肝热，清热利尿，降血压。
【实际应用】适用于肝阳上亢、阴虚阳亢证或肝热类型或痰湿盛的高血压、动脉硬化、冠心病、高脂血症及肥胖病患者，症见头痛而眩、烦躁不安、胸闷心烦易怒、夜睡不宁、肢体麻木、风湿性关节疼痛属湿热者、面红口苦咽干、大便干结、小便不利、脉弦有力。
【警而远之】脾肾阳虚者忌用。肾虚型高血压病忌用。属于阴阳两虚型者，痰湿型、血瘀型高血压病患者忌用菊花，否则降血压效果不佳。妊娠、空腹、脾虚胃弱无积滞、气虚便溏、糖尿病忌用山楂，山楂食用后应立即漱口，忌多食。女性经期忌用荷叶。外感疾病、湿热内蕴、肥胖者忌用猪肉。湿痰、积滞、齿病、虫病、温热、暑湿诸病前后、黄疸、肿胀、糖尿病者忌用大枣，多食动风，脾反受病。凡非血热阴虚或有外感风热者忌用决明子。大便不秘结时，决明子量宜酌减。脾虚无湿者、孕妇、对本品过敏者忌用薏苡仁。芹菜忌久煎、久炒。

肝火上炎型高血压套餐（1饮1凉2热1粥组合餐：清热解毒代茶饮、芹菜拌三丝、西芹炒百合、苦瓜炒肉丝、绿豆粥）

清热解毒代茶饮

【药膳食材】杭菊花6g。

【制作技术】将杭菊花放入瓷杯中，用沸水沏。

【食用方法】每日服用6g，可长期代茶饮用。

【为什么呢】降压，辛凉解表，清热解毒，清肝明目。

芹菜拌三丝

【药膳食材】芹菜、白萝卜各250g，海带100g，海蜇头50g，香醋适量，食用盐少许。

【制作技术】1. 将芹菜、白萝卜、海带、海蜇头洗净。将带嫩叶的芹菜切成段，白萝卜切成丝用食用盐腌渍一下挤去盐水，海带、海蜇切成丝，分别用清水泡开。

2. 将芹菜、海带丝分别放入沸水锅中焯一下，用冷水冲凉。

3. 将芹菜、海带丝、海蜇丝、萝卜丝放入盘子里，加入香醋搅拌均匀。

【食用方法】色彩鲜艳，入口爽脆。作为菜肴佐餐食用。

【为什么呢】清热祛火，滋阴降火，清泄肝热，降压祛脂。

西芹炒百合

【药膳食材】西芹250g，鲜百合50g或干百合25g，茶叶籽油适量，食用盐少许。

【制作技术】1. 将西芹、百合洗净，若用干百合则泡开。西芹用刀削成寸段。

2. 热锅凉茶叶籽油，放入西芹翻炒，加入百合翻炒片刻，加入食用盐调味。

【食用方法】有独特的茶香味。作为菜肴佐餐食用。

苦瓜炒肉丝

【药膳食材】苦瓜 250g，猪瘦肉 100g，葱 6g，蒜 3 瓣，淡豆豉 6g，茶叶籽油适量，食用盐少许。

【制作技术】1. 将苦瓜、葱、蒜洗净。苦瓜、猪瘦肉切成丝，葱切成段，蒜切碎。

2. 苦瓜放入沸水中氽一下。

3. 热锅凉茶叶籽油，放入蒜、淡豆豉煸香，放入猪瘦肉翻炒至熟。

4. 放入苦瓜、葱炒几下，加入清水半碗，文火焖片刻，加入食用盐调味。

【食用方法】作为菜肴佐餐食用。有独特的茶香味。

【为什么呢】清热解毒，益胃止痛。

绿豆粥

【药膳食材】绿豆、粳米各 50g。

【制作技术】将绿豆、粳米洗净，放入砂锅内，加入适量清水，武火煮沸，改文火熬煮至熟成粥。

【食用方法】喝粥。

【实际应用】适用于肝火上炎或阴虚阳亢型高血压病，风热外感、痈疽疔疖、脓疱疮、目赤肿痛等。

【警而远之】属于阴阳两虚型者，痰湿型、血瘀型高血压病患者忌用菊花，否则降血压效果不佳。脾胃虚弱、阳气亏虚等虚弱体质及服用参类补气药物者忌用白萝卜。海带属寒性，食之过多会使肠胃受寒。脾胃虚寒、滑肠泄泻、服用温补药者忌用绿豆，忌久食，忌用铁锅煮，忌焖煮极烂，否则会降低疗效。中寒者忌用百合。孕妇，血压血糖低、脾胃虚寒者少吃苦瓜。芹菜忌久煎、久炒。胃虚易呕者忌用淡豆豉。

阴虚阳亢型高血压套餐
（1 凉 1 热 1 汤组合餐：木耳拌百合、山药炖甲鱼、天麻鱼头汤）

木耳拌百合

【药膳食材】木耳 10g，鲜百合 50g 或干百合 25g。
【制作技术】1. 将木耳用温水泡发、洗净，手撕成小块。将干百合泡开、洗净。
　　　　　　2. 将食材放入沸水锅中焯熟。
【食用方法】将食材拌在一起，作为菜肴佐餐食用。

山药炖甲鱼

【药膳食材】山药 50g，甲鱼 1 只。
【制作技术】1. 将山药洗净，切成块。将甲鱼轻烫去黑膜，去内脏，洗净，斩成麻将块大小。冷水入锅，开水焯去血污、浮沫。
　　　　　　2. 将山药、甲鱼放入砂锅内，加入适量清水，武火煮沸，改文火炖至甲鱼熟烂。
【食用方法】作为菜肴佐餐食用。

天麻鱼头汤

【药膳食材】天麻 12g，胖鱼头 1000g，生姜 12g，蒜 3 瓣，茶叶籽油适量，食用盐少许。
【制作技术】1. 将胖鱼头去鳃，洗净，将天麻、生姜、蒜洗净。
　　　　　　2. 热锅凉茶叶籽油，将胖鱼头入油锅双面煎炸 2min，放入瓦罐内，依次加入天麻、生姜、蒜、食用盐、热开水，以没过鱼头两横指为宜，用锡纸封口。
　　　　　　3. 文火煨 5h。
【食用方法】开罐后喝汤。有独特的茶香味。
【为什么呢】平肝祛风，养血生发，健脾和中，补益肝肾。

【实际应用】适用于阴虚阳亢型的高血压、眼黑肢麻、神经衰弱、高血压头晕,以及因风寒湿引起的关节疼痛等人群。

【警而远之】中寒者忌用百合。脾虚湿盛、湿热实邪、胸腹满闷、大便干燥者忌用山药。孕妇及婴儿忌用天麻鱼头汤。忌用腐烂生姜。"一年之内,秋不食姜;一日之内,夜不食姜。"阴虚火旺、目赤内热、痈肿疮疖、肺炎、肺脓肿、肺结核、胃溃疡、胆囊炎、肾盂肾炎、糖尿病、痔疮忌长期食用生姜。阴虚者忌用天麻。

桑葚杞菊甲鱼汤

【药膳食材】桑葚、枸杞子、菊花各10g,金线莲3g,甲鱼1只。

【制作技术】1. 将桑葚、枸杞子、菊花、金线莲洗净。将甲鱼轻烫去黑膜,去内脏,洗净,斩成麻将块大小,冷水入锅,开水焯去血污、浮沫。

2. 将食材放入砂锅内,加入适量清水,武火煮沸,改文火炖至甲鱼熟烂。

【食用方法】喝汤吃渣。

【为什么呢】补肝益肾,滋阴养血,凉血补血,补肾益精,养肝明目,补肝以养血,益精能助阳,降血压,补虚疗损。

【实际应用】适用于肝肾阴虚型高血压、阴虚血亏、须发早白、眼目昏花。

【警而远之】脾胃虚寒、大便溏泄、糖尿病、妊娠、空腹忌用桑葚;忌食未成熟桑葚;因桑葚中含有溶血性过敏物质及透明质酸,一次过量食用容易发生溶血性肠炎;桑葚忌用铁器盛放,桑葚与铁器接触会发生化学反应从而产生毒性物质;桑葚中含有较多的胰蛋白酶抑制物,影响人体对铁、钙、锌等物质的吸收,儿童应少吃。外邪实热、脾虚有湿、肠滑者忌用枸杞子。属于阴阳两虚型者,痰湿型、血瘀型高血压患者忌用菊花,否则降血压效果不佳。脾胃虚寒、大便溏泄者忌用金线莲。

阴阳两虚降压套餐（2汤组合餐：山楂瘦肉汤、紫菜蛋汤）

山楂瘦肉汤

【药膳食材】山楂10g，金线莲3g，瘦肉50g。

【制作技术】1. 将山楂、金线莲洗净，将瘦肉切成丝。

2. 将食材放入砂锅内，加入适量清水，武火煮沸，改文火熬煮至肉熟软。

【食用方法】喝汤吃渣。

【为什么呢】防治心血管疾病，扩张血管、抗心肌缺血、缓慢而持久降血压。

紫菜蛋汤

【药膳食材】紫菜15g，鸡蛋1个，金线莲3g。

【制作技术】1. 将紫菜、金线莲洗净，鸡蛋磕开倒出鸡蛋液搅拌均匀。

2. 将紫菜、金线莲放入砂锅内，加入适量清水，武火煮沸，倒入鸡蛋液，改文火煮至熟。

【食用方法】喝汤吃渣。

【为什么呢】补肾养血、降低血压。鸡蛋的营养成分全面而均衡，蛋白质含量高，且易于消化吸收。紫菜与鸡蛋搭配，促进维生素B_{12}和钙质的吸收。

【实际应用】适用于阴阳两虚型的高血压。

【警而远之】妊娠、空腹、脾虚胃弱无积滞、气虚便溏、糖尿病忌用山楂，山楂食用后应立即漱口，忌多食。脾胃虚寒、大便溏泄者忌用金线莲。

益气海鲜煲

【药膳食材】黄芪60g，带鱼250g，木耳60g，大蒜100g，鲜芹菜200g，茶叶籽油适量，食用盐少许。

【制作技术】1. 将带鱼去鳞、去鳃、去内脏，洗净，切成段。将黄芪、木耳、大蒜、鲜芹菜洗净，芹菜切成段。

2. 将黄芪放入砂锅内，加入清水2000ml，文火煎煮至500ml。

3. 热锅凉茶叶籽油，放入带鱼煎至两面发黄。

4. 瓦锅内倒入黄芪汤、带鱼、木耳、大蒜、鲜芹菜，加热煮沸。

【食用方法】加入食用盐调味，有独特的茶香味。作为菜肴佐餐食用。

【为什么呢】益气养血，育阴潜阳。带鱼含脂蛋白、蛋氨酸，降血压。黄芪益气利尿降血压，木耳滋阴平肝降血压，配大蒜、鲜芹菜，达到协同降血压的效果。

【实际应用】适用于阴损及阳、阴阳两虚的老年人高血压晚期患者。

【警而远之】过敏体质者忌用带鱼。芹菜忌久煎、久炒。

扶正祛邪粥

【药膳食材】鲜荷叶1张，山楂10g，陈皮6g，金线莲3g，雪梨1个，荸荠5个，海蜇、粳米各50g。

【制作技术】1. 将食材洗净。将鲜荷叶切细。将荸荠去皮、洗净。将海蜇用清水泡开、洗净，切成丝。雪梨去核、切成块。

2. 将荷叶、金线莲放入砂锅内，加入适量清水，武火煮沸，改文火熬煮20min，去渣取汁。

3. 放入山楂、陈皮、雪梨、荸荠、海蜇、粳米，武火煮沸，文火熬煮至熟成粥，捞出陈皮。

【食用方法】稍温喝粥，每日2次，夏令尤宜。

【为什么呢】气味清香，善开食欲。消解暑热，养胃清肠，降血脂、降血压。荸荠、海蜇性味功效相合协同，相辅相成，共奏清热化痰、泄热止痛、润肠生津、平肝消积之效。消痰食而不伤正，滋阴血而不留邪，滋阴补血，消除不正常痰滞积瘀等病害，扶正祛邪，补而不腻，滋而不滞。

【实际应用】适用于痰浊内阻型的高血压，以及老年性高血压、高脂血症脾虚证者，表现为血脂升高、乏力懒言、大便不成形、舌有齿痕等。可用于小儿反复呼吸道感染、慢性咳嗽、咽喉炎、颈部慢性淋巴结炎、甲状腺腺瘤、便秘等。

【警而远之】女性经期忌用荷叶。妊娠、空腹、脾虚胃弱无积滞、气虚便溏、糖尿病忌用山楂，山楂食用后应立即漱口，忌多食。脾胃虚寒、大便溏泄者忌用金线莲。

燥湿祛痰粥

【药膳食材】杏仁 15g，陈皮 6g，薏苡仁 30g，粳米 50g。

【制作技术】1. 将食材洗净。

2. 将杏仁、陈皮、薏苡仁放入砂锅内，加冷水高出食材 3cm，食材经水浸泡 1h。

3. 武火煮沸，每 10min 搅拌 1 次，改文火煎煮 30min。

4. 将汁液过滤倒出，往砂锅内加热水，水面稍高于食材，文火煎煮 20min。

5. 共煎两次，去渣取汁，将两次煎取的汁液混合均匀。

6. 将粳米放入砂锅内，武火煮沸，改文火熬煮至熟成粥。

【食用方法】喝粥。

【为什么呢】燥湿祛痰，健脾和胃。

【实际应用】适用于高血压伴痰湿中阻之眩晕头重、恶性呕吐、胸闷食少、倦困多寐等症。

【警而远之】脾虚无湿者、孕妇、对本品过敏者忌用薏苡仁。

翠衣荷菊代茶饮

【药膳食材】西瓜翠衣 6g，荷叶、菊花、决明子、滨海耳叶牛皮消、金线莲各 3g。

【制作技术】1. 将食材洗净。

2. 将食材放入砂锅内，加冷水高出食材 3cm，食材经水浸泡 1h。

3. 武火煮沸，改文火煎煮 10min。

【食用方法】喝汤，或用沸水冲泡代茶饮用。

【为什么呢】清暑除烦，清利头目，利水化湿，降血脂、降血压。

【实际应用】适用于高血压、高脂血症患者夏季饮用。

【警而远之】女性经期忌用荷叶。属于阴阳两虚型者，痰湿型、血瘀型高血压患者忌用菊花，否则降血压效果不佳。凡非血热阴虚或有外感风热者忌用决明子。大便不秘结时，决明子量宜酌减。儿童、孕妇、生理期妇女忌用滨海耳叶牛皮消。脾胃虚寒、大便溏泄者忌用金线莲。

降"三高"套餐
(2饮1主1凉1热1汤组合餐：降"三高"茶、降压代茶饮1、双耳核桃仁拌莜面、双耳听琴、海带烧排骨、荠菜小豆腐汤)

降"三高"茶

【药膳食材】黄芪 6g，田三七 3g，丹参 6g。

【制作技术】1. 将黄芪、田三七、丹参洗净。

2. 将食材放入茶壶，沸水泡 30min 或煮开 10min。

【食用方法】代茶饮用。

【为什么呢】补气，活血，化瘀。

降压代茶饮 1

【药膳食材】生山楂 10g，桑叶、菊花、枸杞子、决明子、普洱茶各 5g，金线莲 3g。

【制作技术】1. 将生山楂、桑叶、菊花、枸杞子、决明子、普洱茶、金线莲洗净。

2. 将食材放入茶壶，沸水泡 30min 或煮开 10min。

【食用方法】代茶饮用，1剂成分可以泡2次，每天1剂，长期坚持。或将食材做成茶包，沏于杯中，频频服之。

双耳核桃仁拌莜面

【药膳食材】莜麦面 200g，木耳 10g，银耳 15g，黄瓜 1根，大蒜 3瓣，香菜、核桃仁、醋、蚝油、芝麻酱各适量，精盐少许。

【制作技术】1. 将黄瓜、香菜、大蒜洗净。将木耳、银耳用温水泡发、洗净，在开水中焯熟，切成丝。将黄瓜切成丝。将香菜、核桃仁切碎，大蒜捣成蒜泥。

2. 开水倒入莜麦面中搅成絮状，晾至不烫手时揉成面团，饧 10min。

3. 将面团分成多个剂子，把每个剂子擀成面片，将面片放入蒸锅屉中，蒸锅中加入适量清水，武火煮沸蒸 8min。

4. 面片晾凉，将面片卷起来切成条，摆放盘中。

5. 将木耳、银耳、黄瓜撒放在莜麦面上。

6. 将芝麻酱用凉开水澥开，加入醋、蚝油、精盐、蒜，搅拌混匀，浇在三丝上，撒上核桃仁、香菜。

【食用方法】作为主食食用。

【为什么呢】补益脾肾，滋阴润燥，滑肠降浊。

双耳听琴

【药膳食材】黑木耳、银耳各10g，芹菜1根，大蒜3瓣，香油、醋各适量，食用盐少许。

【制作技术】1. 将黑木耳、银耳用温水泡发、洗净，手撕成小块。将芹菜、大蒜洗净，芹菜切成小段，大蒜捣碎成蒜蓉。

2. 锅内加入适量清水，武火煮沸，放入黑木耳、银耳、芹菜，浸烫片刻，捞出。

【食用方法】加入大蒜、香油、醋、食用盐调味，四季皆可常食、喝汤。

【为什么呢】益气扶正，滋阴润肺，养胃生津，平肝清脑，散瘀解毒。

海带烧排骨

【药膳食材】干黄豆1杯，海带30g，排骨300g，料酒2大汤匙约40ml，酱油、白糖各少许。

【制作技术】1. 将黄豆、海带、排骨洗净。将黄豆放入带盖容器内，用热水浸泡一昼夜。将海带切成2cm的块。将排骨剁成4cm的块。

2. 将排骨冷水入锅，开水焯去血污、浮沫。

3. 将黄豆放入锅内，武火煮沸，改文火煮烂。

4. 将海带、排骨放入黄豆锅内，武火煮沸，改文火煮至海带八分熟，加入料酒、酱油、白糖。

5. 文火焖煮至排骨肉烂，武火收汁。

【食用方法】作为菜肴佐餐食用。

【为什么呢】海带和黄豆各自都有防治高血压的作用，合用协同起到1+1>2的效果。

荠菜小豆腐汤

【药膳食材】荠菜250g，豆腐100g，茶叶籽油、黄酒、淀粉芡、米醋各适量，细食用盐少许。

【制作技术】1. 将荠菜留根，洗净，沥干，切碎。豆腐切成小方块。

2. 热锅凉茶叶籽油，倒入荠菜，翻炒3 min，菜未熟盛起。

3. 汤锅内放入淡肉汤或清水1大碗，加食用盐、豆腐。武火煮沸，加黄酒，倒入荠菜。

4. 文火煮烧5min至荠菜已熟但未发黄，徐徐倒入淀粉芡，搅拌调匀至沸腾。

【食用方法】加入米醋，有独特的茶香味。作为菜肴佐餐食用。荠菜与豆腐相配，加上调料，绿白相间，色鲜味美，营养丰富。

【为什么呢】补虚益胃，利肝明目，降压止血，清热凉血。

【警而远之】忌久烧、久沸。

【实际应用】适用于防治"三高"患者，即高血压、高血脂、高血糖患者，或高脂血症、动脉粥样硬化、糖尿病、眼底出血等病症。

【警而远之】海带属寒性，食之过多会使肠胃受寒。孕妇慎用丹参，丹参反藜芦。属于阴阳两虚型者，痰湿型、血瘀型高血压患者忌用菊花，否则降血压效果不佳。外邪实热、脾虚有湿、肠滑者忌用枸杞子。凡非血热阴虚或有外感风热者忌用决明子。大便不秘结时，决明子量宜酌减。妊娠、空腹、脾虚胃弱无积滞、气虚便溏、糖尿病忌用山楂，山楂食用后应立即漱口，忌多食。没有根据中草药的性味功能，结合个人体质（寒热虚实）、病症、季节、气候等，因病、因人而异，辨证加减应用，中药代茶饮用量过大或饮用时间过长，有些中药可能与西药相互影响，都可能产生不良反应。中药代茶饮用简、便、廉、效，但应在专业医生指导下配伍、服用。芹菜忌久煎、久炒。香菜损脾，耗掉身体里的气，会引发或加重病情的进展，重大疾病或胃肠疾病正在胃疼或腹泻者忌用；身上有伤口者忌用，否则会让伤口发炎，流脓溃烂，留下疤痕；口臭、狐臭、严重龋齿、胃溃疡、生疮者忌用；香菜性温，麻疹已透或虽未透出而热毒停滞者忌用。脾胃虚寒、大便溏泄者忌用金线莲。

降压代茶饮 2

【药膳食材】桑叶、菊花、决明子、枸杞子各 5g。

【制作技术】1. 将食材洗净。

2. 将食材放入茶壶，沸水泡 30min 或煮开 10min。

【食用方法】代茶饮用，1 剂成分可以泡 2 次，每天 1 剂，长期坚持。或将食材做成茶包，沏于杯中，频频服之。

【为什么呢】降血压，养肝明目，防止眼部疾病。

【实际应用】适用于高血压伴眼干、眼花的患者。

【警而远之】属于阴阳两虚型者，痰湿型、血瘀型高血压患者忌用菊花，否则降血压效果不佳。凡非血热阴虚或有外感风热者忌用决明子；大便不秘结时，决明子量宜酌减。根据中草药的性味功能，结合个人体质（寒热虚实）、病症、季节、气候等，因病、因人而异，辨证加减应用，中药代茶饮用量过大或饮用时间过长，有些中药可能与西药相互影响，可能产生不良反应。中药代茶饮用简、便、廉、效，但应在专业医生指导下配伍、服用。

降压套餐（2 饮组合餐：降压代茶饮 3、清肝安神饮）

降压代茶饮 3

【药膳食材】菊花、夏枯草、薄荷各 5g。

【制作技术】1. 将菊花、夏枯草、薄荷洗净。

2. 将食材放入茶壶，沸水泡 30min 或煮开 10min。

【食用方法】代茶饮用，1 剂成分可以泡 2 次，每天 1 剂，长期坚持；或将食材做成茶包，沏于杯中，频频服之。

清肝安神饮

【药膳食材】鲜下部茎段芹菜 60g，大枣 30g。

【制作技术】1. 将鲜下部茎段芹菜、大枣洗净。芹菜切成段,大枣掰开去核。

2. 将食材放入砂锅内,加入适量清水,武火煮沸,改文火熬煮20min。

【食用方法】每日分2次喝汤吃渣,可连续服1个月以上。

【为什么呢】平肝清肝,养血安神。

【实际应用】适用于高血压头痛、头晕、失眠的患者。

【警而远之】属于阴阳两虚型者,痰湿型、血瘀型高血压患者忌用菊花,否则降血压效果不佳。薄荷忌鳖肉,产妇、婴儿忌用薄荷。湿痰、积滞、齿病、虫病、温热、暑湿诸病前后、黄疸、肿胀、糖尿病者忌用大枣,多食动风,脾反受病。虚证、脾虚胃弱、无郁结者忌用夏枯草。没有根据中草药的性味功能,结合个人体质(寒热虚实)、病症、季节、气候等,因病、因人而异,辨证加减应用,中药代茶饮用量过大或饮用时间过长,有些中药可能与西药相互影响,可能产生不良反应。中药代茶饮用简、便、廉、效,但应在专业医生指导下配伍、服用。芹菜忌久煎、久炒。

降压代茶饮4

【药膳食材】荷叶、罗布麻、普洱茶各5g,滨海耳叶牛皮消3g。

【制作技术】1. 将食材洗净。

2. 将食材放入茶壶,沸水泡30min或煮开10min。

【食用方法】代茶饮用,1剂成分可以泡2次,每天1剂,长期坚持。或将食材做成茶包,沏于杯中,频频服之。

【为什么呢】促进脂肪代谢,减肥,降血脂、胆固醇、血压。

【实际应用】适用于高血压伴肥胖的患者。

【警而远之】女性经期忌用荷叶。没有根据中草药的性味功能,结合个人体质(寒热虚实)、病症、季节、气候等,因病、因人而异,辨证加减应用,中药代茶饮用量过大或饮用时间过长,有些中药可能与西药相互影响,都可能产生不良反应。中药代茶饮用简、便、廉、效,但应在专业医生指导下配伍、服用。儿童、孕妇、生理期妇女忌用滨海耳叶牛皮消。

平衡血压代茶饮

【药膳食材】黄芪、黄精各 10g，金线莲 3g，枸杞子 6g。

【制作技术】1. 将食材洗净。

2. 将食材放入保温杯内。

【食用方法】早上用沸水冲泡，闷 10min 喝。水喝完后不断添加沸水冲泡，闷 10min 喝，喝一整天。晚上把泡过的食材吃下去。黄精像肥肉一样，黄芪比较难咬碎，要牙齿好。

【为什么呢】黄芪有双向调节作用，高血压患者吃黄芪降血压，低血压患者吃黄芪升血压。

【实际应用】适用于高血压。

【警而远之】外邪实热、脾虚有湿、肠滑者忌用枸杞子。脾胃虚寒、大便溏泄者忌用金线莲。

消脂降压代茶饮

【药膳食材】菊花、山楂片各 10g，决明子 5g，金线莲 3g，冰糖少许。

【制作技术】将食材放入保温杯中，用沸水冲泡，盖紧盖子浸泡 30min。

【食用方法】代茶饮用。

【为什么呢】清肝明目，清神醒脑，消脂降压，润肠通便。山楂、决明子、金线莲都降血脂、降血压，协同奏效起到 1+1+1>3 的作用。

【实际应用】适用于凡具有头晕、头痛、烦躁易怒，或高血压所致头晕目眩、失眠多梦属肝肾阴虚、肝阳上亢者，或肝热偏盛或肝肾阴虚、阴虚阳亢型高脂血症，或高血压病合并高脂血症、冠心病又兼便秘者，或更年期综合征的肝肾阴虚、肝阳上亢的患者。

【警而远之】冬季停服。属于阴阳两虚型者、痰湿型、血瘀型高血压患者忌用菊花，否则降血压效果不佳。溃疡病、胃酸过多、妊娠、空腹、脾虚胃弱无积滞、气虚便溏、糖尿病忌用山楂，山楂食用后应立即漱口，忌多食。凡非血热阴虚或有外感风热者忌用决明子。大便不秘结时，决明子量宜酌减。脾胃虚寒、大便溏泄者忌用金线莲。

清炒茼蒿

【药膳食材】茼蒿 300g，葱 6g，蒜 3 瓣，茶叶籽油适量，食用盐少许。

【制作技术】
1. 将茼蒿去除老茎和黄叶，洗净，切成段，用开水焯一下。将葱、蒜洗净，葱切成段，蒜切碎。
2. 热锅凉茶叶籽油，放入葱、蒜爆香，下入茼蒿快速翻炒几下至茼蒿变软。
3. 加入食用盐调味，翻炒均匀约 30s。

【食用方法】作为菜肴佐餐食用。气味芬芳，叶子绵绵的富有肉感，叶柄脆脆的，甜滑可口，味道极美。有独特的茶香味。

【为什么呢】安心气，养脾胃，消痰饮，利肠胃。

【实际应用】适用于高血压、心脏病患者，或脾胃不和、记忆力减退、习惯性便秘者。

【警而远之】茼蒿过敏、消化功能弱、腹泻者忌用茼蒿。

老年降压粥

【药膳食材】白菊花、枸杞子各 15g，芹菜、粳米各 50g。

【制作技术】
1. 将食材洗净。将芹菜切碎。
2. 将粳米放入砂锅内，加入适量清水浸泡 30min，武火煮沸，改文火熬煮至熟成粥。
3. 将白菊花、枸杞子、芹菜放入粥内，文火煮沸片刻。

【食用方法】喝粥。

【为什么呢】清利头目，降压降脂。枸杞子滋肾、补肝，针对老年高血压病机肝肾不足、肝阳上亢而设。

【实际应用】本虚标实并治，适用于高血压伴有头痛、头晕、耳鸣、急躁易怒、腰膝酸软者。

【警而远之】属于阴阳两虚型者，痰湿型、血瘀型高血压患者忌用菊花，否则降血压效果不佳。外邪实热、脾虚有湿、肠滑者忌用枸杞子。芹菜忌久煎、久炒。

清热化痰粥

【药膳食材】红萝卜 150g，海蜇皮、粳米各 50g。
【制作技术】1. 将食材洗净。红萝卜削皮、切成片，海蜇皮切成细条。
2. 将食材放入砂锅内，加入适量清水，武火煮沸，改文火熬煮至熟成粥。
【食用方法】作为早晚餐或小吃食用。
【为什么呢】清热化痰消滞，开胃健脾。
【实际应用】适用于高血压病、冠心病属痰热者，症见头胀、眩晕、胸闷心烦、口干咽燥、大便干结，亦可用于慢性支气管炎属痰热者。
【警而远之】腹泻脾胃虚寒者忌用。口咽干燥、痰多黄稠、小便色黄、大便秘结、阳盛体热者忌用大红萝卜。

健脾和胃粥

【药膳食材】新鲜胡萝卜 150g，金线莲 3g，荞麦、粳米各 50g。
【制作技术】1. 将食材洗净，胡萝卜切碎。
2. 将食材放入砂锅内，加入适量清水，武火煮沸，改文火熬煮至熟成粥。
【食用方法】喝粥。
【为什么呢】健脾和胃，下气化滞，明目，降压利尿。
【实际应用】适用于高血压及消化不良、小儿软骨病、营养不良等。
【警而远之】脾胃虚寒、大便溏泄者忌用金线莲。

枣粽

【药膳食材】糯米 150g，小枣 45g，粽叶 12 张，蜂蜜适量。
【制作技术】1. 将食材洗净。糯米浸泡 12h，沥水。粽叶浸泡 1h。大枣去核，用水泡软。
2. 两张粽叶错开，前端折成袋状，装入 7 分满的糯米、枣，包好，用线

3. 深底锅内加入适量清水，武火煮沸，将粽子放入锅内，改中火煮2h至熟烂。

【食用方法】蘸蜂蜜，作为主食食用。糯米食品宜加热后食用，不仅营养滋补，且易消化吸收，养胃气。

【为什么呢】温补脾胃，益气养阴，补中润燥，养肝护脾，驻颜美容。

【实际应用】适用于高血压和心血管疾病，养颜美容。

【警而远之】湿痰、积滞、齿病、虫病、温热、暑湿诸病前后、黄疸、肿胀、糖尿病者忌用大枣，多食动风，脾反受病。糖尿病、糖耐量异常、痰湿内蕴、中满痞胀、肠滑泄泻者忌用蜂蜜，蜂蜜反生葱。糯米所含淀粉为支链淀粉，在肠胃中难以消化水解，胃炎及十二指肠炎等消化道炎症患者，老年人、小孩忌用。糯米所含碳水化合物和钠的量都很高，糖尿病、体重过重或其他慢性病（如肾脏疾病、高脂血症）患者忌用。

菊槐绿茶代茶饮

【药膳食材】菊花、槐花、金线莲、绿茶各3g。

【制作技艺】将食材放入瓷杯中，用沸水沏。

【食用方法】代茶饮用。

【为什么呢】清肝泻火明目，增液除烦，清除内热，利尿、消脂、降血压，改善毛细血管通透性，降胆固醇，抗心律失常，预防卒中。

【实际应用】适用于高血压病或兼高脂血症、冠心病者，或肝火上炎型、阴虚阳亢型高血压病。

【警而远之】属于阴阳两虚型者，痰湿型、血瘀型高血压患者忌用菊花，否则降血压效果不佳。虚寒证者及孕妇忌用槐花。脾胃虚寒、大便溏泄者忌用金线莲。

平肝清热降压套餐
（1凉2粥组合餐：芹菜凉拌海带、菊花粥*、秋梨芦荟粥）

芹菜凉拌海带

【药膳食材】芹菜100g，海带50g，香油、醋各适量，食用盐少许。

【制作技术】将芹菜、海带洗净，芹菜切成段，海带切成丝，分别在沸水中焯一下捞起。

【食用方法】加入香油、醋、食用盐调味，作为菜肴佐餐食用。

【为什么呢】平肝清热降压。

菊花粥*

【药膳食材】菊花15g，粳米50g。

【制作技术】1. 将粳米洗净。菊花去蒂，研成细末。

2. 将粳米放入砂锅内，加入适量清水，武火煮沸，改文火熬煮至粥将成。

3. 放入菊花末，文火稍煮片刻。

【食用方法】作为早餐食用，每日1剂，连服3天。

【为什么呢】清热疏风，清肝明目。

秋梨芦荟粥

【药膳食材】白梨50g，芦荟10g，粳米50g，蜂蜜适量。

【制作技术】1. 将白梨、芦荟、粳米洗净。白梨去皮、去核、切成小丁。

2. 将芦荟剪去表面刺，去皮、切成小丁，清水洗去表面黏液物质，用开水焯。

3. 将粳米放入砂锅中，加入适量清水，武火煮至米粒裂开，放入白梨，改文火煮至粥呈黏稠状，放入芦荟文火略煮。

【食用方法】待粥略温时加入蜂蜜调味食用。

【为什么呢】润肺清心，消痰止咳，利尿通便。

【实际应用】适用于高血压早期肝火上升,肝阳偏亢。症见眩晕、头痛、颜面潮红、烦躁易怒、失眠多梦、口苦、咽干、便秘尿黄、舌红苔薄黄、脉弦或弦滑等。或肝胆火气上逆型耳鸣。

【警而远之】海带属寒性,食之过多会使肠胃受寒。属于阴阳两虚型者、痰湿型、血瘀型高血压患者忌用菊花,否则降血压效果不佳。芹菜忌久煎、久炒。梨和芦荟性皆寒凉,脾胃虚弱者忌用。芦荟忌多食。

育阴潜阳粥

【药膳食材】何首乌、粳米各50g,大枣3个,冰糖适量。

【制作技术】1. 将何首乌、粳米、大枣洗净,大枣去核。

2. 将何首乌放入砂锅内,加冷水高出食材3cm,食材经水浸泡1h。

3. 武火煮沸,每10min搅拌1次,改文火煎煮30min。

4. 将汁液过滤倒出,往砂锅内加热水,水面稍高于食材,文火煎煮20min。

5. 共煎两次,去渣取汁,将两次煎取的汁液混合均匀。

6. 将粳米、大枣、冰糖、上述汁液放入砂锅内,武火煮沸,改文火熬煮至熟成粥。

【食用方法】早、晚服食。

【为什么呢】育阴潜阳,平肝熄风,养血安神。

【实际应用】适用于高血压中期由于肝阳亢进日久,下汲肾阴,而致阴虚阳亢,出现肝肾阴虚,肝阳上亢之候。症见眩晕耳鸣、失眠健忘、心烦胸闷、心悸乏力、口干舌燥、两目干涩、手足心热、腰酸腿软、舌质红、苔少、脉细弦或细数。

【警而远之】湿痰、积滞、齿病、虫病、温热、暑湿诸病前后、黄疸、肿胀、糖尿病者忌用大枣,多食动风,脾反受病。

调补阴阳粥

【药膳食材】核桃仁30g,糯米100g。

【制作技术】1. 将核桃仁打碎,糯米洗净。

2. 将食材放入砂锅内，加入适量清水，武火煮沸，改文火熬煮至熟成粥。

【食用方法】每日早晨空腹服用。糯米食品宜加热后食用，宜煮稀粥服食，不仅营养滋补，且易消化吸收，养胃气。

【为什么呢】调补阴阳。

【实际应用】适用于高血压晚期往往由于阴损及阳而致阴阳两虚，此在老年高血压或女性绝经期尤为常见。症见眩晕耳鸣、头痛心悸、面白少华、腰酸腿软、夜尿频多、动则气急、舌红或淡、舌苔白、脉虚弦或沉细。

【警而远之】糯米所含淀粉为支链淀粉，在肠胃中难以消化水解，胃炎及十二指肠炎等消化道炎症患者，老年人，小孩忌用。糯米所含碳水化合物和钠的量都很高，糖尿病、体重过重或其他慢性病（如肾脏疾病、高脂血症）患者忌用。

软坚散结煲

【药膳食材】昆布、海藻各30g，金线莲3g，黄豆100g。

【制作技术】1. 将昆布、海藻、金线莲、黄豆洗净。
2. 将昆布、海藻、金线莲、黄豆放入砂锅内，加入适量清水，武火煮沸，改文火炖至黄豆熟烂。

【食用方法】喝汤吃渣，1天分服2次。

【为什么呢】清热降压，软坚散结，滋阴和脾。

【实际应用】适用于高血压早期肝火上升，肝阳偏亢。症见眩晕、头痛、颜面潮红、烦躁易怒、失眠多梦、口苦、咽干、便秘尿黄、舌红苔薄黄、脉弦或弦滑等。或肝胆火气上逆型耳鸣，或伴慢性肾炎。

【警而远之】甲状腺功能亢进者忌用昆布、海藻。脾胃虚寒、大便溏泄者忌用金线莲。

山楂消脂饮

【制作技术】山楂50g，荷叶15g，鲜槐花20g，决明子10g，滨海耳叶牛皮消、金线莲各3g。

【制作技术】1. 将山楂、荷叶、鲜槐花、决明子、滨海耳叶牛皮消、金线莲洗净,将山楂切成薄片,将荷叶剪成小块。

2. 将食材放入砂锅内,加冷水高出食材 3cm,食材经水浸泡 1h。

3. 武火煮沸,每 10min 搅拌 1 次,改文火煎煮 30min。

4. 将汁液过滤倒出,往砂锅内加热水 500ml,水面稍高于食材,文火煎煮 20min。

5. 共煎两次,去渣取汁,将两次煎取的汁液混合均匀。

【食用方法】分 3 次服用。

【为什么呢】山楂消肉食油腻,决明子润肠通便,配荷叶清利湿热,配滨海耳叶牛皮消、金线莲降血脂,合用减肥瘦身。

【实际应用】适用于高脂血症、高血压患者。

【警而远之】虚寒证者及孕妇忌用槐花。女性经期忌用荷叶。妊娠、空腹、脾虚胃弱无积滞、气虚便溏、糖尿病忌用山楂,山楂食用后应立即漱口,忌多食。凡非血热阴虚或有外感风热者忌用决明子。大便不秘结时,决明子量宜酌减。儿童、孕妇、生理期妇女忌用滨海耳叶牛皮消。脾胃虚寒、大便溏泄者忌用金线莲。

滋阴润燥汤

【药膳食材】豆腐 150g,瘦猪肉 100g,冬菇、大枣各 30g,生姜 5g,食用盐少许。

【制作技术】1. 将冬菇用清水浸发,剪去菇脚,洗净。将瘦猪肉、大枣、生姜洗净,肉切成丝,豆腐切成块,姜切成片。

2. 将瘦猪肉、冬菇、大枣、生姜放入砂锅内,加入适量清水,武火煮沸,改文火煮 1h,放入豆腐文火煮 30min。

【食用方法】加入食用盐调味,作为菜肴佐餐食用。

【为什么呢】补益脾胃,滋阴润燥。

【实际应用】适用于高脂血症、高血压病属气阴两虚者,症见面色萎黄、饮食减少、神倦乏力、产后体弱。

【警而远之】脾胃虚寒之腹胀者忌用。外感疾病、湿热内蕴、肥胖者忌用猪肉。忌用腐烂生姜。"一年之内,秋不食姜;一日之内,夜不食姜。"阴虚火旺、目赤内热、痈肿疮疖、肺炎、肺脓肿、肺结核、胃溃疡、胆囊炎、肾盂肾炎、糖尿病、痔疮忌长期食用生姜。湿痰、积滞、齿病、虫病、温热、暑湿诸病前后、黄疸、肿胀、糖尿病者忌用大枣，多食动风，脾反受病。

天麻氽鱼片

【药膳食材】天麻15g，金线莲3g，鳜鱼1条约400g，豆苗50g，鸡蛋250g，新鲜的纯牛奶750g，葱6g，姜10g，胡椒粉3g，生粉、花雕酒、食用盐各适量。

【制作技术】
1. 将天麻、金线莲、鳜鱼、豆苗、鸡蛋、葱、姜洗净。葱切成段，姜切成片。天麻用清水发透，切成薄片飞水。
2. 从鳜鱼背上入刀取下鱼肉，剔下鱼皮，放水中浸泡洗净血水，片成大薄片，用葱、姜、花雕酒、食用盐腌渍入味。
3. 鸡蛋去蛋黄留蛋清，加入生粉打成蛋清糊，放入腌好的鱼片抓匀。
4. 纯牛奶放入锅内，武火煮沸，放入天麻、金线莲文火煮10min，加食用盐、胡椒粉调好口味，放入浆好的鱼片，改文火炖至鱼肉成熟，撒入豆苗。

【食用方法】作为菜肴佐餐食用。

【为什么呢】熄风定眩，镇静、镇痛。

【实际应用】适用于头晕头痛、高血压、脑卒中后遗症及老年性痴呆的人群，症见肢体拘挛、手足麻木、腰腿酸痛者。亚疾病或健康人群用作日常食养保健。

【警而远之】儿童、孕妇或热痹见关节肿痛如灼、痛处发热、窜痛、哮喘、咯血、寒湿盛者忌用。阴虚者忌用天麻。外感发热、痰饮较盛、食积内停者忌用鸡蛋。脾胃虚寒、大便溏泄者忌用金线莲。

高脂血症药膳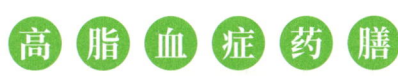

降血脂套餐（2饮2主1凉4热1粥1汤1日组合餐：双降代茶饮、参果代茶饮、玉米棒山药、翡翠虾包、蔬菜沙拉、清蒸茄子、肉炒蒜苗、炒芹菜三丝、黑白绿三色烩、调节血脂粥、玉米须豆腐汤、每日早中晚搭配餐）

双降代茶饮

【药膳食材】山楂20g，荷叶15g或鲜荷叶半张，绞股蓝、滨海耳叶牛皮消、金线莲各3g。

【制作技术】1. 将山楂、荷叶或鲜荷叶、绞股蓝、滨海耳叶牛皮消、金线莲洗净。

2. 将食材放入砂锅内，加入适量清水，武火煮沸，改文火水煎10min。

【食用方法】代茶饮用。

【为什么呢】清热利水，消食化积，降血脂，降血压。

参果代茶饮

【药膳食材】干山楂片、丹参各10g，滨海耳叶牛皮消、金线莲各3g。

【制作技术】1. 将干山楂片、丹参、滨海耳叶牛皮消、金线莲洗净。

2. 将食材放入砂锅内，加入适量清水，武火煮至沸腾。

【食用方法】倒入保温杯中，代茶饮用。酸甜可口。

【为什么呢】活血化瘀，降低血脂。

【实际应用】适用于高脂血症所致心血管功能损伤，冠心病患者，防治心血管疾病。

玉米棒山药

【药膳食材】新鲜玉米棒1根，新鲜山药50g，新鲜花生仁20g。

【制作技术】1. 将玉米棒、山药、花生仁洗净。

2.将食材放入蒸锅屉内,加入适量清水,武火煮沸,中火蒸至熟。

【食用方法】作为主食食用。

翡翠虾包

【药膳食材】大虾仁、藜麦各50g,圆白菜1颗,葱姜水1碗,香菜梗、料酒各适量,食用盐少许。

【制作技术】1.将虾仁、圆白菜、藜麦、香菜梗洗净。香菜梗焯水。为使虾泥更有黏性,虾仁开背取出虾线,用刀拍成虾泥,再用刀背剁。

2.虾泥加入食用盐、料酒、葱姜水,搅拌均匀。

3.砂锅内加入适量清水,武火煮沸,下入藜麦煮5min,锅离火焖制2min。

4.圆白菜取一整片大叶,用开水焯烫至打弯后取出,切成想要的大小。圆白菜中放入虾泥,用包包子的手法收拢,用香菜梗打个结。

5.虾包放入蒸锅屉中,蒸锅中加入适量清水,武火煮沸蒸5min。

6.藜麦装入碗底,摆上蒸制好的虾包。

【为什么呢】香菜+虾=补脾益气。

蔬菜沙拉

【药膳食材】菜花、芹菜各250g,无脂或低脂肪茯苓酸奶150g,蓝莓50g,核桃仁1个,杏仁10g,花生仁10粒。

【制作技术】1.将菜花、芹菜洗净,菜花掰成块,芹菜切成段,放入沸水锅中焯水,捞出后放入大碗。

2.将核桃仁、杏仁、花生仁、茯苓酸奶、蓝莓加入碗中,制作蔬菜沙拉。

【食用方法】每天作为菜肴佐餐食用。见效时间3个月。

【为什么呢】菜花含类黄酮,清除血管沉积的胆固醇。芹菜富含膳食纤维,通便。

【实际应用】适用于高血脂伴有便秘患者。

清蒸茄子

【药膳食材】茄子 500g，大蒜半头，醋、蚝油、香油各适量，精盐少许。
【制作技术】1. 将茄子去蒂，洗净。将大蒜洗净，捣成蒜泥。
2. 将茄子放入蒸锅屉中，蒸锅中加入适量清水，武火煮沸蒸熟，撕成粗条，切成段。
3. 蒜、醋、蚝油、香油、精盐混匀，浇在茄子上，搅拌均匀。
【食用方法】作为菜肴佐餐食用。见效时间 1 个月。
【为什么呢】清热解毒，宽肠下气，活血。

肉炒蒜苗

【药膳食材】蒜苗 150g，瘦猪肉 50g，茶叶籽油适量，酱油、食用盐各少许。
【制作技术】1. 将蒜苗洗净，切成 3cm 长的段。将猪肉切成肉丝。
2. 热锅凉茶叶籽油，加入蒜苗、食用盐，翻炒蒜苗至半熟时盛出。
3. 烧热剩下的油，加入肉丝、酱油，炒至八成熟，将蒜苗倒入同炒至熟。
【为什么呢】蒜苗富含钾、钙，降血脂及预防冠心病和动脉硬化，防止血栓的形成，杀菌抗炎，预防流感和肠道感染。

炒芹菜三丝

【药膳食材】芹菜 150g，豆腐干 1 块，水发香菇 50g，瘦猪肉 50g，葱 6g，生姜 10g，茶叶籽油适量，酱油、复合佐料（淀粉 1 大汤匙约 20g，醋、食用盐各少许，香油勾芡）各少许。
【制作技术】1. 摘取芹菜秆，掐掉有叶子的一头，再把芹菜根切掉，将芹菜、水发香菇、葱、姜洗净。芹菜剖开切成 2cm 长的段，用盐水泡一会，沥水。将猪肉切成肉丝。豆腐干、香菇切成丝。葱切成段，姜切成片。
2. 热锅凉茶叶籽油，放入姜爆香，放入瘦猪肉、酱油，翻炒至肉将熟，放入豆腐干、香菇，煸炒片刻翻炒至肉熟。

3. 放入芹菜、葱，炒匀，淋入复合佐料。

【为什么呢】清热利湿平肝，芳香益气健胃，降脂降压。香菇与芹菜同用，平肝清热，益血和气。

黑白绿三色烩

【药膳食材】豆腐 100g，黑木耳 25g，水发香菇、笋片各 50g，油菜叶 100g，葱 6g，豆油、料酒、湿淀粉、清汤各适量。

【制作技术】1. 将香菇、笋片、油菜叶洗净。将黑木耳用温水泡发、洗净，手撕成小块。将豆腐切成小方块，沸水焯后捞出。葱切成丝。

2. 热锅凉豆油，放入葱丝爆香，加入黑木耳煸炒 3min，舀入清汤，倒入香菇、笋片、油菜叶，加入料酒、豆腐，武火煮沸，用湿淀粉勾芡。

【食用方法】作为菜肴佐餐食用。色香味俱全，有独特的茶香味。

【为什么呢】降血脂，降血压，抗氧化，清热解毒，生津润燥。

调节血脂粥

【药膳食材】黑木耳 10g，鲜山楂 50g，冬瓜 150g，滨海耳叶牛皮消、金线莲各 3g，粳米 50g。

【制作技术】1. 将黑木耳用温水泡发、洗净，手撕成小块。将山楂、冬瓜、滨海耳叶牛皮消、金线莲、粳米洗净，山楂去核，冬瓜连皮切成片。

2. 将冬瓜、滨海耳叶牛皮消、金线莲放入砂锅内，加入适量清水，武火煮沸，改文火煎煮 15min，去渣取汁。

3. 将黑木耳、山楂、粳米放入砂锅内，加入适量清水，武火煮沸，改文火熬煮至熟成粥。

【食用方法】空腹服食。

【为什么呢】健脾补气，养胃提神，消导通滞，防治高脂血症和动脉硬化。

玉米须豆腐汤

【药膳食材】玉米须 100g，豆腐 150g，水发香菇 50g，滨海耳叶牛皮消、金线莲各 3g。

【制作技术】1. 将玉米须、豆腐、水发香菇、滨海耳叶牛皮消、金线莲洗净，豆腐切成块。

2. 将玉米须、滨海耳叶牛皮消、金线莲放入砂锅内，加入适量清水，武火煮沸，改文火熬煮20min，捞出玉米须、金线莲弃之。

3. 将豆腐、香菇放入砂锅内文火煮至熟。

【食用方法】喝汤吃渣。

【为什么呢】清热利水，降脂平肝。

【实际应用】适用于高脂血症，或伴有高血压、水肿、黄疸等症，或伴高血压、冠心病。高血压、高脂血症属肝阳亢盛型，症见眩晕、头痛、口干、口苦、小便短赤等。

每日早中晚搭配餐

【药膳食材】燕麦粥1碗，豆类半碗，大蒜3瓣，生洋葱半个，苹果1个，姜汤1碗，清蒸海鱼150g，橄榄油少许。

【制作技术】1. 将豆类、大蒜、生洋葱、苹果、姜洗净。

2. 将豆类放入砂锅内，加入适量清水，武火煮沸，改文火熬煮至豆类熟。

3. 将晒干的姜磨成粉，用沸水冲泡。

【食用方法】每天早餐吃燕麦粥，上午吃苹果，中午吃豆类、生洋葱，晚餐吃大蒜，持续8周。每周喝姜汤1次、吃清蒸海鱼两次，用冷压方式萃取出的橄榄油或茶叶籽油做食用油。

【为什么呢】苹果富含果胶，同姜中有效成分一起，可降胆固醇。海鱼富含ω-3脂肪酸，可降低血脂。

【实际应用】适用于降低血脂、胆固醇，保护心血管系统，防治高血压、高脂血症、动脉硬化性疾病、慢性肠炎。

【警而远之】溃疡病、胃酸过多、脾胃虚寒、糖尿病患者忌用。妊娠、空腹、脾虚胃弱无积滞、气虚便溏、糖尿病忌用山楂，山楂食用后应立即漱口，忌多食。女性经期忌用荷叶。热病、皮肤瘙痒性疾病、眼疾、胃病者忌用洋葱。外感疾病、湿热内蕴、肥胖者忌用猪肉。忌用腐烂生姜。"一年之内，秋不食姜；一日之内，夜不食姜。"阴虚火旺、目赤内热、痈肿疮疖、肺炎、肺脓肿、肺结核、胃溃疡、胆囊炎、肾盂肾炎、糖尿病、痔疮忌长期食用生姜。孕妇慎用丹参，丹参反藜芦。芹菜忌久煎、久炒。脾虚湿盛、湿热实邪、胸腹满闷、大便干燥者忌用山药。香菜损脾，耗掉身体里的气，会引发或加重病情的进展，重大疾病或胃肠疾病正在胃疼或腹泻者忌用；身上有伤口者忌用，否则会让伤口发炎，流脓溃烂，留下疤痕；口臭、狐臭、严重龋齿、胃溃疡、生疮者忌用；香菜性温，麻疹已透或虽未透出而热毒停滞者忌用。茄子忌和螃蟹同食，术前1周、体质虚冷、脾胃虚寒、慢性肠滑腹泻、肺寒者忌食。儿童、孕妇、生理期妇女忌用滨海耳叶牛皮消。脾胃虚寒、大便溏泄者忌用金线莲。

双绿菜

【药膳食材】绿豆芽250g，黄瓜1根。

【制作技术】1. 将食材洗净。

2. 凉拌、炒食、煮汤皆可。

【食用方法】作为菜肴佐餐食用。见效时间为半年。

【为什么呢】绿豆芽，降胆固醇。黄瓜含纤维素，减少胆固醇的吸收。两者功效协同1+1>2。

【实际应用】适用于服他汀类药物后肝功能受损的高脂血症患者。

【警而远之】脾胃虚寒、滑肠泄泻、服用温补药者忌用绿豆，忌久食，忌用铁锅煮，忌焖煮极烂，否则会降低疗效。

腊八蒜

【药膳食材】紫皮蒜300g，醋适量。

【制作技术】1. 将紫皮蒜剥去皮，切去根部，洗净，沥干。

2. 将蒜放入干净的瓶子，倒入醋盖上盖子密封浸泡10天，温度与变绿时间成反比。

【食用方法】绿如翡翠，酸甜可口，有蒜香但不辣。每日食用3瓣。食用大蒜最好捣碎成泥，捣完先在室温下放置15min，让蒜氨酸与蒜酶在空气中充分结合产生大蒜素后再食用。

【为什么呢】消油脂、解腥腻、开脾胃、降血糖、护心肝、抗衰老、防癌症、杀细菌、抗病毒。

大蒜中天然含有一些含硫化合物，也含有一些氨基酸和有机酸类物质。这些物质本来是无色的，但在低温和酸性条件下会在蒜酶的作用下，生成硫代亚磺酸酯、丙烯基硫代亚磺酸酯、烯丙基硫代亚磺酸酯等大蒜色素的前身物质，经过一系列的反应进而生成大蒜色素。通常，最初形成的为蓝色素，蓝色素不稳定，逐渐转化为黄色素。前期的时候，蓝色素更多，两者共存时，就使蒜呈现绿色。

腊八蒜继承了大蒜的所有优点，相比大蒜更为性温，对黏膜的刺激性减弱。大蒜和醋二者相配，抑菌作用更加稳定，还弱化了吃大蒜时产生的不良气味。普通大蒜性温，多食生热，且对局部有刺激，因此阴虚火旺、目口舌有疾者忌用，但腊八蒜没有这些禁忌。腊八蒜可阻止亚硝胺致癌因子的形成，常吃可预防癌症。解腻祛腥助消化：腌肉腌鱼有清香感，吃炖肉炖鱼配几瓣腊八蒜。"大蒜可清动脉，开静脉。"大蒜含有硫化丙烯的辣素，可降低体内"坏"的胆固醇——低密度脂蛋白的含量，明显地降血脂和防止血栓形成，促进血液循环及预防冠心病、动脉硬化性心脏病及中风，降血压、降血脂、软化血管。把大蒜放在口中嚼食5min，可杀灭口腔中的大多数细菌和抑制多种细菌和病毒，杀菌能力和青霉素相媲美，防止伤口感染，治疗感染性疾病，提高机体抵抗力，预防感冒。腊八蒜的抗氧化活性比人参还要强，常食可延缓衰老。还可防治铅中毒。

【实际应用】适用于降血压、降血脂、软化血管、抗癌防癌、抗衰老。

【警而远之】担心口气不好、服用某类药物（如华法林等）会增强药物毒性，忌用大蒜，胃炎、胃肠黏膜损伤等肠胃疾病者少吃。

"三降"羹

【药膳食材】黑木耳、枸杞子各10g，滨海耳叶牛皮消、金线莲各3g，核桃仁、大枣各2个。

【制作技术】1. 将黑木耳用温水泡发、洗净，手撕成小块。将枸杞子、滨海耳叶牛皮消、金线莲、大枣洗净，大枣去核。

2.将食材放入煲内，加入适量清水，武火煮沸，改文火煲至黑木耳软烂。

【食用方法】作为小吃食用。

【为什么呢】滋补肝肾，益精明目，降血压，降血脂，降血糖。

【实际应用】适用于亚疾病或一般人群用作日常食养保健。肾虚、肺虚、神经衰弱、气血不足、癌症患者多食，尤其适合脑力劳动者和青少年。

【警而远之】腹泻、阴虚火旺、痰热咳嗽、便溏腹泻、素有内热盛、痰湿重者忌服用。湿痰、积滞、齿病、虫病、温热、暑湿诸病前后、黄疸、肿胀、糖尿病者忌用大枣，多食动风，脾反受病。儿童、孕妇、生理期妇女忌用滨海耳叶牛皮消。脾胃虚寒、大便溏泄者忌用金线莲。

橘皮健脾代茶饮

【药膳食材】橘皮、焦山楂各12g，荷叶15g，生麦芽5g。

【制作技术】1.将食材洗净。

2.将食材放入砂锅内，加入清水500ml，武火煮沸，改文火煎煮40min。

【食用方法】去渣取汁，代茶饮用。

【为什么呢】清暑利湿，开清降浊。

【实际应用】适用于痰浊中阻型高脂血症。

【警而远之】津亏实热者不宜用橘皮。妊娠、空腹、脾虚胃弱无积滞、气虚便溏、糖尿病患者忌用山楂，山楂食用后应立即漱口，忌多食。女性经期忌用荷叶。麦芽可回乳，哺乳期妇女忌用。

消积降脂代茶饮

【药膳食材】黄芪20g，山楂、生姜（春夏季节时用）、枸杞子（秋冬季节时用）各10g，红景天6g，决明子15g，三七、滨海耳叶牛皮消、金线莲各3g，绿茶1g。

【制作技术】1.将黄芪、山楂、生姜、枸杞子、红景天、决明子、滨海耳叶牛皮消、金线莲、绿茶洗净。三七研粗末。

2.将黄芪、山楂、生姜、枸杞子、红景天、决明子、滨海耳叶牛皮消、金线莲放入砂锅内，加入适量清水，武火煮沸，改文火熬煎 20min。

3. 去渣取汁，趁沸冲入三七、绿茶碗中，加盖子浸泡 5min。

【食用方法】代茶饮用。饮用完可再加沸水，共可冲泡两次。

【为什么呢】补气益血，活血化瘀，消积降脂。

【实际应用】适用于防治心血管疾病、脂肪肝、高脂血症。

【警而远之】外邪实热、脾虚有湿、肠滑者忌用枸杞子。妊娠、空腹、脾虚胃弱无积滞、气虚便溏、糖尿病忌用山楂，山楂食用后应立即漱口，忌多食。忌用腐烂生姜。"一年之内，秋不食姜；一日之内，夜不食姜。"阴虚火旺、目赤内热、痈肿疮疖、肺炎、肺脓肿、肺结核、胃溃疡、胆囊炎、肾盂肾炎、糖尿病、痔疮忌长期食用生姜。糖尿病、糖耐量异常、痰湿内蕴、中满痞胀、肠滑泄泻者忌用蜂蜜，蜂蜜反生葱。若出现过敏、心悸、肠胃不适、头痛等症状，应立即停用红景天；由于药性偏寒，脾胃虚寒者忌长期用红景天；慢性疾病、正在服用其他药物者，忌自行服用红景天。凡非血热阴虚或有外感风热者忌用决明子。大便不秘结时，决明子量宜酌减。血虚无瘀者忌用三七。儿童、孕妇、生理期妇女忌用滨海耳叶牛皮消。脾胃虚寒、大便溏泄者忌用金线莲。

冠心病饮

【药膳食材】山楂、菊花、百合、龙眼肉、茯苓、桑葚、酸枣仁各 10g，桃仁 6g，肉桂 1g，干姜 3g。

【制作技术】1. 将食材洗净。

2. 将食材放入砂锅内，加入适量清水，武火煮沸，改文火水煎 20min。

【食用方法】每晚服食。

【为什么呢】山楂、菊花改善心肌供血，效应叠加，适用于冠心病。桑葚、桃仁润肠，效应叠加，适用于冠心病证兼便秘者。龙眼肉、茯苓补心脾，效应叠加，适用于冠心病证属心气虚者。桃仁、肉桂活血化瘀，效应叠加，适用于冠心病证属血瘀者。肉桂、干姜散寒温经，效应叠加，适用于冠心病证属阳虚、寒凝者。

【实际应用】适用于冠心病患者。

【警而远之】妊娠、空腹、脾虚胃弱无积滞、气虚便溏、糖尿病忌用山楂,山楂食用后应立即漱口,忌多食。属于阴阳两虚型者、痰湿型、血瘀型高血压患者忌用菊花,否则降血压效果不佳。中寒者忌用百合。湿阻中焦、饮食停滞、呕吐腹痛、胃脘胀闷、大便滑泻、舌苔厚腻、急性胃肠炎、急性胆囊炎、肝炎、糖尿病、支气管炎、肺炎、龋齿、服用糖皮质激素或苦味健胃药或退热药者,孕妇、小儿忌用龙眼肉。茯苓忌与醋同食。脾胃虚寒、大便溏泄、糖尿病、妊娠、空腹忌用桑葚;忌食未成熟桑葚;因桑葚中含有溶血性过敏物质及透明质酸,一次过量食用容易发生溶血性肠炎;桑葚忌用铁器盛放,桑葚与铁器接触会发生化学反应从而产生毒性物质;桑葚中含有较多的胰蛋白酶抑制物,影响人体对铁、钙、锌等物质的吸收,儿童应少吃。桃仁破血去瘀,能堕胎,故无瘀滞者及孕妇忌用,脾虚便溏忌用。凡阴虚阳亢、血热证者、失血证者及孕妇忌用肉桂。

宽胸散结粥

【药膳食材】薤白 9g,山楂 12g 或鲜山楂 24g,粳米 50g。

【制作技术】1. 将食材洗净,山楂去核。

2. 将食材放入砂锅内,加入适量清水,武火煮沸,改文火熬煮至熟成粥。

【食用方法】日服 1 次。

【为什么呢】理气,宽胸,通阳,散结,行气散瘀,活血化瘀,化浊调脂。

【实际应用】适用于冠心病证属阳虚、气滞或痰浊,胸闷、心前区疼痛明显者。

【警而远之】妊娠、空腹、脾虚胃弱无积滞、气虚便溏、糖尿病忌用山楂,山楂食用后应立即漱口,忌多食。气虚无滞者忌用薤白。

通阳散结粥

【药膳食材】干姜 3g,肉桂末 0.5g,薤白 9g 或鲜薤白 18g,葱白 2 茎,粳米 50g。

【制作技术】1. 将干姜、薤白、葱白、粳米洗净,将干姜、薤白切碎。

2. 将食材放入砂锅内，加入适量清水，武火煮沸，改文火熬煮至熟成粥。

【食用方法】日服 1 次。

【为什么呢】散寒温经，回阳通脉，理气宽胸，通阳散结。

【实际应用】适用于冠心病证属阳虚或寒凝者。

【警而远之】气虚无滞者忌用薤白。葱白忌久煎煮，体虚自汗、狐臭者忌用。凡阴虚阳亢者、血热证者、失血证者及孕妇忌用肉桂。

活血祛瘀套餐（2 饮组合餐：活血祛瘀代茶饮、破瘀血汤）

活血祛瘀代茶饮

【药膳食材】桃仁 6g，山楂 12g，陈皮 3g。

【制作技术】1. 将桃仁、山楂、陈皮洗净。

2. 将食材放入瓷杯中，用沸水沏或煎汤。

【食用方法】代茶饮用。

【为什么呢】活血祛瘀，健脾消食。

破瘀血汤

【药膳食材】甘草 6g，茯苓、丹皮、桂枝、丹参、桃仁各 9g，干姜 6g。

【制作技术】1. 将甘草、茯苓、丹皮、桂枝、丹参、桃仁、干姜洗净，放入砂锅内，加冷水高出食材 3cm，食材经水浸泡 1h。

2. 武火煮沸，每 10min 搅拌 1 次，改文火煎煮 30min。

3. 将汁液过滤倒出，往砂锅内加热水，水面稍高于食材，文火煎煮 20min。

4. 共煎两次，去渣取汁，将两次煎取的汁液混合均匀。

【食用方法】早、晚各 1 次服用，日服 1 剂，温热服用。

【为什么呢】温中健脾，活血化瘀。

【实际应用】适用于冠心病血瘀证明显者。

【警而远之】妊娠、空腹、脾虚胃弱无积滞、气虚便溏、糖尿病忌用山楂，山楂食用后应立即漱口，忌多食。桃仁破血去瘀，能堕胎，故无瘀滞、脾虚便溏者及孕妇忌用。茯苓忌与醋同食。孕妇慎用丹参。丹参反藜芦。

祛痰化瘀套餐
（1饮1粥组合餐：二叶代茶饮、三仁二耳粥）

二叶代茶饮

【药膳食材】荷叶、桑叶各100g。

【制作技术】1. 将荷叶、桑叶洗净。

2. 将食材放入砂锅内，加入适量清水，武火煮沸，改文火熬煮15min。

【食用方法】代茶饮用。

三仁二耳粥

【药膳食材】香菇100g，炒桃仁20g，杏仁、佛手、黑木耳、银耳各10g，松子仁、山楂、白扁豆各30g，韭菜、粳米各50g，红糖少许。

【制作技术】1. 将香菇、杏仁、佛手、银耳、山楂、白扁豆、韭菜洗净。将黑木耳用温水泡发、洗净，手撕成小块。将杏仁浸水去皮，山楂去核，桃仁、山楂捣碎研末，白扁豆掰成短段，韭菜切成段。

2. 将香菇、桃仁、杏仁、佛手、黑木耳、银耳、山楂、白扁豆、粳米放入砂锅内，加入适量清水，武火煮沸，改文火熬煮至熟成粥，加入韭菜、松子仁。

【食用方法】加入红糖调味，每日1次，早晨空腹服食，连用10天。

【为什么呢】祛痰化浊，行气化瘀。

【实际应用】适用于痰瘀闭阻型冠心病。

【警而远之】女性经期忌用荷叶。桃仁破血祛瘀，能堕胎，故无瘀滞、脾虚便溏者及孕妇忌用。便溏、滑精、咳嗽痰多、腹泻、胆功能严重不良者忌用松子仁。妊娠、空腹、脾虚胃弱无积滞、气虚便溏、糖尿病忌用山楂，山楂食用后应立即漱口，忌多食。扁豆含有凝集素及能引发溶血症的皂苷，忌未熟透食用，否则会食物中毒。高脂血症、肥胖症、糖尿病、龋齿、便秘、口舌生疮（主要有老年人）、平素痰湿偏盛、消化不良、产前经常吐酸水、晚上睡觉前（特别是儿童），以及夏天忌用红糖，多食令人胀闷、助热、生痰、损齿、生瘖虫、消肌肉。

补气养心粥

【药膳食材】炒黄芪、淮小麦各 30g，炙甘草 20g，大枣 15g，粳米 50g。

【制作技术】1. 将淮小麦、大枣、粳米洗净。

2. 将炒黄芪、淮小麦、炙甘草、大枣放入砂锅内，加入适量清水，武火煮沸，改文火熬煮 30min，去渣取汁。

3. 放入粳米，武火煮沸，改文火熬煮至熟成粥。

【食用方法】每日分 2 次，早、晚餐食用。

【为什么呢】补气养心，通经活络。

【实际应用】适用于心气虚型冠心病。

【警而远之】湿痰、积滞、齿病、虫病、温热、暑湿诸病前后、黄疸、肿胀、糖尿病者忌用大枣，多食动风，脾反受病。

养心安神粥

【药膳食材】龙眼肉、莲子、银耳、百合、炒酸枣仁、芡实、桑葚各 15g，大枣 2 个，粳米 50g，冰糖、蜂蜜、姜汁各适量。

【制作技术】1. 将龙眼肉、莲子、百合、芡实、桑葚、大枣、粳米洗净。将莲子用温水浸软，去心。银耳用温水泡发、洗净，大枣去核。将芡实放入砂锅内，加入适量清水浸泡 2h。

2. 将龙眼肉、莲子、银耳、百合、炒酸枣仁、桑葚、大枣、粳米放入砂锅内，武火煮沸，改文火熬煮至熟成粥。加入冰糖、蜂蜜、姜汁，搅拌均匀。

【食用方法】每日分 2 次，早、晚餐食用。吃芡实时要用慢火炖煮至烂熟，细嚼慢咽，方能起到充养身体的作用。

【为什么呢】补脾益肾，滋心润肺，养心安神。新鲜芡实和莲藕、茭白、荸荠等 8 种植物并称为"水八仙"。芡实和莲子，一个除湿功能特别强，一个补脾之力特别强,两者一起吃,再加点别的食材,那就是祛湿不可多得的药膳方了。莲子配芡实,不仅治愈脾肾气虚,还把湿气一扫而光。

【实际应用】适用于心血虚型冠心病,心衰有气虚、阴虚、血虚表现,心脾不足、气血两亏型失眠、心悸,脾虚血亏所致的食欲不振、面色萎黄、心悸怔忡等症,病后体虚、年老体弱而致头晕耳鸣、失眠健忘、心悸气短、周身乏力等症。

【警而远之】湿阻中焦、饮食停滞、呕吐腹痛、胃脘胀闷、大便滑泻、舌苔厚腻、急性胃肠炎、急性胆囊炎、肝炎、糖尿病、支气管炎、肺炎、龋齿、服用糖皮质激素或苦味健胃药或退热药者,孕妇,小儿忌用龙眼肉。气郁痞胀、溺赤便秘、食不运化、新产后忌用莲子。因芡实有较强收涩作用,便秘、尿赤、产后忌用。湿痰、积滞、齿病、虫病、温热、暑湿诸病前后、黄疸、肿胀、糖尿病者忌用大枣,多食动风,脾反受病。中寒者忌用百合。脾胃虚寒、大便溏泄、糖尿病、妊娠、空腹忌用桑葚;忌食未成熟桑葚;因桑葚中含有溶血性过敏物质及透明质酸,一次过量食用容易发生溶血性肠炎;桑葚忌用铁器盛放,桑葚与铁器接触会发生化学反应从而产生毒性物质;桑葚中含有较多的胰蛋白酶抑制物,影响人体对铁、钙、锌等物质的吸收,儿童应少吃。糖尿病、糖耐量异常、痰湿内蕴、中满痞胀、肠滑泄泻者忌用蜂蜜,蜂蜜反生葱。

滋阴养心拼盘

【药膳食材】铁皮石斛15g或新鲜铁皮石斛30g,银耳、海蜇皮各50g,葱6g,大蒜3瓣,花生油、麻油各适量,精盐少许。

【制作技术】1. 将铁皮石斛、海蜇皮、葱、大蒜洗净。将银耳用温水泡发、洗净。将葱、大蒜切碎,海蜇皮切成细丝装大碗。

2. 将铁皮石斛放入砂锅内,加冷水高出食材3cm,食材经水浸泡1h。

3. 武火煮沸,每10min搅拌1次,改文火煎煮30min。

4. 将汁液过滤倒出,往砂锅内加热水,水面稍高于食材,文火煎煮20min。

5. 共煎两次,去渣取汁,将两次煎取的汁液混合均匀。

6. 放入银耳、大蒜,水煎片刻(勿烂),捞出备用。

7. 热锅凉花生油，放入葱爆香，连同热油一起浇入放海蜇丝的大碗内，搅匀后淋上麻油装盘，将银耳加精盐搅匀后散放在盘的四周。

【食用方法】作为菜肴佐餐食用。
【为什么呢】滋阴养心。
【实际应用】适用于心阴虚型冠心病。
【警而远之】湿温、湿热病尚未化燥及虚而无热者忌用铁皮石斛。

温经通络套餐（1素1荤组合餐：葱姜汤泡黄瓜、米酒仔鸡）

葱姜汤泡黄瓜

【药膳食材】生姜15g，黄瓜150g，葱白3根。
【制作技术】1. 将生姜、黄瓜、葱白洗净，黄瓜切成小块，葱切成段，姜切成片。
2. 将生姜、葱白放入砂锅内，加入适量清水，武火煮沸，改文火水煎15min。
3. 放入黄瓜浸泡10min。

米酒仔鸡

【药膳食材】仔鸡100g，甜米酒30g，洋葱25g，生姜20g，香油少许。
【制作技术】1. 将仔鸡、洋葱、生姜洗净，仔鸡切成块，洋葱、生姜切成片。
2. 将仔鸡、甜米酒、洋葱、生姜放入锅内，加入适量清水，武火煮沸，改文火焖煮30min至汁干。

【食用方法】加入香油调味，作为菜肴佐餐食用。
【为什么呢】温补心阳，温经通络。
【实际应用】适用于心阳虚型冠心病。
【警而远之】忌用腐烂生姜。"一年之内，秋不食姜；一日之内，夜不食姜。"阴虚火旺、目赤内热、痈肿疮疖、肺炎、肺脓肿、肺结核、胃溃疡、胆囊炎、肾盂肾炎、糖尿病、痔疮忌长期食用生姜。葱白忌久煎煮，体虚自汗、狐臭者忌用。热病、皮肤瘙痒性疾病、眼疾、胃病者忌用洋葱。

葛根粥

【药膳食材】葛根粉、粳米各 50g。

【制作技术】1. 将粳米洗净放入砂锅内，加入适量清水浸泡 30min。

2. 将葛根粉放入砂锅内，武火煮沸，文火熬煮至熟成粥。

【食用方法】早、晚食用。软滑适口，清香沁脾。

【为什么呢】益气养阴，活血通络，营养机体，升举阳气。

【实际应用】适用于气阴两虚型冠心病及防治心脑血管病症。高血压、糖尿病、腹泻、痢疾患者宜常食之。

【警而远之】忌吸烟、饮酒。忌饮用浓茶及咖啡等。忌吃高脂肪食物和动物内脏，少吃油腻食物。忌吃辛辣、发酵食物。忌膳食总热量过高。忌多吃耗气的食物，如空心菜、生萝卜等。忌多吃性温燥烈食物，如羊肉、韭菜、辣椒、葵花子等。限制食盐摄入量（每日 < 5g）。忌暴饮暴食。忌单独外出。忌精神及躯体的应激。忌经常性和持续性的时间紧迫感。忌对事情太苛求。忌熬夜。忌过度劳累、剧烈活动和情绪激动。忌用力排便。忌饱餐或空腹状态下沐浴。避免各种确知足以诱致病症发作的因素。忌运动太过、运动不柔缓。

虫草鸭

【药膳食材】冬虫夏草 15g，鸭子 1 只，洋葱 100g，食用盐少许。

【制作技术】1. 将鸭子煺毛、去内脏、去杂、去尾尖，洗净，肚内放入冬虫夏草。将洋葱洗净、切成粗丝。

2. 将鸭子放入砂锅内，加入适量清水，武火煮沸，改文火熬煮至肉熟，放入洋葱文火煮片刻。

【食用方法】加入食用盐调味，作为菜肴佐餐食用。

【为什么呢】益阴补阳，通络止痛。

【实际应用】适用于阴阳两虚型冠心病。

【警而远之】感冒患者忌用鸭肉，素体虚寒、受凉引起的不思饮食、胃部冷痛、腹泻清稀，或腰痛、寒性痛经、肥胖、动脉硬化、慢性肠炎者少食。热病、皮肤瘙痒性疾病、眼疾、胃病者忌用洋葱。

清血液护血管菜

【药膳食材】西蓝花 100g，水发黑木耳、香干（豆腐干）各 30g，红柿子椒 20g，蒜 3 瓣，茶叶籽油少许。

【制作技术】1. 将西蓝花掰成块，将西蓝花、水发黑木耳、香干（豆腐干）、红柿子椒、蒜洗净。将柿子椒、香干（豆腐干）切成菱形片，蒜切片。

2. 热锅凉茶叶籽油，放入蒜、香干（豆腐干）爆香。

3. 将西蓝花、水发黑木耳、红柿子椒放入锅内，翻炒片刻。

【食用方法】作为菜肴佐餐食用。每周吃 2～3 次。有独特的茶香味。

【为什么呢】这些食材都可保护血管，缓解和预防慢性病。能够净化血液、清理血液垃圾，保持血管弹性。在冬季经常吃，对降低心脑血管风险有极大帮助。香干补钙、补镁、补钾。

【实际应用】适用于防治冠心病，脑卒中，糖尿病，高血压，高脂血症，感冒，常见肿瘤如肺癌、乳腺癌、结肠癌等及老年性疾病患者。

【警而远之】无特殊禁忌。

补益肝肾汤

【药膳食材】何首乌 30g，黑豆 60g，甲鱼（鳖）1 只，滨海耳叶牛皮消、金线莲各 3g，大枣 3 个，生姜 10g。

【制作技术】1. 将甲鱼轻烫去黑膜，去内脏，洗净，斩成麻将块大小。冷水入锅，开水焯去血污、浮沫。略炒。将何首乌、黑豆、滨海耳叶牛皮消、金线莲、大枣、生姜洗净，大枣去核，姜切成片。

2. 将何首乌、黑豆、甲鱼、滨海耳叶牛皮消、金线莲、大枣、生姜放进盅内，隔水炖熟。

【食用方法】喝汤吃渣。

【为什么呢】补益肝肾，消瘀降脂。何首乌"养血益肝，固精益肾，健筋骨，乌须发，为滋补良药，不寒不燥"，能从改善胆固醇的吸收代谢等多方面防治高脂血症及动脉硬化症，并能降低血液的高凝状态。与补肾滋阴之黑豆、甲鱼合用，对肝肾阴虚之脂肪肝效果较好。

【实际应用】适用于高脂血症、冠心病、慢性肝炎等病。

【警而远之】忌用腐烂生姜。"一年之内,秋不食姜;一日之内,夜不食姜。"阴虚火旺、目赤内热、痈肿疮疖、肺炎、肺脓肿、肺结核、胃溃疡、胆囊炎、肾盂肾炎、糖尿病、痔疮忌长期食用生姜。湿痰、积滞、齿病、虫病、温热、暑湿诸病前后、黄疸、肿胀、糖尿病者忌用大枣,多食动风,脾反受病。甲鱼忌与兔肉、鸭肉、苋菜、鸡蛋同食。儿童、孕妇、生理期妇女忌用滨海耳叶牛皮消。脾胃虚寒、大便溏泄者忌用金线莲。

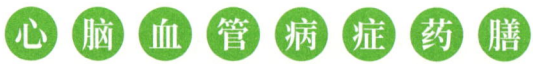

防心血管病套餐
(3热组合餐:鱼香茄子、三文鱼、紫苏沙丁鱼)

鱼香茄子

【药膳食材】长茄子7个,肉馅100g,葱白1/2根,姜1小块,蒜1头,豆瓣酱1小汤匙约10g,酱油2大汤匙约40ml,醋1小汤匙约10ml,茶叶籽油适量。

【制作技术】1. 将茄子、葱白、姜、蒜洗净,茄子去蒂切成8条,葱、姜、蒜切碎。

2. 油锅烧热,放入茄子,炸得变色后控油取出。

3. 热锅凉茶叶籽油,按顺序放入葱、姜、蒜、豆瓣酱,炒出香味,加肉翻炒至熟。

4. 放入茄子、酱油、醋,翻炒片刻。

【食用方法】作为菜肴佐餐食用。调味的佐料与烧鱼的佐料相同,有鱼的味道,故称鱼香。有独特的茶香味。一般油多的菜,加点醋爽口。

【为什么呢】紫茄子富含维生素P和皂苷等,可降低血液中胆固醇含量,防止毛细血管破裂、动脉硬化。

三文鱼

【药膳食材】三文鱼150g。

【制作技术】1. 将三文鱼洗净。

2. 将食材放入砂锅内，加入适量清水，武火煮沸，改文火熬煮至肉熟。

【食用方法】作为菜肴佐餐食用。

【为什么呢】三文鱼富含蛋白质、不饱和脂肪酸、维生素，鱼皮中所含的不饱和脂肪酸比鱼肉高。

紫苏沙丁鱼

【药膳食材】小沙丁鱼8条，鸡蛋1个，洋葱40g，胡萝卜20g，黄瓜1根，洋白菜1/4个，青紫苏叶8张，面粉、面包粉、香菜、茶叶籽油、黄豆酱、醋、葡萄酒、柠檬汁各适量，食用盐少许。

【制作技术】1. 将沙丁鱼去头、去内脏，洗净，从肚子切开成片，用食用盐腌渍一下。

2. 将青紫苏叶、洋葱、胡萝卜、黄瓜、洋白菜、香菜洗净。将洋葱、胡萝卜、黄瓜、洋白菜切成丝，将香菜切成段。鸡蛋磕开倒出鸡蛋液搅拌均匀。

3. 将醋、葡萄酒、柠檬汁放入小碗，调成浇汁，倒入洋葱、胡萝卜、黄瓜、洋白菜腌渍片刻。

4. 将面粉撒在鱼皮一面，将黄豆酱抹在鱼肉一面。

5. 用1片紫苏叶，从沙丁鱼头部向尾部卷成卷儿，用牙签插住。

6. 将沙丁鱼紫苏卷蘸上鸡蛋液、面包粉，滑入烧至170℃的油锅中炸成金黄色出锅盛盘。

【食用方法】清香可口。沙丁鱼摆放整齐，倒上连同菜丝的浇汁，撒上香菜，作为菜肴佐餐食用。

【为什么呢】香菜+胡萝卜=开胃消食。

【实际应用】适用于预防心血管疾病和高血压，以及中老年人、心血管疾病患者。

【警而远之】葱白忌久煎煮，体虚自汗、狐臭者忌用。外感发热、痰饮较盛、食积内停者忌用鸡蛋。香菜损脾，耗掉身体里的气，会引发或加重病情的进展，重大疾病或胃肠疾病正在胃疼或腹泻者忌用；身上有伤口者忌用，否则会让伤口发炎，流脓溃烂，留下疤痕；口臭、狐臭、严重龋齿、胃溃疡、生疮者忌用；香菜性温，麻疹已透或虽未透出而热毒停滞者忌用。茄子忌和螃蟹同食，术前一周、体质虚冷、脾胃虚寒、慢性肠滑腹泻、肺寒者忌食。

滋阴清热代茶饮

【药膳食材】制何首乌、菊花各 6g。

【制作技术】将制何首乌、菊花放入瓷杯中,用沸水沏。

【食用方法】代茶饮用。

【为什么呢】滋阴清热,平肝潜阳。

【实际应用】适用于冠心病或高血压证属偏阴虚或兼有阳亢症候者。

【警而远之】属于阴阳两虚型者、痰湿型、血瘀型高血压患者忌用菊花,否则降血压效果不佳。

右肢灵汤

【药膳食材】黄芪、人参各 9g,甘草 6g,茯苓、生姜各 9g,夏枯草、茺蔚子、决明子各 15g,杏仁 9g。

【制作技术】1. 将黄芪、人参、甘草、茯苓、生姜、夏枯草、茺蔚子、决明子、杏仁洗净,放入砂锅内,加冷水约高出食材 3cm,食材经水浸泡 1h。

2. 武火煮沸,每 10min 搅拌 1 次,改文火煎煮 30min。

3. 将汁液过滤倒出,往砂锅内加热水,水面稍高于食材,文火煎煮 20min。

4. 共煎两次,去渣取汁,将两次煎取的汁液混合均匀。

【食用方法】分早、晚服用,每日 1 剂。

【为什么呢】疏肝气。

【实际应用】适用于脑血管病后遗症右半身不遂。

【警而远之】一般人忌长时间服用人参。人参忌与藜芦同用,且服用期间忌用萝卜、浓茶。茯苓忌与醋同食。虚证、脾虚胃弱、无郁结者忌用夏枯草。茺蔚子忌铁器。凡非血热阴虚或有外感风热者忌用决明子。大便不秘结时,决明子量宜酌减。忌用腐烂生姜。"一年之内,秋不食姜;一日之内,夜不食姜。"阴虚火旺、目赤内热、痈肿疮疖、肺炎、肺脓肿、肺结核、胃溃疡、胆囊炎、肾盂肾炎、糖尿病、痔疮忌长期食用生姜。

山楂粥

【药膳食材】山楂30g或鲜山楂60g，粳米50g。

【制作技术】1. 将食材洗净。

2. 将山楂放入砂锅内，加入适量清水，武火煮沸，改文火水煎至成浓汁，去渣取汁。

3. 加入粳米，武火煮沸，改文火熬煮至熟成粥。

【食用方法】两餐之间作为小吃食用，7天为1疗程。

【为什么呢】健脾胃，消食积，散瘀血。

【实际应用】适用于高血压、冠心病、心绞痛、高脂血症及伤肉食者、伤食型小儿腹泻。

【警而远之】空腹忌用。妊娠、空腹、脾虚胃弱无积滞、气虚便溏、糖尿病忌用山楂，山楂食用后应立即漱口，忌多食。

慢性心衰套餐（1粥1汤组合餐：玉竹粥、气血三宝汤）

玉竹粥

【药膳食材】玉竹15g（鲜者加倍），粳米50g，冰糖少许。

【制作技术】1. 将玉竹、粳米洗净。

2. 将玉竹放入砂锅内，加冷水约高出食材3cm，食材经水浸泡1h。

3. 武火煮沸，每10min搅拌1次，改文火煎煮30min。

4. 将汁液过滤倒出，往砂锅内加热水，水面稍高于食材，改文火煎煮20min。

5. 共煎两次，去渣取汁，将两次煎取的汁液混合均匀。

6. 将粳米放入砂锅内，加入适量清水，武火煮沸，改文火熬煮至熟成粥。加入冰糖，文火稍煮一二沸。

【食用方法】每日分早、晚2次服食，5天为1疗程。

【为什么呢】玉竹即葳蕤，养阴润燥，生津止渴，与粳米粥协同作用于阴虚疾病。

【实际应用】适用于一般慢性心力衰竭及风湿性心脏病、冠心病、肺源性心脏病等引起的心力衰竭，尤其是偏于阴虚的心力衰竭。可酌加龙眼肉、茯苓、酸枣仁等，以养心安神。

气血三宝汤

【药膳食材】小乌骨鸡1只，当归、党参、黄芪各15g，枸杞子10g，大枣2个，葱6g，姜10g，八角茴香5g，茶叶籽油、料酒、黄酒各适量，食用盐少许。

【制作技术】1.将当归、党参、黄芪、枸杞子、大枣、葱、姜洗净。大枣去核，葱切成段，姜切成片。将乌骨鸡煺毛、去内脏、去杂、去尾尖，洗净，切成小块，冷水入锅，开水焯去血污、浮沫。

2.热锅凉茶叶籽油，放入乌骨鸡煸炒，放入葱、姜煸出香味。

3.将乌骨鸡、当归、党参、黄芪、枸杞子、大枣、八角茴香、料酒、黄酒放入砂锅内，加入适量清水，武火煮沸，改文火炖至肉烂熟。

【食用方法】加入食用盐调味，喝汤吃肉、枸杞子、大枣，每周1次，连续3周。有独特的茶香味。

【为什么呢】益气养阴，养血，补虚，补气阴，主补五脏，安精神，定魂魄，止惊悸，除邪气，使人精力旺盛，不易衰老，开心益智。黄芪补气，党参益气，当归养血，乌骨鸡补虚。调节精、气、血。乌骨鸡与当归、黄芪同食，能够活血化瘀，同时防止伤正气。

【实际应用】适用于体倦乏力、心悸失眠、口干、舌质暗或口唇暗、舌苔少等的气阴两虚兼血瘀型慢性心力衰竭，或久病体衰、反胃少食，或久病伤阴之证而具气短乏力、面色无华、头晕失眠等症状者，或老年人、少年儿童、妇女，特别是产妇食体虚血亏、肝肾不足、脾胃不健者。

【警而远之】长痘痘、口臭、口苦、大便干结、舌苔厚腻、纯阴虚者忌用。玉竹即葳蕤，阳衰阴盛、脾虚胸闷、痰湿瘀滞、便溏者忌用玉竹。湿痰、积滞、齿病、虫病、温热、暑湿诸病前后、黄疸、肿胀、糖尿病者忌用大枣，多食大枣动风，脾反受病。阴虚火旺者忌用八角茴香。凡脾胃湿邪、大便泄泻者忌用当归。非体虚而有实邪者忌用党参，党参反藜芦。

温肾利水饮

【药膳食材】红参 6g，桂枝、红糖各 15g，葶苈子、桃仁各 10g，大枣 3 个。

【制作技术】1.将红参、桂枝、葶苈子、桃仁、大枣洗净。

2.将食材（除红糖外）放入炖盅内，加入适量开水，炖盅加盖子，文火隔水炖 2h。加入红糖调味。

【食用方法】每日 1 剂，分 3 次饮用，连饮 1 周。

【为什么呢】温通心阳，温肾利水。

【实际应用】适用于乏力、畏寒、没精神、心悸、手脚凉、唇暗、舌质淡暗等的心肾阳虚兼血瘀型慢性心力衰竭。

【警而远之】高脂血症、肥胖症、糖尿病、龋齿、便秘、口舌生疮（主要指老年人）、平素痰湿偏盛、消化不良、产前经常吐酸水、晚上睡觉前（特别是儿童），以及夏天忌用红糖，多食令人胀闷、助热、生痰、损齿、生痈虫、消肌肉。湿痰、积滞、齿病、虫病、温热、暑湿诸病前后、黄疸、肿胀、糖尿病者忌用大枣，多食动风，脾反受病。桃仁破血祛瘀，能堕胎，故无瘀滞、脾虚便溏者及孕妇忌用。

温阳泻水饮

【药膳食材】葶苈子 10g，鲜白茅根 60g，干姜 6g，桂枝 10g，大枣 3 颗。

【制作技术】1.将食材洗净，放入砂锅内，加冷水高出食材 3cm，食材经水浸泡 1h。

2.武火煮沸，每 10min 搅拌一次，改文火煎煮 30min。

3.将汁液过滤倒出，往砂锅内加热水，水面稍高于食材，文火煎煮 20min。

4.共煎两次，去渣取汁，将两次煎取的汁液混合均匀。

【食用方法】每日 1 剂，饮汤吃枣，连服 1 周。

【为什么呢】温阳泻水。

【实际应用】适用于畏寒、手脚凉、水肿、尿少、躺不下、唇暗、舌质淡暗胖大等的阳虚水泛兼血瘀型慢性心力衰竭。

【警而远之】脾胃虚寒、溲多不渴者忌用鲜白茅根。湿痰、积滞、齿病、虫病、温热、暑湿诸病前后、黄疸、肿胀、糖尿病者忌用大枣，多食动风，脾反受病。

泌尿病症药膳

白果饮

【药膳食材】白果 10 个。
【制作技术】1. 将食材洗净，去皮、浸泡。
2. 将食材放入砂锅内，加入适量清水，武火煮沸，改文火炖至熟。
【食用方法】喝汤吃渣。每日 1 剂，早、晚各 1 次，连服 3 日。
【为什么呢】止带浊，缩小便，杀菌。
【实际应用】适用于泌尿系感染。
【警而远之】白果有毒，忌生吃或服食过量。

化结石粥

【药膳食材】赤小豆、粳米各 50g，鸡内金末 3g。
【制作技术】1. 将赤小豆、粳米洗净。
2. 将赤小豆、粳米放入砂锅内，加入适量清水，武火煮沸，改文火熬煮至熟成粥。
【食用方法】加入鸡内金末，每日早、晚餐食用。鸡内金一般煎服 3～9g、微炒研末吞服 1.5～3.0g，微炒研末吞服疗效优于汤剂。
【为什么呢】鸡内金化结石。
【实际应用】适用于脾肾两虚、下焦蕴毒型泌尿系感染，湿热郁结型泌尿系结石。
【警而远之】尿频、胃肠较弱、蛇咬伤百日之内者忌用赤小豆。脾虚无积滞者忌用鸡内金。

化结石糊

【药膳食材】麻油、核桃仁、冰糖各 250g。

【制作技术】 1. 热锅凉麻油，放入核桃仁煎至黄色，取出。

2. 捣碎核桃仁，同冰糖倒入上述麻油中，搅成糊状。

【食用方法】 每日服3次，每次1汤匙约15ml或15g，开水调服。

【为什么呢】 温补肺肾，降胆固醇，补气养血。

【实际应用】 适用于膀胱结石等泌尿系结石、其他结石。

【警而远之】 避免高钙、高盐、高草酸、高蛋白质、高动物脂肪及高糖饮食。忌吃菠菜、带鱼、乳制品、豆制品、红茶、动物内脏等食物。根据结石成分调节饮食，钙结石应限制含钙丰富的食物，如牛奶、奶制品、精白面粉、巧克力、坚果等；草酸钙结石应限制含草酸成分丰富的食物，如浓茶、番茄、菠菜、芦笋等；尿酸结石应避免高嘌呤食物，如动物内脏等。

清热利尿降压饮

【药膳食材】 玉米须、鲜白茅根各30g，大枣2个。

【制作技术】 1. 将食材洗净，大枣去核。

2. 将食材放入砂锅内，加入适量清水，武火煮沸，改文火熬煮30min。

【食用方法】 每日分2次，每次500ml，喝汤吃枣，1个月为1疗程。

【为什么呢】 对肾炎、膀胱炎、胆囊炎、风湿痛、高血压、肥胖症有效。

【实际应用】 适用于输尿管或膀胱结石初起、小便黄赤、尿检有红细胞而又伴有高血压、急性肾炎者，水肿，急性肾炎风热郁肺、湿毒蕴结型、热毒内攻、灼伤阴血型及慢性肾炎之脾肾阳虚、水湿泛滥型。

【警而远之】 脾胃虚寒、溲多不渴者忌用鲜白茅根。湿痰、积滞、齿病、虫病、温热、暑湿诸病前后、黄疸、肿胀、糖尿病者忌用大枣，多食动风，脾反受病。

茅根益母鲫鱼汤

【药膳食材】 鲜白茅根、生益母草各30g，鲜荠菜80g或干荠菜20g，金线莲3g，鲫鱼500g。

【制作技术】 1. 将鲜白茅根、生益母草、荠菜、金线莲洗净。将鲫鱼去鳞、去鳃、去内脏，洗净。

2.将食材放入砂锅内,加入适量清水,武火煮沸,改文火清炖30min。

【食用方法】吃鱼喝汤。

【为什么呢】祛湿疏筋,清热解毒,镇静,镇痛,降血压,利尿,凉血止血,降低血管的通透性,缩短出凝血时间,健脾利湿,利水消肿,抗菌。

【实际应用】适用于急性肾炎。

【警而远之】脾胃虚寒、溲多不渴者忌用鲜白茅根。凡血虚无瘀、肝血不足、瞳子散大者忌用益母草,其果实茺蔚子忌铁器。鲫鱼反厚朴,忌与麦冬、芥菜、猪肝同食。脾胃虚寒、大便溏泄者忌用金线莲。

鲤鱼冬瓜汤

【药膳食材】带皮冬瓜500g,金线莲3g,鲤鱼1条。

【制作技术】1.将鲤鱼去鳞、去鳃、去内脏,洗净,在鲤鱼两侧鳃下面3cm处各割开1个口,鱼尾上面7cm处也割开,找出鱼线拍打鱼身抽出去掉。鲤鱼身上斜刀划出十字花。将带皮冬瓜、金线莲洗净,带皮冬瓜切成块。

2.将食材放入砂锅内,加入适量清水,武火煮沸,改文火清炖至熟。

【食用方法】吃鲤鱼喝汤。

【为什么呢】低钠,清热解毒,利水消肿,降血压,调养肾脏。

【实际应用】适用于慢性肾炎。

【警而远之】鲤鱼忌与咸菜、绿豆、芋头、牛羊油、猪肝、鸡肉、朱砂、荆芥、甘草、南瓜同服,因属发物,恶性肿瘤、淋巴结结核、红斑狼疮、支气管哮喘、小儿痄腮、血栓闭塞性脉管炎、痈疖疔疮、荨麻疹、皮肤湿疹等疾病患者忌用。脾胃虚寒、大便溏泄者忌用金线莲。

薏苡粥

【药膳食材】薏苡仁40g,黄芪30g,粳米50g。

【制作技术】1.将食材洗净,黄芪用纱布包好。将黄芪、薏苡仁放入砂锅内,加入适量清水浸泡2h。

2.将粳米放入砂锅内,武火煮沸,改文火熬煮至熟成粥。

【食用方法】每日食用,小儿量酌减。

【为什么呢】利水渗湿，消炎，扩张血管，利尿消肿，减少肾病患者的蛋白尿。
【实际应用】适用于慢性肾炎，侧重于利水及降低尿蛋白。
【警而远之】脾虚无湿者、孕妇、对本品过敏者忌用薏苡仁。

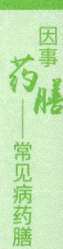

清热止血三草代茶饮

【药膳食材】鲜白茅根、鲜大蓟、鲜荠菜各90g或干品各30g，金线莲3g。
【制作技术】1. 将食材洗净。
2. 将食材放入砂锅内，加入适量清水，武火煮沸，改文火煎煮30min。
【食用方法】代茶饮用。
【为什么呢】清热解毒，凉血止血，利水。
【实际应用】适用于慢性肾炎血尿为主者。
【警而远之】脾胃虚寒、溲多不渴者忌用鲜白茅根。脾胃虚寒、大便溏泄者忌用金线莲。

清热降压代茶饮

【药膳食材】不去根鲜芹菜90g，夏枯草18g，金线莲3g。
【制作技术】1. 将食材洗净，将芹菜切成段。
2. 将食材放入砂锅内，加入适量清水，武火煮沸，改文火煎煮30min。
【食用方法】代茶饮用。
【为什么呢】清热消炎，降压。
【实际应用】适用于慢性肾炎伴有高血压者。
【警而远之】虚证、脾虚胃弱、无郁结者忌用夏枯草。芹菜忌久煎、久炒。脾胃虚寒、大便溏泄者忌用金线莲。

桑葚果仁粥

【药膳食材】桑葚75g，葡萄干、薏苡仁、粳米各50g。
【制作技术】1. 将食材洗净。将薏苡仁放入砂锅内，加入适量清水浸泡2h。
2. 将食材放入砂锅内，武火煮沸，改文火熬煮至熟成粥。

【食用方法】喝粥。

【为什么呢】补肝益肾，滋阴养血，利水渗湿，消炎，扩张血管。

【实际应用】适用于慢性肾炎、心源性水肿。

【警而远之】脾虚无湿者、孕妇、对本品过敏者忌用薏苡仁。脾胃虚寒、大便溏泄、糖尿病、妊娠、空腹忌用桑葚；忌食未成熟桑葚；因桑葚中含有溶血性过敏物质及透明质酸，一次过量食用容易发生溶血性肠炎；桑葚忌用铁器盛放，桑葚与铁器接触会发生化学反应从而产生毒性物质；桑葚中含有较多的胰蛋白酶抑制物，影响人体对铁、钙、锌等物质的吸收，儿童应少吃。

肾炎饮

【药膳食材】鲜白茅根250g，赤小豆120g，冬瓜皮50g，金线莲3g。

【制作技术】1.将食材洗净，鲜白茅根、冬瓜皮、金线莲用纱布包好。

2.将食材放入砂锅内，加入适量清水，武火煮沸，改文火熬煮40min至浓汁赤小豆熟。

【食用方法】喝汤，分数次嚼食赤小豆。

【为什么呢】祛湿疏筋，清热解毒，降血压，利尿，凉血止血，降低血管的通透性，低钠、低热量，利水消肿，调养肾脏。

【实际应用】适用于各型急、慢性肾炎。

【警而远之】脾胃虚寒、溲多不渴者忌用鲜白茅根。尿频、胃肠较弱、蛇咬伤百日之内者忌用赤小豆。脾胃虚寒、大便溏泄者忌用金线莲。

利水消肿套餐（3汤组合餐：利水消肿汤、黄芽汤、决渎汤）

利水消肿汤

【药膳食材】鲜鲤鱼或鲫鱼1条300g，生黄芪、赤小豆、莲子各30g，芡实20g，砂仁10g，大葱白1根，姜1块，鲜猪肚（即猪胃）250g，车前草60g，生侧柏叶30g，金线莲3g（水肿明显者，加冬瓜皮、茯苓各30g；脾虚便溏者，加白术、茯苓各30g）。

【制作技术】1. 将鲤鱼去鳞、去鳃、去内脏，洗净，在鲤鱼两侧鳃下面 3cm 处各割开 1 个口，鱼尾上面 7cm 处也割开，找出鱼线拍打鱼身抽出去掉。鲤鱼身上斜刀划出十字花。将生黄芪、赤小豆、莲子、芡实、砂仁、葱、姜、猪胃、车前草、生侧柏叶、金线莲洗净，葱切成段，姜切成片。将生黄芪、赤小豆、莲子、芡实、砂仁、葱、姜装入鱼腹，车前草、生侧柏叶、金线莲用纱布包好。

2. 将鱼、猪肚、车前草、生侧柏叶、金线莲放入砂锅内，加入适量清水，武火煮沸，改文火煎煮 1h 炖至熟，汤煎至 100ml。

【食用方法】1 剂分 2 次服用，喝汤吃鱼、猪肚，每周 2 剂。作为菜肴佐餐食用。吃芡实时要用慢火炖煮至烂熟，细嚼慢咽，方能起到充养身体的作用。

【为什么呢】明显提高肾病综合征患者的血浆白蛋白，增加尿量，利水消肿，降低尿蛋白及血尿。

黄芪，补气升阳，固表止汗，利水消肿，减少肾病患者的蛋白尿。另配赤小豆活血利水，莲子健脾养阴涩精，生姜温胃散水、和胃降逆，砂仁醒胃降浊，白术、茯苓、冬瓜皮健脾渗湿利水，诸药合用，益气养阴，健脾和胃，活血利水。新鲜芡实和莲藕、茭白、荸荠等 8 种植物并称为"水八仙"。芡实和莲子，一个除湿功能特别强，一个补脾之力特别强，两者一起吃，再加点别的食材，那就是祛湿不可多得的药膳方了。莲子配芡实，不仅治愈脾肾气虚，还把湿气一扫而光。金线莲，提高免疫力，利水通淋。

【实际应用】适用于肾病综合征低蛋白血症、肾性水肿者、营养不良性水肿，以及急、慢性肾炎水肿明显且小便赤涩的患者。

黄芽汤

【药膳食材】人参 9g，炙甘草、茯苓、干姜各 6g。

【制作技术】1. 将人参、炙甘草、茯苓、干姜洗净，放入砂锅内，加冷水高出食材 3cm，食材经水浸泡 1h。

2. 武火煮沸，每 10min 搅拌 1 次，改文火煎煮 30min。

3. 将汁液过滤倒出，往砂锅内加热水，水面稍高于食材，文火煎煮 20min。

4. 共煎两次，去渣取汁，将两次煎取的汁液混合均匀。

【食用方法】每日早、晚各1次，温热服用。

【为什么呢】补火泻水，升降中气，祛湿，调水。

决渎汤

【药膳食材】黄芪30g，郁金15g，银花30g，丝瓜络15g，车前子30g，鲜白茅根60g。

【制作技术】1. 将黄芪、郁金、银花、丝瓜络、车前子、鲜白茅根洗净，放入砂锅内，加冷水高出食材3cm，食材经水浸泡1h。

2. 武火煮沸，每10min搅拌1次，改文火煎煮30min。

3. 将汁液过滤倒出，往砂锅内加热水，水面稍高于食材，文火煎煮20min。

4. 共煎两次，去渣取汁，将两次煎取的汁液混合均匀。

【食用方法】每日早、晚各1次，温热服用。

【为什么呢】金银花 + 丝瓜络 = 清化湿热，车前子补肾利尿，鲜白茅根凉血不凉肾。黄芪补气 + 郁金理气。

【实际应用】适用于各类水肿。

【警而远之】忌添加食用盐及其他调味料。慢性肾功能衰竭患者，即使有低蛋白血症和水肿，也应谨慎食用此汤。茯苓忌与醋同食。鲤鱼忌与咸菜、绿豆、芋头、牛羊油、猪肝、鸡肉、朱砂、荆芥、甘草、南瓜同服，因属发物，恶性肿瘤、淋巴结结核、红斑狼疮、支气管哮喘、小儿痄腮、血栓闭塞性脉管炎、痈疖疔疮、荨麻疹、皮肤湿疹等疾病患者忌用。尿频、胃肠较弱、蛇咬伤百日之内者忌用赤小豆。气郁痞胀、溺赤便秘、食不运化、新产后忌用莲子。因芡实有较强收涩作用，便秘、尿赤、妇女产后忌用。葱白忌久煎煮，体虚自汗、狐臭者忌用。阴虚有实热者忌用砂仁。凡阴虚内热、津亏燥咳者忌用白术。脾胃虚寒、大便溏泄者忌用金线莲。一般人忌长时间服用人参。人参忌与藜芦同用，且服用期间忌用萝卜、浓茶。脾胃虚寒、溲多不渴者忌用鲜白茅根。

清热止血粥

【药膳食材】大蓟、小蓟各 30g，金线莲、生甘草各 3g，莲子 30g，莲叶 20g，鲜藕 250g，粳米 50g，白砂糖少许。

【制作技术】1. 将大蓟、小蓟、金线莲、生甘草、莲子、莲叶、鲜藕、粳米洗净。将藕切成小块。

2. 将大蓟、小蓟、金线莲、生甘草、莲叶放入砂锅内，加冷水高出食材 3cm，食材经水浸泡 1h。

3. 武火煮沸，每 10min 搅拌 1 次，改文火煎煮 30min，去渣取汁。

4. 将莲子、鲜藕、粳米放入砂锅内，武火煮沸，改文火熬煮至熟成粥。

【食用方法】喝粥。小儿用量酌减，可加白砂糖调味。

【为什么呢】清热凉血，化斑止血。

【实际应用】适用于以血尿为主的紫癜性肾炎。

【警而远之】气郁痞胀、溺赤便秘、食不运化、新产后忌用莲子。脾胃虚寒、大便溏泄者忌用金线莲。

荞麦芡实蒸

【药膳食材】芡实 50g 或鲜芡实 100g，山药 30g 或鲜山药 60g，荞麦面粉 50g，嫩公鸡 1 只，金线莲 3g，食用盐少许。

【制作技术】1. 将嫩公鸡煺毛、去内脏、去杂、去尾尖，洗净。将芡实、山药、金线莲洗净，山药去皮、切成块。

2. 将芡实、山药、金线莲装入鸡腹内，用棉线扎好，放入蒸锅屉中，蒸锅中加入适量清水，武火煮沸至肉熟。

3. 荞麦面粉加入适量清水，调成糊状，放入砂锅内，武火煮沸，改文火熬煮 5min 至荞麦面熟成糊。

【食用方法】加入食用盐调味，吃鸡肉、面糊，喝汤，可替代部分主食。吃芡实时要用慢火炖煮至烂熟，细嚼慢咽，方能起到充养身体的作用。

【为什么呢】降血糖、尿糖、尿蛋白。

【实际应用】适用于糖尿病肾病。

【警而远之】脾虚湿盛、湿热实邪、胸腹满闷、大便干燥者忌用山药。因芡实有较强收涩作用，便秘、尿赤、妇女产后忌用。凡邪实、邪毒未消者忌用鸡肉。脾胃虚寒、大便溏泄者忌用金线莲。

降尿酸饮

【药膳食材】带皮鲜冬瓜 500g，金线莲 6g，薏苡仁 50g。

【制作技术】1. 将食材洗净，带皮鲜冬瓜切成块。将薏苡仁放入砂锅内，加入适量清水浸泡 2h。

2. 将剩余食材放入砂锅内，武火煮沸，改文火熬煮至熟。

【食用方法】喝汤，吃去皮冬瓜、薏苡仁。小儿用量酌减。

【为什么呢】利水消肿，降低尿酸，镇静、镇痛。

【实际应用】适用于痛风性肾病。

【警而远之】脾虚无湿者、孕妇、对本品过敏者忌用薏苡仁。脾胃虚寒、大便溏泄者忌用金线莲。

虫草芙蓉羹

【药膳食材】冬虫夏草 5g，鸡蛋 2 个。

【制作技术】1. 将冬虫夏草洗净，鸡蛋磕开倒出鸡蛋清置碗中。

2. 将冬虫夏草加入鸡蛋清中，加入少量清水搅拌均匀，放入蒸锅屉中，蒸锅中加入适量清水，武火煮沸至蒸熟。

【食用方法】吃蛋羹，小儿用量酌减。

【为什么呢】降低血肌酐，保护肾功能。

【实际应用】适用于慢性肾衰竭。

【警而远之】外感发热、痰饮较盛、食积内停者忌用鸡蛋。

血液病症药膳

阿胶枣

【药膳食材】阿胶 5g，大枣 250g，红酒、红糖各少许。

【制作技术】1. 将大枣洗净，大枣去核。

2. 将阿胶放入碗内，置于蒸锅屉中，加入少量清水、红酒，武火煮沸蒸 4min，加入红糖，搅拌均匀制成阿胶浆。

3. 大枣放入微波炉加热 3min，与阿胶浆混合。

【食用方法】凉后食用，每天食用 1 个大枣。

【为什么呢】阿胶、大枣合用，益气健脾，补益气血，滋补养颜，利于消化。

【实际应用】适用于体质虚弱、贫血及免疫调节。

【警而远之】脾胃虚弱、出血而有瘀滞、高脂血症、糖尿病、体内湿邪重、容易上火、感冒、痰多咳嗽、腹泻、有伤口、月经来潮、过敏体质者忌用阿胶，阿胶忌萝卜、大蒜、浓茶、烧酒、大黄。高脂血症、肥胖症、糖尿病、龋齿、便秘、口舌生疮（主要指老年人）、平素痰湿偏盛、消化不良、产前经常吐酸水、晚上睡觉前（特别是儿童），以及夏天忌用红糖，多食令人胀闷、助热、生痰、损齿、生疳虫、消肌肉。湿痰、积滞、齿病、虫病、温热、暑湿诸病前后、黄疸、肿胀、糖尿病者忌用大枣，多食动风，脾反受病。

当归鸭

【药膳食材】鸭子 1 只，当归 15g，陈皮 5g，乌枣 10 个，枸杞子 10g，食用盐少许。

【制作技术】1. 将鸭子煺毛、去内脏、去杂、去尾尖，洗净，剁成合适大小的块。将当归、陈皮、乌枣、枸杞子洗净。

2. 将鸭子、当归、陈皮、乌枣、枸杞子放入煲内，加入适量清水，武火煮沸，改文火煲至鸭肉熟烂。

【食用方法】加入食用盐调味，作为菜肴佐餐食用。

【为什么呢】活络筋骨，调补气血，富含胶原蛋白。

【实际应用】适用于贫血患者、加班熬夜及手脚冰冷者冬令进补，十分温和，老少皆宜。

【警而远之】外邪实热、脾虚有湿、肠滑者忌用枸杞子。感冒患者忌用鸭肉，素体虚寒、受凉引起的不思饮食、胃部冷痛、腹泻清稀，或腰痛、寒性痛经、肥胖、动脉硬化、慢性肠炎者少食。凡脾胃湿邪、大便泄泻者忌用当归。

缺铁性贫血套餐
（1荤1羹1汤组合餐：爆猪腰、红白羹、紫菜虾皮蛋汤）

爆猪腰

【药膳食材】猪肾、猪肉各100g，大葱6g，肉桂粉1g，料酒、茶叶籽油各适量，酱油、食用盐、白糖各少许。

【制作技术】1. 将猪肾纵向切开，剔去筋膜、肾盂，洗净。将猪肉、大葱洗净。将猪肾、猪肉切成片，葱切成滚刀块。

2. 热锅凉茶叶籽油，放入大葱煸炒至金黄色，盛出。

3. 放入猪肉、猪肾煸炒，放入料酒、酱油、食用盐、白糖、葱、肉桂粉，翻拌均匀至熟。

【食用方法】作为菜肴佐餐食用，两次间隔>1周。色泽美观，鲜香脆爽，有独特的茶香味。

【为什么呢】补充铁元素、维生素A等。

红白羹

【药膳食材】龙眼肉10g或鲜龙眼肉15g，银耳15g，枸杞子、大枣各10g，鲜樱桃、鲜桑葚各30g，冰糖、桂花糖各少许。

【制作技术】1. 将龙眼肉、枸杞子、大枣、鲜樱桃、鲜桑葚洗净，大枣去核。将银耳用温水泡发、洗净，手撕成小块。

2. 将龙眼肉、银耳、枸杞子、大枣、鲜樱桃、鲜桑葚放入砂锅内，加入适量清水，武火煮沸，改文火熬煮至软烂。

【食用方法】加入冰糖、桂花糖调味，作为小吃食用。
【为什么呢】补气养血明目，美容养颜。
【食用方法】每日2次服食。

紫菜虾皮蛋汤

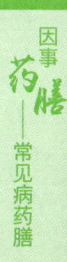

【药膳食材】紫菜15g，虾皮10g，鸡蛋1个。
【制作技术】1.将食材洗净，鸡蛋磕开倒出鸡蛋液搅拌均匀。
2.将紫菜、虾皮放入砂锅内，加入适量清水，武火煮沸，倒入鸡蛋液，改文火熬煮片刻。
【食用方法】喝汤吃渣。
【为什么呢】紫菜富含碘、铁和维生素B_{12}，虾皮富含钙，两者搭配相得益彰，补碘又补钙。
【实际应用】适用于防治缺铁性贫血，肝肾阴虚、精血亏损型贫血，气血虚之颜面苍老、皮肤粗糙干皱者，屈光不正（近视、远视、散光）及电脑等视频终端引起的视疲劳属血不养睛者。
【警而远之】外感疾病、湿热内蕴、肥胖者忌用猪肉。血脂偏高、高胆固醇者忌用猪肾。为避免重金属镉等在体内蓄积，每周食用猪肾总量少于150g。葱白忌久煎煮，体虚自汗、狐臭者忌用。凡阴虚阳亢者，血热证者、失血证者及孕妇忌用肉桂。外邪实热、脾虚有湿、肠滑者忌用枸杞子。湿阻中焦、饮食停滞、呕吐腹痛、胃脘胀闷、大便滑泻、舌苔厚腻、急性胃肠炎、急性胆囊炎、肝炎、糖尿病、支气管炎、肺炎、龋齿、服用糖皮质激素或苦味健胃药或退热药者，孕妇，小儿忌用龙眼肉。诸病皆忌樱桃，小儿远之，酸者尤甚。湿痰、积滞、齿病、虫病、温热、暑湿诸病前后、黄疸、肿胀、糖尿病者忌用大枣，多食动风，脾反受病。脾胃虚寒、大便溏泄、糖尿病、妊娠、空腹忌用桑葚；忌食未成熟桑葚；因桑葚中含有溶血性过敏物质及透明质酸，一次过量食用容易发生溶血性肠炎；桑葚忌用铁器盛放，桑葚与铁器接触会发生化学反应从而产生毒性物质；桑葚中含有较多的胰蛋白酶抑制物，影响人体对铁、钙、锌等物质的吸收，儿童应少吃。

养血补虚套餐
（1小吃1饮1粥组合餐：枣参丸、荔枝枣饮、养血补虚粥）

枣参丸

【药膳食材】大枣10个，人参3g。

【制作技术】1. 将大枣、人参洗净，大枣去核。

2. 将食材放入蒸锅屉中，锅内加入适量清水，中火蒸至烂熟，捣匀为丸。

【食用方法】分2次服用。

荔枝枣饮

【药膳食材】荔枝干15g，大枣30g。

【制作技术】1. 将荔枝干、大枣洗净，大枣去核。

2. 将食材放入砂锅内，加入适量清水，武火煮沸，改文火熬煮20min。

【食用方法】每日分2次服用，喝汤吃渣。

养血补虚粥

【药膳食材】糯米60g，阿胶30g，红糖少许。

【制作技术】1. 将糯米洗净，阿胶捣碎。

2. 将糯米放入砂锅内，加入适量清水，武火煮沸，文火熬煮至将熟成粥。

3. 放入阿胶，文火边煮边搅拌均匀至3沸。

【食用方法】加入红糖调味，早晨空腹食用。糯米食品宜加热后食用，宜煮稀粥服食，不仅营养滋补，且易消化吸收，养胃气。

【为什么呢】养血补虚，止血安胎，增强体质，提高免疫力，增强抗癌能力。

【实际应用】适用于心脾两虚、气血双亏型贫血，血虚引起的妇女月经过少、漏下不止、胎动不安及虚劳咳嗽、久咳咯血，或吐血、衄血、大便出血，血虚型痔疮及癌症患者。

【警而远之】湿痰、积滞、齿病、虫病、温热、暑湿诸病前后、黄疸、肿胀、糖尿病者忌用大枣，多食动风，脾反受病。一般人忌长时间服用人参。人参忌与藜芦同用，且服用期间忌用萝卜、浓茶。本粥应间断服用，连续服食易致胸满气闷。脾胃虚弱、阳气不足者忌用。空腹、过敏、糖尿病、阴虚火旺、皮肤易生疮、胃热口苦、牙病者忌用荔枝，忌大量进食。脾胃虚弱、出血而有瘀滞、高脂血症、糖尿病、体内湿邪重、容易上火、感冒、痰多咳嗽、腹泻、有伤口、月经来潮、过敏体质者忌用阿胶，阿胶忌萝卜、大蒜、浓茶、烧酒、大黄。高脂血症、肥胖症、糖尿病、龋齿、便秘、口舌生疮（主要指老年人）、平素痰湿偏盛、消化不良、产前经常吐酸水、晚上睡觉前（特别是儿童），以及夏天忌用红糖，多食令人胀闷、助热、生痰、损齿、生痈虫、消肌肉。糯米所含淀粉为支链淀粉，在肠胃中难以消化水解，胃炎及十二指肠炎等消化道炎症患者，老年人，小孩忌用。糯米所含碳水化合物和钠的量都很高，糖尿病、体重过重或其他慢性病（如肾脏疾病、高脂血症）患者忌用。

补阴止血饮

【药膳食材】艾叶15g，柏子仁30g，枣皮10g，牡丹皮15g，生地黄、怀山药、白莲子各30g，泽泻15g，荷叶一大张。

【制作技术】1. 将食材洗净。

2. 将食材放入砂锅内，加入适量清水，武火煮沸，改文火熬煮15min至煎汁600ml。

【食用方法】每日1剂，每次服100ml。服药至诸衄停止、紫癜消退为止。短者服15剂，长者服180剂。

【为什么呢】补益心肝肾，补阴以和阳而止血，不热不凉，不论虚实皆宜，为治疗血症之专剂。

【实际应用】适用于血小板减少性紫癜、鼻出血、牙龈出血、白血病、血友病等出血。

【警而远之】脾虚湿盛、湿热实邪、胸腹满闷、大便干燥者忌用山药。气郁痞胀、溺赤便秘、食不运化、新产后忌用莲子。女性经期忌用荷叶。便泻多痰者忌用柏子仁。

羊骨猪皮粥

【药膳食材】羊颈骨1根，猪皮500g，鲜白茅根60g，金线莲6g，大枣8个，糯米50g，冰糖适量。

【制作技术】1. 将羊颈骨、大枣、糯米、鲜白茅根、金线莲洗净。羊颈骨捣破，大枣去核，鲜白茅根、金线莲用纱布包好。将猪皮去毛，洗净，切成块。

2. 将鲜白茅根、金线莲放入砂锅内，加入适量清水，武火煮沸，改文火熬煮15min，去渣取汁。

3. 加入羊颈骨、大枣、糯米、猪皮，武火煮沸，改文火炖至猪皮软烂稠黏至熟成粥，加入冰糖搅拌均匀。

【食用方法】分5次食用，每日1次，连服数剂。糯米食品宜加热后食用，宜煮稀粥服食，不仅营养滋补，且易消化吸收，养胃气。

【为什么呢】清热解毒，提高免疫力，凉血止血，降低血管的通透性，缩短出凝血时间。

【实际应用】适用于血小板减少性紫癜、热毒壅盛型紫癜。

【警而远之】湿痰、积滞、齿病、虫病、温热、暑湿诸病前后、黄疸、肿胀、糖尿病者忌用大枣，多食动风，脾反受病。脾胃虚寒、溲多不渴者忌用鲜白茅根。糯米所含淀粉为支链淀粉，在肠胃中难以消化水解，胃炎及十二指肠炎等消化道炎症患者，老年人，小孩忌用。糯米所含碳水化合物和钠的量都很高，糖尿病、体重过重或其他慢性病（如肾脏疾病、高脂血症）患者忌用。脾胃虚寒、大便溏泄者忌用金线莲。

神 经 病 症 药 膳

降阴火安神饮

【药膳食材】百合7个，鸡蛋黄1个，枸杞子15g，冰糖少许。

【制作技术】1. 将百合、枸杞子洗净。将百合用清水浸泡1晚，出了白沫子之后捞出。

2. 将百合放入砂锅内，加入适量清水，武火煮沸，改文火煮30min。

3. 加入鸡蛋黄搅拌均匀，加入枸杞子，文火煮沸。

【食用方法】加入冰糖调味,喝汤吃渣。
【为什么呢】补肝肾,降阴火,除烦热,安神志。
【实际应用】适用于阴虚内热型的失眠症。
【警而远之】中寒者忌用百合。外感发热、痰饮较盛、食积内停者忌用鸡蛋。外邪实热、脾虚有湿、肠滑者忌用枸杞子。

和胃安神饼

【药膳食材】炒山楂 10g,炒麦芽、炒神曲各 20g,炒莱菔子、茯苓各 3g,面粉 150g。
【制作技术】1. 将山楂、麦芽、神曲、莱菔子、茯苓粉碎过筛,与面粉混合。
2. 将食材放入盆内,加入适量清水,搅拌和匀,在案板上制成薄饼。
3. 将薄饼放入电饼铛里,烙熟。
【食用方法】作为主食食用。
【为什么呢】和胃安神,消食导滞。
【实际应用】适用于胃气失和型的失眠症。
【警而远之】茯苓忌与醋同食。妊娠、空腹、脾虚胃弱无积滞、气虚便溏、糖尿病忌用山楂,山楂食用后应立即漱口,忌多食。莱菔子能耗气,故气虚及无食积、痰滞者及虚弱者忌用。麦芽可回乳,哺乳期妇女忌用。

养心安神饮

【药膳食材】甘草 10g,小麦 30g,大枣 3 个。
【制作技术】1. 将食材洗净,大枣去核。
2. 将食材放入砂锅内,加入适量清水,武火煮沸,改文火熬煮 20min。
【食用方法】早、晚服用。吃小麦、大枣,喝汤。
【为什么呢】和中缓急,养心安神,益气除烦,补脾和胃。心肺脏燥,脾阳不振,以甘味之剂,益心气之乏少。心气上输下贯,气机舒畅,则脏躁之症缓解。
【实际应用】适用于治疗神志病、痫症、更年期综合征、小儿癫痫、各种本虚标实、脏躁、多疑,以及气郁体质出现精神恍惚、时常烦躁、悲伤欲哭、癔症、神经衰弱、不能自持者或经常失眠盗汗者,痴呆症或肿瘤患者,特别在放疗、化疗之后的处方上加此汤,补益心气、心血。

【警而远之】忌用辛辣、咖啡、浓茶等刺激品。湿痰、积滞、齿病、虫病、温热、暑湿诸病前后、黄疸、肿胀、糖尿病者忌用大枣,多食动风,脾反受病。

牡蛎烧豆腐

【药膳食材】牡蛎、南豆腐、胡萝卜各100g,花椒10粒,姜10g,蒜3瓣,胡椒粉3g,茶叶籽油、料酒、蚝油、水淀粉各适量,酱油、食用盐各少许。

【制作技术】
1. 将牡蛎取净肉,在盐水中洗净,冷水入锅,开水焯去血污、浮沫。将胡萝卜、姜、蒜洗净,胡萝卜切成小丁,姜切成片,蒜切碎。南豆腐切成小块,放在盐水中浸泡5min。
2. 砂锅内加入适量清水,武火煮沸,放入豆腐,加入食用盐文火煮2min,加入胡萝卜,同煮断生后捞出备用。
3. 热锅凉茶叶籽油,放入花椒、姜、蒜煸炒,烹入料酒、酱油,放入食用盐、胡椒粉调味,炒匀,加入适量清水,武火煮沸。
4. 将牡蛎、豆腐、胡萝卜下入调料锅中,烧制入味,调入蚝油,水淀粉勾芡,文火煮沸。

【食用方法】作为菜肴佐餐食用。有独特的茶香味。

【为什么呢】牡蛎肉,养血安神,软坚消肿。

【实际应用】适用于烦热失眠、心神不安。

【警而远之】有廉疮、脾虚精滑者忌用牡蛎肉。

安心神饮

【药膳食材】大枣3个,连须葱白4根。

【制作技术】
1. 将食材洗净,大枣用水泡发、去核,葱白切成段。
2. 将大枣放入砂锅内,加入适量清水,武火煮沸,改文火熬煮20min,放入葱白,文火煎熬10min。

【食用方法】吃枣喝汤,分早、晚各服1次。

【为什么呢】安心神,益心气。

【实际应用】适用于心气虚的神经衰弱、失眠多梦、记忆力减退等。

【警而远之】葱白忌久煎煮，体虚自汗、狐臭者忌用。湿痰、积滞、齿病、虫病、温热、暑湿诸病前后、黄疸、肿胀、糖尿病者忌用大枣，多食动风，脾反受病。

泻肝火安神汁

【药膳食材】香芹 500g，鲜茼蒿 250g，枸杞子、杭菊花各 30g。

【制作技术】1. 将食材洗净。

2. 将枸杞子、杭菊花放入瓷杯中，用沸水冲泡，加盖，浸泡 10min。

3. 将香芹、茼蒿捣烂取汁，混合。

【食用方法】每次饮香芹、茼蒿混合汁 20ml，用温枸杞子、杭菊花泡水和服。

【为什么呢】疏肝泻火，镇心安神。

【实际应用】适用于失眠属肝火扰心证。主症：不寐多梦，甚则彻夜不眠。兼症：急躁易怒，头晕头胀，目赤耳鸣，口干而苦，不思饮食，便秘溲赤。舌红苔黄，脉弦而数。

【警而远之】茼蒿过敏、消化功能弱、腹泻者忌用茼蒿。外邪实热、脾虚有湿、肠滑者忌用枸杞子。属于阴阳两虚型者，痰湿型、血瘀型高血压患者忌用菊花，否则降血压效果不佳。

拌莴笋丝

【药膳食材】莴笋 250g，黄酒适量，食用盐少许。

【制作技术】1. 将莴笋去皮，洗净，切成细丝。

2. 食用盐腌制，加黄酒搅拌均匀。

【食用方法】作为菜肴佐餐食用。

【为什么呢】清化痰热，和中安神。

【实际应用】适用于失眠属痰热扰心证。主症：心烦不寐。兼症：胸闷脘痞，泛恶嗳气，口苦，头重，目眩。舌偏红，苔黄腻，脉滑数。

【警而远之】忌吸烟、饮酒、喝浓茶、咖啡等。忌多吃肥肉及甜、黏、油腻的食物。忌精神紧张、生闷气。忌过度劳累、剧烈运动。忌运动不渐进。忌起居潮湿。

三仁养血安神粥

【药膳食材】柏子仁 15g，花生仁 50g，浮小麦 30g，龙眼肉 10g，莲子、芡实各 30g，大枣 2 个，桑葚 30g，炙甘草 3g，蜂蜜 30g，酸枣仁 30 粒，鲜荷叶半张，糯米 15g。

【制作技术】1. 将柏子仁、花生仁、浮小麦、龙眼肉、莲子、芡实、大枣、桑葚、酸枣仁、鲜荷叶、糯米洗净。大枣去核。酸枣仁剥除核壳、捣碎、炒熟。

2. 将柏子仁、花生仁、浮小麦、龙眼肉、莲子、芡实、大枣、桑葚、鲜荷叶、糯米、炙甘草放入砂锅内，加入适量清水，武火煮沸，改文火熬煮至熟成粥，捞出荷叶。

【食用方法】加入蜂蜜，上下午分服，每晚临睡前吞服酸枣仁。吃芡实时要用慢火炖煮至烂熟，细嚼慢咽，方能起到充养身体的作用。糯米食品宜加热后食用，宜煮稀粥服食，不仅营养滋补，且易消化吸收，养胃气。

【为什么呢】健脾养心，补益心脾，补益气血，养血安神。新鲜芡实和莲藕、茭白、荸荠等 8 种植物并称为"水八仙"。芡实和莲子，一个除湿功能特别强，一个补脾之力特别强，两者一起吃，再加点别的食材，那就是祛湿不可多得的药膳方了。莲子配芡实，不仅治愈脾肾气虚，还把湿气一扫而光。

【实际应用】适用于失眠或神经衰弱或抑郁证属心脾两虚证。主症：不易入睡，失眠、多梦易醒、健忘、心悸易惊、善悲易哭。兼症：多思善疑善虑、精神恍惚、喜悲欲哭、心悸胆怯、心下痞满、神疲食少纳呆、头晕目眩、四肢倦怠乏力、腹胀便溏、面色萎黄少华、女子月经量少、色淡、舌质淡、苔薄白、脉细弱无力。

【警而远之】忌用量过大，须热服。风寒感冒、恶寒发热或舌苔厚腻者忌用。忌烟草、胡椒、浓茶、烈性白酒、肉桂、辣椒、槟榔、菜菔子等。忌忧思郁虑，防止情志内伤。寒湿停滞、肠滑便泄者忌用花生仁。气郁痞胀、溺赤便秘、食不运化、新产后忌用莲子。因芡实有较强收涩作用，便秘、尿赤、妇女产后忌用。女性经期忌用荷叶。湿阻中焦、饮食停滞、呕吐腹痛、胃脘胀闷、大便滑泻、舌苔厚腻、急性胃肠炎、急性胆囊炎、肝炎、糖尿病、支气管炎、肺炎、龋齿、服用糖皮质激素或苦味健胃药或退热药者，孕妇，小儿忌用龙眼肉。湿痰、积滞、齿病、虫病、温热暑湿诸病前后、黄疸、肿胀、糖尿病者忌用大枣，多食动风，脾反受病。脾胃虚寒、大便溏泄、糖尿病、妊娠、空腹忌用桑葚；忌食未成熟桑葚；因桑葚中含有溶血性过敏物质及透明质酸，一次过量食用容易发生溶血性肠炎；桑葚忌用铁器盛放，桑葚与铁器接触会发生化学反应从而产生毒性物质；桑葚中含有较多的胰蛋白酶抑制物，影响人体对铁、钙、锌等物质的吸收，儿童应少吃。糖尿病、糖耐量异常、痰湿内蕴、中满痞胀、肠滑泄泻者忌用蜂蜜，蜂蜜反生葱。糯米所含淀粉为支链淀粉，在肠胃中难以消化水解，胃炎及十二指肠炎等消化道炎症患者，老年人，小孩忌用。糯米所含碳水化合物和钠的量都很高，糖尿病、体重过重或其他慢性病（如肾脏疾病、高脂血症）患者忌用。便泻多痰者忌用柏子仁。

交通心肾粥

【药膳食材】淡竹叶20g，带心莲子10g，肉桂粉2g，鸡蛋1个，小麦曲20g，炒小麦30g，百合、小米、粳米各50g，冰糖少许。

【制作技术】1. 将淡竹叶、莲子、小麦、百合、小米、粳米洗净。鸡蛋磕开倒出鸡蛋液搅拌均匀。

2. 将淡竹叶、莲子放入砂锅内，加入适量清水，武火煮沸，改文火煮10min，加入小麦曲、炒小麦、百合、小米、粳米，文火熬煮至熟成粥。

3. 分散倒入鸡蛋液、肉桂粉，文火煮沸。

【食用方法】加入冰糖调味，分早、晚食用。

【为什么呢】滋阴补肾，养心安神，滋阴降火，交通心肾，健脾益气，补脾益胃，安眠，解郁，除烦。

【实际应用】适用于失眠或神经衰弱属心肾不交证。主症：精神恍惚，心神不宁，胸闷心悸，多疑易惊，虚烦不眠，噩梦纷纭，神疲健忘。兼症：头晕耳鸣，腰酸膝软，潮热盗汗，五心烦热，咽干少津，男子遗精，女子月经不调，腹胀、腹痛、纳呆，舌红少苔，脉细数。

【警而远之】忌烟草、胡椒、浓茶、烈性白酒、肉桂、辣椒、槟榔、莱菔子等。脾胃湿热者忌用。气郁痞胀、溺赤便秘、食不运化、新产后忌用莲子。中寒者忌用百合。凡阴虚阳亢者、血热证者、失血证者及孕妇忌用肉桂。外感发热、痰饮较盛、食积内停者忌用鸡蛋。

二仁安神定志粥

【药膳食材】柏子仁15g，炒酸枣仁20g，牡蛎30g，龙骨20g，小麦、小米、粳米各50g。

【制作技术】1. 将食材洗净。

2. 将柏子仁、酸枣仁、牡蛎、龙骨放入砂锅内，加入适量清水，武火煮沸，改文火熬煮25min，去渣取汁。

3. 将小麦、小米、粳米放入砂锅内，武火煮沸，改文火熬煮至粥熟。

【食用方法】代晚餐食。

【为什么呢】益气镇惊，安神定志。

【实际应用】适用于失眠属心胆气虚证。主症：虚烦不寐。兼症：遇事易惊，多疑善惊，终日惕惕，坐卧不安，过分注意身体的各种变化，胆怯心悸，气短自汗，倦怠乏力。舌淡苔白或滑腻，脉弦细。

【警而远之】湿痰、积滞、齿病、虫病、温热、暑湿诸病前后、黄疸、肿胀、糖尿病者忌用大枣，多食动风，脾反受病。有廉疮、脾虚精滑者忌用牡蛎肉。便泻多痰者忌用柏子仁。

龙眼肉藕粥

【药膳食材】龙眼肉30g，莲藕100g，糯米50g。

【制作技术】1. 将龙眼肉、莲藕、糯米洗净。莲藕去皮、切成薄片，糯米浸泡2h。

2. 将食材放入深底锅内，加入适量清水，武火煮沸，改文火熬煮至米、莲藕熟烂。

【食用方法】喝粥。糯米食品宜加热后食用，宜煮稀粥服食，不仅营养滋补，且易消化吸收，养胃气。

【为什么呢】龙眼肉适合与糯米配餐，如八宝饭、龙眼肉米糕等。莲藕适合与糯米配餐,如糯米藕(糖藕)。

【实际应用】适用于一些慢性病如贫血、神经衰弱、更年期神经官能症,失眠、多梦、健忘症、肿瘤患者的康复调理。

【警而远之】湿阻中焦、饮食停滞、呕吐腹痛、胃脘胀闷、大便滑泻、舌苔厚腻、急性胃肠炎、急性胆囊炎、肝炎、糖尿病、支气管炎、肺炎、龋齿、服用糖皮质激素或苦味健胃药或退热药者,孕妇,小儿忌用龙眼肉。糯米所含淀粉为支链淀粉,在肠胃中难以消化水解,胃炎及十二指肠炎等消化道炎症患者,老年人,小孩忌用。糯米所含碳水化合物和钠的量都很高,糖尿病、体重过重或其他慢性病(如肾脏疾病、高脂血症)患者忌用。

益肾固精饮

【药膳食材】龙眼肉、炒酸枣仁各10g,芡实12g。

【制作技术】1. 将食材洗净。炒酸枣仁捣碎,用纱布包好。

2. 将芡实放入砂锅内,加入清水500ml,武火煮沸,改文火熬煮30min。

3. 加入龙眼肉、炒酸枣仁,文火煮30min,取汁,渣留着吃。

【食用方法】不拘时饮,并吃龙眼肉、芡实。吃芡实时要用慢火炖煮至烂熟,细嚼慢咽,方能起到充养身体的作用。

【为什么呢】养血安神,益肾固精。

【实际应用】适用于凡因心阴血虚、虚火内扰不能下济肾阴,出现心悸、怔忡、失眠、健忘、神倦、遗精等症者。

【警而远之】湿阻中焦、饮食停滞、呕吐腹痛、胃脘胀闷、大便滑泻、舌苔厚腻、急性胃肠炎、急性胆囊炎、肝炎、糖尿病、支气管炎、肺炎、龋齿、服用糖皮质激素或苦味健胃药或退热药者孕妇,小儿忌用龙眼肉。因芡实有较强收涩作用,便秘、尿赤、妇女产后忌用。

补脾固肾汤

【药膳食材】莲子、芡实、薏苡仁各50g,猪瘦肉或牛小腿肉150g,食用盐少许。

【制作技术】1. 将莲子、芡实、薏苡仁、瘦肉洗净,肉切成丝。将莲子、芡实、薏苡仁放入砂锅内,加入适量清水浸泡2h。

2. 将肉放入砂锅内，武火煮沸，改文火熬煮至熟。

【食用方法】加入食用盐调味，作为菜肴佐餐食用。冬季为羊肉，夏季为猪肉。吃芡实时要用慢火炖煮至烂熟，细嚼慢咽，方能起到充养身体的作用。

【为什么呢】补脾止泻，益肾固精。新鲜芡实和莲藕、茭白、荸荠等8种植物并称为"水八仙"。芡实和莲子，一个除湿功能特别强，一个补脾之力特别强，两者一起吃，再加点别的食材，那就是祛湿不可多得的药膳方了。莲子配芡实，不仅治愈脾肾气虚，还把湿气一扫而光。

【实际应用】适用于神经衰弱、夜睡梦多、梦遗滑精、白带、夜多小便、脾虚腹泻等症。

【警而远之】气郁痞胀、溺赤便秘、食不运化、新产后忌用莲子。因芡实有较强收涩作用，便秘、尿赤、妇女产后忌用。脾虚无湿者、孕妇、对本品过敏者忌用薏苡仁。

滋阴清热饮

【药膳食材】鲜猪皮 100g，阿胶 15g，大枣 10g，红糖少许。

【制作技术】1. 将猪皮刮去碎油脂洗净，阿胶打碎，大枣洗净、去核。

2. 将猪皮放入砂锅内，加入清水 1000ml，武火煮沸，加入大枣煮沸，改文火炖至猪皮熟烂。

3. 下入阿胶，文火熬至完全融化。

【食用方法】加入红糖调味，喝汤吃渣。

【为什么呢】滋阴清热，益气养心。

【实际应用】适用于体虚乏力、面色苍白、低热盗汗、心悸失眠、阴虚血热等症。

【警而远之】脾胃虚弱、出血而有瘀滞、高脂血症、糖尿病、体内湿邪重、容易上火、感冒、痰多咳嗽、腹泻、有伤口、月经来潮、过敏体质者忌用阿胶，阿胶忌萝卜、大蒜、浓茶、烧酒、大黄。高脂血症、肥胖症、糖尿病、龋齿、便秘、口舌生疮（主要指老年人）、平素痰湿偏盛、消化不良、产前经常吐酸水、晚上睡觉前（特别是儿童），以及夏天忌用红糖，多食令人胀闷、助热、生痰、损齿、生疳虫、消肌肉。湿痰、积滞、齿病、虫病、温热、暑湿诸病前后、黄疸、肿胀、糖尿病者忌用大枣，多食动风，脾反受病。

疏肝理气解郁套餐
（1饮1小吃组合餐：双花代茶饮、佛香茉莉花梨）

双花代茶饮

【药膳食材】绿梅花、玫瑰花各3g。
【制作技术】将绿梅花、玫瑰花放入瓷杯中，用沸水冲泡3次。
【食用方法】代茶饮用。

佛香茉莉花梨

【药膳食材】佛手、制香附、茉莉花各5g，梨2个。
【制作技术】1.将佛手、制香附、茉莉花、梨洗净。佛手、制香附研末，梨去皮，切开剜空，各放入一半佛手、制香附、茉莉花，合住放碗内。
2.将梨放入蒸锅屉中，蒸锅中加入适量清水，武火煮沸，蒸10min。
【食用方法】每日1次，作为小吃食用。
【为什么呢】疏肝理气，解郁除烦畅中。
【实际应用】适用于神经衰弱属肝气郁结证：情志不遂，精神抑郁，夜卧不安，情绪不宁，胸部满闷，胁肋胀痛，痛无定处，脘闷嗳气，不思饮食，大便不调，女子月经不调，舌淡红苔薄，脉弦。以及抑郁证属肝气郁结证。主症为忧郁不欢、有轻生念头；兼症为失眠或早醒、胁肋胀痛、痛无定处、脘闷嗳气、不思饮食、大便不调。苔薄腻、脉弦。
【警而远之】忌烟草、胡椒、浓茶、烈性白酒、肉桂、辣椒、槟榔、莱菔子等。忌忧思郁虑，防止情志内伤。玫瑰花忌与茶叶同泡喝，月经量过多者经期忌用。阴虚血热、月经先期属热者忌用香附。

通络宁神饮

【药膳食材】当归、生地黄各9g，桃仁12g，红花、赤芍、丹参各9g，柴胡3g，枳壳、桔梗、川芎、甘草各6g，牛膝9g，地龙6g，路路通9g。

【制作技术】1. 将当归、生地黄、桃仁、红花、赤芍、丹参、柴胡、枳壳、桔梗、川芎、甘草、牛膝、地龙、路路通洗净，放入砂锅内，加冷水约高出食材3cm，食材经水浸泡1h。

2. 武火煮沸，每10min搅拌1次，改文火煎煮30min。

3. 将汁液过滤倒出，往砂锅内加热水，水面稍高于食材，文火煎煮20min。

4. 共煎两次，去渣取汁，将两次煎取的汁液混合均匀。

【食用方法】分早、晚各1次服用，日服1剂，温热服用。

【为什么呢】"顽疾多瘀血"，当归、桃仁、红花、赤芍、川芎、丹参，活血祛瘀；牛膝，通血脉，祛瘀血，并引瘀血下行；生地黄养阴清心，生地黄配当归，养血活血，使瘀去阴不伤；柴胡、枳壳、桔梗，疏畅胸中气滞，使气行则血行；甘草，调和各药。全方行血祛瘀，通络宁神，各证可愈。地龙、路路通活络宁神。

【实际应用】适用于长期顽固性不寐，临床多方治疗效果不佳，伴有心烦、舌质偏暗、有瘀点者。

【警而远之】孕妇慎用或忌用。忌吸烟。忌多吃滋腻食物，如肥肉等。忌吃过咸食物。忌过度劳累。忌起居过于安逸不动、参加群体运动少。忌情绪紧张。凡脾胃湿邪、大便泄泻者忌用当归。血虚无瘀之证，中寒泄泻、腹痛、痛疽已溃者忌用赤芍，肝功能不好的患者忌大量长期用，赤芍反藜芦。凡体虚气升呕吐，阴虚火炽者忌用柴胡。

黄花合欢忘忧饮

【药膳食材】合欢花10g，黄花菜、蜂蜜各20g，大枣2个。

【制作技术】1. 将黄花菜用清水泡发，洗净。将大枣洗净。

2. 将黄花菜、合欢花、大枣放入砂锅内，加入适量清水，武火煮沸，改文火煎煮20min，去渣取汁。

【食用方法】放至温热，加入蜂蜜食用。

【为什么呢】除烦解郁，安神益智。

【实际应用】适用于情绪低落、忧郁烦恼、夜卧不安者。

【警而远之】孕妇慎用。黄花菜性凉，忌多食。湿痰、积滞、齿病、虫病、温热、暑湿诸病前后、黄疸、肿胀、糖尿病者忌用大枣，多食动风，脾反受病。糖尿病、糖耐量异常、痰湿内蕴、中满痞胀、肠滑泄泻者忌用蜂蜜，蜂蜜反生葱。

橄榄解郁粥

【药膳食材】鲜橘皮30g，白扁豆50g，青果（橄榄）100g，萝卜500g，白梅花5g，粳米50g。

【制作技术】1. 将食材洗净。将萝卜切成片。

2. 将青果、萝卜放入砂锅内，加入适量清水，武火煮沸，改文火水煎20min，去渣取汁。

3. 将橘皮、白扁豆、粳米放入砂锅内，武火煮沸，改文火熬煮至熟成粥，加入白梅花。

【食用方法】每天2次，上下午空腹温热食用。

【为什么呢】疏肝解郁，健脾和营。

【实际应用】适用于抑郁证属肝郁脾虚：主症为多愁善虑、悲观厌世，兼症为情绪不稳、唉声叹气、失眠多梦、两胁胀满、腹胀痛泻、神倦纳呆。舌淡红、苔薄白、脉弦细。

【警而远之】忌忧思郁虑，防止情志内伤。津亏实热者不宜用橘皮。扁豆含有凝集素及能引发溶血症的皂苷，忌未熟透食用，否则会食物中毒。

活血化瘀粥

【药膳食材】桃仁20g，当归尾、赤芍各5g，粳米50g。

【制作技术】1. 将食材洗净。当归尾、赤芍晒干研粉。

2. 将桃仁、粳米放入砂锅内，加入适量清水，武火煮沸，改文火熬煮至熟成粥，撒入当归尾、赤芍。

【食用方法】上下午分服。

【为什么呢】疏肝行气，活血化瘀。

【实际应用】适用于抑郁证属肝血郁滞：主症为（包括产后）情绪抑郁、有自杀念头或行为、心情烦躁，兼症为思维联想缓慢、运动迟缓、面色晦暗、胁肋胀痛、妇女闭经。舌质紫暗有瘀点、苔白、脉沉弦。

【警而远之】忌忧思郁虑，防止情志内伤。桃仁破血祛瘀，能堕胎，故无瘀滞者、脾虚便溏者及孕妇忌用。凡脾胃湿邪、大便泄泻者忌用当归。血虚无瘀之证、中寒泄泻、腹痛、痈疽已溃者忌用赤芍，肝功能不好的患者忌大量长期用，赤芍反藜芦。

滋补肝肾茶饼

【药膳食材】玉竹20g，茯神30g，粳米50g，白糖少许，麦冬20g，莲子心2g。

【制作技术】1. 将茯神、粳米、麦冬洗净。将玉竹、茯神、粳米共研粉，调糊，放入白糖搅拌均匀。

2. 倒入电饼铛里，旋转米糊摊成薄饼烙至熟。

3. 将麦冬、莲子心放入瓷杯中，用沸水冲泡。

【食用方法】日饮3次麦冬莲子心茶，随意服用玉竹茯苓饼。

【为什么呢】滋补肝肾，疏肝理气。

【实际应用】适用于抑郁证属肝肾阴虚：主症为急躁易怒，喜怒无常；兼症为头痛，胸胁胀痛，腰膝酸软，视物昏花，失眠多梦，盗汗，头晕耳鸣。舌红少津，脉弦细数。

【警而远之】忌忧思郁虑，防止情志内伤。茯苓忌与醋同食。玉竹即葳蕤，阳衰阴盛、脾虚胸闷、痰湿瘀滞、便溏者忌用玉竹。气郁痞胀、溺赤便秘、食不运化、新产后忌用莲子。脾胃虚寒、大便泄泻、外感风寒咳嗽者忌用麦冬。

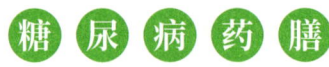

滋阴清热套餐
（2汤1粥组合餐：消烦止渴煎、益气生津汤、滋阴清热粥）

消烦止渴煎

【药膳食材】大白梨1个，鲜山药12g，鲜藕6g。

【制作技术】1. 将大白梨、鲜山药、鲜藕洗净，大白梨去核，鲜山药、鲜藕去皮，切成块。

2. 将食材放入砂锅内，加入适量清水，武火煮沸，改文火熬煮至熟。

【食用方法】喝汤吃渣，每日1剂，连服15日。

【为什么呢】清肺养阴，健脾益阴，消烦止渴。

【实际应用】适用于消渴症（即部分糖尿病）。

益气生津汤

【药膳食材】白乳鸽1只，白扁豆30g，玉竹10g，西洋参3g，黄芪、麦冬各15g，枸杞子10g，佛手10g，姜10g，蒜3瓣，南乳汁、茶叶籽油、蚝油、料酒、老抽酱油各适量。

【制作技术】1. 将白扁豆、西洋参、黄芪、麦冬、枸杞子、佛手、姜、蒜洗净，将白乳鸽煺毛、去内脏、去杂、去尾尖，洗净，剁成合适大小肉块，用南乳汁腌制。姜切成片，蒜切碎，白扁豆切成段。

2. 热锅凉茶叶籽油，放入姜、蒜、白乳鸽煸炒。

3. 加入适量开水，放入白扁豆、西洋参、黄芪、麦冬、枸杞子、佛手，武火煮沸，改文火焖煮40min，加入蚝油、料酒、老抽酱油，放入玉竹。

【食用方法】作为菜肴佐餐食用。有独特的茶香味。

【为什么呢】益气养阴，生津止渴，润肺清胃，滋肾宁心，尤善于消渴、降糖、强心、抗血小板、耐缺氧、增加冠状动脉血流量、保护心血管、改善心肌缺血。

【实际应用】适用于气阴两虚型消渴病（糖尿病、尿崩症）及其高血压，高脂血症等心血管方面合并症。本品滋阴不碍邪，与疏散风热的薄荷合用，还用于阴虚体质的感冒。

滋阴清热粥

【药膳食材】燕麦片50g，鲜芦根30g，南瓜60g，百合50g，枸杞子10g。

【制作技术】1. 将鲜芦根、南瓜、百合、枸杞子洗净，南瓜去皮、切成块。

2. 将鲜芦根放入砂锅内，加入适量清水，武火煮沸，改文火熬煮 20min，去渣取汁。

3. 将南瓜、百合、枸杞子放入砂锅内，加入适量清水，武火煮沸，文火熬煮至将熟，加入燕麦片，文火煮沸成粥。

【食用方法】喝粥。

【为什么呢】滋阴清热，降糖。

【实际应用】适用于糖尿病患者胃火熏灼、肺燥津伤型和胃火炽盛、阴液不足型，或平素有口燥咽干、渴欲饮水、乏力、心烦不寐者。

【警而远之】脾虚湿盛、湿热实邪、胸腹满闷、大便干燥者忌用山药。外邪实热、脾虚有湿、肠滑者忌用枸杞子。中寒者忌用百合。扁豆含有凝集素及能引发溶血症的皂苷，忌未熟透食用，否则会食物中毒。玉竹即葳蕤，阳衰阴盛、脾虚胸闷、痰湿瘀滞、便溏者忌用玉竹。中虚阳衰或胃有湿浊者忌用西洋参，西洋参反藜芦。脾胃虚寒、大便泄泻、外感风寒咳嗽者忌用麦冬。

降糖基础方

【药膳食材】生黄芪 30g，怀山药、炒苍术各 15g，润玄参、紫丹参各 30g，粉葛根 15g，大熟地、山茱萸各 10g，肉桂 1g。或：生黄芪 30g，山药 20g，苍术 10g，生地黄、熟地黄、玄参各 15g，葛根 18g，丹参 15g。

【制作技术】1. 将食材洗净，放入砂锅内，加冷水高出食材 3cm，食材经水浸泡 1h。

2. 武火煮沸，每 10min 搅拌 1 次，改文火煎煮 30min。

3. 将汁液过滤倒出，往砂锅内加热水，水面稍高于食材，文火煎煮 20min。

4. 共煎两次，去渣取汁，将两次煎取的汁液混合均匀。

【食用方法】每日 1 剂，分早、晚服用。服药 7 剂后停 1 日。

【为什么呢】组方规律：辨证用药，辨病用药，重视阴阳。

黄芪与山药配伍，黄芪以补脾阳为主，山药以补脾阴为要，一阴一阳，阴阳相合，相互促进，相互转化，共奏健脾胃、促运化、敛脾精、止漏浊，消除尿糖之功益彰。玄参与苍术配伍，以玄参之润制苍术之燥，又以苍术之燥制玄参之腻，互制其短而展长，其收建中宫、促运化、敛脾精、止漏浊，降低血糖之效益彰。丹参与葛根配伍，相互促进，活血化瘀，祛瘀生新，降低血糖之力益彰。熟地黄与山茱萸配伍，熟地黄以补肾填精为主，山茱萸以敛精为要，二药参合，一补一敛，强阴益精，秘摄下元，善治糖尿病甚妙。

对阴虚患者用药必在大补气血阴液的基础上，加一二味少量补阳药，以阳中求阴治疗糖尿病，如肉桂1g。

配伍加减：尿糖不降，津伤口渴，加乌梅10g；饥饿感明显，甚至不能忍耐者，加玉竹15g；尿酮体阳性者，加茯苓15g；夜尿频数者，加枸杞子10g；小便失控者，加生白果10g；下肢水肿者，加茯苓15g；两膝酸软无力者，加生黄芪30g；视物模糊不清者，加白芷、菊花各10g。

黄芪益气，山药、苍术健脾益气，生地黄、熟地黄滋补肾阴，玄参、葛根滋阴生津，丹参活血通络。

【实际应用】适用于各种类型的糖尿病。

【警而远之】孕妇慎用丹参，丹参反藜芦。脾虚湿盛、湿热实邪、胸腹满闷、大便干燥者忌用山药。玉竹即葳蕤，阳衰阴盛、脾虚胸闷、痰湿瘀滞、便溏者忌用玉竹。凡阴虚阳亢者，血热证者、失血证者及孕妇忌用肉桂。命门火炽、强阳不痿、素有湿热、小便淋涩者忌用山茱萸。外有表邪、内有实热积滞者忌用乌梅。凡阴虚无热，脾虚泄泻者忌用玄参，玄参反藜芦。相火炽盛者忌用仙茅。凡脾胃湿邪、大便泄泻者忌用当归。阴虚有热、大便燥结、多汗者忌用苍术。胸满者忌用白芍，凡中寒腹痛作泄者忌单独用，肝功能不良患者忌长期用，白芍反藜芦。

荞麦降糖糕

【药膳食材】荞麦面、黑米各50g，粳米、糯米、怀山药、枸杞子各20g，茯苓15g，芡实10g，桑葚30g，酵母粉适量。

【制作技术】1.将黑米、粳米、糯米、怀山药、枸杞子、芡实、桑葚洗净，将黑米、粳米、糯米放入砂锅内，加入适量清水浸泡30min。

2.将黑米、粳米、糯米、怀山药、茯苓、芡实打粉磨面。

3.将桑葚放入砂锅内，武火煮沸，改文火煎煮20min。

4.将桑葚水、磨面、荞麦面混合，加入酵母粉和面发好。

5. 面团内揉进枸杞子，放入蒸锅屉中，蒸锅中加入适量清水，武火煮沸蒸至熟。

【食用方法】作为主食食用。吃芡实时要用慢火炖煮至烂熟，细嚼慢咽，方能起到充养身体的作用。糯米食品宜加热后食用，不仅营养滋补，且易消化吸收，养胃气。

【为什么呢】滋肾清热。

【实际应用】适用于肾虚为主的糖尿病。

【警而远之】外邪实热、脾虚有湿、肠滑者忌用枸杞子。茯苓忌与醋同食。脾虚湿盛、湿热实邪、胸腹满闷、大便干燥者忌用山药。因芡实有较强收涩作用，便秘、尿赤、妇女产后忌用。脾胃虚寒、大便溏泄、糖尿病、妊娠、空腹忌用桑葚；忌食未成熟桑葚；因桑葚中含有溶血性过敏物质及透明质酸，一次过量食用容易发生溶血性肠炎；桑葚忌用铁器盛放，桑葚与铁器接触会发生化学反应从而产生毒性物质；桑葚中含有较多的胰蛋白酶抑制物，影响人体对铁、钙、锌等物质的吸收，儿童应少吃。糯米所含淀粉为支链淀粉，在肠胃中难以消化水解，胃炎及十二指肠炎等消化道炎症患者，老年人、小孩忌用。糯米所含碳水化合物和钠的量都很高，糖尿病、体重过重或其他慢性病（如肾脏疾病、高脂血症）患者忌用。

降糖套餐（2热4饮组合餐：瓜香三丁、碧玉藏珍、山楂橘皮代茶饮、三降调理饮、猪胰麦芽饮、斛乌合剂）

瓜香三丁

【药膳食材】黄瓜1根，红、黄灯笼椒各1个，葱6g，茶叶籽油、豉油、生抽酱油各适量，食用盐少许。

【制作技术】1. 将黄瓜、灯笼椒、葱洗净。将黄瓜切成小丁，红、黄灯笼椒分别去籽、切成小丁，葱切成段。

2. 热锅凉茶叶籽油，放入葱爆香，将三丁入锅爆炒片刻。

3. 加入食用盐、豉油、生抽酱油及少量开水，稍炖入味。

【食用方法】作为菜肴佐餐食用。色彩鲜艳诱人，口感鲜美爽香，瓜脆椒甜，有独特的茶香味。

【为什么呢】营养丰富、热量低。

【实际应用】适用于"三高"、减肥健美者食用。

碧玉藏珍

【药膳食材】冬瓜1个，肉馅200g，慈菇20g，竹笋1个，干蘑菇3个，海米1小汤匙约10g，葱半棵，姜10g，香菜适量，酒、香油各1小汤匙约10ml，淀粉1大汤匙约20g，食用盐少许。

【制作技术】
1. 将慈菇、竹笋、葱、姜、香菜洗净。将干蘑菇、海米用水泡开、洗净、切碎，竹笋去皮，慈菇、竹笋、葱、姜切碎，香菜切成段。
2. 将干蘑菇、海米、慈菇、竹笋、食用盐、酒、香油、淀粉、葱、姜加入肉馅中，搅拌均匀。
3. 冬瓜去皮、去籽，洗净，瓤内撒点干淀粉，放入肉馅，朝上放入深盘内。
4. 蒸锅中加入适量清水，武火煮沸，将深盘放入蒸锅屉中，蒸30min至肉馅熟透。
5. 深盘内蒸出的汤汁，倒入锅内武火煮沸，用淀粉勾芡。
6. 将汤汁淋在冬瓜上，撒上香菜。

【食用方法】作为菜肴佐餐食用。

【为什么呢】竹笋，促进新陈代谢，对肥胖、便秘有利。因笋属寒，寒症、怕凉、肠胃弱者少吃，但对口内干渴、咳嗽多痰者有效。

【实际应用】适用于糖尿病、肥胖、便秘患者。

【警而远之】体质属寒性、血液循环不好、容易着凉者忌多食，吃时多放些姜。

山楂橘皮代茶饮

【药膳食材】生山楂：荷叶：橘皮：炒薏苡仁 =5：2：2：1。

【制作技术】
1. 将生山楂、荷叶、橘皮、炒薏苡仁洗净。
2. 将食材放入瓷杯中，用沸水冲泡。

【食用方法】代茶饮用。

三降调理饮

【药膳食材】山药 30g,黄精 25g,玉竹、枸杞子各 10g,桑叶 9g,金线莲 3g。

【制作技术】1. 将山药、黄精、玉竹、枸杞子、桑叶、金线莲洗净。

2. 将食材放入砂锅内,加入适量清水,武火煮沸,改文火熬煮 20min。

【食用方法】喝汤吃山药、枸杞子。

【为什么呢】降血糖,降血脂,降血压,抗动脉粥样硬化,抗心肌缺血,抗氧化,抗衰老,改善与调节消化、免疫,保肝,促造血等。

山药健脾益肺,补肾固精,养阴生津,为君药;黄精润肺养阴,健脾益气,滋肾填精,担当辅君之责,是为臣药;玉竹润肺滋阴,养胃生津,枸杞子、金线莲,补肾益精,养肝明目,润肺生津,共同行使辅佐之功,为佐药;桑叶散热清火治标,为使药。前四味益气健脾,养阴润肺,滋补肝肾,填精生津,扶正治本为主,桑叶清热降火而祛邪治标为辅。黄精与山药均为性味甘平,主归肺、脾、肾三脏,均属气阴双补之品。枸杞子、金线莲与玉竹两者配合,补肾养肝润肺,滋阴生津益精,共同辅佐山药、黄精,增强养阴生津润燥之力,即为佐药。六者配伍益气健脾,养阴润肺,滋补肝肾,填精生津,散热清火等。

猪胰麦芽饮

【药膳食材】生猪胰 150g,金线莲 3g,麦芽 300g。

【制作技术】1. 将生猪胰、金线莲、麦芽洗净。

2. 将食材放入砂锅内,加入清水 1000ml,武火煮沸,改文火熬煮至 600ml。

【食用方法】当茶温服。每次 200ml,渴时即饮。

【实际应用】适用于糖尿病患者。

斛乌合剂

【药膳食材】铁皮石斛、制何首乌、制黄精、怀生地黄各 15g,生黄芪、怀山药各 30g,大乌梅、枸杞子、紫丹参、桃仁泥、淫羊藿、金樱子各 10g。

【制作技术】1. 将铁皮石斛、制何首乌、制黄精、怀生地黄、生黄芪、怀山药、大乌梅、枸杞子、紫丹参、桃仁泥、淫羊藿、金樱子洗净，放入砂锅内，加冷水高出食材 3cm，食材经水浸泡 1h。

2. 武火煮沸，每 10min 搅拌 1 次，文火煎煮 30min。

3. 将汁液过滤倒出，往砂锅内加热水，水面稍高于食材，文火煎煮 20min。

4. 共煎两次，去渣取汁，将两次煎取的汁液混合均匀。

【食用方法】每日 1 剂，分早、晚服用。一般是 5 剂内先前症状明显减轻，10 剂内患者之前症状即可消失，血糖也随之得以控制。

【为什么呢】集甘凉、甘淡、甘温、甘寒，益阴助阳，补气活血之品于一炉。

【实际应用】适用于气阴两虚和阳虚血瘀的糖尿病。不仅对早期 2 型糖尿病有效，而且对于伴有并发症者疗效更加明显，对 1 型糖尿病症状之改善亦有效。

【警而远之】脾虚无湿者、孕妇、对本品过敏者忌用薏苡仁。女性经期忌用荷叶。津亏实热者不宜用橘皮。妊娠、空腹、脾虚胃弱无积滞、气虚便溏、糖尿病忌用山楂，山楂食用后应立即漱口，忌多食。外邪实热、脾虚有湿、肠滑者忌用枸杞子。脾虚湿盛、湿热实邪、胸腹满闷、大便干燥者忌用山药。阳衰阴盛、脾虚胸闷、痰湿瘀滞、便溏者忌用玉竹。香菜损脾，耗掉身体里的气，会引发或加重病情的进展，重大疾病或胃肠疾病正在胃疼或腹泻者忌用；身上有伤口者忌用，否则会让伤口发炎，流脓溃烂，留下疤痕；患口臭、狐臭、严重龋齿、胃溃疡、生疮者忌用；香菜性温，麻疹已透或虽未透出而热毒停滞者忌用。麦芽可回乳，哺乳期妇女忌用。脾胃虚寒、大便溏泄者忌用金线莲。

咖喱炖土豆

【药膳食材】土豆、胡萝卜各 100g，蒜 3 瓣，胡椒粉 3g，咖喱、茶叶籽油各适量，食用盐少许。

【制作技术】1. 将土豆、胡萝卜、蒜洗净。将土豆切成块，胡萝卜切成丁，蒜切碎，咖喱用水化开。

2. 热锅凉茶叶籽油，放入蒜爆香，将咖喱倒入锅中炒出香味，倒入土豆、胡萝卜，翻炒片刻。

3. 加入适量清水、食用盐、胡椒粉，加盖武火煮沸10min，文火炖至土豆绵软、汤汁浓稠。

【食用方法】作为菜肴佐餐食用。有独特的茶香味。咖喱是以姜黄为主料，另加多种香辛料如香菜籽、桂皮、辣椒、白胡椒、小茴香、八角茴香、孜然等配制而成的复合调味料，其味辛辣带甜，有特别香气。

【为什么呢】土豆中的淀粉在体内吸收缓慢，不会导致血糖快速上升，糖尿病肾病的患者也可以食用。

【实际应用】适用于糖尿病肾病，有助于治疗蛋白尿。

【警而远之】发芽的土豆因含过量的龙葵素，极易引起中毒，因此忌用腐烂、霉烂、发芽的土豆。阴虚火旺者忌用八角茴香。凡一切热证及阴虚火旺者忌用小茴香。

健脾固肾粥

【药膳食材】黄芪30g，金线莲3g，山药60g。

【制作技术】1. 将食材洗净，山药研粉。

2. 将黄芪、金线莲放入砂锅内，加入适量清水，武火煮沸，改文火水煎30min。

3. 去渣取汁300ml，加入山药粉搅拌均匀，文火熬煮至熟成粥。

【为什么呢】益气生津，健脾固肾，降血糖。

【实际应用】适用于糖尿病久治不愈者。

【警而远之】脾虚湿盛、湿热实邪、胸腹满闷、大便干燥者忌用山药。脾胃虚寒、大便溏泄者忌用金线莲。

二皮砂仁减肥饮

【药膳食材】肉桂15g，陈皮、茯苓各20g，冬瓜皮、荷叶各30g，炒莱菔子12g，砂仁6g。

【制作技术】1. 将食材洗净。

2. 将肉桂、陈皮、茯苓、冬瓜皮、荷叶、炒莱菔子放入砂锅内，加冷水高出食材 3cm，食材经水浸泡 1h。

3. 武火煮沸，每 10min 搅拌 1 次，改文火煎煮 30min。

4. 将汁液过滤倒出，往砂锅内加热水，水面稍高于食材，文火煎煮 15min，下入砂仁煎煮 5min。

5. 共煎两次，去渣取汁，将两次煎取的汁液混合均匀。

【食用方法】饭后 1h 服用，每日 1 次，1 个月为 1 个疗程。

【为什么呢】既能健脾，又能渗湿，标本兼顾，降脂减肥，促进脂肪代谢，行气化湿。

【实际应用】适用于痰湿体质的肥胖症。

【警而远之】*茯苓忌与醋同食。女性经期忌用荷叶。凡阴虚阳亢者，血热证者、失血证者及孕妇忌用肉桂。莱菔子能耗气，故气虚及无食积、痰滞者及虚弱者忌用。阴虚有实热者忌用砂仁。*

二皮山楂减肥饮

【药膳食材】肉桂、姜黄各 10g，陈皮、冬瓜皮、生山楂各 20g，荷叶 30g，茯苓、昆布各 15g。

【制作技术】1. 将食材洗净，放入砂锅内，加冷水高出食材 3cm，食材经水浸泡 1h。

2. 武火煮沸，每 10min 搅拌 1 次，改文火煎煮 30min。

3. 将汁液过滤倒出，往砂锅内加热水，水面稍高于食材，文火煎煮 20min。

4. 共煎两次，去渣取汁，将两次煎取的汁液混合均匀。

【食用方法】饭后 1h 服用，每日 1 次，1 个月为 1 个疗程。

【为什么呢】行气化滞，燥湿化痰，破血降脂减肥，促进脂肪代谢，消痰软坚散结。

【实际应用】适用于"黑胖子"，黑斑有假性黑棘皮症、钞票纹、舌下静脉瘀紫等表现的痰湿血瘀体质的肥胖症。

【警而远之】*茯苓忌与醋同食。女性经期忌用荷叶。妊娠、空腹、脾虚胃弱无积滞、气虚便溏、糖尿病忌用山楂，山楂食用后应立即漱口，忌多食。凡阴虚阳亢者，血热证者、失血证者及孕妇忌用肉桂。脾胃虚寒蕴湿、甲状腺功能亢进者忌用昆布，昆布反甘草。*

黄芪二肉减肥饮

【药膳食材】生黄芪 30g，茯苓、山药、陈皮、生薏苡仁各 20g，肉豆蔻、肉桂各 10g。

【制作技术】1. 将食材洗净。将生黄芪、茯苓、山药、陈皮、生薏苡仁、肉桂放入砂锅内，加冷水高出食材 3cm，食材经水浸泡 1h。

2. 武火煮沸，每 10min 搅拌 1 次，改文火煎煮 30min。

3. 将汁液过滤倒出，往砂锅内放入肉豆蔻，加热水，水面稍高于食材，文火煎煮 20min。

4. 共煎两次，去渣取汁，将两次煎取的汁液混合均匀。

【食用方法】饭后 1h 服用，每日 1 次，1 个月为 1 个疗程。

【为什么呢】补气健脾胃，轻身益气。

【实际应用】适用于"白胖子"，早晨眼肿、下午腿肿表现的气虚体质的肥胖症。

【警而远之】茯苓忌与醋同食。脾虚湿盛、湿热实邪、胸腹满闷、大便干燥者忌用山药。凡阴虚阳亢者、血热证者、失血证者及孕妇忌用肉桂。

减肥套餐（1主1副1小菜1汤组合餐：肉豆蔻茯苓包、赤小豆蒸鲤鱼、拍黄瓜、竹笋银耳汤）

肉豆蔻茯苓包

【药膳食材】肉豆蔻 3g，茯苓粉 50g，面粉 100g，笋 1 个，酵母、料酒各适量，香油、食用盐各少许。

【制作技术】1. 将笋去皮、洗净、切碎，加料酒、食用盐、香油调好成馅。

2. 将肉豆蔻放入砂锅内，加入适量清水，武火煮沸，改文火煎煮 25min。

3. 将茯苓粉、面粉和酵母混匀，加入温的肉豆蔻煎水，发好，做成馅皮，包上菜馅，成提花包，放入蒸锅屉中，锅内加入适量清水，武火煮沸蒸 8min。

【食用方法】作为主食食用，宜常食。

赤小豆蒸鲤鱼

【药膳食材】活鲤鱼1条约800g，赤小豆50g，陈皮、生姜各10g，辣椒、草果、葱各6g，料酒、胡椒各适量，食用盐少许。

【制作技术】1. 将鲤鱼去鳞、去鳃、去内脏，洗净，在鲤鱼两侧鳃下面3cm处割开1个口，鱼尾上面7cm处也割开，找出鱼线拍打鱼身抽出去掉。鲤鱼身上斜刀划出十字花。将赤小豆洗净，用清水浸泡30min。将赤小豆、陈皮、辣椒、草果填入鱼腹，放入盆内。将葱、姜洗净，葱切成段，姜切成片。

2. 将装鱼盆内加料酒、葱、生姜、胡椒、食用盐、泡赤小豆的水，放入蒸锅屉中，蒸锅加入适量清水，武火煮沸蒸0.5h至赤小豆熟软。

【食用方法】作为菜肴佐餐食用。物美价廉。

拍黄瓜

【药膳食材】黄瓜1根，大蒜3瓣，香油、小米辣各适量，白糖、食用盐各少许。

【制作技术】1. 将黄瓜、大蒜洗净，黄瓜去皮、切成连刀块，黄瓜、大蒜用菜刀拍碎。

2. 把黄瓜、大蒜放入碗里，加入香油、食用盐、白糖、小米辣，搅拌均匀。喜欢紫苏味的，可以加一点紫苏叶。

【食用方法】生吃、凉拌、熟吃均可。作为菜肴佐餐食用。

竹笋银耳汤

【药膳食材】竹笋300g，干银耳20g，鸡蛋1个，食用盐少许。

【制作技术】1. 将竹笋去皮、洗净、切成丝，干银耳用温水泡发去蒂、洗净，鸡蛋磕开倒出鸡蛋液搅拌均匀。

2. 砂锅内加入适量清水，武火煮沸，加入鸡蛋、竹笋、银耳，改文火熬煮5min。

【食用方法】加入食用盐调味，午或晚餐前喝汤吃渣，也可直接当减肥餐食用。

【为什么呢】健脾，除湿，化痰，利湿消肿，清热解毒，调节血糖，减肥，催乳，兼备补脾健胃,利水通乳,润肺养颜,祛除痤疮、青春痘。

【实际应用】适用于单纯性肥胖者经常服用,营养不良性水肿、小便不利、消化不良、孕妇水肿、产后脾胃虚弱、脚气肿痛、步履艰难者,以及痰湿症见疲乏、食欲缺乏、腹胀腹泻、胸闷眩晕、高血压、高血脂患者服用。

【警而远之】忌起居潮湿。忌运动不渐进。忌多吃肥肉及甜、黏、油腻的食物。忌吃饴糖、石榴、大枣、柚子等。茯苓忌与醋同食。鲤鱼忌与咸菜、绿豆、芋头、牛羊油、猪肝、鸡肉、朱砂、荆芥、甘草、南瓜同服,因属发物,恶性肿瘤、淋巴结结核、红斑狼疮、支气管哮喘、小儿疥腮、血栓闭塞性脉管炎、痈疖疔疮、荨麻疹、皮肤湿疹等疾病患者忌用。尿频、胃肠较弱、蛇咬伤百日之内者忌用赤小豆。胃及十二指肠溃疡、急性胃炎、肺结核、痔疮、眼部疾病者忌用辣椒。阴虚血少者忌用草果。忌用腐烂生姜。"一年之内,秋不食姜;一日之内,夜不食姜。"阴虚火旺、目赤内热、痈肿疮疖、肺炎、肺脓肿、肺结核、胃溃疡、胆囊炎、肾盂肾炎、糖尿病、痔疮忌长期食用生姜。外感发热、痰饮较盛、食积内停者忌用鸡蛋。凡湿热积滞、热泻、热痢及病初起,或久痢阴虚火旺者忌用肉豆蔻。

降脂减肥套餐
(1饮1热1汤组合餐:清爽代茶饮、蟹肉烧冬瓜、紫菜海带汤)

清爽代茶饮

【药膳食材】干荷叶 3g 或鲜荷叶 10g,生山楂 5g,普洱茶 2g。

【制作技术】1. 将荷叶、生山楂洗净,切成细丝。

2. 将荷叶、生山楂、普洱茶放入紫砂茶壶中,少量沸水冲入,摇晃数次,迅速倒掉沸水以洗茶。

3. 将沸水冲入紫砂壶中,盖上盖子,浸泡 10min。

【食用方法】饮用。茶水将尽,再冲入沸水浸泡续饮。可服用 1 个月。如果有效,可持续服用更长时间。

【为什么呢】清热,活血,降浊,消脂。

【实际应用】适用于超重或肥胖人群,症见肥胖、脘腹胀满、便秘、轻度水肿等脾虚痰湿、高血脂、脂肪肝者。无病者不定时饮用能健身益寿。

蟹肉烧冬瓜

【药膳食材】冬瓜 200g，蟹肉 50g，葱 6g，姜 10g，黄酒、水淀粉各适量，茶叶籽油、食用盐各少许。

【制作技术】1. 将冬瓜去皮、洗净，切成 3cm 厚的片，用沸水烫一下捞出。将葱、姜洗净，葱切成段，姜切成片。

2. 将蟹肉放入碗内，放上葱、姜，放入蒸锅屉中，蒸锅中加入适量清水，武火煮沸蒸 20min。

3. 热锅凉茶叶籽油，放入姜爆香，倒入冬瓜片煸出香味，倒入碗内的全部东西，加食用盐、黄酒调好味，文火煮 5min，用水淀粉勾芡。

【食用方法】作为菜肴佐餐食用。有独特的茶香味。

【为什么呢】冬瓜与蟹肉配伍，降脂减肥。

【实际应用】适用于心脏病、肾脏病、糖尿病和肥胖症患者。

紫菜海带汤

【药膳食材】紫菜 15g，海带 50g，冬瓜皮 30g。

【制作技术】1. 将食材洗净，海带切成丝。

2. 将食材放入砂锅内，加入适量清水，武火煮沸，改文火熬煮至熟。

【食用方法】去掉冬瓜皮，吃渣喝汤。

【为什么呢】紫菜和海带含有丰富的膳食纤维，且热量很低，再加上具有利水效果的冬瓜皮，减肥效果明显。

【实际应用】适用于祛脂减肥。

【警而远之】脾胃虚而无积滞者、便溏者忌饮用，孕妇慎饮。女性经期忌用荷叶。妊娠、空腹、脾虚胃弱无积滞、气虚便溏、糖尿病忌用山楂，山楂食用后应立即漱口，忌多食。海带属寒性，食之过多会使肠胃受寒。

痛风病药膳

痛风止痛套餐（1茶1饮组合餐：红萝卜蜜代茶饮、痛风止痛饮）

红萝卜蜜代茶饮

【药膳食材】带皮大红萝卜200g，金线莲6g，蜂蜜少许。
【制作技术】1. 将带皮大红萝卜、金线莲洗净，将带皮大红萝卜切成小块。
2. 将带皮大红萝卜、金线莲放入榨汁机内，加入温水200ml榨汁。
【食用方法】加入蜂蜜，代茶饮用。
【为什么呢】大红萝卜富含活性酶，生食可促进嘌呤代谢。金线莲降高尿酸、止痛。
【实际应用】适用于痛风所致的疼痛。

痛风止痛饮

【药膳食材】生薏苡仁180g，桑枝30g，金线莲6g，核桃仁4个。
【制作技术】1. 将生薏苡仁、桑枝、金线莲、核桃仁洗净，放入砂锅内，加入清水1000ml浸泡1h。
2. 武火煮沸，改文火熬煮30min至水剩400ml。
【食用方法】分早、晚两次空腹温热饮用，1天见效，连喝3天，缓解症状。
【为什么呢】性凉，宜风热之证。温补肺肾，增强细胞活力。
【实际应用】适用于急速止痛缓解痛风引起的热痹。
【警而远之】忌食用含嘌呤类物质多的食物，如海鲜、豆制品、蘑菇等。脾虚无湿者、孕妇、对本品过敏者忌用薏苡仁。口咽干燥、痰多黄稠、小便色黄、大便秘结、阳盛体热者忌用大红萝卜。糖尿病、糖耐量异常、痰湿内蕴、中满痞胀、肠滑泄泻者忌用蜂蜜，蜂蜜反生葱。脾胃虚寒、大便溏泄者忌用金线莲。

补虚止痛套餐（1成药1饮组合餐：乌鸡白凤丸、补虚止痛饮）

乌鸡白凤丸

【药膳食材】乌鸡白凤丸。

【食用方法】乌鸡白凤丸按照说明书服用，一般半个月为1个疗程，可以坚持4个疗程。若舌红脉数、阴虚阳亢，改用六味地黄丸。

【为什么呢】滋补肝肾，培补肾气，扶助人体的正气。当正气充足后，则身体可以自己运化痰湿，将湿浊排出。痛风属于"真虚假实"、虚实夹杂、肝肾亏虚，使用药物本身是不分男女的。补气养血，调经止带。

【实际应用】适用于痛风属虚证，气血两虚，身体瘦弱，腰膝酸软，女性月经不调，崩漏带下。

补虚止痛饮

【药膳食材】生黄芪60g，当归、红参各20g，川芎15g，生薏苡仁、炒酸枣仁各40g，干姜20g，甘草10g，生姜、大枣各10g。

【制作技术】1. 将食材洗净，放入砂锅内，加冷水高出食材3cm，食材经水浸泡1h。

2. 武火煮沸，每10min搅拌1次，改文火煎煮30min。

3. 将汁液过滤倒出，往砂锅内加热水，水面稍高于食材，文火煎煮20min。

4. 共煎两次，去渣取汁，将两次煎取的汁液混合均匀。

【食用方法】每日1剂，分2次温热饮用。

【为什么呢】补虚为主，补而兼行，补而兼清，止痛效果好。

【实际应用】适用于痛风属虚证。

【警而远之】忌食用含嘌呤类物质多的食物，如海鲜、豆制品、蘑菇等。脾虚无湿者、孕妇、对本品过敏者忌用薏苡仁。热证、阴虚证、阴虚内热、大热腹痛者及孕妇忌用干姜。忌用腐烂生姜。"一年之内，秋不食姜；一日之内，夜不食姜。"阴虚火旺、目赤内热、痈肿疮疖、肺炎、肺脓肿、肺结核、胃溃疡、胆囊炎、肾盂肾炎、糖尿病、痔疮忌长期食用生姜。

湿痰、积滞、齿病、虫病、温热、暑湿诸病前后、黄疸、肿胀、糖尿病者忌用大枣，多食动风，脾反受病。凡脾胃湿邪、大便泄泻者忌用当归。凡阴虚内热、津亏燥咳者忌用白术。胸满者忌用白芍，凡中寒腹痛作泄者忌单独用，肝功能不良患者忌长期用，白芍反藜芦。

急降尿酸饮

【药膳食材】木瓜、干车前草各30g，金线莲6g，薏苡仁20g。

【制作技术】1. 将食材洗净。将薏苡仁放入砂锅内，加入适量清水浸泡2h。

2. 将木瓜、干车前草、金线莲放入砂锅内，武火煮沸，文火煎煮20min，去渣取汁。

【食用方法】清香可口。代茶饮用。初次饮用持续1周，每天3次，以后根据具体情况饮用。

【为什么呢】清利湿热，利水渗湿，降高尿酸，促进新陈代谢。

【实际应用】适用于需要急降尿酸的高尿酸血症患者。

【警而远之】忌食用含嘌呤类物质多的食物，如海鲜、豆制品、蘑菇等。脾虚无湿者、孕妇、对本品过敏者忌用薏苡仁。脾胃虚寒、大便溏泄者忌用金线莲。

丝瓜茶汤

【药膳食材】丝瓜150g，金线莲、绿茶各5g，葱1根，食用盐少许。

【制作技术】1. 将丝瓜、金线莲、绿茶、葱洗净。丝瓜去皮，切成1cm厚的薄片。葱切成段。

2. 将丝瓜、金线莲、葱、食用盐放入砂锅内，加入适量清水，武火煮沸，文火煮至丝瓜熟软，放入绿茶浸泡入味。

【食用方法】喝汤吃丝瓜。

【为什么呢】清热解毒，祛风通络，降高尿酸，利尿，镇痛。

【实际应用】适用于痛风。

【警而远之】空腹或饭后、贫血、经期忌饮用。忌食用含嘌呤类物质多的食物，如海鲜、豆制品、蘑菇等。脾胃虚寒、大便溏泄者忌用金线莲。

祛痛风结石套餐（1粥1汤组合餐：祛痛风结石粥、祛痛风结石汤）

祛痛风结石粥

【药膳食材】核桃仁、薏苡仁、茯苓各25g。
【制作技术】将核桃仁、薏苡仁、茯苓洗净，放入豆浆机内搅打成糊。
【食用方法】每日1次服用。

祛痛风结石汤

【药膳食材】薏苡仁30g，核桃仁、土茯苓各25g，荸荠50g。
【制作技术】1. 将薏苡仁、核桃仁、土茯苓、荸荠洗净，荸荠去皮。将薏苡仁放入砂锅内，加入适量清水浸泡2h。
2. 将核桃仁、土茯苓、荸荠放入砂锅内，加入适量清水，武火煮沸，改文火煮至薏苡仁熟软。
【食用方法】喝汤吃渣，每日1次。
【为什么呢】清热解毒，祛风利湿，散瘀止痛。
【实际应用】适用于痛风结石。
【警而远之】孕妇忌用。忌食用含嘌呤类物质多的食物，如海鲜、豆制品、蘑菇等。脾虚无湿者、孕妇、对本品过敏者忌用薏苡仁。

2 外科病症药膳

胆石症药膳

黑木耳燕麦粥

【药膳食材】黑木耳 10g，燕麦 100g，香菇 25g。

【制作技术】1. 将黑木耳、香菇用温水泡发、洗净，将黑木耳手撕成小块，香菇切成小块。

2. 将食材放入砂锅内，加入适量清水，武火煮沸，改文火熬煮至燕麦熟成粥。

【食用方法】作为早餐长期食用。

【为什么呢】降脂，溶解胆囊结石，通便。

【实际应用】适用于胆石症。

【警而远之】出血性疾病忌用黑木耳。

肾结石药膳

化石排石套餐（3饮组合餐：金钱草冲鸡内金、卷柏首乌代茶饮、南瓜蔓鸡内金泡水）

金钱草冲鸡内金

【药膳食材】金钱草、鸡内金各9g。

【制作技术】1. 将金钱草、鸡内金洗净，将金钱草放入砂锅内，加冷水高出食材3cm，食材经水浸泡1h。将鸡内金焙干，研成极细粉。

2. 武火煮沸，每10min搅拌1次，改文火煎煮30min。

3. 将汁液过滤倒出，往砂锅内加热水，水面稍高于食材，文火煎煮20min。

4. 共煎两次，去渣取汁，将两次煎取的汁液混合均匀（1日量）。

【食用方法】用煎汁每次冲服生鸡内金粉3g，每日3次，连续服用，不宜超过1周长期服用。

【实际应用】适用于颗粒不大的或泥沙样胆结石、膀胱结石。

卷柏首乌代茶饮

【药膳食材】卷柏、何首乌各15～20g，冰糖50～100g，鸡内金10～15g。

【制作技术】1. 将卷柏、何首乌、鸡内金洗净。将卷柏、何首乌、冰糖放入砂锅内，加冷水高出食材3cm，食材经水浸泡1h。将鸡内金焙干，研成极细粉。

2. 武火煮沸，每10min搅拌1次，改文火煎煮30min。

3. 将汁液过滤倒出，往砂锅内加热水，水面稍高于食材，文火煎煮20min。

4. 共煎两次，去渣取汁，将两次煎取的汁液混合均匀（1日量）。

【食用方法】每次用上述药汤冲服鸡内金极细粉10～15g，每日3次。

【为什么呢】何首乌护肾，滋补肝肾，扶正祛邪。卷柏活血化瘀、通络止痛，解除输尿管平滑肌痉挛，扩张输尿管为结石的排出打开通路。鸡内金化石。冰糖利尿诱导结石排出。

南瓜蔓鸡内金泡水

【药膳食材】南瓜蔓100~150g（干品）（鲜的加倍），鸡内金15g。

【制作技术】1. 将南瓜蔓、鸡内金洗净。将南瓜蔓切碎，放入暖水瓶中，用开水浸泡（1天浸泡1热水瓶。1瓶只喝1天，第2天另浸泡1瓶新的继续喝）。将鸡内金焙干，研成粉末。

2. 将鸡内金倒入杯内，冲入300ml浸泡好的南瓜蔓开水，放置15min。

【食用方法】早晨空腹1次服完，慢跑步以助结石排出。热水瓶剩余开水当水喝，随时添水，尽量多喝，连续服用7天。一般服药后3~4天即开始排石，到第6~7天时，小便有拉丝状液出现，这证明结石全排净，最多不超过7天会全部排出，不用再喝药了。继之喝小米熬的稀粥，连喝2天即痊愈。

【为什么呢】溶解结石。

【实际应用】适用于肾结石症、膀胱结石症、尿路结石症、胆结石症。

【警而远之】戒烟酒，忌食油辣腻之物。脾虚无积滞者忌用鸡内金。金钱草性寒，忌长期服用。

阑尾炎药膳

排肠脓套餐（2汤组合餐：三仁牡丹皮汤、薏苡附子败酱散）

三仁牡丹皮汤

【药膳食材】薏苡仁25g，牡丹皮3g，桃仁9g，冬瓜子15g。

【制作技术】1. 将薏苡仁、牡丹皮、桃仁、冬瓜子洗净，放入砂锅内，加冷水高出食材3cm，食材经水浸泡1h。

2. 武火煮沸，每10min搅拌1次，改文火煎煮30min。

3. 将汁液过滤倒出，往砂锅内加热水，水面稍高于食材，文火煎煮

20min。

4. 共煎两次，去渣取汁，将两次煎取的汁液混合均匀。

薏苡附子败酱散

【药膳食材】薏苡仁 25g，附子 3g，败酱草 15g。

【制作技术】
1. 将薏苡仁、附子、败酱草洗净，将附子和其他药物分别放入砂锅内，加冷水高出食材 3cm，食材经水浸泡 1h。
2. 把附子用武火煮沸，煎 15min 后，再放入其他药物。每 10min 搅拌 1 次，文火煎煮 30min。
3. 将汁液过滤倒出，往砂锅内加热水，水面稍高于食材，文火煎煮 20min。
4. 共煎两次，去渣取汁，将两次煎取的汁液混合均匀。

【食用方法】早、晚各 1 次服用，日服 1 剂，温热服用。

【为什么呢】清热化痰，凉血行血散瘀，消肿排脓。

【实际应用】适用于肠道溃烂、阑尾炎。

【警而远之】控制饮食，必要时禁食。桃仁破血祛瘀，能堕胎，故无瘀、脾虚便溏者及孕妇忌用。凡无实热瘀滞者忌用败酱草。

痔疮病药膳

补肝养血粥

【药膳食材】桑葚 25g 或鲜桑葚 50g，糯米 100g，冰糖 25g。

【制作技术】
1. 将桑葚、糯米洗净，将桑葚浸泡片刻。
2. 将桑葚、糯米放入砂锅内，加入适量清水，武火煮沸，改文火熬煮至熟成粥，放入冰糖，文火稍煮。

【食用方法】每天分 2 次空腹食用，5 天为 1 个疗程。糯米食品宜加热后食用，宜煮稀粥服食，不仅营养滋补，且易消化吸收，养胃气。

【为什么呢】补肝养血，明目益智。

【实际应用】适用于湿热型痔疮。

【警而远之】戒酒，忌食辛辣，忌久立、过劳。脾胃虚寒、大便溏泄、糖尿病、妊娠、空腹忌用桑葚；忌食未成熟桑葚；因桑葚中含有溶血性过敏物质及透明质酸，一次过量食用容易发生溶血性肠炎；桑葚忌用铁器盛放，桑葚与铁器接触会发生化学反应从而产生毒性物质；桑葚中含有较多的胰蛋白酶抑制物，影响人体对铁、钙、锌等物质的吸收，儿童应少吃。糯米所含淀粉为支链淀粉，在肠胃中难以消化水解，胃炎及十二指肠炎等消化道炎症患者，老年人、小孩忌用。糯米所含碳水化合物和钠的量都很高，糖尿病、体重过重或其他慢性病（如肾脏疾病、高脂血症）患者忌用。

消痔套餐（1荤1汤组合餐：槐花九转大肠、乙字汤）

槐花九转大肠

【药膳食材】猪大肠500g，槐花、葱、姜、蒜、花椒、八角茴香、肉桂粉、白豆蔻粉各5g，干辣椒3个，料酒、生抽酱油、米醋、茶叶籽油各适量，老抽酱油、白糖各少许。

【制作技术】1. 将洗净的猪大肠套起来，套成4层，用牙签固定，冷水入锅，放入葱、姜，开水焯去血污、浮沫，焯煮大肠10min，断生去腥。

2. 热锅凉茶叶籽油，放入葱、姜、蒜、花椒、八角茴香、干辣椒，煸炒大肠，去腥增香。

3. 烹入料酒，加入适量清水淹过大肠，煮出香料味道，加入槐花，文火炖30min。

4. 大肠切成段，放入沸水中焯煮2min，焯水去油。

5. 放入老抽酱油，搅拌进行着色。

6. 炒糖色，将大肠、葱、姜放入锅中进行煸炒，加入料酒、生抽酱油、适量清水、米醋、肉桂粉、白豆蔻粉，汤汁收浓。

【食用方法】作为菜肴佐餐食用。酸、甜、香、辣、咸，五味俱全。肉桂粉和白豆蔻粉让肥肠更加肥润香浓。有独特的茶香味。

【为什么呢】补肠，预防便血，调养脾胃肠。

乙字汤

【药膳食材】大黄 1g（后下），柴胡 5g，升麻 1.5g，甘草 2g，黄芩 3g，当归 6g。

【制作技术】
1. 将柴胡、升麻、甘草、黄芩、当归洗净，放入砂锅内，加冷水约高出食材 3cm，食材经水浸泡 1h。
2. 武火煮沸，每 5min 搅拌 1 次，改文火煎煮 15min，放入后下大黄，复煎二、三沸。
3. 将汁液过滤倒出，往砂锅内加热水，水面稍高于食材，文火煎煮 10min。
4. 共煎两次，去渣取汁，将两次煎取的汁液混合均匀。

【食用方法】分早、晚各服用 1 次，日服 1 剂，温热服用。

【为什么呢】当归和血，改善血行不畅兼止痛，余皆清热泻火解毒之品，且柴胡、升麻同伍，升提举陷，促使脱出痔核内收，生大黄泻热通便，便畅则免流血之虞。药味不多，精当中证。止痛、止血、痔核逐渐内收。

【实际应用】适用于痔疮。

【警而远之】戒酒，忌食辛辣，忌久立、过劳。猪肠性寒，富含饱和脂肪酸，刺激胆汁分泌，导致血液中胆固醇含量过高，感冒、脾虚便溏、高尿酸、高脂血症者忌用猪肠。阴虚火旺者忌用八角茴香。胃及十二指肠溃疡、急性胃炎、肺结核、痔疮、眼部疾病者忌用辣椒。虚寒证者及孕妇忌用槐花。凡阴虚阳亢者，血热证、失血证者及孕妇忌用肉桂。凡脾胃湿邪、大便泄泻者忌用当归。凡体虚气升呕吐，阴虚火炽者忌用柴胡。

防癌抗癌套餐（2饮1凉1热1粥2汤组合餐：西洋参泡水、桑葚冰糖饮、拌蔬菜粒、排骨炖芋头、芪参枣粥、杞地鳖鱼汤、益母草鲫鱼汤）

西洋参泡水

【药膳食材】西洋参、滨海耳叶牛皮消、金线莲各 3g。

【制作技术】将西洋参、滨海耳叶牛皮消、金线莲洗净,放入瓷杯中,用沸水冲泡。

【食用方法】代茶饮用。

【为什么呢】西洋参促进各种蛋白的合成,提高身体抵抗力,抑制癌细胞的增长,抑制动脉硬化,促进血液中红细胞生长,补血养血,促进食欲;滨海耳叶牛皮消、金线莲,提高免疫力,抗肿瘤。两者协同作用 1+1>2。

桑葚冰糖饮

【药膳食材】新鲜桑葚 100g,冰糖少许。

【制作技术】将桑葚洗净,放入砂锅内,加入适量清水,武火煮沸,改文火熬煮至桑葚烂熟,加入冰糖融化。

【食用方法】喝汤吃渣。

拌蔬菜粒

【药膳食材】新鲜马齿苋、苦苣菜、败酱草、马兰各等量,芝麻酱、麻油、酱油、醋各适量。

【制作技术】1.将新鲜马齿苋、苦苣菜、败酱草、马兰洗净,切成粒状,放入沸水中汆一下,取出沥干上碟。

2.芝麻酱、麻油、酱油、醋放入小碗中调成汁,浇在蔬菜粒上,搅拌均匀。

【食用方法】作为菜肴佐餐食用。

【为什么呢】清热,泻火,解毒。

排骨炖芋头

【药膳食材】猪肋排骨、芋头各500g,滨海耳叶牛皮消、金线莲各3g,大葱6g,老姜10g,大蒜粉20g,淡豆豉6g,香葱、茶叶籽油、冰糖、干辣椒、八角茴香、花椒、桂皮、香叶、料酒或黄酒、老抽酱油各适量。

【制作技术】1.将排骨、芋头、滨海耳叶牛皮消、金线莲、大葱、香葱、老姜洗净。芋头去皮,切成4cm见方的小块,葱切成段,老姜不刮皮、切小块。

2. 将猪肋排骨剁成小段，冷水入锅，开水焯去血污、浮沫，捞出，用热水反复冲洗干净，沥干水分。

3. 武火加热炒锅中的茶叶籽油，放入排骨煎炒 2min 至表面略出现焦黄色。加入冰糖、姜、大葱、干辣椒、大蒜粉、八角茴香、花椒、桂皮、香叶煸炒 1min。依次沿炒锅内沿淋入料酒或黄酒和老抽酱油炒匀。

4. 转入砂锅中，加入沸水淹过排骨，武火煮沸，改文火炖 1h。

5. 加入芋头、滨海耳叶牛皮消、金线莲、淡豆豉，文火炖 20min，撒上香葱。

【食用方法】吃食。芋头当主食吃，既可增加饱腹感，又能减少热量的摄取，达到减肥的目的。芋头经过炖煮后会使汤变浓稠，与肥腻的肉类同烹，可吸收大量脂肪，口感不仅滑糯香口，还因吸收肉汁而味道鲜美。不需要放食用盐调味，因为酱油和豆豉本身就有咸香味。芋头炖排骨，荤素完美搭配、营养价值相互补充。有独特的茶香味。

【为什么呢】增强免疫力，中和酸性物质，消炎镇痛，补气益肾等。芋头可作为防治癌瘤的常用药膳主食，助病后康复。

芪参枣粥

【药膳食材】生黄芪 300g，党参 30g，大枣 8 个，甘草 15g，粳米 50g。

【制作技术】1. 将生黄芪、党参、大枣、甘草、粳米洗净，大枣去核。

2. 将生黄芪、党参、甘草放入砂锅内，加冷水高出食材 3cm，食材经水浸泡 1h。

3. 武火煮沸，每 10min 搅拌 1 次，改文火煎煮 30min。

4. 将汁液过滤倒出，往砂锅内加热水，水面稍高于食材，文火煎煮 20min。

5. 共煎两次，浓煎去渣取汁，将两次煎取的汁液混合均匀。

6. 放入粳米、大枣，武火煮沸，改文火熬煮至熟成粥。

【食用方法】喝粥。

杞地鳖鱼汤

【药膳食材】枸杞子、山药各30g，女贞子、熟地黄各15g，甲鱼1只，滨海耳叶牛皮消、金线莲各3g，食用盐少许。

【制作技术】1. 将甲鱼轻烫去黑膜，去内脏，洗净，斩成麻将大小的块，冷水入锅，开水焯去血污、浮沫。

2. 将枸杞子、山药、女贞子、熟地黄、滨海耳叶牛皮消、金线莲、甲鱼放入砂锅内，加入适量清水，武火煮沸，改文火炖至甲鱼烂熟。去女贞子、熟地黄、金线莲。

【食用方法】加入食用盐调味，喝汤吃渣。

益母草鲫鱼汤

【药膳食材】鲜益母草100g或干益母草50g，鲫鱼250g，滨海耳叶牛皮消、金线莲各3g，姜10g，茶叶籽油适量，食用盐少许。

【制作技术】1. 将鲫鱼去鳞、去鳃、去内脏，洗净、抹干。鱼背改刀。将益母草、滨海耳叶牛皮消、金线莲、姜洗净，姜切成片。

2. 将益母草、滨海耳叶牛皮消、金线莲放入砂锅内，加入适量清水，武火煮沸，改文火水煎20min，去益母草、金线莲。

3. 热锅凉茶叶籽油，放入姜爆香，放入鲫鱼煎至两面金黄。

4. 将鲫鱼放入砂锅内，煲至汤变乳白色。

【食用方法】加入食用盐调味，有独特的茶香味。喝汤吃鱼。

【为什么呢】利尿消肿，清热解毒，防衰老，抗疲劳，抑制癌细胞的增生。

【实际应用】适用于防癌抗癌，早期癌症的肿瘤胀痛、发热、口渴等热毒积聚诸症，以及失眠、烦躁、记忆力衰退、慢性疾病、肠胃衰弱。

【警而远之】脾胃虚寒、大便溏泄、糖尿病、妊娠、空腹忌用桑葚；忌食未成熟桑葚；因桑葚中含有溶血性过敏物质及透明质酸，一次过量食用容易发生溶血性肠炎；桑葚忌用铁器盛放，桑葚与铁器接触会发生化学反应从而产生毒性物质；桑葚中含有较多的胰蛋白酶抑制物，影响人体对铁、钙、锌等物质的吸收，儿童应少吃。马齿苋为寒凉之品，脾胃虚弱、大便泄泻者及孕妇忌用，忌与胡椒、鳖甲同食。食滞胃痛、小儿食滞、肠胃湿热有痰、过敏性体质、糖尿病患者忌用芋头。胃及十二指肠溃疡、急性胃炎、肺结核、痔疮、眼部疾病者忌用辣椒。阴虚火旺者忌用八角茴香。湿痰、积滞、齿病、虫病、温热、暑湿诸病前后、黄疸、肿胀、糖尿病者忌用大枣，多食动风，脾反受病。外邪实热、脾虚有湿、肠滑者忌用枸杞子。脾虚湿盛、湿热实邪、胸腹满闷、大便干燥者忌用山药。凡血虚无瘀、肝血不足、瞳子散大者忌用益母草，其果实茺蔚子忌铁器。鲫鱼反厚朴，忌与麦冬、芥菜、猪肝同食。鳖肉忌与兔肉、鸭肉、苋菜、鸡蛋同食。胃虚易呕者忌用淡豆豉。中虚阳衰或胃有湿浊者忌用西洋参，西洋参反藜芦。非体虚而有实邪者忌用党参，党参反藜芦。凡无实热瘀滞者忌用败酱草。儿童、孕妇、生理期妇女忌用滨海耳叶牛皮消。脾胃虚寒、大便溏泄者忌用金线莲。

防治消化道肿瘤套餐（1 粥 1 汤组合餐：薏米粥、温中补虚汤）

薏米粥

【药膳食材】生薏苡仁 20g，滨海耳叶牛皮消 3g，糯米或粳米 30g。
【制作技术】1. 将薏苡仁、滨海耳叶牛皮消、糯米或粳米洗净，将薏苡仁、滨海耳叶牛皮消放入砂锅内，加入清水 1000ml 浸泡 1h。
2. 将米放入砂锅内，武火煮沸，改中火煮 30min 至熟成粥。
【食用方法】每日 1 次，作为早餐或小吃食用。

温中补虚汤

【药膳食材】黄芪 4.5g，桂枝、炙甘草、大枣各 9g，生姜 6g，饴糖 30g。
【制作技术】1. 将黄芪、桂枝、炙甘草、大枣、生姜洗净，放入砂锅内，加冷水高出食材 3cm，食材经水浸 1h。
2. 武火煮沸，每 10min 搅拌 1 次，文火煎煮 30min。
3. 将汁液过滤倒出，往砂锅内加热水，水面稍高于食材，文火煎煮 20min。

4. 共煎两次，去渣取汁，将两次煎取的汁液混合均匀。

【食用方法】饴糖烊化后与煎汁混合服用。

【为什么呢】温中补虚，缓急止痛。

【实际应用】适用于预防消化道肿瘤，如萎缩性胃炎、胃黏膜肠化生、胃溃疡癌变；对于已发肠胃癌，经手术切除者，食之也能减少复发的机会；治疗胃癌、肠癌等腹部消化道肿瘤腹痛。

【警而远之】脾虚无湿者、孕妇、对本品过敏者忌用薏苡仁。忌用熏烤、油炸、盐腌的食物，宜食藕粉、豆类、芝麻、芦笋、海带、蘑菇、茄子、葱、木耳、牛奶、淡水鱼、动物肝肾等。忌用腐烂生姜。"一年之内，秋不食姜；一日之内，夜不食姜。"阴虚火旺、目赤内热、痈肿疮疖、肺炎、肺脓肿、肺结核、胃溃疡、胆囊炎、肾盂肾炎、糖尿病、痔疮忌长期食用生姜。湿痰、积滞、齿病、虫病、温热、暑湿诸病前后、黄疸、肿胀、糖尿病者忌用大枣，多食动风，脾反受病。糯米所含淀粉为支链淀粉，在肠胃中难以消化水解，胃炎及十二指肠炎等消化道炎症患者，老年人、小孩忌用。糯米所含碳水化合物和钠的量都很高，糖尿病、体重过重或其他慢性病（如肾脏疾病、高脂血症）患者忌用。儿童、孕妇、生理期妇女忌用滨海耳叶牛皮消。

病后康复粥

【药膳食材】山药、莲子各50g，薏苡仁30g，鲜百合50g或干百合25g，滨海耳叶牛皮消3g，粳米50g，瘦猪肉馅100g，复合佐料（葱10g，胡椒粉3g，食用盐少许，淀粉1/2小汤匙约5g，水1大汤匙约20ml）。

【制作技术】1. 将山药、莲子、薏苡仁、百合、滨海耳叶牛皮消、粳米、葱洗净，山药去皮、切成块，莲子去心，葱切碎。将肉馅拌上复合佐料，做成肉丸。

2. 将莲子、薏苡仁、百合、滨海耳叶牛皮消放入砂锅内，加入适量清水浸泡2h，武火煮沸，改中火煮至熟。

3. 放入粳米、肉丸、山药，武火煮沸，改文火熬煮至肉熟。

【食用方法】根据自己口味可加点香菜，喝粥，每日1次，服用7次。

【为什么呢】莲子强身健体。百合滋补营养，既是佳蔬，又是良药，以治疗心肺疾患为主。滨海耳叶牛皮消，增强机体免疫力，抗肿瘤。健脾益胃，补肺清热，祛风渗湿。

【实际应用】适用于病后虚弱、脾虚型白带病、结核病、神经官能症、免疫调节、多种癌症术后调整机体状况、加快康复等。

【警而远之】气郁痞胀、溺赤便秘、食不运化、新产后忌用莲子。中寒者忌用百合。外感疾病、湿热内蕴、肥胖者忌用猪肉。脾虚湿盛、湿热实邪、胸腹满闷、大便干燥者忌用山药。脾虚无湿者、孕妇、对本品过敏者忌用薏苡仁。儿童、孕妇、生理期妇女忌用滨海耳叶牛皮消。

骨伤病药膳

关节炎套餐（1菜1汤组合餐：焯西蓝花、黑豆牛骨汤）

焯西蓝花

【药膳食材】西蓝花500g。
【制作技术】将西蓝花洗净，掰成小块，放入沸水中焯。
【食用方法】作为菜肴佐餐食用。
【为什么呢】西蓝花，富含钙、多种矿物质，抗氧化能力强，延缓关节内软骨脱落。

黑豆牛骨汤

【药膳食材】牛骨1000g，黑豆60g，大枣8个，枸杞子10g，葱6g，蒜叶、香菜各适量，食用盐少许。

【制作技术】1. 将牛骨、黑豆、大枣、枸杞子、葱、蒜叶、香菜洗净，大枣去核，葱、蒜叶、香菜切成段。将黑豆放入锅内，加入适量清水浸泡2h。

2. 将牛骨放入砂锅煲内，加入适量清水，冷水入锅，开水焯去血污、浮沫。

3. 将黑豆、大枣、枸杞子放入煲中，武火煲煮沸，改文火煲至牛骨上的肉熟烂。

【食用方法】加入食用盐调味，撒上葱、蒜叶、香菜，作为菜肴佐餐食用。鲜香甘润可口。

【为什么呢】补气血，益肝肾。

黑豆、牛骨二者合而为汤，养肾健骨、暖胃益脾，且不寒不燥、温补清润，适合盛夏秋暑时用，还补肾水、平肝火。

【实际应用】适用于亚疾病或一般人群用作日常食养保健，尤宜中老年人防治关节炎、气血亏虚型贫血、产后失血过多、面白唇淡、头晕目眩、神疲乏力、腰膝酸软、盗汗、午后发热。

【警而远之】久病体虚、湿热、阴虚体质者忌用牛骨。湿痰、积滞、齿病、虫病、温热、暑湿诸病前后、黄疸、肿胀、糖尿病者忌用大枣，多食动风，脾反受病。香菜损脾，耗掉身体里的气，会引发或加重病情的进展，重大疾病或胃肠疾病正在胃疼或腹泻者忌用；身上有伤口者忌用，否则会让伤口发炎，流脓溃烂，留下疤痕；口臭、狐臭、严重龋齿、胃溃疡、生疮者忌用；香菜性温，麻疹已透或虽未透出而热毒停滞者忌用。

补血养筋止痛粥

【药膳食材】黄芪 20g，当归 25g，大枣 8 个，牛尾 2 条，牛肉 100g，粳米 50g，红糖适量。

【制作技术】1. 将黄芪、当归、大枣、牛尾、牛肉、粳米洗净。黄芪、当归用纱布包好。牛尾去皮、斩段，牛肉切成块，大枣去核。

2. 将黄芪、当归、大枣、牛尾、牛肉放入砂锅内，加入适量清水，武火煮沸 20min，改文火煲 2h，捞出药包。

3. 放入粳米，武火煮沸，改文火熬煮至熟成粥，加入红糖，文火稍煮片刻。

【食用方法】喝粥。

【为什么呢】补血补肾，益气养筋，养血止痛。

【实际应用】适用于各种血虚腰痛、筋骨不利。

【警而远之】湿痰、积滞、齿病、虫病、温热、暑湿诸病前后、黄疸、肿胀、糖尿病者忌用大枣，多食动风，脾反受病。高脂血症、肥胖症、糖尿病、龋齿、便秘、口舌生疮（主要有老年人）、平素痰湿偏盛、消化不良、产前经常吐酸水、晚上睡觉前（特别是儿童），以及夏天忌用红糖，多食令人胀闷、助热、生痰、损齿、生痔虫、消肌肉。凡脾胃湿邪、大便泄泻者忌用当归。

冰糖葫芦

【药膳食材】山楂 50g，冰糖、香油适量。

【制作技术】1. 将山楂洗净、控干水分，用竹签子从山楂尾端向柄端穿入，带出山楂核弃之。

2. 将冰糖放入铁锅内，文火融化，出现微小气泡。

3. 将穿好的山楂放入锅内，裹蘸匀冰糖，放入涂抹有香油的瓷盘中冷却。

【食用方法】每日两次，上下午两餐间食用。酸甜可口。

【为什么呢】山楂若以甘药佐之，化瘀血而不伤新血，开郁气而不伤正气。

【实际应用】适用于闪腰岔气。

【警而远之】妊娠、空腹、脾虚胃弱无积滞、气虚便溏、糖尿病忌用山楂，山楂食用后应立即漱口，忌多食。

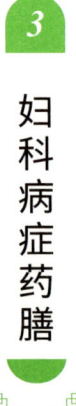

3 妇科病症药膳

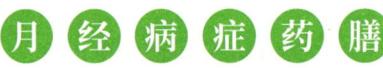

月经病症药膳

经期调理套餐（2饮组合餐：经期调理饮、山楂红糖饮）

经期调理饮

【药膳食材】银耳、枸杞子、龙眼肉各10g，姜汁5g，大枣2个，红豆50g，红糖20g。

【制作技术】1. 将银耳、枸杞子、龙眼肉、大枣、红豆洗净。

2. 将银耳、枸杞子、龙眼肉、大枣、红豆、姜汁放入砂锅内，加入适量清水，武火煮沸，改文火水煎20min，去渣取汁。

【食用方法】冲红糖，热服。

【为什么呢】利水利尿，补中补血。

【实际应用】适用于月经期间，有助子宫废物排出，缓解腹胀、腰紧症状。

山楂红糖饮

【药膳食材】山楂50g，红糖20g。

【制作技术】1. 将山楂洗净。

2. 将山楂放入砂锅内，加入适量清水，武火煮沸，改文火水煎20min，去渣取汁。

【食用方法】冲红糖，热服。

【为什么呢】行气散瘀，活血化瘀，收缩子宫，排恶露。

【实际应用】适用于月经后期。

【警而远之】妊娠、空腹、脾虚胃弱无积滞、气虚便溏、糖尿病忌用山楂，山楂食用后应立即漱口，忌多食。高脂血症、肥胖症、糖尿病、龋齿、便秘、口舌生疮（主要指老年人）、平素痰湿偏盛、消化不良、产前经常吐酸水、晚上睡觉前（特别是儿童），以及夏天忌用红糖，多食令人胀闷、助热、生痰、损齿、生痨虫、消肌肉。

活血通经粥

【药膳食材】桃仁 10g，鸡内金两个，粳米 50g。

【制作技术】1. 将食材洗净，将桃仁捣烂成泥状，将鸡内金微微炒黄，研成极细末。

2. 将食材放入砂锅内，加入适量清水，武火煮沸，改文火熬煮至熟成粥。

【食用方法】每日服 1 次，5 天为 1 疗程。鸡内金一般用量为煎服 3～9g、微炒研末吞服 1.5～3g，微炒研末吞服疗效优于汤剂。或每日吞服研末 1.5～3g，服用 5 日。

对于闭经时间较长、身体消瘦、面无血色、不思饮食而属脾胃虚弱者，应以党参、白术、茯苓、黄芪、当归、甘草为主，佐以鸡内金，使脾胃健壮，气血充盈，闭经则愈。

对于因精神抑郁、肝气不舒而引起的闭经，可用柴胡、赤芍、川芎、香附、枳实、川牛膝等行气药，同时服用生鸡内金粉，使气行则血行。

对于瘀血阻滞引起的闭经，则可口服生鸡内金粉配以桃仁、红花、熟地黄、当归、川芎、白芍等，疗效甚佳。

【为什么呢】活血通经，祛瘀止痛。鸡内金健脾以助生化之源，使其气血生成旺盛，上注于肺，肺朝百脉，输布周身五脏六腑，下注血海，其血海满盈不溢，自无经闭之虞。其瘀滞不通者，亦可达活血而瘀自祛之目的。鸡内金不但能消除脾胃之积，而且无论脏腑经络何处有积皆能消之，故鸡内金治闭经毫无开破之弊。

【实际应用】适用于瘀血停滞所致经闭、痛经，及高血压、冠心病等患者。

【警而远之】桃仁破血祛瘀，能堕胎，故无瘀滞、脾虚便溏者及孕妇忌用。脾虚无积滞者忌用鸡内金。

疏肝理气通经套餐（1饮1粥组合餐：玫瑰红糖、疏肝理气通经粥）

玫瑰红糖

【药膳食材】玫瑰花10g，红糖30g。

【制作技术】1. 将玫瑰花洗净。

2. 将玫瑰花、红糖放入瓷杯中，用沸水冲泡。

【食用方法】代茶饮用。

疏肝理气通经粥

【药膳食材】佛手、香橼各12g，薤白10g，生姜6g，白萝卜、莲藕各100g，粳米50g，红糖、白砂糖各少许。

【制作技术】1. 将佛手、香橼、薤白、生姜、白萝卜、莲藕、粳米洗净，佛手、香橼、生姜切成丝，白萝卜、莲藕去皮、切成块。

2. 将佛手、香橼、薤白、生姜放入砂锅内，加入适量清水，武火煮沸，改文火水煎15min。

3. 将白萝卜、莲藕、粳米放入砂锅内，加入适量清水，武火煮沸，文火熬煮至熟成粥。

【食用方法】加入红糖、白砂糖调味温饮。每天1次，连服3天为1疗程。

【为什么呢】和血行血，行气活血止痛，疏肝理气解郁，调血通经。

【实际应用】适用于肝郁气滞型痛经，症见多于经前2~3天出现心胸烦闷、乳房及胁肋胀痛、小腹胀痛、经血色紫、经期先后不定、舌紫暗、脉弦，以及气滞血瘀、经前或经期下腹胀痛、拒按、经量少、经色紫黯夹血块、血块排出后疼痛减轻、月经干净后疼痛消失、伴胸胁、乳房胀痛、痛甚伴恶心、呕吐、腹泻、头晕、冷汗淋漓、手足厥冷，甚至昏厥、舌质紫暗有瘀点瘀斑、苔薄白、脉弦滑。

【警而远之】忌用腐烂生姜。"一年之内,秋不食姜;一日之内,夜不食姜。"阴虚火旺、目赤内热、痈肿疮疖、肺炎、肺脓肿、肺结核、胃溃疡、胆囊炎、肾盂肾炎、糖尿病、痔疮忌长期食用生姜。高脂血症、肥胖症、糖尿病、龋齿、便秘、口舌生疮(主要指老年人)、平素痰湿偏盛、消化不良、产前经常吐酸水、晚上睡觉前(特别是儿童),以及夏天忌用红糖,多食令人胀闷、助热、生痰、损齿、生痈虫、消肌肉。脾胃虚弱、阳气亏虚等虚弱体质及服用参类补气药物者忌用白萝卜。气虚无滞者忌用薤白。

散寒止痛套餐(2粥组合餐:温经散寒止痛粥、祛湿止带粥)

温经散寒止痛粥

【药膳食材】桂心5g,薏苡仁、粳米各50g,姜汁、葱花各少许。
【制作技术】1.将薏苡仁、粳米洗净。将桂心研末。将薏苡仁放入砂锅内,加入适量清水浸泡2h。
2.将粳米放入砂锅内,武火煮沸,改文火熬煮至将熟成粥。
3.放入桂心,文火熬煮10min。
【食用方法】加入姜汁、葱花调味,喝粥,每天2次。
【为什么呢】温经散寒,除湿止痛。
【实际应用】适用于寒湿凝滞型痛经,患者多月经错后、经前或经期小腹绞痛发凉、喜热敷、每至经期面色苍白、手足发凉、腰腿冷痛,若湿邪偏重则经前白带清稀而多、舌淡暗、脉沉或弦。

祛湿止带粥

【药膳食材】山药120g,芡实、茯苓粉各30g,莲子50g,大枣2个,糯米50g。
【制作技术】1.将山药、芡实、莲子、大枣、糯米洗净。
2.将食材放入砂锅内,加入适量清水,武火煮沸,改文火熬煮至熟成粥。
【食用方法】每日早、晚餐服,食至白带愈止。吃芡实时要用慢火炖煮至烂熟,细嚼慢咽，方能起到充养身体的作用。糯米食品宜加热后食用，宜煮稀粥服食，不仅营养滋补，且易消化吸收，养胃气。

【为什么呢】新鲜芡实和莲藕、茭白、荸荠等8种植物并称为"水八仙"。芡实和莲子，一个除湿功能特别强，一个补脾之力特别强，两者一起吃，再加点别的食材，那就是祛湿不可多得的药膳方了。莲子配芡实，不仅治愈脾肾气虚，还把湿气一扫而光。

【实际应用】适用于寒湿带下证。

【警而远之】脾虚无湿者、孕妇、对本品过敏者忌用薏苡仁。脾虚湿盛、湿热实邪、胸腹满闷或大便干燥者均忌用山药。由于芡实有较强的收涩作用，便秘、尿赤者及妇女产后忌用。茯苓忌与醋同食。凡有湿痰、积滞、齿病、虫病、温热、暑湿诸病前后、黄疸、肿胀、糖尿病者忌用大枣，多食大枣动风，脾反受病。糯米所含淀粉为支链淀粉，在肠胃中难以消化水解，胃炎及十二指肠炎等消化道炎症患者，老年人，小孩忌用。糯米所含碳水化合物和钠的量都很高，糖尿病、体重过重或其他慢性病（如肾脏疾病、高脂血症）患者忌用。

温经化瘀止痛套餐
（2饮1汤组合餐：姜枣红糖饮、温经散寒饮、温经化瘀止痛汤）

姜枣红糖饮

【药膳食材】干姜、大枣、红糖各30g。

【制作技术】1. 将干姜、大枣洗净。干姜切成片，大枣去核。

2. 将食材放入砂锅内，加入适量清水，武火煮沸，改文火水煎15min。

【食用方法】喝汤吃枣。

温经散寒饮

【药膳食材】当归6g，艾叶10g或鲜艾叶15g，月季花3朵，益母草50g，生姜15g，大枣3个，鸡蛋1个，胡椒粉3g，红糖少许。

【制作技术】1. 将当归、艾叶、月季花、益母草、生姜、大枣、鸡蛋洗净。姜切成片。

鸡蛋磕开倒出鸡蛋液搅拌均匀。

2. 将当归、艾叶、月季花、益母草、生姜、大枣放入砂锅内，加入适量清水，武火煮沸，改文火水煎10min，去渣取汁。

3. 将鸡蛋倒入汤中文火煮熟，加入红糖融化，加入胡椒粉。

【食用方法】月经的第1日开始服，每晚1次，连服5日。

温经化瘀止痛汤

【药膳食材】羊肉250g，生姜15g，红糖、花椒、八角茴香各少许。

【制作技术】1. 将羊肉、生姜洗净。将羊肉切成块，冷水入锅，开水焯去血污、浮沫。将生姜切成薄片。

2. 将羊肉、生姜、花椒、八角茴香放入砂锅内，加入适量清水，武火煮沸，文火熬煮至肉熟，加入红糖。

【食用方法】月经期来之前，喝汤吃肉。

【为什么呢】温经散寒，理气活血，补血益气，缓解腹痛。

【实际应用】适用于寒凝血瘀型痛经、寒凝胞中、经前或经期小腹冷痛、腰骶酸痛、得热痛减、经量少、经色黯黑夹血块、畏寒肢冷、口淡、舌质淡暗、苔白润、脉沉紧，或风寒感冒、胃虚不降型妊娠呕吐、气血亏虚、寒湿内停、黄褐斑者。

【警而远之】羊肉忌与荞麦、南瓜、梨、乳酪、豆酱、醋、红酒、茶叶同食，忌用铜锅烹制。肝炎、外感病邪、素体有热者及春季忌吃羊肉。忌用腐烂生姜。"一年之内，秋不食姜；一日之内，夜不食姜。"阴虚火旺、目赤内热、痈肿疮疖、肺炎、肺脓肿、肺结核、胃溃疡、胆囊炎、肾盂肾炎、糖尿病、痔疮忌长期食用生姜。阴虚火旺者忌用八角茴香。高脂血症、肥胖症、糖尿病、龋齿、便秘、口舌生疮（主要指老年人）、平素痰湿偏盛、消化不良、产前经常吐酸水、晚上睡觉前（特别是儿童），以及夏天忌用红糖，多食令人胀闷、助热、生痰、损齿、生痦虫、消肌肉。凡脾胃湿邪、大便泄泻者应慎用当归。外感发热、痰饮较盛、食积内停者忌用鸡蛋。凡血虚无瘀、肝血不足、瞳子散大者忌用益母草，其果实茺蔚子忌铁器。湿痰、积滞、齿病、虫病、温热、暑湿诸病前后、黄疸、肿胀、糖尿病者忌用大枣，多食动风，脾反受病。凡脾胃湿邪、大便泄泻者忌用当归。

清热生津止痛粥

【药膳食材】山楂20g，益母草、海蜇、生荸荠、粳米各50g。

【制作技术】1. 将食材洗净。益母草放入纱布包内，海蜇切成丝，生荸荠去皮。

2. 将山楂、益母草、海蜇、生荸荠放入砂锅内，加入适量清水，武火煮沸，改文火水煎20min，去除纱布包。

3. 将粳米放入砂锅内，武火煮沸，改文火熬煮至熟成粥。

【食用方法】喝粥。每天2次，分早、晚空腹食用。

【为什么呢】清热生津止痛。

【实际应用】适用于热邪郁结型痛经，患者多月经先期、血色黑紫、心胸闷热、急躁不安、口舌干燥或午后自热、经期小腹胀痛、舌赤苔黄、脉弦数。

【警而远之】凡血虚无瘀、肝血不足、瞳子散大者忌用益母草，其果实茺蔚子忌铁器。

补气生血止痛套餐（1汤1粥组合餐：调和气血汤、莲子龙眼粥）

调和气血汤

【药膳食材】黄芪、党参、当归各10g，虾米30g，花生仁50g，枸杞子20g，大枣3个，鸡蛋1个，黄精25g，红豆100g，乌骨鸡1只，陈皮6g，葱6g，蒜3瓣，红糖、食用盐各少许。

【制作技术】1. 将黄芪、党参、当归、虾米、花生仁、枸杞子、大枣、鸡蛋、黄精、红豆、陈皮、葱、蒜洗净。大枣去核。将红豆加入适量清水，浸泡8h。鸡蛋磕开倒出鸡蛋液搅拌均匀。将葱、蒜切碎。黄芪、党参、当归、黄精、陈皮用纱布包好，放入砂锅内，加入适量清水浸泡30min。

2. 将乌骨鸡煺毛、去内脏、去杂、去尾尖，洗净，剁成合适大小的块，冷水入锅，开水焯去血污、浮沫。

3. 将乌骨鸡、药包、红豆放入砂锅内，加入适量清水，武火煮沸，改文火熬煮1h至肉熟。

4. 放入虾米、花生仁、枸杞子文火熬煮至熟，捞出药包。

5. 放入大枣、鸡蛋、红糖，文火煮片刻。

【食用方法】加入葱、蒜、食用盐调味，喝汤吃渣，作为菜肴佐餐食用。每周2次。

莲子龙眼粥

【药膳食材】莲子、龙眼肉各30g，阿胶15g，大枣3个，糯米100g，红糖适量。

【制作技术】1. 将莲子、龙眼肉、大枣、糯米洗净，莲子、龙眼肉用水浸泡30min。

2. 将莲子、龙眼肉、大枣、糯米放入砂锅内，加入适量清水，武火煮沸，改文火熬煮至熟成粥。

3. 将阿胶兑入粥中，稍煮片刻。加入红糖。

【食用方法】每日2次，早、晚服食。糯米食品宜加热后食用，宜煮稀粥服食，不仅营养滋补，且易消化吸收，养胃气。

【为什么呢】补中益气，健脾理气，补血养阴，补气生血，调和气血，养精止痛。

【实际应用】适用于气血亏虚型痛经，经期或经后小腹隐痛、喜按喜暖、月经量少、经血色淡质稀、纳少便清、神疲乏力气短、面色无华、舌质淡胖、苔薄白、脉细弱无力，以及脾虚体弱、腰膝酸软、精神不振、食欲不佳等。

【警而远之】外邪实热、脾虚有湿、肠滑者忌用枸杞子。湿痰、积滞、齿病、虫病、温热、暑湿诸病前后、黄疸、肿胀、糖尿病者忌用大枣，多食动风，脾反受病。外感发热、痰饮较盛、食积内停者忌用鸡蛋。寒湿停滞、肠滑便泄者忌用花生仁。高脂血症、肥胖症、糖尿病、龋齿、便秘、口舌生疮（主要指老年人）、平素痰湿偏盛、消化不良、产前经常吐酸水、晚上睡觉前（特别是儿童），以及夏天忌用红糖，多食令人胀闷、助热、生痰、损齿、生痦虫、消肌肉。气郁痞胀、溺赤便秘、食不运化、新产后忌用莲子。脾胃虚弱、出血而有瘀滞、高脂血症、糖尿病、体内湿邪重、容易上火、感冒、痰多咳嗽、腹泻、有伤口、月经来潮、过敏体质者忌用阿胶，阿胶忌萝卜、大蒜、浓茶、烧酒、大黄。湿阻中焦、饮食停滞、呕吐腹痛、胃脘胀闷、大便滑泻、舌苔厚腻、急性胃肠炎、急性胆囊炎、肝炎、糖尿病、支气管炎、肺炎、龋齿、服用糖皮质激素或苦味健胃药或退热药者、孕妇、小儿忌用龙眼肉。糯米所含淀粉为支链淀粉，在肠胃中难以消化水解，胃炎及十二指肠炎等消化道炎症患者，老年人、小孩忌用。糯米所含碳水化合物和钠的量都很高，糖尿病、体重过重或其他慢性病如肾脏疾病、高脂血症患者忌用。凡脾胃湿邪、大便泄泻者忌用当归。非体虚而有实邪者忌用党参，党参反藜芦。

清热利湿止痛粥

【药膳食材】赤小豆、粳米各50g，薏苡仁20g，山楂30g或鲜山楂60g，甘蔗汁100ml。

【制作技术】1.将赤小豆、粳米洗净。将薏苡仁放入砂锅内，加入适量清水浸泡2h。

2.将赤小豆、粳米、山楂放入砂锅内，武火煮沸，文火熬煮至熟成粥。

3.放入甘蔗汁稍煮10min。

【食用方法】每日早、晚空腹服。

【为什么呢】清热利湿，化瘀止痛，健脾胃，消食积，散瘀血。

【实际应用】适用于湿热瘀结、经前下腹灼痛、经前或经期疼痛加剧、拒按、有灼热感、经量多、经色鲜红或暗红、夹血块、低热起伏、平时白带黄稠、小便短黄、舌红苔黄腻、脉弦数，以及湿热带下证、前列腺增生之湿热郁滞型患者。

【警而远之】糖尿病、痰湿咳嗽、脾胃虚寒者忌用甘蔗，甘蔗虽然有解酒功能，但忌与白酒同食，否则易生痰，忌与葡萄酒同食，否则会降低机体对铜的吸收。尿频、胃肠较弱、蛇咬伤百日之内者忌用赤小豆。脾虚无湿者、孕妇、对本品过敏者忌用薏苡仁。妊娠、空腹、脾虚胃弱无积滞、气虚便溏、糖尿病忌用山楂，山楂食用后应立即漱口，忌多食。

黑豆蛋

【药膳食材】黑豆60g，鸡蛋1个，米酒120ml。

【制作技术】1.将黑豆、鸡蛋洗净。

2.将黑豆、鸡蛋放入砂锅内，加入适量清水，武火煮沸，改文火熬煮3min，鸡蛋去壳。

3.煮至豆熟，加入米酒。

【食用方法】喝汤吃渣。

【为什么呢】益肾养肝,填精止痛。

【实际应用】适用于肝肾不足、经期或经后小腹绵绵作痛、腰骶酸痛、月经量少、经色黯淡、质稀薄、头晕耳鸣,或潮热心烦、口干、舌质淡红、苔少、脉细略数。

【警而远之】外感发热、痰饮较盛、食积内停者忌用鸡蛋。

粉丝鲍鱼

【药膳食材】鲍鱼1个,粉丝100g,姜10g,蒜半头,蒸鱼豉油、茶叶籽油各少许。

【制作技术】
1. 将鲍鱼里面的沙袋脏东西去掉,与壳分离洗净,切成十字花刀。粉丝用温水浸泡5min。将蒜、姜洗净,姜切成片,蒜切碎。
2. 蒜蓉、粉丝下锅,加入蒸鱼豉油炒香,盛在盘底。
3. 热锅凉茶叶籽油,放入姜片、蒜爆香,将壳面朝下放入锅中,文火煎制,取出煎焦脆的蒜。
4. 翻面煎鲍鱼肉,放入生蒜蓉、蒸鱼豉油,武火煸香,盛出。
5. 鲍鱼摆入盘中粉丝上。

【食用方法】饭前服下,食用后鲍鱼壳即石决明可以保留下次煲汤用,也可以连壳带肉一起烹制,不仅原汁原味,也将肉与壳的功效更好地结合在一起。有独特的茶香味。

【为什么呢】通利肠道,补益肝脏。鲍鱼补肝肾胜过了核桃仁、芝麻。鲍鱼壳平肝潜阳补肝肾,清热平肝,因其有明目退翳之功效,又名"千里光"。

【实际应用】适用于妇科病中血枯经闭。

【警而远之】无特殊禁忌。

黑白红三豆粥

【药膳食材】黑小豆或黑大豆120~150g,赤小豆、白扁豆各30g。(适用于25岁以下青年人或肾虚血热伤络型患者。)

黑小豆或黑大豆90~120g,赤小豆60g,白扁豆30g。(适用于26~45岁中年人或气滞血瘀阻络型患者。)

黑小豆或黑大豆90g,赤小豆30g,白扁豆60g。(适用于46岁以上或脾虚血失所统型患者。)

【制作技术】1. 将食材洗净。

2. 将食材放入砂锅内，加入适量清水，武火煮沸，文火熬煮至熟成粥。也可磨面做饼、蒸馍、加工成面条，或将三豆煮熟晾干磨面，开水冲服。

【食用方法】每日分 2~3 餐食用。3 个月为 1 个疗程，疗效不佳者可连服半年以上。

【为什么呢】三豆肝、脾、肾同治，气血、冲任同调。

25 岁以下青年人或青春期或肾虚血热伤络型患者，因肾气未充，或阴虚血热，灼损脉络，故重用黑小豆补肾养肝、益精血、固冲、滋阴凉血。

26~45 岁中年人或中年期或气滞血瘀阻络型患者，因操劳过度、情志多郁、肝脾失调，故重用赤小豆利水消肿、活血消瘀、柔肝理气。

46 岁以上或更年期或脾虚血失所统型患者，因脾肾衰惫，肾精不足，故倍加白扁豆健脾和胃、益气养血，以资化源。

【实际应用】适用于功能性子宫出血。

【警而远之】扁豆含有凝集素及能引发溶血症的皂苷，忌未熟透食用，否则会食物中毒。尿频、胃肠较弱、蛇咬伤百日之内者忌用赤小豆。

妊娠病症药膳

绿豆芦根粥

【药膳食材】绿豆 50g，鲜芦根 15g，粳米 50g。

【制作技术】1. 将食材洗净。

2. 将鲜芦根放入砂锅内，加冷水高出食材 3cm，食材经水浸泡 1h。

3. 武火煮沸，每 10min 搅拌 1 次，改文火煎煮 20min，将汁液过滤倒出。

4. 将绿豆、粳米放入砂锅内，加入适量清水，武火煮沸，改文火熬煮至熟成粥。

【食用方法】兑入鲜芦根汁混合均匀食用。

【为什么呢】清热，解毒，保肝，生津，除烦，止呕。

【实际应用】适用于肝热气逆型妊娠呕吐。

【警而远之】脾胃虚寒、滑肠泄泻、服用温补药者忌用绿豆，忌久食，忌用铁锅煮，忌焖煮极烂，否则会降低疗效。

白扁豆姜汁米汤

【药膳食材】白扁豆 10g，砂仁粉 1.5g，生姜汁 3~5 滴，米汤适量。
【制作技术】1. 将白扁豆洗净。
2. 将白扁豆放入砂锅内，加冷水高出食材 3cm，食材经水浸泡 1h。
3. 武火煮沸，每 10min 搅拌 1 次，改文火煎煮 20min。
4. 去渣取汁，将白扁豆汁、生姜汁放入米汤内混合均匀。
【食用方法】用混合汁送服砂仁粉。
【为什么呢】健脾化湿益气，芳香行散，降中有升，行气化湿，安胎，温中散寒，和胃降逆止呕，抗菌，增进食欲，促进消化液的分泌，利胆，化痰止呕。
【实际应用】适用于胃虚不降型妊娠呕吐。
【警而远之】扁豆含有凝集素及能引发溶血症的皂苷，忌未熟透食用，否则会食物中毒。忌用腐烂生姜。"一年之内，秋不食姜；一日之内，夜不食姜。"阴虚火旺、目赤内热、痈肿疮疖、肺炎、肺脓肿、肺结核、胃溃疡、胆囊炎、肾盂肾炎、糖尿病、痔疮忌长期食用生姜。阴虚有实热者忌用砂仁。

二汁饮

【药膳食材】甘蔗汁 100ml，姜汁 10 滴。
【制作技术】将甘蔗汁、姜汁混合均匀。
【食用方法】饮用。
【为什么呢】清热润燥，解毒，生津止渴，益气补脾，营养心肌，消除疲劳，帮助消化，温中散寒，和胃降逆止呕，增进食欲，促进消化液的分泌，利胆，发散，走而不守，化痰止呕。
【实际应用】适用于妊娠呕吐。
【警而远之】糖尿病、痰湿咳嗽、脾胃虚寒者忌用甘蔗。甘蔗虽然有解酒功能，但忌与白酒同食，否则易生痰；忌与葡萄酒同食，否则会降低机体对铜的吸收。

小米南瓜粥

【药膳食材】小米 50g，南瓜 500g。

【制作技术】1. 将食材洗净，南瓜切成小块。

2. 将食材放入砂锅内，加入适量清水，武火煮沸，改文火熬煮至熟成粥。

【食用方法】喝粥。

【为什么呢】降糖，利水消肿。用生南瓜捣汁外敷治疗烧伤和烫伤，内服则能驱蛔虫。

【实际应用】孕妇经常食用，不仅能促进胎儿的脑细胞发育，增强其活力，还可防治妊娠水肿、高血压等孕期并发症，促进血凝，预防产后出血。还适用于糖尿病肾病。

【警而远之】无特殊禁忌。

黄酒醉鲤鱼

【药膳食材】活鲤鱼 1 条约 1250g，水温 4～12℃ 1∶20 的盐水，水温 4～12℃ 1∶4 的北宗黄酒 12° 半甜型 54g，泡好的花椒八角茴香水 24g，八角茴香 2 个，花椒 10 个，葱段 3 个，姜片 3 个，豆瓣酱、黄豆酱、番茄酱各 30g，金线莲、胡椒粉各 3g，香菜、胡麻油、食用盐各少许。

【制作技术】1. 初加工。将鲜活鲤鱼放入盐水内 1h，让鱼吐出肚内食物、排出体内脏物。将鲤鱼从盐水中捞出，放入黄酒水中 1h，让鱼充分吸收北宗黄酒的营养成分，鱼自然进入醉酒状态。将鲤鱼去鳞、去鳃、去内脏，洗净，在鲤鱼两侧鳃下面 3cm 处各割开 1 个口，鱼尾上面 7cm 处也割开，找出鱼线拍打鱼身抽出去掉。（鱼在醉酒状态，加工时无疼痛反射刺激，肌肉不会收缩，确保鱼肉质鲜嫩。若鱼是急死，鱼的肌肉会紧缩，导致鱼肉柴梗没有鲜味。）将鱼从背部开刀，取下两片鱼肉，用竹签往鱼肉上扎间距 1cm 的孔，以便入味。鱼杂剁成 1cm 小段。

2. 清炖整鱼骨汤。将鱼骨和切好的鱼杂放入平底砂锅中，加入 3000g 清水，武火煮沸，撇去浮沫。放入花椒八角茴香水、葱段、姜片、北宗黄酒 12° 半甜型 24g。盖上盖子，文火煲 15min。汤变成奶白色后加入食用盐、胡椒粉。

3. 家焖鱼身。将片下的鱼肉朝下切成 2cm 的方块，皮不要切断。另取一锅，放入胡麻油，放入八角茴香、花椒、豆瓣酱、黄豆酱、番茄酱、北宗黄酒30g炒香，倒入鱼锅中，加入金线莲，加盖武火煮沸，改中火焖10min。汤收浓后，将鲤鱼出锅，翻身装盘淋上收浓的鱼汤，撒上香菜，以最快的速度上餐桌，确保鲤鱼的鲜嫩和香味。

【食用方法】吃肉喝汤。

【为什么呢】补气开胃，强筋骨，补肝肾。香菜+黄豆=健脾宽中+祛风解毒。

【实际应用】适用于水肿、咳嗽、气喘、胎动不安、小儿惊风、癫痫等病症。

【警而远之】痛风、出血性疾病、肝硬化、结核病患者忌用。鲤鱼忌与咸菜、绿豆、芋头、牛羊油、猪肝、鸡肉、朱砂、荆芥、甘草、南瓜同服，因属发物，恶性肿瘤、淋巴结结核、红斑狼疮、支气管哮喘、小儿痄腮、血栓闭塞性脉管炎、痈疖疔疮、荨麻疹、皮肤湿疹等疾病患者忌用。阴虚火旺者忌用八角茴香。香菜损脾，耗掉身体里的气，会引发或加重病情的进展，重大疾病或胃肠疾病正在胃疼或腹泻者忌用；身上有伤口者忌用，否则会让伤口发炎，流脓溃烂，留下疤痕；口臭、狐臭、严重龋齿、胃溃疡、生疮者忌用；香菜性温，麻疹已透或虽未透出而热毒停滞者忌用。脾胃虚寒、大便溏泄者忌用金线莲。

阿胶蒸鸡蛋

【药膳食材】阿胶20g，艾叶10g，鸡蛋1个。

【制作技术】1.将艾叶洗净，阿胶烊化，鸡蛋磕开倒出鸡蛋液搅拌均匀。

2.将艾叶放入砂锅内，加冷水高出食材3cm，食材经水浸泡1h。

3.武火煮沸，每10min搅拌1次，文火煎煮20min，去渣取汁。

4.将阿胶汁、艾叶汁加入鸡蛋液中放入碗内，隔水蒸熟。

【食用方法】食用蛋羹。

【为什么呢】补气，和血，安胎。

【实际应用】适用于妊娠腰痛、腹胀坠或阴道流血等症。

【警而远之】脾胃虚弱、出血而有瘀滞、高脂血症、糖尿病、体内湿邪重、容易上火、感冒、痰多咳嗽、腹泻、有伤口、月经来潮、过敏体质者忌用阿胶，阿胶忌萝卜、大蒜、浓茶、烧酒、大黄。外感发热、痰饮较盛、食积内停者忌用鸡蛋。

醒脾安胎套餐（1主1汤组合餐：开元寿面、鲫鱼生姜砂仁汤）

开元寿面

【药膳食材】面条500g，黄豆芽250g，水发香菇30g，黄花菜15g，芹菜100g，葱6g，生姜10g，菜油适量，酱油、精盐各少许。

【制作技术】1.将黄豆芽、水发香菇、黄花菜、芹菜、葱、生姜洗净。将香菇、葱、生姜切成丝。芹菜放入沸水中氽一下，切碎。黄花菜切成寸段。

2.将面条放在沸水中浸透，捞起，沥干水分，装盘，淋上熟菜油，搅拌均匀，抖松。

3.热锅凉菜油，油煎至七成熟时加香菇、黄花菜、豆芽，翻炒3min。

4.加清水300ml，煮沸。加已搅拌均匀的面条，翻拌，加盖稍焖至干熟透。

【食用方法】加葱、生姜、精盐、芹菜、酱油，搅拌均匀。

【为什么呢】健脾益气，补虚安胎。

鲫鱼生姜砂仁汤

【药膳食材】活鲫鱼1条约450g，生姜6g，春砂仁15g，猪油、精盐各少许。

【制作技术】1.将鲫鱼去鳃、去内脏、洗净，将生姜洗净去皮切成丝，把春砂仁研细末，填入鱼肚内。

2.砂锅中加入适量水，用武火煮沸，放入鲫鱼和生姜丝。

3.文火煮沸至鱼熟，下猪油、精盐调味，稍煮片刻。

【食用方法】喝汤吃渣。

【为什么呢】止呕，醒脾，安胎。

【实际应用】适用于恶心、呕吐、不思饮食或病后食欲不振。

【警而远之】忌用腐烂生姜。"一年之内，秋不食姜；一日之内，夜不食姜。"阴虚火旺、目赤内热、痈肿疮疖、肺炎、肺脓肿、肺结核、胃溃疡、胆囊炎、肾盂肾炎、糖尿病、痔疮忌长期食用生姜。黄花菜性凉，忌多食。芹菜忌久煎、久炒。鲫鱼反厚朴，忌与麦冬、芥菜、猪肝同食。阴虚有实热者忌用砂仁。

和胃止呕套餐（2 饮组合餐：乌梅生姜饮、佛手姜饮）

乌梅生姜饮

【药膳食材】乌梅肉、生姜各 10g，红糖少许。

【制作技术】1. 将乌梅肉、生姜洗净，生姜去皮切成片。

2. 将乌梅肉、生姜放入砂锅内，加入适量清水，武火煮沸。

3. 文火煮 25min，加入红糖，稍煮片刻，去渣取汁。

【食用方法】每日早、晚各饮 1 次，趁温热饮用。

【为什么呢】生津止渴，和胃止呕。

佛手姜饮

【药膳食材】佛手 10g，生姜 6g。

【制作技术】1. 将佛手、生姜洗净，生姜去皮切成片。

2. 将食材放入砂锅内，加入适量清水，武火煮沸。

3. 文火煮 1h，去渣留汁。

【食用方法】每天 1 次，趁热饮用。

【为什么呢】疏风宽胸，和胃止呕。

【实际应用】适用于妊娠恶阻、肝胃不和而引起的胸脘堵闷、疼痛作胀、呕恶时作、善叹息、纳食不香等妊娠呕恶症状。

【警而远之】外有表邪、内有实热积滞者忌用乌梅。忌用腐烂生姜。"一年之内，秋不食姜；一日之内，夜不食姜。"阴虚火旺、目赤内热、痈肿疮疖、肺炎、肺脓肿、肺结核、胃溃疡、胆囊炎、肾盂肾炎、糖尿病、痔疮忌长期食用生姜。高脂血症、肥胖症、糖尿病、龋齿、便秘、口舌生疮（主要指老年人）、平素痰湿偏盛、消化不良、产前经常吐酸水、晚上睡觉前（特别是儿童），以及夏天忌用红糖，多食令人胀闷、助热、生痰、损齿、生痱虫、消肌肉。

桑寄生蛋汤

【药膳食材】桑寄生15g,鸡蛋1个。

【制作技术】1.将桑寄生洗净,放入砂锅内,加入适量清水,武火煮沸。改文火煮45min,离火,去渣取汁。

2.把药汁倒入砂锅内,武火煮沸,将鸡蛋打入药汤内煮沸。

【食用方法】每日早、晚各1次,趁温热食用。

【为什么呢】养血,滋补肝肾。

【实际应用】适用于肝肾不足所致的腰痛、筋骨酸痛及血虚所致的胎动不安等症。

【警而远之】外感发热、痰饮较盛、食积内停者忌用鸡蛋。

海参粥

【药膳食材】水发海参300g,粳米50g。

【制作技术】1.将食材洗净,将海参切成1cm长的小丁。

2.将食材放入砂锅内,加入适量清水,武火煮沸,改文火熬煮至熟成粥。

【食用方法】每日早、晚各1次,趁温热食用。

【为什么呢】补肾阳,益精血,养血安胎。

【实际应用】适用于胎动不安及贫血、神经衰弱等症。

【警而远之】脾虚腹泻、痰多者忌用海参。

产后病症药膳

产后第一周套餐（4饮2粥组合餐：产妇红糖、排除恶露饮、调养五脏饮、调补气血饮、养心安神粥、三黑粥）

产妇红糖

【药膳食材】阿胶15g,胡椒3g,红糖30g。

【制作技术】将阿胶、胡椒、红糖放入炖盅,加入适量清水,武火煮沸,改文火煮5min。

【食用方法】分早、晚服用，每日1剂。

【为什么呢】补血止血，滋阴润燥，改善睡眠，强筋健骨，抗疲劳，升高白细胞、血小板、血氧含量，抗贫血，抗休克，增加钙吸收，促进子宫内膜生长，改善子宫内膜容受性，温中散寒止痛，辛散温通，下气行滞消痰。缓解产后腹痛，促进恶露排出。

排除恶露饮

【药膳食材】当归、黄芪各15g，干姜、甘草各3g，桃仁10g，大枣2个。

【制作技术】1. 将当归、黄芪、干姜、甘草、桃仁、大枣洗净。将食材放入砂锅内，加冷水高出食材3cm，食材经水浸泡1h。

2. 武火煮沸，每10min搅拌1次，改文火煎煮30min。

3. 将汁液过滤倒出，往砂锅内加热水，水面稍高于食材，文火煎煮20min。

4. 共煎两次，去渣取汁，将两次煎取的汁液混合均匀。

【食用方法】每日早、晚各1次，温热服用。

【为什么呢】活血养血化瘀，温经止痛，排除恶露。

调养五脏饮

【药膳食材】赤小豆、薏苡仁各30g，黄精25g，陈皮、干姜各3g。

【制作技术】1. 将赤小豆、薏苡仁、黄精、陈皮、干姜洗净。将薏苡仁放入砂锅内，加入适量清水浸泡2h。

2. 将食材放入砂锅内，加冷水高出食材3cm，食材经水浸泡1h。

3. 武火煮沸，每10min搅拌1次，文火煎煮30min。

4. 将汁液过滤倒出，往砂锅内加热水，水面稍高于食材，文火煎煮20min。

5. 共煎两次，去渣取汁，将两次煎取的汁液混合均匀。

【食用方法】每日早、晚各1次，温热服用。

【为什么呢】健脾益胃，利尿消肿，宽中益气，调养五脏，通气除烦，补血生乳，润肤美白。

调补气血饮

【药膳食材】葛根 15g,罗汉果半个,桔梗 6g,大枣 2 个,甘草 3g,山楂 10g。

【制作技术】
1. 将葛根、罗汉果、桔梗、大枣、甘草、山楂洗净。将食材放入砂锅内,加冷水高出食材 3cm,食材经水浸泡 1h。
2. 武火煮沸,每 10min 搅拌 1 次,改文火煎煮 30min。
3. 将汁液过滤倒出,往砂锅内加热水,水面稍高于食材,文火煎煮 20min。
4. 共煎两次,去渣取汁,将两次煎取的汁液混合均匀。

【食用方法】每日早、晚各 1 次,温热服用。

【为什么呢】安心神,调营卫,调补气血。

养心安神粥

【药膳食材】芡实、山药各 15g,枸杞子、莲子各 10g,核桃仁 2 个,芝麻 10g,鸡蛋 1 个,小米 50g,红糖 20g。

【制作技术】
1. 将芡实、山药、枸杞子、莲子、核桃仁、鸡蛋、小米洗净。鸡蛋磕开倒出鸡蛋液搅拌均匀。
2. 将芡实、山药、枸杞子、莲子、核桃仁、小米放入砂锅内,加入适量清水,武火煮沸,改文火熬煮至熟成粥。
3. 加入鸡蛋液、芝麻、红糖煮沸。

【食用方法】喝粥。吃芡实时要用慢火炖煮至烂熟,细嚼慢咽,方能起到充养身体的作用。

【为什么呢】互相补遗,养心安神,益肾气,和脾胃,通大肠。新鲜芡实和莲藕、茭白、荸荠等 8 种植物并称为"水八仙"。芡实和莲子,一个除湿功能特别强,一个补脾之力特别强,两者一起吃,再加点别的食材,那就是祛湿不可多得的药膳方了。莲子配芡实,不仅治愈脾肾气虚,还把湿气一扫而光。

三黑粥

【药膳食材】黑米 50g，黑芝麻 10g，黑豆 20g，西米 5g。

【制作技术】1. 将黑米、黑芝麻、黑豆、西米洗净。

2. 将食材放入砂锅内，加入适量清水，武火煮沸，改文火熬煮至熟成粥。

【食用方法】每晚喝粥。

【为什么呢】开胃益中，养阴润肠。

【实际应用】适用于妇女产后第一周滋养五脏，益气填髓。

【警而远之】脾胃虚弱、出血而有瘀滞、高脂血症、糖尿病、体内湿邪重、容易上火、感冒、痰多咳嗽、腹泻、有伤口、月经来潮、过敏体质者忌用阿胶，阿胶忌萝卜、大蒜、浓茶、烧酒、大黄。红糖活血化瘀，产后10天内食用为佳，有利于血性恶露和浆液性恶露的排出。若转为白恶露时，忌用红糖，以免延长血性恶露排出的时间。高脂血症、肥胖症、糖尿病、龋齿、便秘、口舌生疮（主要指老年人）、平素痰湿偏盛、消化不良、产前经常吐酸水、晚上睡觉前（特别是儿童），以及夏天忌用红糖，多食令人胀闷、助热、生痰、损齿、生痔虫、消肌肉。湿痰、积滞、齿病、虫病、温热、暑湿诸病前后、黄疸、肿胀、糖尿病者忌用大枣，多食动风，脾反受病。桃仁破血祛瘀，能堕胎，故无瘀滞、脾虚便溏者及孕妇忌用。因芡实有较强收涩作用，便秘、尿赤、妇女产后忌用。外邪实热、脾虚有湿、肠滑者忌用枸杞子。气郁痞胀、溺赤便秘、食不运化、新产后忌用莲子。脾虚湿盛、湿热实邪、胸腹满闷、大便干燥者忌用山药。尿频、胃肠较弱、蛇咬伤百日之内者忌用赤小豆。脾虚无湿者、孕妇、对本品过敏者忌用薏苡仁。妊娠、空腹、脾虚胃弱无积滞、气虚便溏、糖尿病患者忌用山楂，山楂食用后应立即漱口，忌多食。凡脾胃湿邪、大便泄泻者忌用当归。

产后第二周套餐
（2 饮 1 粥组合餐：协调阴阳饮、滋补阴阳饮、黑芝麻红米粥）

协调阴阳饮

【药膳食材】玉竹 10g，百合 20g，莲子 10g，葛根 15g。

【制作技术】1. 将玉竹、百合、莲子、葛根洗净。将食材放入砂锅内，加冷水高出食材 3cm，食材经水浸泡 1h。

2. 武火煮沸，每 10min 搅拌 1 次，文火煎煮 30min。

3. 将汁液过滤倒出，往砂锅内加热水，水面稍高于食材，文火煎煮 20min。

4. 共煎两次，去渣取汁，将两次煎取的汁液混合均匀。

【食用方法】每日早、晚各 1 次，温热服用。

【为什么呢】养心安神，健脾补肾，培补固元，协调阴阳。

滋补阴阳饮

【药膳食材】怀山药 20g，玉竹 10g，桑葚 6g，黄精 25g，当归、黄芪各 15g，肉桂 3g，茯苓 15g，甘草 3g，白芷 10g，大枣 2 个。

【制作技术】1. 将怀山药、玉竹、桑葚、黄精、当归、黄芪、肉桂、茯苓、甘草、白芷、大枣洗净。将食材放入砂锅内，加冷水高出食材 3cm，食材经水浸泡 1h。

2. 武火煮沸，每 10min 搅拌 1 次，改文火煎煮 30min。

3. 将汁液过滤倒出，往砂锅内加热水，水面稍高于食材，文火煎煮 20min。

4. 共煎两次，去渣取汁，将两次煎取的汁液混合均匀。

【食用方法】每日早、晚各 1 次，温热服用。

黑芝麻红米粥

【药膳食材】黑芝麻 10g，大枣 6g，红米 7g，赤小豆 5g，当归 2g。

【制作技术】1. 将大枣、红米、赤小豆、当归洗净，大枣去核。将赤小豆放入砂锅内，加入适量清水，浸泡 2h。

2. 将黑芝麻、大枣、红米、当归放入砂锅内，武火煮沸，改文火煎煮至熟成粥。

【食用方法】喝粥。

【为什么呢】滋补阴阳，调五脏，补肾养血，安神助眠，补充元气，补气健脾，养阴生精。

【实际应用】适用于妇女产后第二周。

【警而远之】茯苓忌与醋同食。中寒者忌用百合。气郁痞胀、溺赤便秘、食不运化、新产后忌用莲子。玉竹即葳蕤，阳衰阴盛、脾虚胸闷、痰湿瘀滞、便溏者忌用玉竹。脾虚湿盛、湿热实邪、胸腹满闷、大便干燥者忌用山药。脾胃虚寒、大便溏泄、糖尿病、妊娠、空腹忌用桑葚；忌食未成熟桑葚；因桑葚中含有溶血性过敏物质及透明质酸，一次过量食用容易发生溶血性肠炎；桑葚忌用铁器盛放，桑葚与铁器接触会发生化学反应从而产生毒性物质；桑葚中含有较多的胰蛋白酶抑制物，影响人体对铁、钙、锌等物质的吸收，儿童应少吃。凡阴虚阳亢者，血热证、失血证者及孕妇忌用肉桂。尿频、胃肠较弱、蛇咬伤百日之内者忌用赤小豆。湿痰、积滞、齿病、虫病、温热、暑湿诸病前后、黄疸、肿胀、糖尿病者忌用大枣，多食动风，脾反受病。凡脾胃湿邪、大便泄泻者忌用当归。

产后第三周套餐（2 饮组合餐：产后第三周月子饮、固元益气饮）

产后第三周月子饮

【药膳食材】黄精 25g，莲子、芡实各 15g，大枣 2 个，罗汉果半个，茯苓、白扁豆、葛根各 15g，陈皮 3g。

【制作技术】1. 将黄精、莲子、芡实、大枣、罗汉果、茯苓、白扁豆、葛根、陈皮洗净。将食材放入砂锅内，加冷水高出食材 3cm，食材经水浸泡 1h。

2. 武火煮沸，每 10min 搅拌一次，改文火煎煮 30min。

3. 将汁液过滤倒出，往砂锅内加热水，水面稍高于食材，文火煎煮 20min。

4. 共煎两次，去渣取汁，将两次煎取的汁液混合均匀。

【食用方法】每日早、晚各 1 次，温热服用。吃芡实时要用慢火炖煮至烂熟，细嚼慢咽，方能起到充养身体的作用。

【为什么呢】补脾养虚，滋阴清热，安心神，消肿利尿，除湿气。新鲜芡实和莲藕、茭白、荸荠等 8 种植物并称为"水八仙"。芡实和莲子，一个除湿功能特别强，一个补脾之力特别强，两者一起吃，再加点别的食材，那就是祛湿不可多得的药膳方了。莲子配芡实，不仅治愈脾肾气虚，还把湿气一扫而光。

固元益气饮

【药膳食材】黑芝麻、赤小豆各 30g，怀山药 20g，灵芝 10g，核桃仁 25g，枸杞子 10g，百合 20g，乌梅 10g，桔梗 6g，甘草 3g，山茱萸 5g。

【制作技术】1. 将黑芝麻、赤小豆、怀山药、灵芝、核桃仁、枸杞子、百合、乌梅、桔梗、甘草、山茱萸洗净。将食材放入砂锅内，加冷水高出食材 3cm，食材经水浸泡 1h。

2. 武火煮沸，每 10min 搅拌一次，改文火煎煮 30min。

3. 将汁液过滤倒出，往砂锅内加热水，水面稍高于食材，文火煎煮 20min。

4. 共煎两次，去渣取汁，将两次煎取的汁液混合均匀。

【食用方法】每日早、晚各 1 次，温热服用。

【为什么呢】补肝养血，养肾固元益气，安神助眠，消肿利尿，益智强身，清肺止咳，敛阴润肺，缓解腰膝酸软。

【实际应用】适用于妇女产后第三周。

【警而远之】气郁痞胀、溺赤便秘、食不运化、新产后忌用莲子。因芡实有较强收涩作用，便秘、尿赤、妇女产后忌用。茯苓忌与醋同食。扁豆含有凝集素及能引发溶血症的皂苷，忌未熟透食用，否则会食物中毒。湿痰、积滞、齿病、虫病、温热、暑湿诸病前后、黄疸、肿胀、糖尿病者忌用大枣，多食动风，脾反受病。尿频、胃肠较弱、蛇咬伤百日之内者忌用赤小豆。中寒者忌用百合。命门火炽、强阳不痿、素有湿热、小便淋涩者忌用山茱萸。外邪实热、脾虚有湿、肠滑者忌用枸杞子。脾虚湿盛、湿热实邪、胸腹满闷、大便干燥者忌用山药。外有表邪、内有实热积滞者忌用乌梅。

产后第四周套餐
（1饮1主组合餐：产后第四周月子饮、黑芝麻糙米饭）

产后第四周月子饮

【药膳食材】玉竹10g，百合20g，黄精25g，茯苓、葛根各15g，桔梗6g，枸杞子10g，大枣2个，罗汉果半个，炒酸枣仁10g，西洋参、陈皮各3g。

【制作技术】1. 将玉竹、百合、黄精、茯苓、葛根、桔梗、枸杞子、大枣、罗汉果、西洋参、陈皮洗净。将除酸枣仁外的食材放入砂锅内，加冷水高出食材3cm，食材经水浸泡1h。

2. 武火煮沸，每10min搅拌1次，改文火煎煮30min。

3. 将汁液过滤倒出，往砂锅内加热水，水面稍高于食材，文火煎煮20min。

4. 共煎两次，去渣取汁，将两次煎取的汁液混合均匀，冲兑炒酸枣仁。

【食用方法】每日早、晚各1次，温热服用。

【为什么呢】养阴润燥，养肝补血，清肝明目，益气养血，清热除湿，利水消肿，清肺止咳，理气化痰，清心安神，减肥瘦身，美容养颜，助睡眠，降血脂，强筋骨，利关节，缓解腰酸背痛。

黑芝麻糙米饭

【药膳食材】黑芝麻5g，糙米20g，粳米50g。

【制作技术】1. 将糙米、粳米洗净。

2. 将黑芝麻、糙米、粳米放入电饭锅内，加入适量清水，焖煮至熟成米饭。

【食用方法】作为主食食用。

【为什么呢】润肠通便,减脂美容。

【实际应用】适用于妇女产后第四周。

【警而远之】外邪实热、脾虚有湿、肠滑者忌用枸杞子。玉竹即葳蕤,阳衰阴盛、脾虚胸闷、痰湿瘀滞、便溏者忌用玉竹。湿痰、积滞、齿病、虫病、温热、暑湿诸病前后、黄疸、肿胀、糖尿病者忌用大枣,多食动风,脾反受病。茯苓忌与醋同食。中寒者忌用百合。中虚阳衰或胃有湿浊者忌用西洋参,西洋参反藜芦。

补虚止泻饮

【药膳食材】炒粳米 50g,芡实 15g,酸枣仁 10g,龙眼肉、山药各 20g,人参 3g。

【制作技术】1. 将食材洗净。将食材放入砂锅内,加冷水高出食材 3cm,食材经水浸泡 1h。

2. 武火煮沸,每 10min 搅拌 1 次,改文火煎煮 30min。

3. 将汁液过滤倒出,往砂锅内加热水,水面稍高于食材,文火煎煮 20min。

4. 共煎两次,去渣取汁,将两次煎取的汁液混合均匀。

【食用方法】每日早、晚各 1 次,温热服用。吃芡实时要用慢火炖煮至烂熟,细嚼慢咽,方能起到充养身体的作用。

【为什么呢】补虚止泻,养心安神,缓解气血亏虚、脾胃虚弱引起的失眠、虚汗自汗。

【实际应用】适用于妇女产后阴虚内热、阳虚上亢、津液不固、虚汗自出。

【警而远之】因芡实有较强收涩作用,便秘、尿赤、妇女产后忌用。脾虚湿盛、湿热实邪、胸腹满闷、大便干燥者忌用山药。湿阻中焦、饮食停滞、呕吐腹痛、胃脘胀闷、大便滑泻、舌苔厚腻、急性胃肠炎、急性胆囊炎、肝炎、糖尿病、支气管炎、肺炎、龋齿、服用糖皮质激素或苦味健胃药或退热药者、孕妇、小儿忌用龙眼肉。一般人忌长时间服用人参。人参忌与藜芦同用,且服药期间忌用萝卜、浓茶。

健脾排湿饮

【药膳食材】赤小豆、薏苡仁各 30g，山药、茯苓各 15g，干姜、肉桂各 3g，玉米须 30g，冬瓜皮 15g。

【制作技术】1. 将食材洗净。将食材放入砂锅内，加冷水高出食材 3cm，食材经水浸泡 1h。

2. 武火煮沸，每 10min 搅拌 1 次，改文火煎煮 30min。

3. 将汁液过滤倒出，往砂锅内加热水，水面稍高于食材，文火煎煮 20min。

4. 共煎两次，去渣取汁，将两次煎取的汁液混合均匀。

【食用方法】每日早、晚各 1 次，温热服用。

【为什么呢】健脾和胃，清热解毒，利水排湿，消除水肿，清利小便。

【实际应用】适用于妇女产后气血亏虚、脾虚燥湿引起的肢体水肿。

【警而远之】尿频、胃肠较弱、蛇咬伤百日之内者忌用赤小豆。茯苓忌与醋同食。脾虚无湿者、孕妇、对本品过敏者忌用薏苡仁。脾虚湿盛、湿热实邪、胸腹满闷、大便干燥者忌用山药。凡阴虚阳亢者、血热证、失血证者及孕妇忌用肉桂。

补气养血饮

【药膳食材】核桃仁 25g，木瓜 20g，杜仲或杜仲叶、桑葚、当归尾各 15g，枸杞子 10g，肉桂 3g。

【制作技术】1. 将食材洗净。将食材放入砂锅内，加冷水高出食材 3cm，食材经水浸泡 1h。

2. 武火煮沸，每 10min 搅拌 1 次，改文火煎煮 30min。

3. 将汁液过滤倒出，往砂锅内加热水，水面稍高于食材，文火煎煮 20min。

4. 共煎两次，去渣取汁，将两次煎取的汁液混合均匀。

【食用方法】每日早、晚各 1 次，温热服用。

【为什么呢】补气养血，滋补肝肾，散寒止痛，活血通经。

【实际应用】适用于妇女产后气血亏虚、肾阳不足导致的腰痛、四肢无力、心腹冷痛。

【警而远之】外邪实热、脾虚有湿、肠滑者忌用枸杞子。脾胃虚寒、大便溏泄、糖尿病、妊娠、空腹忌用桑葚；忌食未成熟桑葚；因桑葚中含有溶血性过敏物质及透明质酸，一次过量食用容易发生溶血性肠炎；桑葚忌用铁器盛放，桑葚与铁器接触会发生化学反应从而产生毒性物质；桑葚中含有较多的胰蛋白酶抑制物，影响人体对铁、钙、锌等物质的吸收，儿童应少吃。凡阴虚阳亢者、血热证、失血证者及孕妇忌用肉桂。肾虚火炽者忌用杜仲。凡脾胃湿邪、大便泄泻者忌用当归。

润燥滑肠饮

【药膳食材】黑芝麻30g，火麻仁15g，陈皮3g，甜杏仁10g，松子仁30g，郁李仁3g。

【制作技术】1. 将食材洗净。将食材放入砂锅内，加冷水高出食材3cm，食材经水浸1h。

2. 武火煮沸，每10min搅拌1次，改文火煎煮30min。

3. 将汁液过滤倒出，往砂锅内加热水，水面稍高于食材，文火煎煮20min。

4. 共煎两次，去渣取汁，将两次煎取的汁液混合均匀。

【食用方法】每日早、晚各1次，温热服用。

【为什么呢】润燥滑肠，缓解便秘，增加肠胃蠕动。

【实际应用】适用于妇女产后肠燥食滞、腹胀便秘。

【警而远之】便溏、滑精、咳嗽痰多、腹泻、胆功能严重不良者忌用松子仁。阴虚液亏及孕妇忌用郁李仁。

滋补催乳套餐（2饮1汤1热1粥组合餐：活络通乳饮、盈乳饮、木瓜鲫鱼汤、黄芪木瓜烧带鱼、赤小豆芝麻粥）

活络通乳饮

【药膳食材】党参、当归、黄芪各15g，蒲公英30g，金银花10g，黑芝麻30g，木瓜20g。

【制作技术】1.将党参、当归、黄芪、蒲公英、金银花、木瓜洗净。将食材放入砂锅内，加冷水高出食材3cm，食材经水浸泡1h。

2.武火煮沸，每10min搅拌1次，改文火煎煮30min。

3.将汁液过滤倒出，往砂锅内加热水，水面稍高于食材，文火煎煮20min。

4.共煎两次，去渣取汁，将两次煎取的汁液混合均匀。

【食用方法】每日早、晚各1次，温热服用，嚼服黑芝麻。

【为什么呢】补气补血，开通经络，下乳，清热解毒，消除乳腺痈肿。

【实际应用】适用于妇女产后气血不通、经络不畅、乳房胀痛导致乳汁不通或乳汁稀少。

盈乳饮

【药膳食材】当归3g，红皮花生仁、黄花菜各8g，砂仁3g，番木瓜4g。

【制作技术】1.将当归、红皮花生仁、黄花菜、砂仁、番木瓜洗净。

2.将食材放入砂锅内，加入适量清水，武火煮沸，改文火水煎20min。

【食用方法】每日早、晚各1次，温热服用，喝汤吃花生仁、黄花菜。

木瓜鲫鱼汤

【药膳食材】木瓜250g，鲫鱼300g，葱、姜各5g，料酒10g，花生油、食用盐各少许。

【制作技术】1.将木瓜洗净、去皮、去瓤、去籽、切成片。将葱、姜洗净，葱切成段，姜切成片。

2. 鲫鱼去鳞、去鳃、去内脏，洗净。

3. 热锅凉花生油烧热，放入鲫鱼煎至两面金黄后铲出。

4. 将鲫鱼、木瓜、葱段、料酒、姜片放入汤煲内，加入适量清水，武火煮沸，改文火煲40min。

【食用方法】放入食用盐调味，作为菜肴佐餐食用。

【为什么呢】健脾利湿，活血通络，补虚下乳。

黄芪木瓜烧带鱼

【药膳食材】带鱼300g，黄芪10g，生木瓜200g。

【制作技术】1. 将带鱼去鳞、去鳃、去内脏，洗净。

2. 将黄芪、木瓜洗净。黄芪装纱布袋，扎口。木瓜去皮、核，切成块状。

3. 将食材放入砂锅内，加入适量清水，武火煮沸，改文火煎煮至鱼煨熟。

【食用方法】饮汤食鱼。

赤小豆芝麻粥

【药膳食材】赤小豆120g，粳米50g，芝麻15g。

【制作技术】1. 将赤小豆、粳米洗净。将芝麻炒香。

2. 将赤小豆、粳米放入砂锅内，加入适量清水，武火煮沸，文火熬煮至熟成粥。

【食用方法】将芝麻撒入粥中，1日2次分服。

【为什么呢】益气滋补，健脾和胃，活络通乳。

【实际应用】适用于气血两亏型产后缺乳。

【警而远之】阳虚体质、感受外寒、脾胃虚寒者忌用蒲公英。黄花菜性凉，忌多食。过敏体质者忌用带鱼。鲫鱼反厚朴，忌与麦冬、芥菜、猪肝同食。尿频、胃肠较弱、蛇咬伤百日之内者忌用赤小豆。阴虚有实热者忌用砂仁。凡脾胃湿邪、大便泄泻者忌用当归。非体虚而有实邪者忌用党参，党参反藜芦。

下气回乳饮

【药膳食材】炒麦芽、生麦芽各 25g，焦山楂 10g，夏枯草 6g。

【制作技术】1. 将食材洗净。将食材放入砂锅内，加冷水高出食材 3cm，食材经水浸泡 1h。

2. 武火煮沸，每 10min 搅拌 1 次，改文火煎煮 30min。

3. 将汁液过滤倒出，往砂锅内加热水，水面稍高于食材，文火煎煮 20min。

4. 共煎两次，去渣取汁，将两次煎取的汁液混合均匀。

【食用方法】每日早、晚各 1 次，温热服用。

【为什么呢】消食和中，下气回乳。

【实际应用】适用于妇女产后回乳。

【警而远之】妊娠、空腹、脾虚胃弱无积滞、气虚便溏、糖尿病忌用山楂，山楂食用后应立即漱口，忌多食。虚证、脾虚胃弱、无郁结者忌用夏枯草。麦芽可回乳，哺乳期妇女忌用。

产后调理饮

【药膳食材】茯苓、当归尾、桑葚各 15g，山楂、枸杞子各 10g，甘草 3g。

【制作技术】1. 将食材洗净。将食材放入砂锅内，加冷水高出食材 3cm，食材经水浸泡 1h。

2. 武火煮沸，每 10min 搅拌 1 次，改文火煎煮 30min。

3. 将汁液过滤倒出，往砂锅内加热水，水面稍高于食材，文火煎煮 20min。

4. 共煎两次，去渣取汁，将两次煎取的汁液混合均匀。

【食用方法】每日早、晚各 1 次，温热服用。

【为什么呢】养血调经，健脾宁心，补肾益气，活血散瘀，消食化积，润肤美颜。

【实际应用】适用于妇女产后调理。

【警而远之】外邪实热、脾虚有湿、肠滑者忌用枸杞子。茯苓忌与醋同食。脾胃虚寒、大便溏泄、糖尿病、妊娠、空腹忌用桑葚；忌食未成熟桑葚；因桑葚中含有溶血性过敏物质及透明质酸，一次过量食用容易发生溶血性肠炎；桑葚忌用铁器盛放，桑葚与铁器接触会发生化学反应从而产生毒性物质；桑葚中含有较多的胰蛋白酶抑制物，影响人体对铁、钙、锌等物质的吸收，儿童应少吃。妊娠、空腹、脾虚胃弱无积滞、气虚便溏、糖尿病忌用山楂，山楂食用后应立即漱口，忌多食。凡脾胃湿邪、大便泄泻者忌用当归。

海带佛手豆浆

【药膳食材】豆浆500g，海带100g，佛手、刀豆各9g。

【制作技术】1. 将海带、佛手、刀豆洗净。

2. 将食材放入砂锅内，加入适量清水，武火煮沸，改文火熬煮至熟。

【食用方法】每日1次，连服数天。

【为什么呢】软坚散结，疏肝理气，和胃化痰，理气而不伤阴。

【实际应用】适用于肝郁气滞型产后缺乳。

【警而远之】海带属寒性，食之过多会使肠胃受寒。胃热、高钾血症、服用螺内酯、氨苯蝶啶、补钾药时忌用刀豆。

补脾益肾套餐（1热1汤组合餐：归参山药猪腰、补脾益肾汤）

归参山药猪腰

【药膳食材】当归、党参、山药各10g，猪肾150g，葱6g，姜10g，蒜半头，醋、芝麻香油各适量，酱油、食用盐各少许。

【制作技术】1. 将猪肾切开，剔去筋膜、肾盂，洗净。将当归、党参、山药、葱、姜、蒜洗净，葱切成段，姜切成丝，蒜切碎。

2. 当归、党参、山药装入纱布袋内，扎紧口，与猪肾同放入砂锅中，加入适量清水，武火煮沸，文火炖至猪肾熟透。

3. 捞出猪肾，冷却后切成薄片，放在盘子里。将葱、姜、蒜、醋、酱油、食用盐、芝麻香油调匀成汁，浇于猪肾上搅拌均匀。

【食用方法】作为菜肴佐餐食用。

【为什么呢】养血，益气，补肾。

【实际应用】适用于气血亏损兼肾亏的心悸、气短、腰酸痛、失眠、自汗等症。

补脾益肾汤

【药膳食材】羊肉、怀山药各 500g，生姜 15g，葱白 30g，胡椒 6g，绍兴黄酒 20g，牛奶半碗，料酒适量，食用盐少许。

【制作技术】
1. 将羊肉、怀山药、生姜、葱白洗净。怀山药去皮、切成滚刀块，姜切成片，葱切成段。
2. 将羊肉剔去筋膜，切适当大小块，冷水入锅，加少量生姜及料酒去膻味，开水焯去血污、浮沫。
3. 将羊肉、怀山药、生姜、葱白、胡椒、绍兴黄酒放入砂锅内，加入适量清水，武火煮沸，改文火炖至羊肉酥烂。
4. 加入牛奶，中火煮沸。

【食用方法】加入食用盐调味，吃肉喝汤。

【为什么呢】补脾益肾，温中暖下。

【实际应用】适用于虚劳骨蒸、脾虚白带、营养不良等症，同时改善体虚畏寒症状，或病后、产后经常肢冷、出冷汗、疲倦、气短、口干、烦热、失眠等症。

【警而远之】血脂偏高、高胆固醇者忌用猪肾。为避免重金属镉等在体内蓄积，每周食用猪肾总量少于150g。羊肉忌与荞麦、南瓜、梨、乳酪、豆酱、醋、红酒、茶叶同食。肝炎、外感病邪、素体有热者及春季忌吃羊肉。忌用铜锅烹制羊肉。脾虚湿盛、湿热实邪、胸腹满闷、大便干燥者忌用山药。忌用腐烂生姜。"一年之内，秋不食姜；一日之内，夜不食姜。"阴虚火旺、目赤内热、痈肿疮疖、肺炎、肺脓肿、肺结核、胃溃疡、胆囊炎、肾盂肾炎、糖尿病、痔疮忌长期食用生姜。葱白忌久煎煮，体虚自汗、狐臭者忌用。凡脾胃湿邪、大便泄泻者忌用当归。非体虚而有实邪者忌用党参，党参反藜芦。

芪参归炖羊蝎子

【药膳食材】羊脊柱1200g 或羊小肋排骨800g 或羊肉400g，黄芪、党参、枸杞子、炒白术、酒白芍、茯苓各10g，当归、熟地黄各15g，炒川芎、甘草各6g，肉桂3g，大枣8个，葱6g，生姜10g，蒜叶、香菜各适量，食用盐少许。

【制作技术】
1. 将羊脊柱或羊小肋排骨或羊肉洗净，剁成块，冷水入锅，开水焯去血污、浮沫。将黄芪、党参、枸杞子、炒白术、酒白芍、茯苓、当归、熟地黄、炒川芎、甘草、肉桂、大枣、葱、生姜、蒜叶、香菜洗净。将葱切碎、生姜拍散，蒜叶、香菜切成段。
2. 将黄芪、党参、炒白术、酒白芍、当归、熟地黄、炒川芎、甘草、肉桂放入纱布袋捆扎好投入煲中，将枸杞子、茯苓、大枣、生姜投入煲中，加入适量清水，武火煲开，改文火煲至肉熟烂。
3. 加入食用盐调味，撒上葱、蒜叶、香菜。

【食用方法】吃肉喝汤。羊脊柱即羊蝎子，采用简单的烹调方式、菜谱设计和进食方法，味道鲜美，不油腻。没有辛辣燥热的调味品，在补充营养的同时，又无食后上火之虑。党参有股清甜的味，经过高温长时间的熬制，那股甜味全释放在汤料中。再加上枣和枸杞子的甘甜，孩子都会喜欢喝。羊蝎子肉多，直接吸骨髓，补钙。羊蝎子经过长时间焖煮，有利于促进钙的吸收，达到补钙的功效。贴骨肉，肉少最香。羊尾经常活动，是活肉，最嫩也最方便吃。

【为什么呢】双补气血，补中益气，养血安神，活血脉，驱风寒，强壮身体，是畏寒者、体弱者最合适的滋补品。羊蝎子，滋阴清热，养肝明目，补钙益气，强身壮体。香菜+羊肉=去腥+增强免疫力。酒白芍+甘草=缓解各种胸腹及四肢疼痛。

【实际应用】老年食之，缓解骨质疏松；中年食之，养颜美容；少年食之，健脑增高，并对患有慢性结肠炎、胃炎、气管炎等症状有效。适用于气血亏虚、肝肾不足、面色萎黄、精神倦怠、肢软心悸、腰膝乏力，以及病后、产后气血虚弱、营养不良、贫血、低热、多汗及四肢发凉等症状。

【警而远之】体质偏热、阳偏盛、大便干结、心中烦热、发热、牙痛、口舌生疮、咳吐黄痰等上火症状者忌用。羊肉忌与荞麦、南瓜、梨、乳酪、豆酱、醋、红酒、茶叶同食。肝炎、外感病邪、素体有热者及春季忌吃羊肉。忌用铜锅烹制羊肉。茯苓忌与醋同食。凡阴虚阳亢者、血热证、失血证者及孕妇忌用肉桂。外邪实热、脾虚有湿、肠滑者忌用枸杞子。忌用腐烂生姜。"一年之内，秋不食姜；一日之内，夜不食姜。"阴虚火旺、目赤内热、痈肿疮疖、肺炎、肺脓肿、肺结核、胃溃疡、胆囊炎、肾盂肾炎、糖尿病、痔疮忌长期食用生姜。湿痰、积滞、齿病、虫病、温热、暑湿诸病前后、黄疸、肿胀、糖尿病者忌用大枣，多食动风，脾反受病。香菜损脾，耗掉身体里的气，会引发或加重病情的进展，重大疾病或胃肠疾病正在胃疼或腹泻者忌用；身上有伤口者忌用，否则会让伤口发炎，流脓溃烂，留下疤痕；口臭、狐臭、严重龋齿、胃溃疡、生疮者忌用；香菜性温，麻疹已透或虽未透出而热毒停滞者忌用。凡脾胃湿邪、大便泄泻者忌用当归。非体虚而有实邪者忌用党参，党参反藜芦。凡阴虚内热、津亏燥咳者忌用白术。胸满者忌用白芍，凡中寒腹痛作泄者忌单独用，肝功能不良患者忌长期用，白芍反藜芦。

妇科杂病症药膳

三子炖乌鸡

【药膳食材】乌骨鸡1只，白果10个或9g，冬瓜子30g，莲子、糯米各15g，胡椒3g。

【制作技术】1.将乌骨鸡煺毛、去内脏、去杂、去尾尖，洗净。将白果、冬瓜子、莲子、糯米洗净。将白果去皮、浸泡。

2.将白果、冬瓜子、莲子、糯米、胡椒一起装入乌骨鸡腹内，用牙签扎定。

3.将食材放入砂锅内，加入适量清水，武火煮沸，改文火熬煮至肉熟。

【食用方法】空腹食用。糯米食品宜加热后食用，不仅营养滋补，且易消化吸收，养胃气。

【为什么呢】补肝益肾，补气养血，止带浊，利湿消肿，温中散寒。

【实际应用】适用于寒湿带下证。

【警而远之】白果有毒，忌生吃或服食过量。气郁痞胀、溺赤便秘、食不运化、新产后忌用莲子。糯米所含淀粉为支链淀粉，在肠胃中难以消化水解，胃炎及十二指肠炎等消化道炎症患者，老年人，小孩忌用。糯米所含碳水化合物和钠的量都很高，糖尿病、体重过重或其他慢性病（如肾脏疾病、高脂血症）患者忌用。

马齿苋冬瓜子粥

【药膳食材】马齿苋、冬瓜子各 30g，金银花 10g，粳米 50g，红糖少许。
【制作技术】1. 将马齿苋、冬瓜子、金银花、粳米洗净，将冬瓜子捣烂。
2. 将马齿苋、冬瓜子、金银花、粳米放入砂锅内，加入适量清水，武火煮沸，改文火熬煮至将熟，放入红糖煮沸成粥。
【食用方法】喝粥。
【为什么呢】清热解毒，利湿消肿。
【实际应用】适用于湿热带下证。
【警而远之】马齿苋为寒凉之品，脾胃虚弱、大便泄泻及孕妇忌用，忌与胡椒、鳖甲同食。高脂血症、肥胖症、糖尿病、龋齿、便秘、口舌生疮的老年人、平素痰湿偏盛、消化不良、产前经常吐酸水、晚上睡觉前特别是儿童，以及夏天忌用红糖，多食令人胀闷、助热、生痰、损齿、生痦虫、消肌肉。

百龙宁心饮

【药膳食材】百合、龙眼肉、炒酸枣仁各 10g，大枣 2 个，枸杞子 6g，竹叶 3g，冰糖少许。
【制作技术】1. 将百合、龙眼肉、炒酸枣仁、大枣、枸杞子、竹叶洗净，竹叶装纱布袋。
2. 将百合、龙眼肉、炒酸枣仁、大枣、枸杞子、竹叶放入砂锅内，加入适量清水，武火煮沸，改文火煲 1h。
【食用方法】加入冰糖调味，喝汤吃渣。
【为什么呢】滋阴润燥，养心安神，清心除烦，补血美颜。
【实际应用】适用于妇女更年期综合征，心烦、失眠、躁扰不宁、面生黑斑。
【警而远之】湿阻中焦、饮食停滞、呕吐腹痛、胃脘胀闷、大便滑泻、舌苔厚腻、急性胃肠炎、急性胆囊炎、肝炎、糖尿病、支气管炎、肺炎、龋齿、服用糖皮质激素或苦味健胃药或退热药者，孕妇，小儿忌用龙眼肉。外邪实热、脾虚有湿、肠滑者忌用枸杞子。湿痰、积滞、齿病、虫病、温热、暑湿诸病前后、黄疸、肿胀、糖尿病者忌用大枣，多食动风，脾反受病。中寒者忌用百合。

清热散结消肿套餐（1粥1酒组合餐：清热散结消肿粥、蒲公英酒）

清热散结消肿粥

【药膳食材】蒲公英60g，金银花30g，粳米50g。

【制作技术】1. 将蒲公英、金银花、粳米洗净。

2. 将蒲公英、金银花放入砂锅内，加入适量清水，武火煮沸，改文火水煎10min，去渣取汁，倒出备用。

3. 将粳米放入砂锅内，加入适量清水，武火煮沸，改文火熬煮至将熟，兑入煎汁，煮10min。

【食用方法】分次食用，儿童用量酌减。

【为什么呢】清热解毒，散结消肿。

【实际应用】适用于乳腺炎、扁桃体炎、眼结膜炎、肝炎、胆囊炎。

蒲公英酒

【药膳食材】蒲公英10g，绍兴黄酒250ml。

【制作技术】1. 将蒲公英洗净、捣烂。

2. 将蒲公英放入砂锅内，加入绍兴黄酒，武火煮沸。

【食用方法】趁热饮用。饮后1h饮1茶盅连须葱白汤，得微汗出。蒲公英药渣外敷患处。

【为什么呢】清热解毒，消肿散结。

【实际应用】适用于妇女乳痈红肿热痛、扪之坚实等。

【警而远之】阳虚体质、感受外寒、脾胃虚寒者忌用蒲公英。

4 儿科病症药膳

呼吸病症

健脾抗感冒套餐
（1汤1粥组合餐：白菜心黄豆汤、健脾抗感冒粥）

白菜心黄豆汤

【药膳食材】白菜心150g，黄豆50g。

【制作技术】1.将白菜心、黄豆洗净。

2.将黄豆放入砂锅内，武火煮沸，改文火熬煮30min，加入白菜心，文火熬煮8min。

【食用方法】喝汤吃渣。

【为什么呢】养肺降冲平和，平热熄风，养中气。

健脾抗感冒粥

【药膳食材】胡萝卜、山药各250g，薏苡仁、粳米各30g。

【制作技术】1.将胡萝卜、山药、薏苡仁、粳米洗净，将胡萝卜、山药切成小块状。将薏苡仁放入砂锅内，加入适量清水浸泡2h。

2.将粳米放入砂锅内，武火煮沸，改文火熬煮至半熟，加入胡萝卜、山药，文火熬煮至熟成粥。

【食用方法】喝粥。

【为什么呢】山药健脾助消化，薏苡仁健脾利湿，胡萝卜可提高呼吸道黏膜的抵抗力。

【实际应用】适用于易感冒、舌苔厚、食欲差的小儿。

【警而远之】脾虚湿盛湿热实邪、胸腹满闷、大便干燥者忌用山药。脾虚无湿者、孕妇、对本品过敏者忌用薏苡仁。

养血抗感冒粥

【药膳食材】黄芪、党参各 10g，大枣 3 个，粳米 30g。

【制作技术】1. 将食材洗净。

2. 将黄芪、党参放入砂锅内，加入适量清水，武火煮沸，改文火熬煮 30min。

3. 去渣取汁，加入大枣、粳米，武火煮沸，改文火熬煮至熟成粥。

【食用方法】早、晚各吃 1 次。

【为什么呢】黄芪，提高免疫力。党参、大枣，养血补血。

【实际应用】适用于易感冒、贫血的小儿。

【警而远之】湿痰、积滞、齿病、虫病、温热、暑湿诸病前后、黄疸、肿胀、糖尿病者忌用大枣，多食动风，脾反受病。非体虚而有实邪者忌用党参，党参反藜芦。

提高免疫力粥

【药膳食材】太子参 15g，麦冬、枸杞子各 12g，金线莲 3g，小米 30g。

【制作技术】1. 将食材洗净。

2. 将太子参、麦冬、金线莲放入砂锅内，加入适量清水，武火煮沸，改文火熬煮 30min。

3. 去渣取汁，加入枸杞子、小米，武火煮沸，改文火熬煮至熟成粥。

【食用方法】早、晚各吃 1 次。

【为什么呢】太子参，补气、提高免疫力。麦冬，养阴补肾。枸杞子，补肝肾。小米，养胃。金线莲，提高免疫力。

【实际应用】适用于生长发育落后、易呼吸道感染的小儿。

【警而远之】外邪实热、脾虚有湿、肠滑者忌用枸杞子。脾胃虚寒、大便泄泻、外感风寒咳嗽者忌用麦冬。脾胃虚寒、大便溏泄者忌用金线莲。

补脾肺羹

【药膳食材】莲子20g，新鲜百合30g，鸡蛋1个。

【制作技术】1. 将莲子、百合洗净。鸡蛋磕开倒出鸡蛋液搅拌均匀。

2. 将莲子、百合放入砂锅内，加入适量清水，武火煮沸，改文火熬煮至烂。

3. 加入鸡蛋，文火煮沸。

【食用方法】吃羹。

【为什么呢】补脾肺，宁心安神。

【实际应用】适用于经常咳嗽、入睡不佳的小儿。

【警而远之】气郁痞胀、溺赤便秘、食不运化、新产后忌用莲子。中寒者忌用百合。外感发热、痰饮较盛、食积内停者忌用鸡蛋。

白果双菇炒鹌鹑蛋

【药膳食材】白果10g，草菇（罐头）半个，蘑菇1个，鹌鹑蛋4个，葱白半根，清汤半杯，茶叶籽油、淀粉各适量，食用盐少许。

【制作技术】1. 将蘑菇、葱白洗净。白果从壳中取出，干炒去皮、浸泡。草菇切成两半，蘑菇切成4块，葱切成段。鹌鹑蛋煮熟，过水剥皮。

2. 热锅凉茶叶籽油，放入鹌鹑蛋煸炒至皮呈黄色，取出。

3. 用锅内余油，将葱白、白果、蘑菇、草菇按顺序下锅翻炒，将鹌鹑蛋倒入锅内翻炒。

4. 加入食用盐、清汤，开锅后，加清水溶淀粉勾芡。

【食用方法】作为菜肴佐餐食用。有独特的茶香味。

【为什么呢】白果敛肺气，定喘咳。

【实际应用】适用于咳喘的小儿。

【警而远之】白果有毒，忌生吃或服食过量。葱白忌久煎煮，体虚自汗、狐臭者忌用。

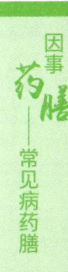

消化病症

补脾收涩粥

- 【药膳食材】山药 20g，白扁豆、芡实各 15g，粳米 30g。
- 【制作技术】1. 将食材洗净。将芡实放入砂锅内，加入适量清水浸泡 2h。
  2. 将山药、白扁豆、粳米放入砂锅内，武火煮沸，改文火熬煮至熟成粥。
- 【食用方法】喝粥。吃芡实时要用慢火炖煮至烂熟，细嚼慢咽，方能起到充养身体的作用。
- 【为什么呢】补脾收涩。
- 【实际应用】适用于脾虚型小儿腹泻。
- 【警而远之】脾虚湿盛、湿热实邪、胸腹满闷、大便干燥者忌用山药。扁豆含有凝集素及能引发溶血症的皂苷，忌未熟透食用，否则会食物中毒。因芡实有较强收涩作用，便秘、尿赤、妇女产后忌用。

消食积套餐（1散1粥组合餐：鸡内金散、胡萝卜山楂糊）

鸡内金散

- 【药膳食材】鸡内金两个。
- 【制作技术】将鸡内金洗净，微微炒黄，研成极细末。
- 【食用方法】用开水分 5 次冲服。

胡萝卜山楂糊

- 【药膳食材】鲜胡萝卜 2 个，炒山楂 15g，米粉 30g。
- 【制作技术】1. 将胡萝卜洗净、切碎。将米粉炒至焦黄。

  2. 将胡萝卜、炒山楂、米粉放入砂锅内，加入适量清水，武火煮沸，改文火熬煮至熟成稀粥。

【食用方法】每日1次，连服3天。

【为什么呢】消食积。

【实际应用】适用于小儿暴食以后腹部胀满、不思饮食、呕吐腹泻等伤食型小儿腹泻。

【警而远之】妊娠、空腹、脾虚胃弱无积滞、气虚便溏、糖尿病忌用山楂，山楂食用后应立即漱口，忌多食。脾虚无积滞者忌用鸡内金。

薏米白扁豆粥

【药膳食材】白扁豆、茶叶各9g，生薏苡仁60g，粳米30g。

【制作技术】1. 将食材洗净。将薏苡仁加入适量清水浸泡2h。

  2. 将食材放入砂锅内，武火煮沸，改文火熬煮至熟成粥。

【食用方法】每日1次，连服3天。

【为什么呢】健脾祛湿。

【实际应用】适用于湿热型小儿腹泻。

【警而远之】扁豆含有凝集素及能引发溶血症的皂苷，忌未熟透食用，否则会食物中毒。脾虚无湿者、孕妇、对本品过敏者忌用薏苡仁。

健脾开胃套餐（2散1粥2汤组合餐：儿童三宝、枣金散、消食化滞粥、芡实鲫鱼山药汤、莲子猪肚汤）

儿童三宝

【药膳食材】山药9g，山楂6g，陈皮3g。

【制作技术】将山药、山楂、陈皮洗净，研粉。

【食用方法】每次3~6g，加入奶粉或稀粥中。

枣金散

【药膳食材】大枣 500g，鸡内金 50g。

【制作技术】将大枣、鸡内金洗净。将大枣去核、焙干、研成细粉，微炒鸡内金、研末，两者混匀，装瓶内或瓷罐中。

【食用方法】每日 2 次，每次服 6g。鸡内金一般用量为煎服 3～9g、微炒研末吞服 1.5～3.0g，微炒研末吞服疗效优于汤剂。

【为什么呢】补脾和胃，健脾开胃，培补后天，增进食欲，改善体质。

【实际应用】适用于小儿脾胃虚弱、消化不良或厌食、挑食，瘦弱、抵抗力低下者。

消食化滞粥

【药膳食材】山药、薏苡仁各 30g，炒麦芽 10g，炒山楂片、干橘皮各 3g，鸡内金 1 个，砂仁 1.5g，糯米 30g。

【制作技术】
1. 将山药、薏苡仁、橘皮、鸡内金、糯米洗净。将山药、薏苡仁分别炒香、研末，将鸡内金焙干、研细末，将橘皮、砂仁研末。
2. 将山药、薏苡仁、糯米放入砂锅内，加入适量清水，武火煮沸，改文火熬煮至将熟。
3. 加入炒麦芽、炒山楂片，武火煮沸，改文火熬煮 5min 至粥熟。

【食用方法】加入橘皮、鸡内金、砂仁末食用。鸡内金每次 0.6g，1 日 3 次。鸡内金一般用量煎服 3～9g，微炒研末吞服 1.5～3.0g，微炒研末吞服疗效优于汤剂。或者直接饮用人奶适量，1 日 2 次，连服 1 周。糯米食品宜加热后食用，宜煮稀粥服食，不仅营养滋补，且易消化吸收，养胃气。

【为什么呢】消食化滞，健脾开胃。鸡内金内含有消化酵素，助健运，用于各种消化不良。

【实际应用】适用于脾虚气弱型小儿疳积、厌食等。

芡实鲫鱼山药汤

【药膳食材】芡实 15g，山药 30g，鲫鱼 1 条，茶叶籽油、食用盐各少许。

【制作技术】1. 将芡实、山药洗净。将鲫鱼去鳞、去鳃、去内脏，洗净。

2. 热锅凉茶叶籽油，放入鲫鱼，煎至淡黄色。

3. 加入芡实、山药，加入适量清水，武火煮沸，改文火熬煮1h。

【食用方法】加入食用盐调味，有独特的茶香味。作为菜肴佐餐食用。吃芡实时要用慢火炖煮至烂熟，细嚼慢咽，方能起到充养身体的作用。

【为什么呢】补脾肾。

【实际应用】适用于小儿食欲不振、遗尿、大便不调等。

莲子猪肚汤

【药膳食材】莲子20g，猪肚1个，大枣、党参各10g，食用盐少许。

【制作技术】1. 将莲子、猪肚、大枣、党参洗净。将猪肚切成块，莲子去心、用水泡发，大枣去核。

2. 将食材放入砂锅内，加入适量清水，武火煮沸，改文火熬煮2h。

【食用方法】加入食用盐调味，喝汤吃肉，每天1次，服用5天。

【为什么呢】补脾，固肾，止泻。

【实际应用】适用于长期胃口不好、形体消瘦、大便不成形、舌色淡的小儿。

【警而远之】忌肥甘油腻之品。忌过食冷饮。忌甜食。忌乱用补品。忌饭前食用过多零食、饮料。脾虚湿盛湿热实邪、胸腹满闷、大便干燥者忌用山药。津亏实热者不宜用橘皮。孕妇、空腹、脾虚胃弱无积滞、气虚便溏、糖尿病忌用山楂，山楂食用后应立即漱口，忌多食。脾虚无积滞者忌用鸡内金。气郁痞胀、溺赤便秘、食不运化、新产后忌用莲子。湿痰、积滞、齿病、虫病、温热、暑湿诸病前后、黄疸、肿胀、糖尿病者忌用大枣，多食动风，脾反受病。脾虚无湿者、孕妇、对本品过敏者忌用薏苡仁。因芡实有较强收涩作用，便秘、尿赤、妇女产后忌用。糯米所含淀粉为支链淀粉，在肠胃中难以消化水解，胃炎、十二指肠炎等消化道炎症患者、老年人、小孩忌用。糯米所含碳水化合物和钠都很高，糖尿病、体重过重或其他慢性病（如肾脏疾病、高脂血症）患者忌用。鲫鱼反厚朴，忌与麦冬、芥菜、猪肝同食。阴虚有实热者忌用砂仁。麦芽可回乳，哺乳期妇女忌用。非体虚而有实邪者忌用党参，党参反藜芦。

山药内金粥

【药膳食材】山药 20g,鸡内金 10g,小米或粳米 30g。
【制作技术】1. 将食材洗净,将山药、鸡内金研成细末。
2. 将食材放入砂锅内,加入适量清水,武火煮沸,改文火熬煮至熟成粥。
【食用方法】喝粥,每天 1 次,服用 5 天。鸡内金一般用量为煎服 3～9g、微炒研末吞服 1.5～3.0g,微炒研末吞服疗效优于汤剂。
【为什么呢】鸡内金内含有消化酶素,助健运,用于各种消化不良。
【实际应用】适用于饮食减少、腹胀、舌苔白厚的小儿。
【警而远之】忌肥甘油腻之品。忌过食冷饮。忌甜食。忌乱用补品。忌饭前食用过多零食、饮料。脾虚湿盛、湿热实邪、胸腹满闷、大便干燥者忌用山药。脾虚无积滞者忌用鸡内金。

太子参山药糊

【药膳食材】太子参 3g,山药、芡实、去芯莲子各 10g。
【制作技术】将食材洗净,将太子参、山药、芡实、莲子焙干,打成细面。
【食用方法】加温开水适量调成糊状食用。每天 1 次,连服 1 周。
【为什么呢】新鲜芡实和莲藕、茭白、荸荠等 8 种植物并称为"水八仙"。芡实和莲子,一个除湿功能特别强,一个补脾之力特别强,两者一起吃,再加点别的食材,那就是祛湿不可多得的药膳方了。莲子配芡实,不仅治愈脾肾气虚,还把湿气一扫而光。
【实际应用】适用于久泻、便溏色淡、体弱乏力、舌淡、苔薄白的小儿。
【警而远之】忌肥甘油腻之品。忌过食冷饮。忌甜食。忌乱用补品。忌饭前食用过多零食、饮料。脾虚湿盛、湿热实邪、胸腹满闷、大便干燥者忌用山药。因芡实有较强收涩作用,便秘、尿赤、妇女产后忌用。气郁痞胀、溺赤便秘、食不运化、新产后忌用莲子。

茯苓紫苏粥

【药膳食材】茯苓、紫苏叶各 10g，粳米 30g，生姜 3 片，大枣 1 个。

【制作技术】1. 将食材洗净。

2. 将茯苓、粳米放入砂锅内，加入适量清水，武火煮沸，改文火熬煮至将熟，加入紫苏叶、生姜、大枣，文火熬煮至熟成粥。

【食用方法】每日 2 次，分早、晚趁热服用。

【为什么呢】健脾渗湿。

【实际应用】适用于大便清稀夹泡沫、臭味轻、肠鸣腹痛的小儿。

【警而远之】忌肥甘油腻之品。忌过食冷饮。忌甜食。忌乱用补品。忌饭前食用过多零食、饮料。茯苓忌与醋同食。忌用腐烂生姜。"一年之内，秋不食姜；一日之内，夜不食姜。"阴虚火旺、目赤内热、痈肿疮疖、肺炎、肺脓肿、肺结核、胃溃疡、胆囊炎、肾盂肾炎、糖尿病、痔疮忌长期食用生姜。湿痰、积滞、齿病、虫病、温热、暑湿诸病前后、黄疸、肿胀、糖尿病者忌用大枣，多食动风，脾反受病。

气血双补套餐（1 饮 1 粥组合餐：丁香姜汁奶、羊肉山药莲子粥）

丁香姜汁奶

【药膳食材】丁香 2 粒，姜汁 20ml，牛奶 250g。

【制作技术】将丁香、姜汁、牛奶放入锅内，武火煮沸，除去丁香。

【食用方法】每日服 1 次，连服 10 天。

羊肉山药莲子粥

【药膳食材】羊肉、山药各 50g，去芯莲子 10g，粳米 30g。

【制作技术】1. 将羊肉、山药、去芯莲子、粳米洗净。

2. 将羊肉、山药放入砂锅内，加入适量清水，武火煮沸，改文火熬煮至肉熟，将羊肉、山药研泥。

3. 将粳米、去芯莲子放入砂锅内，加入肉汤和适量清水，武火煮沸，改文火熬煮至熟成粥。

【食用方法】喝粥吃羊肉山药泥。
【为什么呢】气血双补。
【实际应用】适用于气血双亏型小儿疳积。
【警而远之】羊肉忌与荞麦、南瓜、梨、乳酪、豆酱、醋、红酒、茶叶同食。肝炎、外感病邪、素体有热者及春季忌吃羊肉。忌用铜锅烹制羊肉。脾虚湿盛、湿热实邪、胸腹满闷、大便干燥者忌用山药。气郁痞胀、溺赤便秘、食不运化、新产后忌用莲子。孕妇，婴幼儿，有热病、阴虚内热者忌用丁香。

补气养血套餐（1热1主组合餐：砂芪猪肚 *、参枣饭）

砂芪猪肚 *

【药膳食材】砂仁 6g，黄芪 20g，猪肚 1 个。
【制作技术】1. 将黄芪、猪肚洗净，将砂仁、黄芪装入猪肚内。
2. 将食材放入砂锅内，加入适量清水，武火煮沸，改文火炖熟。
【食用方法】作为菜肴佐餐食用。
【为什么呢】补气，温脾止泻。

参枣饭

【药膳食材】党参 10g，大枣 2 个，糯米 50g。
【制作技术】1. 将党参、大枣、糯米洗净，将党参、大枣放入砂锅内，加入适量清水，泡发 2h。
2. 武火煮沸，改文火熬煮 30min 成浓汁，去渣取汁。
3. 将糯米放在大瓷碗中，加入适量清水，放入蒸锅内蒸熟，倒扣在盘中。
4. 将党参、大枣摆在糯米饭上，浓汁浇在枣饭上。

【食用方法】早餐食用。糯米食品宜加热后食用，不仅营养滋补，且易消化吸收，养胃气。

【为什么呢】补气养血，补肾。

【实际应用】适用于脾胃虚弱所致乏力倦怠、食少便溏、胃脘疼痛的小儿。

【警而远之】湿痰、积滞、齿病、虫病、温热、暑湿诸病前后、黄疸、肿胀、糖尿病者忌用大枣，多食动风，脾反受病。糯米所含淀粉为支链淀粉，在肠胃中难以消化水解，胃炎及十二指肠炎等消化道炎症患者，老年人，小孩忌用。糯米所含碳水化合物和钠的量都很高，糖尿病、体重过重或其他慢性病（如肾脏疾病、高脂血症）患者忌用。阴虚有实热者忌用砂仁。非体虚而有实邪者忌用党参，党参反藜芦。

泌尿病症

脾肺气虚双补饮

【药膳食材】荔枝、龙眼肉各10个。

【制作技术】1.将食材洗净。

2.将食材放入砂锅内，加入适量清水，武火煮沸，改文火水煎。

【食用方法】喝汤吃渣。

【为什么呢】补脾益气，补益肝血，补心安神，营养脑细胞。血热、血虚宜龙眼肉，血寒宜荔枝。血寒热不清时宜荔枝、龙眼肉同用。

【实际应用】适用于脾肺气虚型小儿遗尿患儿。

【警而远之】空腹、过敏、糖尿病、阴虚火旺、皮肤易生疮、胃热口苦、牙病者忌用荔枝，忌大量进食。湿阻中焦、饮食停滞、呕吐腹痛、胃脘胀闷、大便滑泻、舌苔厚腻、急性胃肠炎、急性胆囊炎、肝炎、糖尿病、支气管炎、肺炎、龋齿、服用糖皮质激素或苦味健胃药或退热药者，孕妇，小儿忌用龙眼肉。

山楂饮

【药膳食材】山楂90g。

【制作技术】1.将食材洗净、去核。

2.将食材放入砂锅内,加入适量清水,武火煮沸,改文火水煎。

【食用方法】喝汤吃渣,每日1次,连续服用14日。

【为什么呢】行气散瘀,活血化瘀。

【实际应用】适用于急慢性肾盂肾炎患儿。

【警而远之】脾胃虚弱及孕妇慎服。妊娠、空腹、脾虚胃弱无积滞、气虚便溏、糖尿病忌用山楂,山楂食用后应立即漱口,忌多食。

传染病

荠菜肉末粥

【药膳食材】荠菜、粳米各50g,肉末30g,豆油、食用盐少许。

【制作技术】1.将荠菜、粳米洗净,将荠菜切碎。

2.热锅凉豆油,放入肉末略炒。

3.将粳米、荠菜、肉末、食用盐放入砂锅内,加入适量清水,武火煮沸,改文火熬煮至熟成粥。

【食用方法】每日食用1次。

【为什么呢】富含蛋白质,抗菌。

【实际应用】适用于增强小儿体质,预防春季传染病。

【警而远之】无特殊禁忌。

红绿黑三豆饮

【药膳食材】绿豆、黑豆、赤小豆各30g。

【制作技术】1.将食材洗净。将黑豆、赤小豆放入砂锅内,加入适量清水浸泡2h。

2.武火煮沸,改文火水煎25min。

3.将绿豆放入砂锅内,武火煮沸,改文火水煎10min。

【食用方法】每年冬季小寒节气后,不拘时任意饮服,喝汤吃渣,每日1剂,服至来年春末。

【为什么呢】解毒利尿,和中益胃。

【实际应用】适用于预防和缓解麻疹及各种急性传染病毒。

【警而远之】脾胃虚寒、滑肠泄泻、服用温补药者忌用绿豆，忌久食，忌用铁锅煮，忌焖煮极烂，否则会降低疗效。尿频、胃肠较弱、蛇咬伤百日之内者忌用赤小豆。

儿科其他病症

黑白黄绿四豆饮

【药膳食材】黄豆 20 个，绿豆、黑豆、白饭豆各 15 个。

【制作技术】1. 将食材洗净。将黑豆、白饭豆、黄豆放入砂锅内，加入适量清水浸泡 2h。

2. 武火煮沸，改文火水煎 25min。

3. 将绿豆放入砂锅内，武火煮沸，改文火水煎 10min。

【食用方法】喝汤。

【为什么呢】养中生津以和木气，热退惊自愈。

【实际应用】适用于小儿发热抽搐。

【警而远之】忌散风药、清热药。脾胃虚寒、滑肠泄泻、服用温补药者忌用绿豆，忌久食，忌用铁锅煮，忌焖煮极烂，否则会降低疗效。

青鱼炖菇

【药膳食材】小青鱼 20 条，干蘑菇 6 个，海带 10cm 长，白芝麻 2 大勺，醋、料酒各适量，茶叶籽油、酱油、白糖各少许。

【制作技术】1. 将小青鱼去鳞、去鳃、去内脏，洗净，沥干水分。热锅凉茶叶籽油，放入小青鱼翻炒。

2. 将干蘑菇洗净，用温水泡开，切成丝。将海带洗净，切成丝。白芝麻炒香。

3. 锅里铺上海带，摆入小青鱼，撒上蘑菇，倒入酱油、醋、白糖、料酒，加入浸泡蘑菇的水和适量清水，武火煮沸，文火炖至汤汁浓缩入味。

【食用方法】撒上白芝麻，作为菜肴佐餐食用。有独特的茶香味。

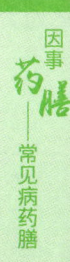

【为什么呢】小鱼与蘑菇、白芝麻的搭配,补充人体钙质的缺乏。

【实际应用】适用于小儿佝偻病和缺钙的老年人,防治动脉硬化及心血管疾病,抑制肿瘤。

【警而远之】*海带属寒性,食之过多会使肠胃受寒。*

陈皮酒蒸鸡

【药膳食材】当年的小公鸡1只,葱6g,姜10g,陈皮酒适量,精盐少许。

【制作技术】1. 将小公鸡褪毛、去内脏、去杂、去尾尖,洗净。将葱、姜洗净,葱切成段,姜切成片,塞入鸡腹内,加入陈皮酒、精盐。

2. 将小公鸡放入盘子中,放入蒸锅屉中,蒸锅中加入适量清水,武火煮沸,改中火蒸至肉熟烂。

【食用方法】作为菜肴佐餐食用。陈皮酒是用淮扬地区产的麻筋糯米加入党参、黄芪、红花、陈皮、丹参、木瓜等一起酿制而成,补气养血,益肝强肾,舒筋活络,理气开胃,壮筋健体。

【为什么呢】陈皮酒的药效与小公鸡的营养成分融合在一起,增强了小公鸡的滋补功效,达到事半功倍的效果。

【实际应用】适用于身体虚弱、贫血或者生长发育期的小孩。

【警而远之】*孕妇慎用丹参,丹参反藜芦。非体虚而有实邪者忌用党参,党参反藜芦。*

5 其他科病症药膳

眼病症药膳

决明子代茶饮

【药膳食材】决明子 3g。

【制作技术】1. 将食材洗净。

2. 将食材放入瓷杯中，用沸水冲泡。

【食用方法】代茶饮用。

【为什么呢】降逆疏肝，明目止痛。

【实际应用】适用于肝热或肝经风热所致的目赤涩痛、羞明多泪。

【警而远之】凡非血热阴虚或有外感风热者忌用决明子。大便不秘结时，决明子量宜酌减。

明目养生套餐（1饮1热组合餐：银杞明目饮、煎烹杞菊虾）

银杞明目饮

【药膳食材】银耳、枸杞子各 15g，茉莉花 24 朵，色紫红、质细嫩鸡肝 100g，新鲜豆粉均匀勾芡水豆粉、新鲜品牌料酒、姜汁（以鲜姜用刀削去外皮，切为细丝，剁成末，放入干净的容器中，加醋调匀）各 3g，清汤适量。

【制作技术】1. 将鸡肝洗净，切成薄片冷水入锅，开水焯去血污、浮沫。

2. 银耳洗净，撕成小片，用清水浸泡焯水。茉莉花择去花蒂，洗净，淡盐水浸泡 15min。枸杞子洗净。

3. 锅内放入清汤，加入料酒、姜汁、银耳、鸡肝、枸杞子，武火煮沸，撇去浮沫，加入水豆粉，改文火熬煮至鸡肝熟，将茉莉花撒入。

【食用方法】作为菜肴佐餐食用。

【为什么呢】补肝益肾，滋阴明目。

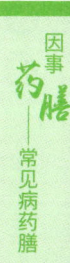

煎烹杞菊虾

【药膳食材】凤尾虾 50g，菊花 1 朵，红椒 1 个，葱 6g，姜、枸杞子各 10g，薄荷叶 5g，鸡蛋 1 个，胡椒粉 3g，茶叶籽油、淀粉各适量，食用盐、白糖、白醋各少许。

【制作技术】1. 将凤尾虾、红椒、葱、姜、枸杞子、薄荷叶洗净。将葱、姜、红椒切成细丝。菊花泡淡盐水。枸杞子泡温水。

2. 将凤尾虾从背部片开去虾线，将有筋处斩几刀，不要斩段，加食用盐、白糖、胡椒粉、鸡蛋清腌一下，腌好后沾淀粉。

3. 热锅凉茶叶籽油，虾炸熟，锅内留底油下入葱、姜、红椒煸香，下入白糖、食用盐、白醋、适量清水调好味。

4. 熬黏稠倒入虾肉快速翻炒均匀，撒入菊花、枸杞子。

【食用方法】面上放上薄荷叶，作为菜肴佐餐食用。有独特的茶香味。

【实际应用】适用于阴血亏虚所致视疲劳或老视。常表现为视疲劳：久视近物后，出现视物模糊、眼胀痛、干涩，兼见头晕目眩、耳鸣、腰膝酸软；老视：出现阅读等近距离工作困难，视物模糊，一般发生在 40～50 岁者。亚疾病或健康人群用作日常食养保健。

【警而远之】肝火旺盛、风寒咳嗽、湿热酿痰致咳、外邪实热、脾虚有湿及泄泻者忌用。外邪实热、脾虚有湿、肠滑者忌用枸杞子。葱白忌久煎煮，体虚自汗、狐臭者忌用。外感发热、痰饮较盛、食积内停者忌用鸡蛋。

补肝肾明目套餐（1饮1粥组合餐：杞菊代茶饮、双决明粥）

杞菊代茶饮

【药膳食材】鲜枸杞子、鲜西洋甘菊各12g或干品6g。
【制作技术】将鲜枸杞子、鲜西洋甘菊洗净，同放入杯内，用沸水冲泡。
【食用方法】代茶饮用，可反复冲泡，每日1剂。
【为什么呢】补肝益肾，止泪明目。
【实际应用】适用于迎风流泪、泪道通畅属肝肾不足者，亦可用于视疲劳、慢性结膜炎、眼干燥症等。

双决明粥

【药膳食材】石决明25g，决明子10g，白菊花15g，粳米50g，冰糖6g。
【制作技术】1.将石决明、白菊花、粳米洗净。将决明子入锅炒至出香味。
2.将石决明、决明子、白菊花放入砂锅内，加入适量清水，武火煮沸，改文火水煎20min，去渣取汁。
3.将粳米放入砂锅内，加入药汁，武火煮沸，文火熬煮至熟成粥。
【食用方法】加冰糖食用。早、晚各服1次，3天为1疗程。
【为什么呢】养肝潜阳，清肝明目。
【实际应用】适用于目赤肿痛、羞明多泪、头胀头痛，或肝肾亏虚、肝阳上亢所致的头晕目眩、视物模糊、目睛干涩等症。
【警而远之】外邪实热、脾虚有湿、肠滑者忌用枸杞子。凡非血热阴虚或有外感风热者忌用决明子。大便不秘结时，决明子量宜酌减。凡脾胃虚寒及无实热者忌用石决明。属于阴阳两虚型者，痰湿型、血瘀型高血压患者忌用菊花，否则降血压效果不佳。

夜盲症套餐（1糕点1粥组合餐：补肾糕、胡萝卜羊肝粥）

补肾糕

【药膳食材】核桃仁、板栗、山药、龙眼肉、枸杞子各适量。

【制作技术】1. 将核桃仁、板栗、山药、龙眼肉、枸杞子洗净，将核桃仁、板栗、龙眼肉切碎。

2. 将山药放入蒸锅屉中，蒸锅中加入适量清水，武火煮沸蒸至熟。

3. 将山药去皮、碾成泥状，撒入核桃仁、板栗、龙眼肉、枸杞子，搅拌制成面团，放入模具中压出花样。

【食用方法】作为糕点食用。

胡萝卜羊肝粥

【药膳食材】胡萝卜250g，羊肝100g，粳米50g。

【制作技术】1. 将胡萝卜、羊肝、粳米洗净。羊肝切成丝，冷水入锅，开水焯去血污、浮沫。胡萝卜切成小丁。

2. 将食材放入砂锅内，加入适量清水，武火煮沸，改文火熬煮至熟成粥。

【食用方法】喝粥。

【为什么呢】养肝明目。

【实际应用】适用于改善肝血不足所致眼睛视物模糊、夜盲等眼疾。

【警而远之】食滞胃肠证常见为脘腹痞胀疼痛、厌食、嗳腐吞酸、或呕吐馊食、肠鸣矢气、泻下不爽、便质腐臭如败卵、苔厚腻、脉滑或沉实；阴虚火旺证常见为心烦失眠、口燥咽干、盗汗遗精、两颧潮红、小便短黄、大便干结，或咯血、衄血、或舌体、口腔溃疡、舌红少津、脉细数、大便溏泄、消化不良、经常便秘、上火严重、发热。糖尿病患者忌用板栗，板栗熟后食用，每次忌多食，否则容易导致气滞。脾虚湿盛、湿热实邪、胸腹满闷、大便干燥者忌用山药。外邪实热、脾虚有湿、肠滑者忌用枸杞子。湿阻中焦、饮食停滞、呕吐腹痛、胃脘胀闷、大便滑泻、舌苔厚腻、急性胃肠炎、急性胆囊炎、肝炎、糖尿病、支气管炎、肺炎、龋齿、服用糖皮质激素或苦味健胃药或退热药者，孕妇，小儿忌用龙眼肉。

复合蒲公英饮

【药膳食材】鲜蒲公英60g，马齿苋、黄花菜各30g，金线莲3g。

【制作技术】1. 将食材洗净。

2. 将食材放入砂锅内，加入适量清水，武火煮沸，改文火水煎20min。

【食用方法】每日分早、晚2次饮服，日服1剂，连服5天。

【为什么呢】清热解毒，泻火除湿缓泻，消痈散结，清胃止痛，疏肝凉血，利湿退黄，抑杀细菌、病毒、真菌，抗炎症。

【实际应用】适用于热毒型急性结膜炎。

【警而远之】阳虚体质、感受外寒、脾胃虚寒者忌用蒲公英。黄花菜性凉，忌多食。马齿苋为寒凉之品，脾胃虚弱、大便泄泻者及孕妇忌用，忌与胡椒、鳖甲同食。脾胃虚寒、大便溏泄者忌用金线莲。

枸杞黄连代茶饮

【药膳食材】枸杞子15g，金线莲、黄连各3g。

【制作技术】1. 将食材洗净。

2. 将食材放入瓷杯中，用沸水冲泡，加盖闷泡10min。

【食用方法】代茶频饮，可反复冲泡5次，每日1剂。

【为什么呢】泻火滋阴，清热解毒。

【实际应用】适用于慢性结膜炎，沙涩，痛胀，分泌物较多者。

【警而远之】外邪实热、脾虚有湿、肠滑者忌用枸杞子。脾胃虚寒、大便溏泄者忌用金线莲。

五味枸杞饮*

【药膳食材】醋炙五味子（捣碎）10g，枸杞子15g。

【制作技术】1. 将枸杞子洗净。

2. 将食材放入保温杯中，用沸水冲泡，加盖闷泡 10min。

【食用方法】可反复冲泡代茶饮用，每日 1 剂。

【为什么呢】滋肾养肝，收敛精气。

【实际应用】适用于抗青光眼术后、眼压得到控制、视功能损害者，尤适用于急性闭角型青光眼术后。

【警而远之】外邪实热、脾虚有湿、肠滑者忌用枸杞子。表有风寒、外有表邪、内有实热、麻疹初发者忌用五味子。

枸杞灵芝粉

【药膳食材】枸杞子 5g，灵芝 10g。

【制作技术】将食材洗净，烘干，用家用粉碎机打成粉末。

【食用方法】每日 1 次，用开水调服。

【为什么呢】滋养肝肾，补益气血，安神明目，抗衰老。

【实际应用】适用于年龄相关性白内障初起期，属肝肾亏虚者。对伴心悸、失眠者尤为适宜，亦可用于原发性视网膜色素变性。

【警而远之】外邪实热、脾虚有湿、肠滑者忌用枸杞子。

杞葚丹参饮

【药膳食材】枸杞子、桑葚各 15g，丹参 20g。

【制作技术】1. 将食材洗净。

2. 将食材放入砂锅内，加冷水高出食材 3cm，食材经水浸泡 1h。

3. 武火煮沸，每 10min 搅拌 1 次，改文火煎煮 30min。

4. 将汁液过滤倒出，往砂锅内加热水，水面稍高于食材，文火煎煮 20min。

5. 共煎两次，去渣取汁，将两次煎取的汁液混合均匀。

【食用方法】分早、晚 2 次服用，每日 1 剂。

【为什么呢】补肝益肾，活血明目。

【实际应用】适用于中心性浆液性脉络膜视网膜病变恢复阶段，黄斑部水肿（盘状神经上皮浆液性脱离）基本吸收、视力未恢复者。

【警而远之】孕妇慎用丹参，丹参反藜芦。外邪实热、脾虚有湿、肠滑者忌用枸杞子。脾胃虚寒、大便溏泄、糖尿病、妊娠、空腹忌用桑葚；忌食未成熟桑葚；因桑葚中含有溶血性过敏物质及透明质酸，一次过量食用容易发生溶血性肠炎；桑葚忌用铁器盛放，桑葚与铁器接触会发生化学反应从而产生毒性物质；桑葚中含有较多的胰蛋白酶抑制物，影响人体对铁、钙、锌等物质的吸收，儿童应少吃。

杞葚海带饮

【药膳食材】枸杞子、桑葚、海带各15g。

【制作技术】1. 将食材洗净。

2. 将食材放入砂锅内，加冷水高出食材3cm，食材经水浸泡1h。

3. 武火煮沸，每10min搅拌1次，改文火煎煮30min。

4. 将汁液过滤倒出，往砂锅内加热水，水面稍高于食材，文火煎煮20min。

5. 共煎两次，去渣取汁，将两次煎取的汁液混合均匀。

【食用方法】分早、晚2次服，每日1剂。

【为什么呢】补肝益肾，软坚明目。

【实际应用】适用于年龄相关性黄斑变性早期，黄斑部及后极部视网膜玻璃膜疣。

【警而远之】外邪实热、脾虚有湿、肠滑者忌用枸杞子。脾胃虚寒、大便溏泄、糖尿病、妊娠、空腹忌用桑葚；忌食未成熟桑葚；因桑葚中含有溶血性过敏物质及透明质酸，一次过量食用容易发生溶血性肠炎；桑葚忌用铁器盛放，桑葚与铁器接触会发生化学反应从而产生毒性物质；桑葚中含有较多的胰蛋白酶抑制物，影响人体对铁、钙、锌等物质的吸收，儿童应少吃。海带属寒性，食之过多会使肠胃受寒。

枸杞炒芹菜

【药膳食材】枸杞子30g，鲜芹菜200g，葱6g，茶叶籽油适量。

【制作技术】1. 将枸杞子、芹菜、葱洗净，枸杞子水泡软，鲜芹菜切成段，葱切碎。

2. 热锅凉茶叶籽油，放入葱爆香，加入芹菜、枸杞子翻炒片刻。

3. 加入少量水，炒至菜熟。

【食用方法】作为菜肴佐餐食用。有独特的茶香味。

【为什么呢】滋阴益精，清热止血。

【实际应用】适用于非增生性糖尿病视网膜病变，视网膜出血。

【警而远之】外邪实热、脾虚有湿、肠滑者忌用枸杞子。芹菜忌久煎、久炒。

祛风平肝肉片

【药膳食材】菊花 100g，铁皮石斛 20g，瘦猪肉 300g，鸡蛋 2 个，新鲜老母鸡汤 300ml，姜 15g，颜色鲜绿、质地清脆的葱叶 15g，新鲜均匀调制的湿淀粉 10g，芝麻油 50g，茶叶籽油 500g，色白、纯净、无杂质食用盐 3g，白砂糖 3g，绍酒 20g，胡椒粉 2g（黑胡椒粉、白胡椒粉均可）。

【制作技术】1. 将瘦猪肉去皮、筋后，切成薄片。鸡蛋去黄留清。肉片用蛋清、食用盐、绍酒、胡椒粉、湿淀粉调匀浆好。

2. 菊花瓣用清水轻轻洗净，用凉水漂上。姜、葱洗净，切成指甲状片。

3. 用食用盐、白砂糖、鸡汤、胡椒粉、湿淀粉、芝麻油调制成调料汁。

4. 热锅凉茶叶籽油，油 5 成热时投入肉片，滑散后倒入漏勺沥油。

5. 锅中留底油烧热，下姜、葱炒香，放入肉片，烹绍酒，加入铁皮石斛，倒入料汁，撒入菊花瓣炒匀。

【食用方法】去铁皮石斛，作为菜肴佐餐食用。有独特的茶香味。

【为什么呢】清热，滋阴，明目，祛风，平肝，养血。

【实际应用】适用于视疲劳属肝风内动证，常表现为头昏头痛、眼花干涩、易急躁等症；肝阴虚动风型慢性青光眼患者，常表现为头痛眩晕、眼胀、口干等症；肝风内动型或肝阴虚动风型高血压、冠心病患者。肝火旺盛或阴虚体质中老年人最为适宜。亚疾病或健康人群用作日常食养保健。

【警而远之】脾胃虚寒、阳虚或头痛恶寒者忌用。属于阴阳两虚型者、痰湿型、血瘀型高血压病患者忌用菊花，否则降血压效果不佳。湿温、湿热病尚未化燥及虚而无热者忌用铁皮石斛。外感疾病、湿热内蕴、肥胖者忌用猪肉。外感发热、痰饮较盛、食积内停者忌用鸡蛋。

防治假性近视饮

【药膳食材】枸杞子10g，大枣2个，陈皮3g，蜂蜜1匙。

【制作技术】1. 将枸杞子、大枣、陈皮洗净，放入砂锅内，加冷水高出食材3cm，食材经水浸泡1h。

2. 武火煮沸，每10min搅拌1次，改文火煎煮30min。

3. 将汁液过滤倒出，往砂锅内加热水，水面稍高于食材，文火煎煮20min。

4. 共煎两次，去渣取汁，将两次煎取的汁液混合均匀。

【食用方法】分早、晚2次服，服时加入蜂蜜，每日1剂，宜常服。

【为什么呢】补肝健脾，养血明目。

【实际应用】适用于青少年假性近视的防治。

【警而远之】外邪实热、脾虚有湿、肠滑者忌用枸杞子。湿痰、积滞、齿病、虫病、温热、暑湿诸病前后、黄疸、肿胀、糖尿病者忌用大枣，多食动风，脾反受病。糖尿病、糖耐量异常、痰湿内蕴、中满痞胀、肠滑泄泻者忌用蜂蜜，蜂蜜反生葱。

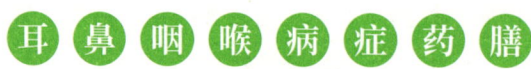

口含慢嚼青果

【药膳食材】新鲜青果1个。

【制作技术】将青果洗净。

【食用方法】含咬出青果汁，含汁停嚼，与唾液混合后，慢慢咽下数分钟后再咬出汁。1个青果口含慢嚼20min，嚼完，吞渣，弃青果核。连续含嚼3口为1次。上、下午各1次，宜饭后食用，宜常用。

【为什么呢】青果即橄榄。清热、利咽、生津、解毒。

【实际应用】适用于慢性咽炎患者。

【警而远之】忌吸烟、饮酒。忌吃酸辣等刺激性食物。治疗期间尽量不说话。忌过高、过长时间发声。忌熬夜。忌过度劳累。忌受凉。

滋阴降火利咽套餐（1 茶 2 小吃组合餐：铁皮石斛清咽茶、罗汉果散、麦冬豌豆冻）

铁皮石斛清咽茶

【药膳食材】铁皮石斛 15g，麦冬 10g，金银花、玄参、青果各 9g，绿茶叶 5g。

【制作技术】将铁皮石斛、麦冬、金银花、玄参、青果、绿茶叶洗净，放入砂锅内，加入适量清水，武火煮沸，改文火水煎 10min，去渣取汁。

【食用方法】每日 1 剂，代茶频饮。

【为什么呢】养阴清热，生津利咽。青果即橄榄。

【实际应用】适用于慢性咽喉炎属肺阴不足：口干咽燥、干痒微痛、声音嘶哑、干咳短气、痰少而黏、潮热盗汗、五心烦热、舌红少苔、脉细数。

罗汉果散

【药膳食材】罗汉果半个，白糖 500g。

【制作技术】
1. 将罗汉果洗净、捣碎，放入砂锅内，加冷水高出食材 3cm，食材经水浸泡 1h。
2. 武火煮沸，每 10min 搅拌 1 次，改文火煎煮 30min。
3. 将汁液过滤倒出，往砂锅内加热水，水面稍高于食材，文火煎煮 20min。
4. 共煎 3 次，去渣取汁，将 3 次煎取的汁液混合均匀，煎煮浓缩至稍黏稠。
5. 待冷后加入白糖混匀，晒干轧碎装瓶。

【食用方法】每次 10g，开水冲服，1 日 3 次。

【为什么呢】镇咳祛痰，消炎抑菌，清火败燥。

麦冬豌豆冻

【药膳食材】麦冬 20g，豌豆 150g，琼脂 2g，青梅、糖桂花各少许。

【制作技术】1. 将麦冬、豌豆、青梅洗净。

2. 将豌豆放入砂锅内，加入适量清水，武火煮沸，改文火熬煮至酥，去皮成沙。

3. 将琼脂、麦冬放入砂锅内，加入适量清水，武火煮沸，文火熬煮至琼脂烊化，加入青梅、糖桂花。

4. 将豌豆沙摊在盆内，然后将琼脂糖桂花水掺入，待冷却后放入冰箱内冰藏。

【食用方法】适量佐餐食用。

【为什么呢】滋阴降火，益气利咽。

【实际应用】适用于肺热伤阴型咽炎。

【警而远之】湿温、湿热病尚未化燥及虚而无热者忌用铁皮石斛。凡阴虚无热，脾虚泄泻者忌用玄参，玄参反藜芦。脾胃虚寒、大便泄泻、外感风寒咳嗽者忌用麦冬。

萝卜青果代茶饮

【药膳食材】萝卜100g，青果30g。

【制作技术】1. 将食材洗净，将青果剖开，萝卜切成片。

2. 将食材放入砂锅内，加入清水500ml，武火煮沸，改文火水煎至300ml。

【食用方法】代茶饮用，每天1剂，连服5天。

【为什么呢】青果即橄榄。清热，利咽，生津，解毒。

【实际应用】适用于风热侵咽型咽炎。

【警而远之】忌吸烟、饮酒。忌吃酸辣等刺激性食物。治疗期间尽量不说话。

二果泡绿茶

【药膳食材】青果2个，罗汉果10g，绿茶1g。

【制作技术】将青果、绿茶用温水洗净，放入瓷杯中，用沸水冲泡。

【食用方法】每日饮用。

【为什么呢】青果即橄榄。清热，利咽，生津，解毒。

【实际应用】适用于咽炎患者长期饮用或预防咽炎。
【警而远之】忌吸烟、饮酒。忌吃酸辣等刺激性食物。

蒲公英青龙白虎粥

【药膳食材】蒲公英 60g 或鲜蒲公英 90g，鲜青果 15g，鲜萝卜 250g，粳米 50g。
【制作技术】1. 将食材洗净，将蒲公英切碎，将青果、萝卜切成片。
2. 将食材放入砂锅内，加入适量清水，武火煮沸，改文火熬煮至熟成粥。
【食用方法】本粥以稀薄为好，3 天为 1 疗程，每日分 2 次稍温食用。
【为什么呢】青果即橄榄。清热，利咽，生津，解毒。
【实际应用】适用于扁桃体炎。
【警而远之】阳虚体质、感受外寒、脾胃虚寒者忌用蒲公英。

橘皮饮合萝卜生姜汁

【药膳食材】橘皮 9g，萝卜 250g，生姜 30g。
【制作技术】1. 将食材洗净。将萝卜、生姜切成片，捣烂绞汁。
2. 将橘皮放入砂锅内，加入适量清水，武火煮沸，改文火水煎 20min。
【食用方法】频频饮服煎汤，频频含咽绞汁。
【为什么呢】燥湿化痰，逐气痰。
【实际应用】适用于痰热交阻型嗓音病。
【警而远之】忌用腐烂生姜。"一年之内，秋不食姜；一日之内，夜不食姜。"阴虚火旺、目赤内热、痈肿疮疖、肺炎、肺脓肿、肺结核、胃溃疡、胆囊炎、肾盂肾炎、糖尿病、痔疮忌长期食用生姜。津亏实热者不宜用橘皮。

茶叶蜜

【药膳食材】茶叶适量，蜂蜜 1 匙。
【制作技术】1. 将茶叶洗净，装在小布袋中，扎紧口。
2. 将茶叶加入适量沸水浸泡，加入蜂蜜，搅拌均匀至蜂蜜溶解。

【食用方法】漱口 1min，每 30min1 次。

【为什么呢】补中润燥，止咳，既能清热润肺，也能补虚。

【实际应用】适用于肺燥津少型嗓音病。

【警而远之】糖尿病、糖耐量异常、痰湿内蕴、中满痞胀、肠滑泄泻者忌用蜂蜜，蜂蜜反生葱。

滋阴清热润喉套餐（3 饮 1 粥组合餐：三白饮合香蕉、五花代茶饮、复方铁皮石斛代茶饮、滋阴清热润喉粥）

三白饮合香蕉

【药膳食材】鲜藕适量，白萝卜 100g，百合 15g，去皮香蕉 2 个，蜂蜜 20g，冰糖少许。

【制作技术】1. 将藕、白萝卜、百合洗净。将藕切成块；白萝卜不削皮，切成片。

2. 将藕、白萝卜、百合放入砂锅内，加入适量清水，武火煮沸，改文火熬煮 20min。

【食用方法】加入蜂蜜、冰糖调匀，饮汁食香蕉，每日 1 次，连服 3 天。

五花代茶饮

【药膳食材】野菊花、玉兰花、玫瑰花、月季花、代代花各 10g。

【制作技术】将野菊花、玉兰花、玫瑰花、月季花、代代花洗净，用沸水冲泡或水煎。

【食用方法】代茶饮用。

复方铁皮石斛代茶饮

【药膳食材】玄参 30g，铁皮石斛 35g，青果 20g，山豆根 16g，黄芩、金银花、麦冬、菊花、桔梗各 15g，甘草 10g，蜂蜜两汤匙约 30ml 或 30g。

【制作技术】1. 将玄参、铁皮石斛、青果、山豆根、黄芩、金银花、麦冬、菊花、桔梗、甘草洗净。

2. 研细末，每包6g，密封保存。

3. 取1包放入瓷杯中，加蜂蜜，用沸水冲泡15min。

【食用方法】代茶饮用，饮时先含在咽部片刻，然后徐徐咽下。早、中、晚各1包，10天为1个疗程。

【为什么呢】青果即橄榄。清热，利咽，生津，解毒。

滋阴清热润喉粥

【药膳食材】玄参、乌梅、生地黄各15g，板蓝根10g，绿豆、糯米各30g，冰糖少许。

【制作技术】1. 将玄参、乌梅、生地黄、板蓝根、绿豆、糯米洗净。

2. 将玄参、乌梅、生地黄、板蓝根放入砂锅内，加入适量清水，武火煮沸，文火水煎30min，去渣取汁。

3. 将绿豆、糯米放入砂锅内，加入适量清水，武火煮沸，改文火熬煮至熟成粥，兑入药汁、冰糖，稍煮。

【食用方法】每日1次食用。糯米食品宜加热后食用，宜煮稀粥服食，不仅营养滋补，且易消化吸收，养胃气。

【为什么呢】滋阴清热，生津润喉。

【实际应用】适用于慢性咽喉炎属肾阴亏损：咽干口燥、眩晕健忘、腰膝酸软、形体消瘦、五心烦热、面红盗汗、舌红少苔、脉细数。

【警而远之】戒烟。少食煎炒和有刺激性的食物。避免过多用声、讲话。保持居室内空气湿润清洁。脾胃虚寒、滑肠泄泻、服用温补药者忌用绿豆，忌久食，忌用铁锅煮，忌焖煮极烂，否则会降低疗效。阴阳两虚型者，痰湿型、血瘀型高血压患者忌用菊花，否则降血压效果不佳。玫瑰花忌与茶叶同泡喝，月经量过多者经期忌用。糖尿病、糖耐量异常、痰湿内蕴、中满痞胀、肠滑泄泻者忌用蜂蜜，蜂蜜反生葱。中寒者忌用百合。脾胃虚弱、阳气亏虚等虚弱体质及服用参类补气药物者忌用白萝卜。糯米所含淀粉为支链淀粉，在肠胃中难以消化水解，胃炎及十二指肠炎等消化道炎症患者，老年人，小孩忌用。糯米所含碳水化合物和钠含量都很高，糖尿病、体重过重或其他慢性病（如肾脏疾病、高脂血症）患者忌用。湿温、湿热病尚未化燥及虚而无热者忌用铁皮石斛。外有表邪、内有实热积滞者忌用乌梅。凡阴虚无热，脾虚泄泻者忌用玄参，玄参反藜芦。脾胃虚寒、大便泄泻、外感风寒咳嗽者忌用麦冬。

口腔病症药膳

清热消口疮粥

【药膳食材】绿豆、小米各50g，白扁豆30g，大枣2个。

【制作技术】1.将食材洗净。

2.将食材放入砂锅内，加入适量清水，武火煮沸，改文火熬煮至熟成粥。

【食用方法】每日分2次服用。

【为什么呢】清热解毒保肝，健脾化湿益气。

【实际应用】适用于口舌生疮。

【警而远之】脾胃虚寒、滑肠泄泻、服用温补药者忌用绿豆，忌久食，忌用铁锅煮，忌焖煮极烂，否则会降低疗效。扁豆含有凝集素及能引发溶血症的皂苷，忌未熟透食用，否则会食物中毒。湿痰、积滞、齿病、虫病、温热、暑湿诸病前后、黄疸、肿胀、糖尿病者忌用大枣，多食动风，脾反受病。

鸡蛋绿豆饮

【药膳食材】鸡蛋1个，绿豆100g。

【制作技术】1.将绿豆洗净，放入砂锅内冷水浸泡15min。鸡蛋磕开倒出鸡蛋液搅拌均匀。

2.将绿豆放入砂锅内，加入适量清水，武火煮沸，改文火熬煮5min，取水冲入鸡蛋内呈蛋花状。

【食用方法】每天早、晚各1次饮用，服用3天。

【为什么呢】绿豆之甘寒，既资脾胃，又能解久病内蕴热毒之邪，清热解毒。

【实际应用】适用于复发性口疮。

【警而远之】外感发热、痰饮较盛、食积内停者忌用鸡蛋。脾胃虚寒、滑肠泄泻、服用温补药者忌用绿豆，忌久食，忌用铁锅煮，忌焖煮极烂，否则会降低疗效。

皮肤病症药膳

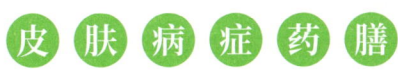

干大枣

【药膳食材】干大枣 1 个。
【制作技术】将食材洗净。
【食用方法】每天早晨吃 1 个。
【为什么呢】干大枣补脾，对肝也有补益，补脾的同时也可润手。
【实际应用】适用于肝气不足、气血亏损所致的手裂。
【警而远之】湿痰、积滞、齿病、虫病、温热、暑湿诸病前后、黄疸、肿胀、糖尿病者忌用大枣，多食动风，脾反受病。

祛斑消痘美颜套餐（6 饮 2 散 2 素 2 荤 2 粥组合餐：金银花代茶饮、蒲公英代茶饮、薄荷代茶饮、党参赤小豆饮、祛瘀补血饮、茯苓消斑饮、枸杞生地散、黑白消瘀化斑散、清炒丝瓜、素炒黄豆芽、白鸭消斑蒸、何首乌鸡、枣菊粥、健脾消斑粥）

金银花代茶饮

【药膳食材】金银花 6g，金线莲 3g。
【制作技术】将金银花、金线莲洗净，放入瓷杯中，用沸水冲泡。
【食用方法】代茶饮用。
【为什么呢】清热解毒，凉血化瘀，抗病原微生物，抗炎免疫，降血脂，保肝，疏风止痒，有效祛除各种色斑及黑斑。
【实际应用】适用于皮肤瘙痒、皮炎湿疹癣，预防和抑制痘痘和暗疮生长、各种色斑及黑斑。

蒲公英代茶饮

【药膳食材】蒲公英 30g，金线莲 3g。
【制作技术】将蒲公英、金线莲洗净，放入瓷杯中，用沸水冲泡。
【食用方法】代茶饮用。
【为什么呢】保肝利胆，祛斑淡斑。
【实际应用】适用于祛斑淡斑。

薄荷代茶饮

【药膳食材】薄荷叶 6g，金线莲 3g。
【制作技术】将薄荷叶、金线莲洗净，放入瓷杯中，用沸水冲泡。
【食用方法】代茶饮用。尤其适合运动后饮用，能够帮助排除体内的废物。
【为什么呢】消炎止痒，健胃助消化，抗氧化、抗炎、抗菌、抗病毒。
【实际应用】适用于改善面部痘痘。

党参赤小豆饮

【药膳食材】党参、赤小豆各 30g，丹参 15g，金线莲 3g，红糖适量。
【制作技术】1.将党参、赤小豆、丹参、金线莲洗净。
2.将党参、赤小豆、丹参、金线莲放入砂锅内，加入适量清水，武火煮沸，改文火水煎 30min，加入红糖稍煮，去渣取汁。
【食用方法】经常饮用。
【为什么呢】使肤色滋润，凉血、清热解毒。
【实际应用】适用于美容养颜。

祛瘀补血饮

【药膳食材】黑木耳 30g，枸杞子 15g，金线莲 3g，大枣 2 个，红糖 30g。
【制作技术】1.将黑木耳用温水泡发、洗净，手撕成小块。将枸杞子、大枣、金线莲洗净，大枣去核。将食材放入砂锅内，加冷水高出食材 3cm，食材经水浸泡 1h。

2. 武火煮沸，每 10min 搅拌 1 次，改文火煎煮 30min。
3. 将汁液过滤倒出，往砂锅内加热水，水面稍高于食材，文火煎煮 20min。
4. 共煎两次，将两次煎取的汁液混合均匀，加入红糖稍煮。

【食用方法】日服 1 剂，分早、晚两次温热服用，饮汁食渣。经常服用。

【为什么呢】补益肝肾，祛瘀补血。

【实际应用】适用于祛除黑眼圈、养生美颜。

茯苓消斑饮

【药膳食材】白茯苓、白菊花、白僵蚕、丝瓜络各 10g，珍珠母 20g，金线莲 3g，玫瑰花 3 朵，大枣 3 个。

【制作技术】1. 将白茯苓、白菊花、白僵蚕、丝瓜络、珍珠母、金线莲、玫瑰花、大枣洗净，放入砂锅内，加冷水高出食材 3cm，食材经水浸泡 1h。
2. 武火煮沸，每 10min 搅拌 1 次，改文火煎煮 30min。
3. 将汁液过滤倒出，往砂锅内加热水，水面稍高于食材，文火煎煮 20min。
4. 共煎两次，去渣取汁，将两次煎取的汁液混合均匀。

【食用方法】每日 1 剂，分作 2 份，饭后饮用，连服 7 日。

【为什么呢】健脾消斑，祛风通络，凉血、清热解毒。

枸杞生地散

【药膳食材】枸杞子 100g，生地 30g。

【制作技术】将枸杞子、生地洗净，焙干、研末、混匀。

【食用方法】每次 10g，每日 3 次，温开水冲服，连服 1 个月。

【为什么呢】补肝肾，祛黑斑。

黑白消瘀化斑散

【药膳食材】黑木耳 10g，银耳 5g，蜂蜜适量。
【制作技术】1. 将黑木耳、银耳用温水泡发、洗净。
2. 将黑木耳、银耳共研细末，混匀。
【食用方法】每次 5g，每日 3 次，蜂蜜水冲饮，连服 1 个月。
【为什么呢】消瘀化斑，润肤滋肌。
【实际应用】适用于美容。

清炒丝瓜

【药膳食材】丝瓜 2 根，大蒜 4 头，花生油少许。
【制作技术】1. 将丝瓜、大蒜洗净，将丝瓜去皮，从中间一分为二切成片，丝瓜现切现做，将大蒜剁成蒜蓉。
2. 热锅凉花生油，放入蒜煸出香味，倒入丝瓜翻炒至丝瓜心完全变白。
【食用方法】作为菜肴佐餐食用。清淡香嫩爽口。
【为什么呢】清热解毒，通经络、行血脉、美容。
【实际应用】长期食用或使用丝瓜液擦脸，能使皮肤变得光滑、细腻，抗皱消炎，预防、消除痤疮及黑色素沉着。

素炒黄豆芽

【药膳食材】黄豆芽 500g，姜 10g，花生油适量，食用盐少许。
【制作技术】1. 将黄豆芽去皮、去根毛、洗净，将姜洗净切成片。
2. 热锅凉花生油，放入黄豆芽，煸炒至半熟。
3. 加姜、食用盐、清水少许，继续煸炒至熟。
【食用方法】作为菜肴佐餐食用。食之清脆，不腻爽口。
【为什么呢】消热利湿，消肿美肌，补气养血。
【实际应用】适用于女性，有乌发、润肤、减肥三方面的美容效果。

白鸭消斑蒸

【药膳食材】山药200g，白鸭1只，生地100g，枸杞子30g，金线莲3g，葱6g，姜10g，胡椒粉3g，黄酒、食用盐各少许。

【制作技术】1. 将山药、生地、枸杞子、金线莲、葱、姜洗净，山药切成片，葱切成段，姜切成片。将鸭子煺毛、去内脏、去杂、去尾尖，洗净，用胡椒粉、食用盐、黄酒涂抹鸭体内外，撒上葱、姜腌1h，切为丁。

2. 将生地、金线莲布包，置碗底，放入山药、枸杞子、鸭丁，放入蒸锅里，加入适量清水，武火煮沸，上笼蒸至肉熟。

【食用方法】作为菜肴佐餐食用，每周2剂。

【为什么呢】补益肝肾，养阴消斑，凉血、清热解毒。

何首乌鸡

【药膳食材】鸡肉200g，何首乌、笋丁各50g，金线莲3g，淀粉、料酒、花生油各适量，酱油、食用盐各少许。

【制作技术】1. 将鸡肉、何首乌、笋丁、金线莲洗净。将鸡肉切成丁放入碗中，加入料酒、食用盐、淀粉上好浆。

2. 将何首乌、金线莲放入砂锅内，加入适量清水，武火煮沸，改文火熬煮25min，去渣取汁。

3. 热锅凉花生油，放入鸡丁余炸至熟，倒入漏勺。

4. 锅中留少许底油，加入鸡丁、笋丁、料酒、食用盐、酱油、何首乌汁，快速颠炒，入味后用湿淀粉勾芡。

【食用方法】作为菜肴佐餐食用。鸡肉熟烂，味鲜香，稍有何首乌味。

【为什么呢】温中益气，补精填髓，滋补肝肾，乌须发，悦颜色，延寿命。

【实际应用】适用于女性常食，使头发乌黑油亮，容颜白里透红，显得漂亮年轻。

枣菊粥

【药膳食材】大枣2个，菊花15g，黑米50g，红糖适量。

【制作技术】1. 将大枣、菊花、黑米洗净。

2. 将大枣、菊花、黑米放入砂锅内，加入适量清水，武火煮沸，改文火熬煮至熟成粥，放入红糖稍煮。

【食用方法】每日1次食用。

【为什么呢】健脾补血，清肝明目，护肤。

【实际应用】适用于养生美颜。常食用可使面部肤色红润、保健防病、驻颜美容。

健脾消斑粥

【药膳食材】生薏苡仁、生芡实、白扁豆各10g，生山药30g，莲子、赤小豆各15g，大枣3个，粳米50g。

【制作技术】1. 将生薏苡仁、生芡实、白扁豆、生山药、莲子、赤小豆、大枣、粳米洗净。将薏苡仁放入砂锅内，加入适量清水浸泡2h。

2. 将食材放入砂锅内，武火煮沸，文火熬煮至熟成粥。

【食用方法】每日1剂，分早、晚服用，连服1个月。吃芡实时要用慢火炖煮至烂熟，细嚼慢咽，方能起到充养身体的作用。

【为什么呢】健脾疏肝，祛脂消斑。新鲜芡实和莲藕、茭白、荸荠等8种植物并称为"水八仙"。芡实和莲子，一个除湿功能特别强，一个补脾之力特别强，两者一起吃，再加点别的食材，那就是祛湿不可多得的药膳方了。莲子配芡实，不仅治愈脾肾气虚，还把湿气一扫而光。

配合以下外用精方

外用精方1：红糖美白面膜

【制作材料】红糖100g，鲜牛奶适量。

【制作技术】1. 将红糖用热水融化，加入鲜牛奶，冲调搅拌。

2. 涂于面部，保持30min，用清水洗净。

【使用方法】每周3次，持续3个月。

【为什么呢】减少皮肤中的黑色素，皮肤变得光滑细腻。

【实际应用】适用于美白护肤。

外用精方 2：红糖祛斑面膜

【制作材料】红糖 3 大匙，纯净水 200ml，淀粉少许。

【制作技术】1. 将红糖放在小锅里，加入纯净水、淀粉，武火煮沸，文火熬煮至黏稠的糖胶状。

2. 稍微放凉，均匀地平铺涂在洗净的脸上，保持 10min，用温水洗净。

【使用方法】每周 2 次。

【为什么呢】祛斑。

【实际应用】适用于美白祛斑。

外用精方 3：红糖滋润面膜

【制作材料】红茶 2 茶匙，红糖 3 茶匙，面粉适量。

【制作技术】1. 将红茶、红糖放入锅内，加入适量清水，武火煮沸，与面粉混合调匀成糊状。

2. 稍微放凉，均匀地平铺涂在洗净的脸上，保持 15min，用温水清洗。

【使用方法】每周 3 次。

【为什么呢】肌肤得到足够滋润。

【实际应用】适用于肌肤补水。

【警而远之】凡邪实、邪毒未消者忌用鸡肉。阳虚体质、感受外寒、脾胃虚寒者忌用蒲公英。产妇、婴儿忌用薄荷。高脂血症、肥胖症、糖尿病、龋齿、便秘、口舌生疮（主要指老年人）、平素痰湿偏盛、消化不良、产前经常吐酸水、晚上睡觉前（特别是儿童），以及夏天忌用红糖，多食令人胀闷、助热、生痰、损齿、生疳虫、消肌肉。湿痰、积滞、齿病、虫病、温热、暑湿诸病前后、黄疸、肿胀、糖尿病者忌用大枣，多食动风，脾反受病。阴阳两虚型者、痰湿型、血瘀型高血压病患者忌用菊花，否则降血压效果不佳。尿频、胃肠较弱、蛇咬伤百日之内者忌用赤小豆。孕妇慎用丹参，丹参反藜芦。出血性疾病忌用黑木耳。外邪实热、脾虚有湿、肠滑者忌用枸杞子。脾虚湿盛、湿热实邪、胸腹满闷、大便干燥者忌用山药。感冒患者忌用鸭肉，素体虚寒、受凉引起的不思饮食、胃部冷痛、腹泻清稀，或腰痛、寒性痛经、肥胖、动脉硬化、慢性肠炎者少食。茯苓忌与醋同食。玫瑰花忌与茶叶同泡喝，月经量过多者经期忌用。脾虚无湿者、孕妇、对本品过敏者忌用薏苡仁。因芡实有较强收涩作用，便秘、尿赤、妇女产后忌用。气郁痞胀、溺赤便秘、食不运化、新产后忌用莲子。尿频、胃肠较弱、蛇咬伤百日之内者忌用赤小豆。扁豆含有凝集素及能引发溶血症的皂苷，忌未熟透食用，否则会食物中毒。糖尿病、糖耐量异常、痰湿内蕴、中满痞胀、肠滑泄泻者忌用蜂蜜，蜂蜜反生葱。薄荷忌鳖肉。非体虚而有实邪者忌用党参，党参反藜芦。脾胃虚寒、大便溏泄者忌用金线莲。

托毒排邪粥

【药膳食材】枸杞子30g，白鸽肉100g，粳米50g，香油、食用盐各少许。

【制作技术】1.将枸杞子、白鸽肉、粳米洗净，白鸽肉剁成肉泥。

2.将枸杞子、白鸽肉、粳米放入砂锅内，加入适量清水，武火煮沸，改文火熬煮至熟成粥。

【食用方法】加入食用盐、香油调味，搅拌均匀。每日1剂，分早、晚2次食用，5剂为1个疗程。

【为什么呢】养阴润肤，托毒排邪，消痈退肿。

【实际应用】适用于皮肤有感染、脸生痤疮者。

【警而远之】外邪实热、脾虚有湿、肠滑者忌用枸杞子。

补脾肾养颜饮

【药膳食材】核桃仁、茯苓各50g，白及、黄豆各30g，芡实20g，滨海耳叶牛皮消3g，猪瘦肉60g。

【制作技术】1.将食材洗净，猪瘦肉切成小块。

2.将食材放入砂锅内，加入适量清水，武火煮沸，改文火熬煮至肉熟烂。

【食用方法】饮汤，吃核桃仁、茯苓、黄豆、芡实、肉。每天1次。吃芡实时要用慢火炖煮至烂熟，细嚼慢咽，方能起到充养身体的作用。

【为什么呢】补益脾肾，美颜健体。

【实际应用】适用于脾肾亏虚及年老体虚、容颜憔悴。

【警而远之】茯苓忌与醋同食。因芡实有较强收涩作用，便秘、尿赤、妇女产后忌用。儿童、孕妇、生理期妇女忌用滨海耳叶牛皮消。

玻璃核桃仁

【药膳食材】核桃仁250g，白糖、花生油各适量。

【制作技术】1. 将核桃仁放开水中泡至内皮发软后剥去内皮，放入沸水锅中焯一下，捞出沥水。

2. 热锅凉花生油，放入核桃仁炸至漂起时捞出，控油。

3. 锅内留少许底油，烧至五成热时放入白糖搅炒，白糖融化起小泡时倒入核桃仁，颠翻拌匀，使糖匀布于核桃仁上，随即倒入盘中用筷子逐个拨开，晾凉。

【食用方法】酥脆适口，甜润香醇。可佐餐，也可作零食吃。

【为什么呢】温补肺肾，定喘润肠，乌发润肤，健美强身，降胆固醇，防止动脉硬化，补气养血，增强细胞活力，提高脑神经功能，抗氧化、抗衰老。

【实际应用】适用于过早白发者。

【警而远之】忌炸糊。糖尿病患者忌用白糖。

红豆薏米粉

【药膳食材】红豆、薏苡仁各30g。

【制作技术】1. 将食材洗净，用粉碎机打碎。

2. 将食材放入砂锅内，加入适量清水，武火煮沸，改文火熬煮至熟。

【食用方法】每日1次食用。

【为什么呢】健脾养胃，利尿消肿，增强食欲，解毒止泻。

【实际应用】适用于体内有湿气，如积液、水肿、湿疹、脓疡等与体内浊水有关的问题。感受湿邪，常可见头重如裹、头蒙、周身困重、四肢酸沉等，分泌物、排泄物增多而秽浊不清，如面垢多眵、下痢黏液脓血、小便浑浊、男性阴囊潮湿、妇女带下过多等。阻遏气机常见到胸闷、脘痞、胀满等症状；损伤阳气，水湿内停，易见腹泻、水肿、舌体胖大有齿痕等。分泌物或排泄物多表现为黏滞不爽，如口中黏腻、大便黏滞黏马桶、解不干净之感、小便涩滞不畅、舌苔腻等。多见于下部的症状，如下痢、带下、淋浊、下肢水肿等。

【警而远之】脾虚无湿者、孕妇、对本品过敏者忌用薏苡仁。

绿豆薏米饮

【药膳食材】绿豆100g，薏苡仁50g，山楂10g，金线莲3g。

【制作技术】1.将食材洗净。将薏苡仁放入砂锅内，加入适量清水浸泡2h。

2.将食材放入砂锅内，武火煮沸，改文火熬煮至烂熟。

【食用方法】隔天1次，连续服食7次。

【为什么呢】清热，化湿，解毒，凉血。

【实际应用】适用于湿热壅盛型皮肤瘙痒症，或油性皮肤预防痤疮。

【警而远之】脾虚无湿者、孕妇、对本品过敏者忌用薏苡仁。脾胃虚寒、滑肠泄泻、服用温补药者忌用绿豆，忌久食，忌用铁锅煮，忌焖煮极烂，否则会降低疗效。妊娠、空腹、脾虚胃弱无积滞、气虚便溏、糖尿病忌用山楂，山楂食用后应立即漱口，忌多食。脾胃虚寒、大便溏泄者忌用金线莲。

健脾冬瓜粥

【药膳食材】冬瓜150g，山药100g，羊肉末、粳米各50g，食用盐少许。

【制作技术】1.将冬瓜、山药去皮，洗净，切成小块。将粳米洗净。

2.将粳米放入砂锅内，加入适量清水，武火煮沸，改文火熬煮至八成熟，放入羊肉末煮至熟。

3.冬瓜、山药放入粥中煮至熟烂。

【食用方法】加入食用盐调味，喝粥。早、晚各食1次。

【为什么呢】健脾和胃，利水解毒，润肤止痒。

【实际应用】适用于湿蕴肌肤型皮肤瘙痒症。

【警而远之】脾虚湿盛、湿热实邪、胸腹满闷、大便干燥者忌用山药。羊肉忌与荞麦、南瓜、梨、乳酪、豆酱、醋、红酒、茶叶同食。肝炎、外感病邪、素体有热者及春季忌吃羊肉。忌用铜锅烹制羊肉。

补血润肤止痒汤

【药膳食材】泥鳅 30g，大枣 15g，食用盐少许。
【制作技术】1. 将泥鳅、大枣洗净。泥鳅去杂，大枣去核。
2. 将泥鳅、大枣放入砂锅内，加入适量清水，武火煮沸，改文火熬煮至泥鳅熟。
【食用方法】加入食用盐调味，喝汤吃渣，每日 1 次，连用 10 天。
【为什么呢】补血养肝，润肤止痒。
【实际应用】适用于血虚风燥型皮肤瘙痒症。
【警而远之】湿痰、积滞、齿病、虫病、温热、暑湿诸病前后、黄疸、肿胀、糖尿病者忌用大枣，多食动风，脾反受病。

活血润肤止痒粥

【药膳食材】桃仁 10g，高粱米 100g。
【制作技术】1. 将食材洗净。
2. 将食材放入砂锅内，加入适量清水，武火煮沸，改文火熬煮至熟成粥。
【食用方法】每日分早、晚餐 2 次食用。一般半月后症状可减轻，1～2 个月可获痊愈。
【为什么呢】补气健脾，活血化瘀，通畅血脉，润肤止痒。
【实际应用】适用于糖尿病并发皮肤瘙痒症属血燥者。
【警而远之】桃仁破血去瘀，能堕胎，故无瘀滞、脾虚便溏者及孕妇忌用。

疏风散热止痒代茶饮

【药膳食材】鲜金银花 10g，鲜枇杷 4 个，金线莲 3g。
【制作技术】将枇杷洗净，切开去核，捣烂，放入瓷杯中，放入金银花、金线莲，用沸水冲泡。
【食用方法】代茶频饮。
【为什么呢】疏风散热，止痒，凉血，清热解毒。
【实际应用】适用于风热血热型皮肤瘙痒症。

【警而远之】忌吸烟、饮酒、多喝浓茶、咖啡等。忌吃含易致敏性食物，如含致敏物质荞麦荧光素的荞麦、蚕豆、白扁豆、茄子，腥膻发物，如牛肉、羊肉、猪头肉、鹅肉、鲤鱼、虾、蟹、牛奶等，以及辛辣、酸等刺激性食物。忌各种诱发因素和可疑的致病因素。尽量避免再次接触、食入、吸入过敏的物质。忌接触过敏原。忌日光直射。忌室内不常清理。忌房间太暖。忌居室不通风。忌室内装修后立即入住。忌春季室外花粉较多时在室外活动时间长。忌养宠物。忌穿着太暖。忌穿丝、毛及化纤等制品。忌羽绒及化纤品枕头、被褥。忌骤然进出冷热悬殊的环境。忌起居没有规律、缺乏充足睡眠。忌过度劳累和精神紧张。忌搔抓、热水烫、过度用肥皂洗及涂搽刺激性强的外用药等。忌缺乏运动锻炼。脾胃虚寒、大便溏泄者忌用金线莲。

发散风寒止痒粥

【药膳食材】糯米 60g，生姜、葱白各 6g，米醋 10ml。

【制作技术】1.将糯米、生姜、葱白洗净。

2.将糯米、生姜放入砂锅内，加入适量清水，武火煮沸，文火熬煮至粥将熟，放入葱白，加入米醋稍煮。

【食用方法】每日早餐食用。糯米食品宜加热后食用，宜煮稀粥服食，不仅营养滋补，且易消化吸收，养胃气。

【为什么呢】发散风寒。

【实际应用】适用于风寒束表型皮肤瘙痒症。

【警而远之】忌用辛辣及鱼腥虾蟹等物，忌饮酒及咖啡；居室不可太干燥；避免搔抓患处；忌穿毛织物或化纤品。忌用腐烂生姜。"一年之内，秋不食姜；一日之内，夜不食姜。"阴虚火旺、目赤内热、痈肿疮疖、肺炎、肺脓肿、肺结核、胃溃疡、胆囊炎、肾盂肾炎、糖尿病、痔疮忌长期食用生姜。葱白忌久煎煮，体虚自汗、狐臭者忌用。糯米所含淀粉为支链淀粉，在肠胃中难以消化水解，胃炎及十二指肠炎等消化道炎症患者，老年人、小孩忌用。糯米所含碳水化合物和钠的量都很高，糖尿病、体重过重或其他慢性病（如肾脏疾病、高脂血症）患者忌用。

湿疹套餐（2汤组合餐：苹果胡萝卜汤、黑白红黄绿汤）

苹果胡萝卜汤

【药膳食材】苹果、胡萝卜各30g。

【制作技术】1. 将食材洗净，两者都不去皮，切成片。

2. 将食材放入砂锅内，加入适量清水，武火煮沸，改文火熬煮8～10min。

【食用方法】每日1剂，分两次温服。连服10～20天。配合外用黑豆馏油涂抹患处；或配合无花果鲜树枝，每次用一把，剪成小段，熬水温水清洗患处，每天不计次数，很快会止痒；或配合新鲜马齿苋50g，煮水温水清洗患处，每天2～3次。

【为什么呢】苹果生吃和熟吃效果不一样，生吃生津润肠；熟吃解毒去火，其中的多酚类物质明显增加，抗氧化，抗炎杀菌。胡萝卜调理脾胃，透邪外出。

黑白红黄绿汤

【药膳食材】黑豆、绿豆、赤小豆、黄豆、薏苡仁各25g，乌梅5个。

【制作技术】1. 将食材洗净。

2. 将食材放入电炖锅内，加入适量清水，熬制超过2h。

【食用方法】每天喝几杯，持续一两个月。

【为什么呢】补脾祛湿、补肾滋阴。可以祛除湿热、收敛相火、滋补脾肾。

【实际应用】适用于湿疹、口舌生疮。

【警而远之】脾虚无湿者、孕妇、对本品过敏者忌用薏苡仁。脾胃虚寒、滑肠泄泻、服用温补药者忌用绿豆，忌久食，忌用铁锅煮，忌焖煮极烂，否则会降低疗效。外有表邪、内有实热积滞者忌用乌梅。

双花马齿苋粥

【药膳食材】菊花5g，银花15g，马齿苋30g，粳米50g，生百合或金线莲适量。

【制作技术】1. 将食材洗净。

2. 将马齿苋、粳米放入砂锅内，加入适量清水，武火煮沸，改文火熬煮至粥将熟，放入菊花、银花稍煮至粥熟。

3. 生百合或金线莲捣烂，外涂患处。

【食用方法】喝粥。

【为什么呢】清热解毒消肿，抗炎，抗菌，抗病毒。

【实际应用】适用于脓疱疮。

【警而远之】阴阳两虚型者、痰湿型、血瘀型高血压患者忌用菊花，否则降血压效果不佳。马齿苋为寒凉之品，脾胃虚弱、大便泄泻者及孕妇忌用，忌与胡椒、鳖甲同食。中寒者忌用百合。

薏米绿豆饮

【药膳食材】薏苡仁、鲜绿豆各 30g。

【制作技术】1. 将食材洗净。将薏苡仁放入砂锅内，加入适量清水浸泡 2h。

2. 将鲜绿豆放入砂锅内，武火煮沸，改文火熬煮至熟。

【食用方法】每日早晨 1 次顿服，15 日为 1 个疗程。

【为什么呢】调节免疫，治疗赘疣，清热解毒。

【实际应用】适用于扁平疣。

【警而远之】脾虚无湿者、孕妇、对本品过敏者忌用薏苡仁。脾胃虚寒、滑肠泄泻、服用温补药者忌用绿豆，忌久食，忌用铁锅煮，忌焖煮极烂，否则会降低疗效。

薏苡仁粉

【药膳食材】薏苡仁 30g。

【制作技术】将食材洗净，放入锅内炒至表面微黄色，研磨成粉。

【食用方法】每天冲服 1 调羹。

【为什么呢】调节免疫，治疗赘疣，有效抑制癌细胞的增殖。

【实际应用】适用于尖锐湿疣。

【警而远之】脾虚无湿者、孕妇、对本品过敏者忌用薏苡仁。

生发套餐（1热1粥组合餐：黑豆煮排骨、桑葚茯苓粥）

黑豆煮排骨

【药膳食材】黑豆50g，排骨1块，花生油适量。

【制作技术】1. 将黑豆、排骨洗净。将排骨冷水入锅，开水焯去血污、浮沫。

2. 热锅凉花生油，放入排骨油煎至半熟，加入适量清水、黑豆，武火煮沸，改文火熬煮汤至熟。

【食用方法】作为菜肴佐餐食用。

桑葚茯苓粥

【药膳食材】新鲜桑葚100g，茯苓粉20g，粳米50g。

【制作技术】1. 将桑葚、粳米洗净。

2. 将食材放入砂锅内，加入适量清水，武火煮沸，改文火熬煮至熟成粥。

【食用方法】每天早餐食用，连服10天。

【为什么呢】使头发乌黑亮泽，预防脱发，滋养皮肤。

【实际应用】适用于各种白发、脱发。

【警而远之】茯苓忌与醋同食。脾胃虚寒、大便溏泄、糖尿病、妊娠、空腹忌用桑葚；忌食未成熟桑葚；因桑葚中含有溶血性过敏物质及透明质酸，一次过量食用容易发生溶血性肠炎；桑葚忌用铁器盛放，桑葚与铁器接触会发生化学反应从而产生毒性物质；桑葚中含有较多的胰蛋白酶抑制物，影响人体对铁、钙、锌等物质的吸收，儿童应少吃。

全虫止痛散

【药膳食材】全蝎（全虫）42克。

【制作技术】将食材洗净、晒干、研细末，分为10包。

【食用方法】早、晚各服1包，7天为1个疗程，轻者1个疗程痛止，重者可连服2~5个疗程。

【为什么呢】镇惊熄风，通络止痛，攻毒散结。

【实际应用】适用于带状疱疹后遗症疼痛。

【警而远之】全蝎，辛散有毒，用量不宜过大。血虚生风者忌用。

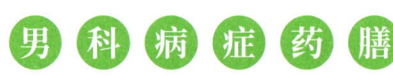

荷叶末

【药膳食材】荷叶30g。

【制作技术】将食材洗净、晒干、研细末。

【食用方法】每次服3g，早、晚各1次。

【为什么呢】清香升散，消暑利湿，健脾升阳。

【实际应用】适用于阴虚火旺型遗精。

【警而远之】忌多吃性温燥烈食物，如羊肉、韭菜、辣椒、葵花子等。忌熬夜。忌运动太过。

固精止遗套餐（1热1粥2汤组合餐：韭菜海米煎蛋、固精止遗粥、四神煲豆腐、枸杞甲鱼汤）

韭菜海米煎蛋

【药膳食材】韭菜250g，海米30g，鸡蛋2个，淀粉、香油、茶叶籽油各适量，食用盐少许。

【制作技术】1. 将韭菜、海米洗净。韭菜切3cm长段。海米水发20min，捞出沥水。鸡蛋磕开倒出鸡蛋液搅拌均匀，放入韭菜、海米、淀粉、香油、食用盐搅拌均匀成糊状。

2. 热锅凉茶叶籽油，放入鸡蛋糊，旋转锅将鸡蛋糊摊成薄饼，煎成黄色至熟。

【食用方法】作为菜肴佐餐食用。有独特的茶香味。

【为什么呢】补肾阳，固肾气，通乳汁。

【实际应用】适用于因受寒而引起的腰痛、腿痛、腹痛及腹泻，肾阳不足的腰痛、遗精、阳痿、遗尿、产后乳胀、乳汁不畅等症，缓解便秘。

固精止遗粥

【药膳食材】生芡实 20g，山药 50g，莲子粉 15g，糯米 30g，麦麸适量，红糖少许。

【制作技术】1. 将生芡实、山药、糯米洗净，生芡实同麦麸炒至黄色。

2. 将生芡实、山药、莲子粉、糯米放入砂锅内，加入适量清水，武火煮沸，文火熬煮至熟成粥，放入红糖稍煮。

【食用方法】每日早、晚空腹温服。吃芡实时要用慢火炖煮至烂熟，细嚼慢咽，方能起到充养身体的作用。糯米食品宜加热后食用，宜煮稀粥服食，不仅营养滋补，且易消化吸收，养胃气。

【为什么呢】补益脾肾，除湿止带，固精止遗。新鲜芡实和莲藕、茭白、荸荠等 8 种植物并称为"水八仙"。芡实和莲子，一个除湿功能特别强，一个补脾之力特别强，两者一起吃，再加点别的食材，那就是祛湿不可多得的药膳方了。莲子配芡实，不仅治愈脾肾气虚，还把湿气一扫而光。

【实际应用】适用于肾虚不固型遗精兼有虚烦失眠者。

四神煲豆腐

【药膳食材】芡实、怀山药、茯苓、莲子各 15g，豆腐 500g，马铃薯 250g，香菇 100g，花生油、食用盐适量。

【制作技术】1. 将芡实、怀山药、茯苓、莲子、豆腐、马铃薯、香菇洗净。芡实、怀山药、茯苓磨粉。豆腐切成块（2cm 大小），抹食用盐晾干。马铃薯去皮、切成块。香菇去蒂。

2. 热锅凉花生油，放入抹去食用盐后的豆腐、马铃薯，略微炸至淡黄色。

3. 将豆腐、马铃薯、香菇、莲子及磨粉调水后的芡实、茯苓、怀山药放入砂锅内，加入适量清水，武火煮沸，改文火煮 1h。

【食用方法】作为菜肴佐餐食用。吃芡实时要用慢火炖煮至烂熟，细嚼慢咽，方能起到充养身体的作用。

【为什么呢】山药、茯苓、芡实、莲子称"四神"。新鲜芡实和莲藕、茭白、荸荠等 8

种植物并称"水八仙"。芡实和莲子,一个除湿功能特别强,一个补脾之力特别强,两者一起吃,再加点别的食材,那就是祛湿不可多得的药膳方了。莲子配芡实,不仅治愈脾肾气虚,还把湿气一扫而光。

【实际应用】适用于遗精、早泄等。

枸杞甲鱼汤

【药膳食材】甲鱼1只约450g,枸杞子15g,怀山药30g,大枣8个,生姜5片。

【制作技术】1. 将枸杞子、怀山药、大枣、生姜洗净。将甲鱼轻烫去黑膜,去内脏,洗净,斩成麻将块大小。冷水入锅,开水焯去血污、浮沫。

2. 将食材放入砂锅内,加入适量清水,武火煮沸,改文火炖3h。

【食用方法】喝汤吃渣。

【为什么呢】补养肝肾。

【实际应用】适用于肾虚遗精。

【警而远之】消化不良、食欲不振者忌服。因芡实有较强收湿作用,便秘、尿赤、妇女产后忌用。脾虚湿盛、湿热实邪、胸腹满闷、大便干燥者忌用山药。气郁痞胀、溺赤便秘、食不运化、新产后忌用莲子。高脂血症、肥胖症、糖尿病、龋齿、便秘、口舌生疮(主要指老年人)、平素痰湿偏盛、消化不良、产前经常吐酸水、晚上睡觉前(特别是儿童),以及夏天忌用红糖,多食令人胀闷、助热、生痰、损齿、生蛔虫、消肌肉。外感发热、痰饮较盛、食积内停者忌用鸡蛋。茯苓忌与醋同食。外邪实热、脾虚有湿、肠滑者忌用枸杞子。忌用腐烂生姜。"一年之内,秋不食姜;一日之内,夜不食姜。"阴虚火旺、目赤内热、痈肿疮疖、肺炎、肺脓肿、肺结核、胃溃疡、胆囊炎、肾盂肾炎、糖尿病、痔疮忌长期食用生姜。湿痰、积滞、齿病、虫病、温热、暑湿诸病前后、黄疸、肿胀、糖尿病者忌用大枣,多食动风,脾反受病。糯米所含淀粉为支链淀粉,在肠胃中难以消化水解,胃炎及十二指肠炎等消化道炎症患者,老年人,小孩忌用。糯米所含碳水化合物和钠的量都很高,糖尿病、体重过重或其他慢性病(如肾脏疾病、高脂血症)患者忌用。

补肝肾壮阳套餐
（1茶1羹1汤组合餐：男人三宝、羊肾肉苁蓉羹、猪腰煲杜仲）

男人三宝

【药膳食材】人参3g，枸杞子6g，淫羊藿9g。

【制作技术】将人参、枸杞子、淫羊藿洗净，放入瓷杯中，用沸水冲泡。

【食用方法】代茶饮用。

【为什么呢】温补肾阳，益肾填精。

【实际应用】适用于腰膝酸软、神疲乏力、性功能减退者。

羊肾肉苁蓉羹

【药膳食材】羊肾1个，肉苁蓉30g，米酒适量，食用盐少许。

【制作技术】1. 将羊肾去筋膜，中间切开成薄片，洗净。

2. 肉苁蓉浸泡米酒1夜，切成薄片。

3. 将羊肾、肉苁蓉放入砂锅内，加入适量清水，武火煮沸，改文火熬煮至羊肾熟，加入食用盐调味。

【食用方法】喝汤吃羊肾。

【为什么呢】补肾助阳，润肠通便，增强性功能，保护神经，调节免疫，抗氧化，增强记忆力，抗衰老，保肝。

【实际应用】适用于年纪较大或是肝肾虚弱者的阳痿。

猪腰煲杜仲

【药膳食材】猪肾1个，杜仲叶30g，食用盐少许。

【制作技术】1. 将猪肾去筋膜，中间切开成薄片，洗净。

2. 将食材放入砂锅内，加入适量清水，武火煮沸，文火熬煮至猪肾熟，加入食用盐调味。

【食用方法】喝汤吃猪肾。

【为什么呢】补肝肾，强筋骨。

【实际应用】适用于肝肾不足、精气亏虚的阳痿。

【警而远之】一般人忌长时间服用人参。人参忌与藜芦同用，且服药期间忌用萝卜、浓茶。外邪实热、脾虚有湿、肠滑者忌用枸杞子。凡大便泄泻、肾中有热、阳易举者忌用肉苁蓉。血脂偏高、高胆固醇者忌用猪肾。为避免重金属镉等在体内蓄积，每周食用猪肾总量少于 150g。肾虚火炽者忌用杜仲叶。

芡实茯苓粥

【药膳食材】芡实 15g，茯苓 10g，粳米 50g。

【制作技术】1. 将食材洗净，芡实、茯苓捣碎，放入砂锅内，加入适量清水浸泡 2h。
2. 将粳米放入砂锅内，武火煮沸，改文火熬煮至熟成粥。

【食用方法】1 日分顿食用，连吃数日。吃芡实时要用慢火炖煮至烂熟，细嚼慢咽，方能起到充养身体的作用。

【为什么呢】健脾渗湿利水，益肾固精。

【实际应用】适用于肾虚气弱小便不利、尿液混浊等症。

【警而远之】因芡实有较强收涩作用，便秘、尿赤、妇女产后忌用。

小茴香葱白饮

【药膳食材】小茴香 5g，葱白 4 茎。

【制作技术】将食材洗净，放入砂锅内，加入适量清水，武火煮沸，改文火水煎 10min，去渣取汁。

【食用方法】每日分 3 次服。

【为什么呢】通阳散寒理气，和胃暖肾。

【实际应用】适用于前列腺增生之下元虚型。

【警而远之】凡一切热证及阴虚火旺者忌用小茴香。葱白忌久煎煮，体虚自汗、狐臭者忌用。

清热通淋粥

【药膳食材】淡竹叶 6g 或鲜淡竹叶 12g，粳米 50g。

【制作技术】将食材洗净，放入砂锅内，加入适量清水，武火煮沸，改文火熬煮至熟成粥。

【食用方法】喝粥。

【为什么呢】清热除烦，利尿通淋，抑菌，抗肿瘤。

【实际应用】适用于前列腺增生之湿热郁滞型患者。

【警而远之】忌吸烟、饮酒。少吃辛辣等刺激性食物。忌憋尿。忌久坐和穿过紧的裤子。忌泌尿系统感染。忌肛肠疾病。忌会阴损伤。忌包茎或包皮过长。忌手淫、性交中断等习惯。节制性生活。忌过度疲劳。

山药汤圆

【药膳食材】生山药 150g，水磨糯米粉 250g，胡椒面、白糖各少许。

【制作技术】1. 将生山药洗净，蒸熟，剥去皮，放在大碗中，加胡椒面、白糖，以勺压拌调匀成泥馅。

2. 水磨糯米粉加入适量清水，揉拌成软料做成小圆皮，包住山药馅成汤圆。

3. 将汤圆放入砂锅内，加入适量清水，武火煮沸，改文火煮至熟。

【食用方法】经常食用。糯米食品宜加热后食用，不仅营养滋补，且易消化吸收，养胃气。

【为什么呢】补肾滋阴。

【实际应用】适用于男子肾虚肾寒精亏无嗣症。

【警而远之】脾虚湿盛、湿热实邪、胸腹满闷、大便干燥者忌用山药。糯米所含淀粉为支链淀粉，在肠胃中难以消化水解，胃炎及十二指肠炎等消化道炎症患者，老年人，小孩忌用。糯米所含碳水化合物和钠的量都很高，糖尿病、体重过重或其他慢性病（如肾脏疾病、高脂血症）患者忌用。

杞栗羊肉汤

【药膳食材】枸杞子15g，板栗30g，羊肉300g。

【制作技术】1. 将食材洗净。将羊肉切成块，冷水入锅，开水焯去血污、浮沫。

2. 将食材放入砂锅内，加入适量清水，武火煮沸，改文火熬煮至肉熟。

【食用方法】1日量，分两次，喝汤吃渣。

【为什么呢】补肾益精，补肝以养血，益精能助阳，抗衰老，补中益气补虚。

【实际应用】适用于肝肾阴虚型男性更年期。

【警而远之】外邪实热、脾虚有湿、肠滑者忌用枸杞子。

脾肾阳虚滋补粥

【药膳食材】核桃仁15g，芡实、去芯莲子各12g，粳米、猪肉各50g。

【制作技术】1. 将食材洗净。将芡实放入砂锅内，加入适量清水浸泡2h。

2. 将核桃仁、去芯莲子、粳米、猪肉放入砂锅内，武火煮沸，改文火熬煮至肉熟。

【食用方法】1日量，分两次，喝汤吃渣。吃芡实时要用慢火炖煮至烂熟，细嚼慢咽，方能起到充养身体的作用。

【为什么呢】新鲜芡实和莲藕、茭白、荸荠等8种植物并称为"水八仙"。芡实和莲子，一个除湿功能特别强，一个补脾之力特别强，两者一起吃，再加点别的食材，那就是祛湿不可多得的药膳方了。莲子配芡实，不仅治愈脾肾气虚，还把湿气一扫而光。

【实际应用】适用于脾肾阳虚型男性更年期。

【警而远之】因芡实有较强收湿作用，便秘、尿赤、妇女产后忌用。气郁痞胀、溺赤便秘、食不运化、新产后忌用莲子。外感疾病、湿热内蕴、肥胖者忌用猪肉。

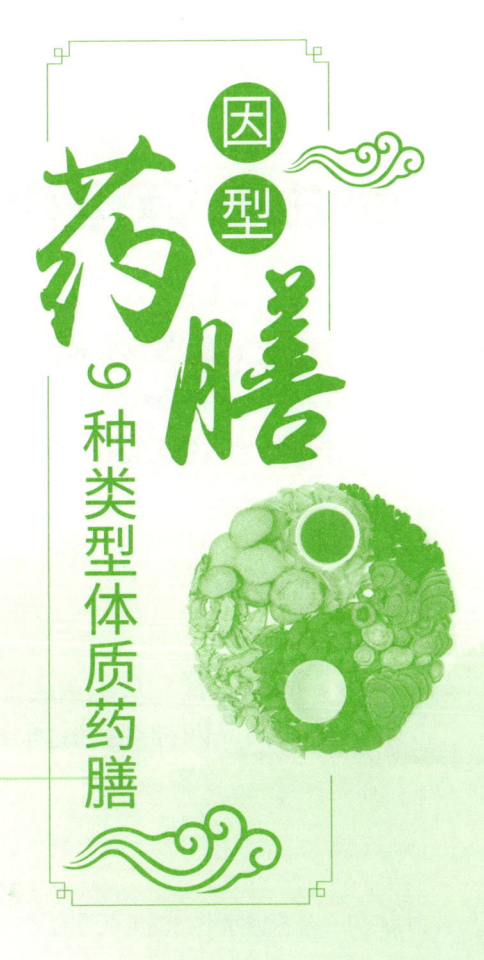

科学研究发现，中国人的体质可分为平和质、气虚质、阳虚质、阴虚质、痰湿质、湿热质、血瘀质、气郁质、特禀质9种类型。其中平和质为正常体质，其他8种为偏颇体质。"9类型"，忌不辨。不要忽视分辨自己体质类型的重要性。体质不同，所需采取的保健方法也不一样。了解自己属于什么体质，并及早采取相应的保健措施，有助于改变体质的偏颇，预防疾病。

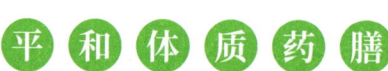

平和体质体型匀称、健壮。常见表现是肤色润泽，发密有光泽，目光有神，嗅觉通利，味觉正常，精力充沛，耐受寒热，睡眠安和，胃纳良好，二便正常。心理特征是性格随和、开朗。发病倾向是平素患病较少。适应能力是对外适应能力较强。总结为一句话：精力充沛不疲倦，睡到天亮不失眠。记忆力好不健忘，适应外界能力强。

平和体质，重在维护。饮食有节，劳逸结合，坚持锻炼。中成药防风通圣丸，扶正祛邪，为表里、气血、三焦通治之剂。

平和调理套餐（2主1粥2汤组合餐：八宝饭、一品山药、阿胶枣粥、丝瓜肉片汤、四神炖猪肚汤）

八宝饭

【药膳食材】薏苡仁、白扁豆、去芯莲子各50g，大枣2个，核桃仁、龙眼肉、糖青梅各25g，糯米100g，白糖、猪油各少许。

【制作技术】1. 将薏苡仁、白扁豆、去芯莲子、大枣、核桃仁、龙眼肉、糯米洗净。大枣以水泡发，核桃仁炒熟，白糖加清水熬成糖汁。

2. 将薏苡仁、白扁豆、去芯莲子放入高压锅内煮熟。糯米放盆中加清水蒸熟。

3. 取1个大碗涂猪油，碗底摆好糖青梅、龙眼肉、大枣、核桃仁、莲子、白扁豆、薏苡仁，铺上熟糯米饭，上蒸锅蒸20min。

【食用方法】把八宝饭倒扣在大圆盘中，用白糖汁浇在饭上。糯米食品宜加热后食用，不仅营养滋补，且易消化吸收，养胃气。

【为什么呢】色香味形俱佳。健脾，养胃，滋肾，益阴。新鲜芡实和莲藕、茭白、荸荠等 8 种植物并称为"水八仙"。芡实和莲子，一个除湿功能特别强，一个补脾之力特别强，两者一起吃，再加点别的食材，那就是祛湿不可多得的药膳方了。莲子配芡实，不仅治愈脾肾气虚，还把湿气一扫而光。

【实际应用】适用于一般人食用，可增进营养；体弱、少食、消渴、神衰、便溏、水肿等患者食用更为相宜。

一品山药

【药膳食材】生山药 150g，面粉 50g，核桃仁、什锦果料各适量，蜂蜜 1 汤匙约 15ml 或 15g，白糖、猪油、芡粉各少许。

【制作技术】1. 将山药洗净，蒸熟，剥去皮，放在大碗中。

2. 加面粉，揉成面团，放在平盘中按成饼状，上面摆核桃仁、什锦果料，上蒸锅蒸 20min。

3. 蜂蜜、白糖、猪油、芡粉，加热成糖蜜汁。

【食用方法】在圆包饼上浇一层糖蜜汁后吃。形色美观，味香爽口。

【为什么呢】滋肾养阴。

【实际应用】适用于一般人食用，可增进营养；肾虚体弱、消渴、尿频、遗精等患者食用更为相宜。

阿胶枣粥

【药膳食材】阿胶 3g，大枣 1 个，枸杞子 1.5g，莲子、龙眼肉各 1g，赤小豆、糯米各 10g，麦仁 5g，红芸豆、花生仁、鹰嘴豆各 1.5g。

【制作技术】1. 将大枣、枸杞子、莲子、龙眼肉、赤小豆、糯米、麦仁、红芸豆、花生仁、鹰嘴豆洗净，将赤小豆、红芸豆、花生仁、鹰嘴豆放入砂锅内，加入适量清水浸泡 2h。用 85℃以上热水化开阿胶得阿胶液。

2. 将大枣、枸杞子、莲子、龙眼肉、糯米、麦仁、阿胶液放入砂锅内，加入适量清水，武火煮沸，改文火熬煮至豆软烂熟成粥。

【食用方法】喝粥。糯米食品宜加热后食用，宜煮稀粥服食，不仅营养滋补，且易消化吸收，养胃气。

【为什么呢】活血养颜，抗衰老。

【实际应用】适用于调节气色、提升精神。

丝瓜肉片汤

【药膳食材】山药20g，瘦猪肉100g，丝瓜150g，葱6g，姜10g，淀粉、茶叶籽油各适量，香油、食用盐各少许。

【制作技术】1. 将猪肉、丝瓜、山药、葱、姜洗净，将丝瓜、山药均去皮、切成片。将猪肉切成片，将葱切成段，姜切成末。

2. 热锅凉茶叶籽油，放入葱、姜爆香，放入猪肉炒至发白。

3. 加入丝瓜、山药翻炒1min，加入适量清水，武火煮沸，改文火稍煮片刻，用淀粉勾芡。

【食用方法】加入食用盐调味，淋上香油，作为菜肴佐餐食用。有独特的茶香味。

【为什么呢】荤素搭配热量低，营养丰富味道好，清火，解毒，通便，消水肿等。

【实际应用】适用于亚疾病或一般人群用作日常食养保健。

四神炖猪肚汤

【药膳食材】猪肚1个，莲子40g，芡实、茯苓、怀山药、益智仁各20g，料酒、食用盐适量。

【制作技术】1. 将莲子、芡实、茯苓、怀山药、益智仁洗净。将莲子、芡实放入砂锅内，加入适量清水浸泡2h。

2. 将猪肚撒上食用盐搓洗掉黏液，洗净，切成小块。

3. 将莲子、芡实、茯苓、怀山药、益智仁、猪肚、料酒倒入砂锅，武火煮沸，改文火熬煮至猪肚熟烂。

【食用方法】不放食用盐，作为菜肴佐餐食用。药效平稳，一年四季都可食用。山药可由其他薯类代替，切成滚刀块放入，芡实可用薏苡仁、白果代用。吃芡实时要用慢火炖煮至烂熟，细嚼慢咽，方能起到充养身体的作用。

【为什么呢】山药、茯苓、芡实、莲子称"四神"。养心安神，健脾和胃，止泻，益肾固精。新鲜芡实和莲藕、茭白、荸荠等8种植物并称"水八仙"。芡实和莲子，一个除湿功能特别强，一个补脾之力特别强，两者一起吃，再加点别的食材，那就是祛湿不可多得的药膳方了。莲子配芡实，不仅治愈脾肾气虚，还把湿气一扫而光。

【实际应用】适用于亚疾病者调理。

【警而远之】感冒有发热现象、咽喉痛者忌用。忌过冷、过热、油腻、辛辣食物。气郁痞胀、溺赤便秘、食不运化、新产后忌用莲子。因芡实有较强收涩作用，便秘、尿赤、妇女产后忌用。脾虚湿盛、湿热实邪、胸腹满闷、大便干燥者忌用山药。茯苓忌与醋同食。脾虚无湿者、孕妇、对本品过敏者忌用薏苡仁。湿阻中焦、饮食停滞、呕吐腹痛、胃脘胀闷、大便滑泻、舌苔厚腻、急性胃肠炎、急性胆囊炎、肝炎、糖尿病、支气管炎、肺炎、龋齿、服用糖皮质激素或苦味健胃药或退热药者，孕妇，小儿忌用龙眼肉。扁豆含有凝集素及能引发溶血症的皂苷，忌未熟透食用，否则会食物中毒。湿痰、积滞、齿病、虫病、温热、暑湿诸病前后、黄疸、肿胀、糖尿病者忌用大枣，多食动风，脾反受病。糖尿病、糖耐量异常、痰湿内蕴、中满痞胀、肠滑泄泻者忌用蜂蜜，蜂蜜反生葱。尿频、胃肠较弱、蛇咬伤百日之内者忌用赤小豆。外邪实热、脾虚有湿、肠滑忌用枸杞子。脾胃虚弱、出血而有瘀滞、高脂血症、糖尿病、体内湿邪重、容易上火、感冒、痰多咳嗽、腹泻、有伤口、月经来潮、过敏体质者忌用阿胶，阿胶忌萝卜、大蒜、浓茶、烧酒、大黄。寒湿停滞、肠滑便泄者忌用花生仁。外感疾病、湿热内蕴、肥胖者忌用猪肉。糯米所含淀粉为支链淀粉，在肠胃中难以消化水解，胃炎及十二指肠炎等消化道炎症患者，老年人，小孩忌用。糯米所含碳水化合物和钠的量都很高，糖尿病、体重过重或其他慢性病（如肾脏病、高脂血症）患者忌用。

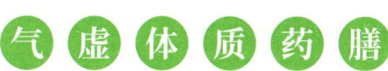

气虚体质药膳

气虚体质肌肉松软。常见表现是气短懒言，精神不振，疲劳易汗，目光少神，唇色少华，毛发不泽，头晕健忘，大便正常，小便或偏多。心理特征是性格内向、不稳定。发病倾向是易患感冒和内脏下垂。适应能力是不耐受寒邪、风邪、暑邪。总结为一句话：易患感冒易疲倦，气短心慌头晕沉。喜静懒言身无力，稍一活动汗全身。

气虚体质，益气培元，食宜益气健脾（适当多吃具有益气健脾功效的食物，如山药、黄豆、白扁豆、鸡肉、香菇、大枣、龙眼肉、蜂蜜等）。中成药玉屏风散，提升患者的"正气"以抵御外邪，预防气虚感冒，还能治疗症状轻微的早期感冒。

山药粥

【药膳食材】山药 30g，粳米 50g。
【制作技术】1. 将食材洗净。将山药去皮、切成块。
2. 将食材放入砂锅内，加入适量清水，武火煮沸，文火熬煮至熟成粥。
【食用方法】每日晚餐食用。
【为什么呢】补中益气，益肺固精。
【实际应用】适用于气虚体质。
【警而远之】忌吃耗气的食物，如空心菜、生萝卜等。忌起居过劳。忌运动不柔缓。脾虚湿盛、湿热实邪、胸腹满闷、大便干燥者忌用山药。

茯苓燕麦粥

【药膳食材】黄芪、茯苓各 25g，大枣 1 个，怀山药 100g，粳米 50g，燕麦片 40g，红糖少许。
【制作技术】1. 将黄芪、茯苓、大枣、怀山药、粳米洗净。将怀山药去皮、切成小块。
2. 将黄芪、茯苓、大枣、怀山药、粳米、燕麦片放入砂锅内，加入适量清水，武火煮沸，改文火熬煮至熟成粥。放入红糖，稍煮片刻。
【食用方法】喝粥。
【为什么呢】补气健脾胃，益元气，升阳举陷，益卫固表止汗，养肺益阴。
【实际应用】适用于偏心肺气虚的气虚体质。
【警而远之】忌吃耗气的食物，如空心菜、生萝卜等。茯苓忌与醋同食。脾虚湿盛、湿热实邪、胸腹满闷、大便干燥者忌用山药。高脂血症、肥胖症、糖尿病、龋齿、便秘、口舌生疮（主要指老年人）、平素痰湿偏盛、消化不良、产前经常吐酸水、晚上睡觉前（特别是儿童），以及夏天忌用红糖，多食令人胀闷，助热、生痰、损齿、生疳虫、消肌肉。湿痰、积滞、齿病、虫病、温热、暑湿诸病前后、黄疸、肿胀、糖尿病者忌用大枣，多

食动风，脾反受病。

脾胃气虚体质套餐（2 热 1 主 1 粥组合餐：牛肉炖海带、黄芪蒸鸡、什锦麦胚饼、人参莲子粥）

牛肉炖海带

【药膳食材】海带 300g，黄牛肉 300g，陈皮 2g，草果 1g，小茴香 2g，花椒 2g，八角茴香 6g，肉豆蔻 2g，丁香 0.5g，肉桂 2g，葱 130g，生姜 60g，大蒜 20g，食用盐少许。

【制作技术】1. 将海带、牛肉、陈皮、草果、小茴香、花椒、八角茴香、肉豆蔻、丁香、肉桂、葱、生姜、大蒜洗净。海带切成块，葱切成段，姜切成片，蒜切碎。将牛肉切成块，冷水入锅，开水焯去血污、浮沫。

2. 将食材放入砂锅内，加入适量清水，武火煮沸，改文火炖至牛肉软烂熟。

【食用方法】加入食用盐调味，作为菜肴佐餐食用。

【为什么呢】补中益气，滋养脾胃，软坚散结。

【实际应用】适用于脾气亏虚证：气虚脾失健运。以食少，腹胀，大便溏薄，神疲，肢体倦怠，舌淡脉弱等为常见症的证候。或贫血等脾气亏虚者，表现为头晕、气短、疲乏、心悸等症。身体虚弱或无病者不定时食用，能健身益寿。

黄芪蒸鸡

【药膳食材】童子鸡 1 只，生黄芪 30g，枸杞子 10g，鲜怀山药 15g，大枣 4 个，龙眼肉 10g，水发香菇 50g，冬笋 100g，葱 6g，生姜 10g，香菜、香葱、蒜叶各适量。

【制作技术】1. 将生黄芪、枸杞子、鲜怀山药、大枣、龙眼肉、水发香菇、冬笋、葱、生姜、香菜、香葱、蒜叶洗净。怀山药切成块，葱切成段，姜去皮切成片。将童子鸡煺毛、去内脏、去杂、去尾尖，洗净，剁成合适大小的块（或不剁，用整鸡，并在鸡腹内放入黄芪，用牙签封好口），冷水入锅，削下来的姜皮放进锅里，可以非常有效地去掉生肉的腥气和血沫，开水焯去血污、浮沫，捞出。

2. 放入黄芪（整鸡则加入鸡腹内）、怀山药、枸杞子、大枣、水发香菇、龙眼肉、冬笋、蒜叶，撒上葱和生姜片。

3. 放入蒸锅里，加入适量清水，武火煮沸，改中火蒸40min。

【食用方法】著名清代美食家袁枚所著《随园食单》中的方子——黄芪蒸鸡，食材只有童子鸡和黄芪，鲜美甘润，黄芪入口微甜，还夹带着药香气。可作为菜肴佐餐食用，或撒香菜、香葱、蒜叶食用。

【为什么呢】黄芪和鸡肉，是温和进补的绝配。黄芪补气的力道绵长，适合做成药膳日常调养，徐徐温和进补。气和血是互生的，黄芪在补气的同时，能养血、行血。鸡肉是肉类中补气的好手，温中益气，补精填髓。

【实际应用】适用于气虚体质的进补、调理气虚。

什锦麦胚饼

【药膳食材】葡萄干50g，龙眼肉10g，花生仁20g，大枣2个，麦胚粉50g。

【制作技术】1. 将葡萄干、龙眼肉、花生仁、大枣洗净。大枣去核、切碎。

2. 将葡萄干、龙眼肉、花生仁、大枣、麦胚粉加入适量清水，搅拌均匀成稀糊。

3. 将稀糊倒入电饼铛中摊成极薄小饼，烙成焦黄色。

【食用方法】吃食。

人参莲子粥

【药膳食材】人参1g，莲子10g，粳米50g，冰糖少许。

【制作技术】1. 将人参、莲子、粳米洗净。

2. 将人参、莲子、粳米放入砂锅内，加入适量清水，武火煮沸，改文火熬煮25min。放入冰糖稍煮片刻。

【食用方法】喝粥。

【为什么呢】滋养脾胃。

【实际应用】适用于脾胃虚弱的气虚体质。

【警而远之】孕妇忌用。忌吃耗气的食物，如空心菜、生萝卜等。一是黄芪有益气、升提、固涩作用，可引起过期妊娠，胎儿过大而造成难产；二是黄芪有"助气壮筋骨、长肉补血"功用，加上鸡肉本身就是高蛋白食品，两者滋补协同，使胎儿骨肉发育长势过猛，造成难产；三是黄芪有利尿作用，可使羊水相对减少，以致延长产程。不要饮茶。痰湿体质者要先清理掉痰湿再进补。甲状腺疾病及上火者慎食。阴虚血少者忌用草果。忌用腐烂生姜。"一年之内，秋不食姜；一日之内，夜不食姜。"阴虚火旺、目赤内热、痈肿疮疖、肺炎、肺脓肿、肺结核、胃溃疡、胆囊炎、肾盂肾炎、糖尿病、痔疮忌长期食用生姜。凡阴虚阳亢、血热证、失血证者及孕妇忌用肉桂。海带属寒性，食之过多会使肠胃受寒。阴虚火旺者忌用八角茴香。一般人忌长时间服用人参。人参忌与藜芦同用，且服药期间忌用萝卜、浓茶。气郁痞胀、溺赤便秘、食不运化、新产后忌用莲子。脾虚湿盛、湿热实邪、胸腹满闷、大便干燥者忌用山药。湿痰、积滞、齿病、虫病、温热、暑湿诸病前后、黄疸、肿胀、糖尿病者忌用大枣，多食动风，脾反受病。湿阻中焦、饮食停滞、呕吐腹痛、胃脘胀闷、大便滑泻、舌苔厚腻、急性胃肠炎、急性胆囊炎、肝炎、糖尿病、支气管炎、肺炎、龋齿、服用糖皮质激素或苦味健胃药或退热药者，孕妇，小儿忌用龙眼肉。寒湿停滞、肠滑便泄者忌用花生仁。凡邪实、邪毒未消者忌用鸡肉。香菜损脾，耗掉身体里的气，会引发或加重病情的进展，重大疾病或胃肠疾病正在胃疼或腹泻者忌用；身上有伤口者忌用，否则会让伤口发炎，流脓溃烂，留下疤痕；口臭、狐臭、严重龋齿、胃溃疡、生疮者忌用；香菜性温，麻疹已透或虽未透出而热毒停滞者忌用。孕妇、婴幼儿、热病、阴虚内热者忌用丁香。凡一切热证及阴虚火旺者忌用小茴香。凡湿热积滞、热泻、热痢及病初起，或久痢阴虚火旺者忌用肉豆蔻。

黄芪羊脖粥

【药膳食材】黄芪15g（优选产于山西的道地药材，优选坚实、色黄、绵软者），羊脖1200g（优选膻腥气味淡者），粳米50g（优选色泽呈清白或精白、色具光泽、基本透明者），大麦100g（优选颗粒饱满者），陈皮5g（优选广东所产道地药材，优选色红日久、气味辛香者），草果5g（优选产于云南、广西、贵州，优选个头大、气味辛香者），小茴香2g（优选颗粒均匀、质地饱满、色泽黄绿、芳香浓郁、无柄梗者），葱6g，姜10g，蒜3瓣，食用盐少许。

【制作技术】
1. 将黄芪、羊脖、粳米、大麦、陈皮、草果、小茴香、葱、姜、蒜洗净。葱切成段，姜切成片，蒜切碎。羊脖冷水入锅，开水焯去血污、浮沫。
2. 将黄芪、羊脖、陈皮、草果、小茴香、葱、姜、蒜放入砂锅内，加入适量清水，武火煮沸，改文火炖至羊脖肉软烂熟。
3. 放入大麦，文火熬煮30min，放入粳米，文火熬煮至熟成粥。

【食用方法】加入食用盐调味，喝粥。肉质鲜嫩，炖煮后易消化吸收。

【为什么呢】益气养血，健脾温肾。

【实际应用】适用于气血虚弱、脾肾亏虚证的人群，常表现为头晕耳鸣、心悸气短、疲乏无力、腰酸腿软、失眠多梦等症。亚疾病或健康人群用作日常食养保健。

【警而远之】实证上火、感冒者、夏季忌用。忌吃耗气的食物，如空心菜、生萝卜等。阴虚血少者忌用草果。凡一切热证及阴虚火旺者忌用小茴香。

阳虚体质药膳

阳虚体质肌肉松软。常见表现是平素畏冷，喜热饮食，精神不振，睡眠偏多，口唇色淡，毛发易落，易出汗，大便溏薄，小便清长。心理特征是内向沉静。发病倾向是发病多为寒证，易患肿胀、泄泻、阳痿等。适应能力是耐夏不耐冬，易感湿邪。总结为一句话：畏寒肢冷易感冒，怕吹冷风和空调。穿衣饮食皆需热，稍冷即觉吃不消。

阳虚体质，温阳益气，食宜温阳。平时可适当多吃温阳的食物，如牛肉、羊肉、韭菜、生姜等。中成药金匮肾气丸，具有抗衰老，增强免疫力，改善脂代谢、糖代谢，增强神经-体液调节，改善垂体-肾上腺皮质功能等作用。

当归生姜羊肉汤

【药膳食材】当归30g（优选产地为甘肃、云南等地，优选头肥身大、尾须少、外皮金黄或偏棕色、肉质饱满、断面白色、药香浓郁、味甘者），生姜60g（优选产地为四川、贵州、浙江、山东等地，优选川、贵，优选皮色金黄、水分适中、气味浓郁者），羊肉750g（优选产地为甘肃、宁夏、内蒙古，优选膻腥气味淡者），葱30g（优选根颈部粗、壮、长者），黄酒（绍兴酒、老酒、加饭酒、料酒、甜酒，优选浙江绍兴所产者，其味芬芳醇厚）50ml，食用盐少许。

【制作技术】1. 将当归、生姜、羊肉洗净，将羊肉切成块，冷水入锅，开水焯去血污、浮沫。葱切成段，姜切成片。

2. 将羊肉、葱、姜、黄酒、当归放入砂锅内，加入适量开水，武火煮沸，改文火煲1h至羊肉熟烂。

【食用方法】肉蘸食用盐吃，喝汤。

【为什么呢】温中补血，祛寒止痛。

【实际应用】适用于血虚、阳虚体质人群，常表现为神倦乏力、头晕、心悸、怕冷等症。亚疾病或健康人群用作冬日日常食养保健。

【警而远之】合并有口干、口苦、咽喉肿痛及大便干结等人群慎用。忌吃梨、西瓜、荸荠等生冷寒凉的食物。羊肉忌与荞麦、南瓜、梨、乳酪、豆酱、醋、红酒、茶叶同食。肝炎、外感病邪、素体有热者及春季忌吃羊肉。忌用铜锅烹制羊肉。忌用腐烂生姜。"一年之内，秋不食姜；一日之内，夜不食姜。"阴虚火旺、目赤内热、痈肿疮疖、肺炎、肺脓肿、肺结核、胃溃疡、胆囊炎、肾盂肾炎、糖尿病、痔疮忌长期食用生姜。凡脾胃湿邪、大便泄泻者忌用当归。

阳虚体质套餐（1素1荤组合餐：韭菜炒核桃仁、葱爆羊肉）

韭菜炒核桃仁

【药膳食材】核桃仁50g，韭菜200g，麻油适量。

【制作技术】1. 将核桃仁、韭菜洗净，将核桃仁用开水浸泡去皮沥干，韭菜切成寸段。

2.热锅凉麻油,加入核桃仁,炒至微黄,加入韭菜,翻炒至熟。

【食用方法】作为菜肴佐餐食用。

【为什么呢】补肾助阳,温暖腰膝,润肠通便。

【实际应用】适用于肾阳不足、腰膝冷痛、阳痿者或肾虚型便秘孕妇。

葱爆羊肉

【药膳食材】羊肉200g,大葱1根,茶叶籽油、料酒、生粉各适量,生抽酱油、白糖各少许。

【制作技术】1.将羊肉洗净、切成片,将大葱洗净、切成粗丝段,生抽酱油、白糖、生粉、水混合调成酱汁。

2.热锅凉茶叶籽油,放入大葱爆香,盛出大葱。

3.放入羊肉,武火炒至变色,调入料酒和炒过的大葱快速翻炒。

4.加入调好的酱汁炒均匀至肉熟。

【食用方法】作为菜肴佐餐食用。有独特的茶香味。

【为什么呢】补肾助阳。

【实际应用】适用于阳虚体质。

【警而远之】忌起居受寒、运动不避风寒。忌多吃生冷寒凉食物,如梨、西瓜、荸荠等。少饮绿茶。羊肉忌与荞麦、南瓜、梨、乳酪、豆酱、醋、红酒、茶叶同食,忌用铜锅烹制,肝炎、外感病邪、素体有热者及春季忌吃。

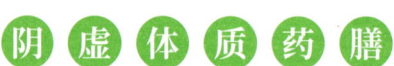

阴虚体质体形瘦长。常见表现是手足心热,口燥咽干,大便干燥,两目干涩,唇红微干,皮肤偏干,易生皱纹,眩晕耳鸣,睡眠差,小便短。心理特征是性格急躁,外向好动。发病倾向是易患阴亏燥热病等。适应能力是耐冬不耐夏,易受燥邪。总结为一句话:两颧潮红身烘热,手心脚心常发烫。口鼻眼睛皮肤燥,唇红便秘小便黄。

阴虚体质,滋阴降火,食宜滋阴。适当多吃甘凉滋润的食物,如瘦猪肉、鸭肉、绿豆、冬瓜、荸荠、银耳等。中成药六味地黄丸,主治肾阴虚。阳虚包括肾阳虚、脾阳虚的人忌服。

莲子百合煲瘦肉

【药膳食材】去芯莲子、百合各 20g，猪瘦肉 100g，食用盐少许。

【制作技术】1. 将去芯莲子、百合、猪瘦肉洗净。

2. 将去芯莲子、百合、猪瘦肉放入砂锅内，加入适量清水，武火煮沸，改文火煲至肉熟烂。

【食用方法】加入食用盐调味，作为菜肴佐餐食用，每日 1 次。

【为什么呢】清心润肺，益气安神。

【实际应用】适用于阴虚质见干咳、失眠、心烦、心悸等症。

【警而远之】忌吃羊肉、韭菜、辣椒、葵花子等性温燥烈之品。气郁痞胀、溺赤便秘、食不运化、新产后忌用莲子。中寒者忌用百合。

阴虚体质套餐
（1 小吃 1 热 1 饮组合餐：蜜蒸百合、香芹炒百合、枸杞麦冬饮）

蜜蒸百合

【药膳食材】百合 120g，蜂蜜 30g。

【制作技术】1. 将百合洗净。

2. 将食材拌均匀，放入碗内，放入蒸锅屉中，加入适量清水，武火煮沸，改中火蒸至熟软。

【食用方法】时含数片，咽津，嚼食。

【为什么呢】补肺，润燥，清热。

香芹炒百合

【药膳食材】香芹 150g，百合 50g，茶叶籽油、食用盐各少许。

【制作技术】1. 将香芹、百合洗净，把香芹切成段、百合切成块。

2. 热锅凉茶叶籽油，放入香芹武火翻炒 1min，放入百合翻炒至透明。

【食用方法】加入食用盐调味，作为菜肴佐餐食用。有独特的茶香味。

枸杞麦冬饮

【药膳食材】 麦冬 8 颗，枸杞子 10g。

【制作技术】 将麦冬、枸杞子洗净，放入瓷杯中，用沸水冲泡。

【食用方法】 放凉至常温饮用。

【实际应用】 适用于阴虚体质。

【警而远之】 忌吃羊肉、韭菜、辣椒、葵花子等性温燥烈之品。中寒者忌用百合。糖尿病、糖耐量异常、痰湿内蕴、中满痞胀、肠滑泄泻者忌用蜂蜜，蜂蜜反生葱。外邪实热、脾虚有湿、肠滑者忌用枸杞子。脾胃虚寒、大便泄泻、外感风寒咳嗽者忌用麦冬。

滋养胃阴粥

【药膳食材】 太子参 6g（优选产于江苏、山东、安徽等地区的道地药材），铁皮石斛 10g（优选产于安徽、浙江等地区的道地药材），麦冬 6g（优选产于浙江、四川等地区的道地药材），生地黄 10g（优选产于河南的道地药材），陈皮 3g（优选产于广东的道地药材），枸杞子 20g（优选产于宁夏的道地药材），粳米 50g（优选色泽清白或精白、色具光泽、基本透明者）。

【制作技术】
1. 将食材洗净，将太子参、麦冬、枸杞子用清水泡透。
2. 将生地黄、铁皮石斛、陈皮装入纱布包内放入紫砂锅中，加入 3000ml 清水，浸泡 40min。
3. 将粳米、太子参、麦冬放入紫砂锅中，武火煮沸，改文火熬煮至粳米七成熟时放入枸杞子，熬煮 2h。

【食用方法】 取出纱布包食用。

【为什么呢】 滋养胃阴。

【实际应用】 适用于胃阴亏虚证的各类人群，常表现为胃痛隐作、灼热不适、嘈杂似饥、食少口干、大便干燥、舌红少津、脉细数。亚疾病或健康人群用作日常食养保健。

【警而远之】 头身困重、口淡不渴、痰多质稠、大便溏泄、小便不利等一系列湿浊内盛症状者、糖尿病患者忌用。忌熬夜。忌运动太过。忌多吃性温燥烈的食物，如羊肉、韭菜、辣椒、葵花子等。湿温、湿热病尚未化燥及虚而无热者忌用铁皮石斛。外邪实热、脾虚有湿、肠滑者忌用枸杞子。脾胃虚寒、大便泄泻、外感风寒咳嗽者忌用麦冬。

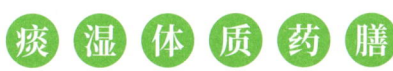

痰湿体质药膳

痰湿体质体形肥胖，腹部肥满、松软。常见表现是面部油多，多汗且黏，面黄胖黯，眼胞微浮，容易困倦，身重不爽，大便正常或不实，小便不多或微混。"脸上油乎乎，肚子胖嘟嘟，睡觉打呼噜。"心理特征是性格温和，多善忍耐。发病倾向是易患消渴、卒中、胸痹等病症。适应能力是不适应潮湿环境。总结为一句话：满面油光大肚汉，胸闷腹胀身不舒。稍动易汗眼睑肿，痰多口黏咽中堵。

痰湿体质，化痰祛湿，食宜清淡。可适当多吃海带、冬瓜等。中成药平胃散，燥湿祛痰，行气健脾。

痰湿体质套餐（3 粥 2 汤组合餐：陈皮粥*、化痰利湿粥、祛痰除湿粥、化痰祛湿汤、冬瓜虾仁汤）

陈皮粥*

【药膳食材】陈皮、粳米各 50g。
【制作技术】1. 将陈皮、粳米洗净。
2. 将粳米放入砂锅内，加入适量清水，武火煮沸，改文火熬煮至八成熟。
3. 加入陈皮文火煮 15min。
【食用方法】去除陈皮后食用。

化痰利湿粥

【药膳食材】薏苡仁 30g，冬瓜子 24g，山楂 10g，干荷叶 6g，甘草 3g，粳米 50g。
【制作技术】1. 将薏苡仁、冬瓜子、山楂、干荷叶、甘草、粳米洗净。将薏苡仁放入砂锅内，加入适量清水浸泡 2h。

2.将食材放入砂锅内,加入适量清水,武火煮沸,改文火熬煮至熟成粥。

【食用方法】去冬瓜子、干荷叶、甘草,喝粥。

【为什么呢】化痰利湿。

祛痰除湿粥

【药膳食材】茯苓15g,麦冬9g,粟米50g。

【制作技术】1.将茯苓、麦冬、粟米洗净。

2.将食材放入砂锅内,加入适量清水,武火煮沸,文火熬煮至熟成粥。

【食用方法】喝粥。

【为什么呢】祛痰除湿。

【实际应用】适用于脾胃虚弱、痰湿困脾者。

化痰祛湿汤

【药膳食材】海带50g,冬瓜150g,薏苡仁30g,山药50g,芡实、莲子各15g,排骨100g。

【制作技术】1.将海带、冬瓜、薏苡仁、山药、芡实、莲子、排骨洗净。将排骨剁成块,冷水入锅,开水焯去血污、浮沫。将山药、冬瓜去皮,切成块,将海带切成块。将芡实、莲子、薏苡仁放入砂锅内,加入适量清水浸泡2h。

2.将排骨、山药、冬瓜、海带放入砂锅内,武火煮沸,改文火熬煮至肉熟。

【食用方法】去除骨头,喝汤吃渣。吃芡实时要用慢火炖煮至烂熟,细嚼慢咽,方能起到充养身体的作用。

【为什么呢】健脾益气,清热化痰,除湿利湿。海带、冬瓜、薏苡仁三者配伍,清热化痰、除湿的功效更加显著。新鲜芡实和莲藕、茭白、荸荠等8种植物并称为"水八仙"。芡实和莲子,一个除湿功能特别强,一个补脾之力特别强,两者一起吃,再加点别的食材,那就是祛湿不可多得的药膳方了。莲子配芡实,不仅治愈脾肾气虚,还把湿气一扫而光。

冬瓜虾仁汤

【药膳食材】冬瓜 150g，虾仁 50g，葱 30g，茶叶籽油、食用盐各少许。

【制作技术】1. 将冬瓜、虾仁、葱洗净，将冬瓜去皮、去瓤、切成片，将葱切成段。

2. 热锅凉茶叶籽油，放入葱爆香，放入冬瓜翻炒。

3. 加入适量清水、食用盐，武火煮沸，文火炖至冬瓜稍软，加入虾仁炖片刻。

【食用方法】作为菜肴佐餐食用。有独特的茶香味。

【实际应用】适用于痰湿体质，以及有困倦、乏力表现的人。

【警而远之】忌吃饴糖、石榴、大枣、柚子等。脾虚湿盛、湿热实邪、胸腹满闷、大便干燥者忌用山药。因芡实有较强收涩作用，便秘、尿赤、妇女产后忌用。气郁痞胀、溺赤便秘、食不运化、新产后忌用莲子。脾虚无湿者、孕妇、对本品过敏者忌用薏苡仁。海带属寒性，食之过多会使肠胃受寒。茯苓忌与醋同食。女性经期忌用荷叶。妊娠、空腹、脾虚胃弱无积滞、气虚便溏、糖尿病忌用山楂，山楂食用后应立即漱口，忌多食。脾胃虚寒、大便泄泻、外感风寒咳嗽者忌用麦冬。

青鸭羹

【药膳食材】青头鸭半只，苹果 1 个，赤小豆 30g，葱适量，食用盐少许。

【制作技术】1. 将鸭、苹果、赤小豆、葱洗净。将鸭剁碎，将苹果去皮、去核、切成块，将葱切成段。将赤小豆放入砂锅内，加入适量清水浸泡 2h。

2. 将食材放入砂锅内，加入适量清水，武火煮沸，改文火熬煮至肉熟成羹。

【食用方法】作为菜肴佐餐食用。

【为什么呢】健脾开胃，利尿消肿，减肥。

【实际应用】适用于痰湿体质。

【警而远之】忌吃饴糖、石榴、大枣、柚子等。感冒患者忌用鸭肉，素体虚寒、受凉引起的不思饮食、胃部冷痛、腹泻清稀，或腰痛、寒性痛经、肥胖、动脉硬化、慢性肠炎者少食。尿频、胃肠较弱、蛇咬伤百日之内者忌用赤小豆。

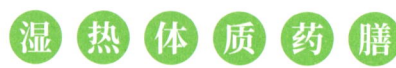

湿热体质药膳

湿热体质形体偏胖。常见表现是面垢油光，易生痤疮，口苦口干，身重困倦，大便燥结，小便短赤，男易阴囊潮湿，女易带下量多。心理特征是急躁易怒。发病倾向是易患疮疖、黄疸、火热等病症。适应能力是对湿热交蒸气候难适应。总结为一句话：油光满面生痤疮，口苦口臭小便黄。大便黏滞解不尽，阴部潮湿白带黄。

湿热体质，清热利湿，饮食以清淡为主。可适当多吃甘寒、甘平的食物，如赤小豆、绿豆、芹菜、黄瓜、藕等。熬粥时可以加入薏苡仁、莲子、山药、赤小豆、绿豆等。煲汤时可以加入冬瓜、黄瓜、丝瓜、茯苓、鸭肉、鲫鱼等。适宜的凉拌菜：芹菜、卷心菜、白菜、莲藕、苦瓜等。适宜的水果：西瓜、柚子、梨等。中成药龙胆泻肝丸，泻肝而不伤肝，利湿而不伤阴，其配伍相辅相成。川木通代替有肾毒性的关木通，清热泻火力量较为缓和，而长于通利血脉，避免了肾损害，更适用于调理湿热体质。

湿热体质套餐（1饮1素1荤1主2粥2汤组合餐：三仁代茶饮、绿豆藕、泥鳅炖豆腐、四神餐、祛湿粥、玉米赤小豆粥、清热健脾祛湿汤、三仁汤［清代医学家吴塘《温病条辨》］）

三仁代茶饮

【药膳食材】炒杏仁9g，薏苡仁30g，冬瓜仁10g，姜2片。

【制作技术】1. 将炒杏仁、薏苡仁、冬瓜仁、姜洗净，冬瓜仁打碎，食材全部放入砂锅内，加冷水高出食材3cm，经水浸泡1h。

2. 武火煮沸，每10min搅拌1次，文火煎煮30min。

3. 将汁液过滤倒出，往砂锅内加热水，水面稍高于食材，文火煎煮20min。

4. 共煎两次，去渣取汁，将两次煎取的汁液混合均匀。

【食用方法】代茶频饮。

【为什么呢】清热祛湿，通利水道。

【实际应用】适用于头重发蒙，尤其是阴天加重者。

绿豆藕

【药膳食材】粗壮肥莲藕 1 节，绿豆 50g，食用盐少许。

【制作技术】1. 将莲藕、绿豆洗净，莲藕去皮。将绿豆加入适量清水浸泡 2h 后装入莲藕孔内。

2. 将食材放入砂锅内，加入适量清水，武火煮沸，改文火炖至熟透。

【食用方法】加入食用盐调味，作为菜肴佐餐食用。

【为什么呢】清热解毒，明目止渴。

泥鳅炖豆腐

【药膳食材】泥鳅 500g，豆腐 250g，食用盐少许。

【制作技术】1. 将泥鳅去鳃、去内脏，洗净放入砂锅内，加入适量清水，武火煮沸，改文火熬煮至半熟。

2. 加入豆腐，武火煮沸，改文火炖至熟烂。

【食用方法】加入食用盐调味，作为菜肴佐餐食用。

【为什么呢】清利湿热。

四神餐

【药膳食材】怀山药∶茯苓∶薏苡仁∶莲子＝1∶1∶1∶1 各 10g，芡实 10g，猪骨头（煲汤用）250g，糯米（煮粥用）50g，面粉（做糕点用）、食用盐少许。

【制作技术】一、煲汤

1. 将怀山药、茯苓、薏苡仁、莲子、芡实、猪骨头洗净。将薏苡仁放入砂锅内，加入适量清水浸泡 2h。猪骨冷水入锅，开水焯去血污、浮沫。

2. 将食材一起放入养生壶中，加清水至 1500ml，启动养生汤模式。

3. 养生壶自动断电，加入食用盐调味。

二、煮粥

1. 将怀山药、茯苓、薏苡仁、莲子、芡实、糯米洗净。将怀山药、茯苓切成小丁。将薏苡仁加入适量清水浸泡 2h。

2. 将食材放入砂锅内，加入适量清水，武火煮沸，改文火熬煮至熟成粥。

三、做糕点

1. 将怀山药、茯苓、薏苡仁、莲子、芡实洗净，磨成细粉状，置盆内浸以沸水半日许。

2. 放入面粉，用所浸原水，搅拌均匀成稀糊。

3. 将稀糊倒入电饼铛中摊成极薄小饼，烙成焦黄色。

4. 或者将磨的细粉加入到面粉里，发酵成馒头或包子，也可以混入馅料里做成糕点。

【食用方法】味道甘淡，不影响其他汤的味道。作为菜肴佐餐或主食或糕点食用。吃芡实时要用慢火炖煮至烂熟，细嚼慢咽，方能起到充养身体的作用。糯米食品宜加热后食用，宜煮稀粥服食，不仅营养滋补，且易消化吸收，养胃气。

【为什么呢】山药、茯苓、芡实、莲子称"四神"。祛湿清热，健脾养胃，补益心肺，调肝固肾，美白皮肤。新鲜芡实和莲藕、茭白、荸荠等 8 种植物并称为"水八仙"。芡实和莲子，一个除湿功能特别强，一个补脾之力特别强，两者一起吃，再加点别的食材，那就是祛湿不可多得的药膳方了。莲子配芡实，不仅治愈脾肾气虚，还把湿气一扫而光。

【实际应用】性平，不但有茯苓化湿，还有薏苡仁清热，薏苡仁还能把湿气转化成津液，又有山药、莲子补虚，且能镇水，达到安神之功，使湿气不再为害，从而整体调理身体，达到健康状态。适宜作为食疗常食用。适用于支气管哮喘缓解期。

祛湿粥

【药膳食材】陈皮 3g，赤小豆、薏苡仁、百合、粳米、淮小麦各 30g，芡实 15g，大枣 1 个。

【制作技术】1. 将陈皮、赤小豆、薏苡仁、百合、粳米、淮小麦、芡实、大枣洗净，大枣去核。将陈皮、赤小豆、薏苡仁、芡实放入砂锅内，加入适量清水浸泡 2h。

2. 将粳米、淮小麦、百合、大枣放入砂锅内，武火煮沸，改文火熬煮至熟成粥。

【食用方法】1日内分2次服食。吃芡实时要用慢火炖煮至烂熟，细嚼慢咽，方能起到充养身体的作用。

【为什么呢】燥湿化湿，利水消肿。

【实际应用】适用于脾胃湿热、舌苔黄腻。

玉米赤小豆粥

【药膳食材】玉米、赤小豆各50g，金橘饼10g，冰糖少许。

【制作技术】1. 将玉米、赤小豆、金橘饼洗净。

2. 将玉米、赤小豆、金橘饼放入砂锅内，加入适量清水，武火煮沸，改文火熬煮至熟成粥，加入冰糖稍煮片刻。

【食用方法】喝粥。

【为什么呢】除湿利水，消肿解毒，瘦肥人，预防脚气病。

【实际应用】适用于湿热体质，偏于湿热下注者。

清热健脾祛湿汤

【药膳食材】蚌肉50g，猪排骨500g，扁豆100g，新鲜冬瓜500g，食用盐少许。

【制作技术】1. 将蚌肉、猪排骨、扁豆、冬瓜洗净。将冬瓜仅去瓤、籽，切成块。将排骨剁成块，冷水入锅，开水焯去血污、浮沫。

2. 将食材放入砂锅内，加入适量清水，武火煮沸，改文火煲1h至肉熟。

【食用方法】加入食用盐调味，作为菜肴佐餐食用。

【为什么呢】清热利水，健脾祛湿。

【实际应用】适用于湿热体质，或肝硬化腹水表现为水臌者。

三仁汤 [清代医学家吴瑭《温病条辨》]

【药膳食材】薏苡仁15g、白豆蔻（后下）4.5g、杏仁（研碎）9g、滑石（包煎）12g、厚朴6g、半夏9g、淡竹叶、通草各6g。

【制作技术】1. 将食材洗净，包煎药用小纱布袋包好。食材（除白豆蔻外）全部放入砂锅内，加冷水高出食材 3cm，经水浸泡 1h。

2. 武火煮沸，每 5min 搅拌 1 次，改文火煎煮 15min，放入白豆蔻，复煎二、三沸。

3. 将汁液过滤倒出，往砂锅内加热水，水面稍高于食材，文火煎煮 10min。

4. 共煎两次，去渣取汁，将两次煎取的汁液混合均匀。

【食用方法】分早、晚各 1 次服用，日服 1 剂，温热服用。

【为什么呢】"湿热治肺"法则。方中杏仁，宣通上焦肺气；豆蔻，开中焦湿滞；薏苡仁，利下焦湿热；半夏、厚朴，辅助杏仁、豆蔻宣通上、中二焦；滑石（包煎）、通草、竹叶，辅助薏苡仁利下焦湿热。全方芳香轻淡、宣通气机以开湿邪。

【实际应用】适用于主治湿温病在上焦外感者，症见头痛恶寒、头胀而重、身重疼痛、胸闷不饥、午后身热、口不渴、面色淡黄、舌苔白腻或厚腻、脉弦细而濡。或胃肠炎属湿温初起、湿热留恋气分。

【警而远之】忌起居暑湿。忌运动太少。忌饮酒。忌吃辛温滋腻的食物，如羊肉、韭菜、生姜、辣椒、胡椒、花椒等。忌吃辛温助热的食物，如火锅、烹炸、烧烤等方式制作的食物。忌吃粗糙、坚硬或辛辣刺激性食物。半夏，生用有毒，故内服多制用。冬瓜仁忌直接吃。脾虚无湿者、孕妇、对本品过敏者忌用薏苡仁。尿频、胃肠较弱、蛇咬伤百日之内者忌用赤小豆。脾胃虚寒、滑肠泄泻、服用温补药者忌用绿豆，忌久食，忌用铁锅煮，忌焖煮极烂，否则会降低疗效。扁豆含有凝集素及能引发溶血症的皂苷，忌未熟透食用，否则会食物中毒。因芡实有较强收涩作用，便秘、尿赤、妇女产后忌用。湿痰、积滞、齿病、虫病、温热、暑湿诸病前后、黄疸、肿胀、糖尿病者忌用大枣，多食动风，脾反受病。茯苓忌与醋同食。气郁痞胀、溺赤便秘、食不运化、新产后忌用莲子。脾虚湿盛、湿热实邪、胸腹满闷、大便干燥者忌用山药。肥胖的人忌多吃猪排骨。糯米所含淀粉为支链淀粉，在肠胃中难以消化水解，胃炎及十二指肠炎等消化道炎症患者，老年人、小孩忌用。糯米所含碳水化合物和钠的量都很高，糖尿病、体重过重或其他慢性病（如肾脏疾病、高脂血症）患者忌用。

血瘀体质药膳

血瘀体质身材纤瘦。常见表现是面色晦暗,易有瘀斑,易患疼痛,口唇黯淡或紫,眼眶黯黑,发易脱落,肌肤干,女性多见痛经、闭经等。心理特征是性情急躁,心情易烦。发病倾向是易患出血、卒中、胸痹等病症。适应能力是不耐受风邪、寒邪。总结为一句话:面色晦暗斑黄褐,皮下无故有瘀斑。唇黯健忘黑眼眶,身有疼痛常不安。

血瘀体质,活血化瘀,食宜行气活血。多吃具有活血、散结、行气、疏肝解郁功效的食物,如山楂、醋、玫瑰花、金橘、番木瓜等;活血化瘀的食物,比如桃仁、黑豆、油菜等;活血养血的中药煲汤饮用,比如少量的三七或藏红花;无饮酒禁忌的人适当地饮酒促进血液循环,比如黄酒、葡萄酒等。中成药桂枝茯苓丸,用于瘀血阻滞胞宫者。

山楂桃仁丹参饮

【药膳食材】鲜山楂 10 个或 60g,桃仁 5g,丹参 10g,蜂蜜 10g。

【制作技术】
1. 将山楂、桃仁、丹参洗净,将山楂去核,桃仁打碎。将山楂、桃仁、丹参放入砂锅内,加冷水高出食材 3cm,食材经水浸泡 1h。
2. 武火煮沸,每 10min 搅拌一次,改文火煎煮 30min。
3. 将汁液过滤倒出,往砂锅内加热水,水面稍高于食材,文火煎煮 20min。
4. 共煎两次,去渣取汁,将两次煎取的汁液混合均匀。
5. 用此汁液与蜂蜜上锅隔水蒸 1h。

【食用方法】每日分 2 次,温开水冲服。

【为什么呢】山楂、桃仁都具有活血化瘀的作用,山楂配桃仁,加强化瘀作用。

【实际应用】适用于血瘀体质偏于瘀血阻滞在上焦心肺的人,防治高血压、冠心病。

【警而远之】妊娠、空腹、脾虚胃弱无积滞、气虚便溏、糖尿病忌用山楂,山楂食用后应立即漱口,忌多食。忌起居过于安逸,因运动可促血行。忌多吃滋腻的食物,如肥肉等。桃仁破血祛瘀,能堕胎,故无瘀滞、脾虚便溏者及孕妇忌用。糖尿病、糖耐量异常、痰湿内蕴、中满痞胀、肠滑泄泻者忌用蜂蜜,蜂蜜反生葱。孕妇慎用丹参,丹参反藜芦。

楂香散

【药膳食材】山楂、小茴香各等份，食用盐、酒各少许。

【制作技术】将山楂、小茴香洗净，研为细末。

【食用方法】每次 3g，以食用盐、酒调和，温开水送服。

【为什么呢】山楂能活血，小茴香能行气，二者共用，活血行气。

【实际应用】适用于血瘀体质。

【警而远之】妊娠、空腹、脾虚胃弱无积滞、气虚便溏、糖尿病忌用山楂，山楂食用后应立即漱口，忌多食。忌起居过于安逸，因运动可促血行。忌多吃滋腻的食物，如肥肉等。凡一切热证及阴虚火旺者忌用小茴香。

双花枣代茶饮

【药膳食材】玫瑰花 10g，红花 6g，当归 15g，大枣 2 个。

【制作技术】1. 将食材洗净。

2. 将红花、当归、大枣放入砂锅内，加入适量清水，武火煮沸，改文火熬煮 5min，放入玫瑰花文火煮 2min。

【食用方法】代茶饮用。

【为什么呢】理气解郁，活血散瘀。

【实际应用】适用于血瘀体质偏于瘀血阻滞在下焦的，比如痛经、前列腺痛等。

【警而远之】玫瑰花忌与茶叶同泡喝，月经量过多者经期忌用。忌起居过于安逸，因运动可促血行。忌多吃滋腻的食物，如肥肉等。湿痰、积滞、齿病、虫病、温热、暑湿诸病前后、黄疸、肿胀、糖尿病者忌用大枣，多食动风，脾反受病。凡脾胃湿邪、大便泄泻者忌用当归。

血瘀体质套餐（1荤1粥组合餐：当归田七乌鸡汤、川芎黑豆粥）

当归田七乌鸡汤

【药膳食材】小乌骨鸡 1 只，当归 15g，田三七 5g，大枣 3 个，生姜 1 块，食用盐少许。

【制作技术】1. 将乌骨鸡煺毛、去内脏、去杂、去尾尖,洗净,剁成合适大小的块,冷水入锅,开水焯去血污、浮沫。将当归、田三七、大枣、生姜洗净。

2. 将乌骨鸡、生姜、田三七放入砂锅内,加入适量清水,武火煮沸,改中火炖 30min。

3. 加入当归,文火炖 1h,放入大枣,文火炖片刻。

【食用方法】加入食用盐调味,喝汤吃乌骨鸡、大枣、生姜。

【为什么呢】活血祛瘀,行气止痛,温中补血。

川芎黑豆粥

【药膳食材】川芎 10g,黑豆 25g,粳米 50g,红糖适量。

【制作技术】1. 将川芎、黑豆、粳米洗净。用纱布包裹川芎。

2. 将川芎放入砂锅内,加冷水高出食材 3cm,食材经水浸泡 1h。

3. 武火煮沸,每 10min 搅拌 1 次,改文火煎煮 30min。

4. 去渣取汁,将黑豆、粳米放入砂锅内,武火煮沸,改文火熬煮至熟成粥。

【食用方法】红糖调味,分次温服。

【为什么呢】活血祛瘀,行气止痛。

【实际应用】适用于血瘀体质。

【警而远之】忌多吃滋腻的食物,如肥肉等。高脂血症、肥胖症、糖尿病、龋齿、便秘、口舌生疮(主要指老年人)、平素痰湿偏盛、消化不良、产前经常吐酸水、晚上睡觉前(特别是儿童),以及夏天忌用红糖,多食令人胀闷、助热、生痰、损齿、生痔虫、消肌肉。忌用腐烂生姜。"一年之内,秋不食姜;一日之内,夜不食姜。"阴虚火旺、目赤内热、痈肿疮疖、肺炎、肺脓肿、肺结核、胃溃疡、胆囊炎、肾盂肾炎、糖尿病、痔疮忌长期食用生姜。湿痰、积滞、齿病、虫病、温热、暑湿诸病前后、黄疸、肿胀、糖尿病者忌用大枣,多食动风,脾反受病。凡脾胃湿邪、大便泄泻者忌用当归。

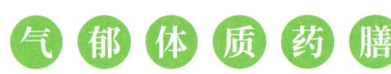

气郁体质药膳

气郁体质形体偏瘦。常见表现是神情忧郁、烦闷不乐、胸胁胀满、走窜疼痛，多伴叹息则舒，睡眠较差，健忘痰多，大便偏干，小便正常。心理特征是忧郁脆弱，敏感多疑。发病倾向是易患郁证、不寐、惊恐等病症。适应能力是不喜阴雨天，不耐精神刺激。总结为一句话：闷闷不乐疑神鬼，焦虑不安易紧张。多愁善感心脆弱，唉声叹气常失望。

气郁体质，行气解郁，食宜宽胸理气。适当多吃具有行气、解郁、消食、醒神功效的食物，如黄花菜、海带、山楂、玫瑰花等。中成药逍遥丸，舒肝解郁、调补肝脾。

气郁体质套餐（1饮1汤组合餐：玫瑰花代茶饮、郁金冬瓜汤）

玫瑰花代茶饮

【药膳食材】玫瑰花3颗。
【制作技术】将玫瑰花洗净，放入瓷杯中，用沸水冲泡。
【食用方法】代茶饮用。

郁金冬瓜汤

【药膳食材】郁金4g，冬瓜750g，红糖少许。
【制作技术】1.将郁金、冬瓜洗净，郁金切成碎末，冬瓜去皮、去瓤、切成小丁。
2.将郁金、冬瓜放入砂锅内，加入红糖、适量清水腌制15min，武火煮沸，改文火焖煮至汤汁黏稠、冬瓜变成咖啡色透明状。
【食用方法】滤出冬瓜汁饮用。
【实际应用】适用于气郁体质调理。
【警而远之】玫瑰花忌与茶叶同泡喝，月经量过多者经期忌用。忌食辛辣、咖啡、浓茶等刺激品。高脂血症、肥胖症、糖尿病、龋齿、便秘、口舌生疮（主要指老年人）、平素痰湿偏盛、消化不良、产前经常吐酸水、晚上睡觉前（特别是儿童），以及夏天忌用红糖，多食令人胀闷、助热、生痰、损齿、生痈虫、消肌肉。

菊花鸡肝汤

【药膳食材】银耳 15g，菊花 10g，茉莉花 24 朵，鸡肝 100g，料酒、姜汁、食用盐各少许。

【制作技术】1. 将银耳洗净，清水浸泡。将菊花、茉莉花用温水洗净。将鸡肝洗净，切成薄片。

2. 砂锅内加入适量清水，武火煮沸，加入料酒、姜汁、食用盐，放入鸡肝、银耳，煮沸，开水焯去血污、浮沫。

3. 文火熬煮至鸡肝熟，加入菊花、茉莉花稍煮片刻。

【食用方法】作为菜肴佐餐食用。

【为什么呢】疏肝清热，健脾宁心。

【实际应用】适用于气机郁滞在上焦者。

【警而远之】忌起居过于不动、参加群体运动少。忌用辛辣、咖啡、浓茶等刺激品。阴阳两虚型者、痰湿型、血瘀型高血压患者忌用菊花，否则降血压效果不佳。

陈皮粥 *

【药膳食材】陈皮 25g，粳米 50g。

【制作技术】1. 将食材洗净。

2. 将粳米放入砂锅内，加入适量清水，武火煮沸，改文火熬煮至八成熟。

3. 加入陈皮文火煮 15min。

【食用方法】去除陈皮后食用。

【为什么呢】理气运脾。

【实际应用】适用于气机郁滞在中焦，脘腹胀满，不思饮食者。

【警而远之】忌用辛辣、咖啡、浓茶等刺激品。

达郁汤

【药膳食材】桂枝、鳖甲各9g,甘草6g,茯苓、干姜各9g,砂仁3g。

【制作技术】1. 将桂枝、鳖甲、甘草、茯苓、干姜、砂仁洗净,放入砂锅内,加冷水高出食材3cm,食材经水浸泡1h。

2. 武火煮沸,每10min搅拌1次,文火煎煮30min。

3. 将汁液过滤倒出,往砂锅内加热水,水面稍高于食材,文火煎煮20min。

4. 共煎两次,去渣取汁,将两次煎取的汁液混合均匀。

【食用方法】分早、晚2次服,每日1剂。

【为什么呢】升补肝脾。

【实际应用】适用于气滞于左胁、腹脐者。

【警而远之】忌用辛辣、咖啡、浓茶等刺激品。茯苓忌与醋同食。热证、阴虚证、阴虚内热、大热腹痛者及孕妇忌用干姜。阴虚有实热者忌用砂仁。

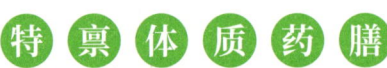

特禀体质形体无特殊表现,常见表现是有遗传疾病、先天性疾病等相关疾病特征。心理特征是无统一特点。发病倾向是过敏质、血友病、胎寒、胎热、胎惊等。适应能力差。总结为一句话:冷热异味易咳喘,喷嚏流涕鼻敏感。皮肤划痕起风团,或见皮肤有瘀斑。

特禀体质,特别调护,食宜益气固表。饮食宜清淡、均衡,粗细搭配适当,荤素配伍合理。中成药消风散,用于风热或风湿所致者。

固表粥

【药膳食材】乌梅10g,黄芪、当归各15g,连骨鸡肉100g,大枣3个,粳米50g,葱白、姜、香菜各适量。

【制作技术】1. 将食材洗净,大枣去核,姜切成片,葱白、香菜切末。

2. 将鸡肉、姜、乌梅、黄芪、当归放入砂锅内,加入适量清水,武火煮沸，放入粳米、大枣，改文火熬煮至肉熟成粥。

【食用方法】去当归，加入葱白、香菜调味服用。

【为什么呢】敛肺涩肠，调节免疫系统。

【实际应用】适用于过敏性鼻炎、哮喘、荨麻疹等。

【警而远之】忌起居接触过敏原。忌缺乏运动锻炼。忌多喝浓茶、咖啡等。忌多吃辛辣食物如酒、辣椒等，忌吃腥膻发物如牛肉、猪头肉、鹅肉、鲤鱼、虾、蟹等，以及含致敏物质食物，如荞麦（含致敏物质荞麦荧光素）、蚕豆、白扁豆、茄子等。忌居室不通风。室内装修后不要立即入住，应打开窗户，让甲醛和挥发性有机化合物等挥发干净后再搬进新居。忌室内不常清理。保持室内清洁，被褥、床单要经常洗晒，可防止对尘螨过敏。忌春季室外花粉较多时在室外活动时间长，防止对花粉过敏。忌养宠物，以免对动物皮毛过敏。忌起居没有规律、缺乏充足睡眠。外有表邪、内有实热积滞者忌用乌梅。凡邪实、邪毒未消者忌用鸡肉。葱白忌久煎煮，体虚自汗、狐臭者忌用。湿痰、积滞、齿病、虫病、温热、暑湿诸病前后、黄疸、肿胀、糖尿病者忌用大枣，多食动风，脾反受病。香菜损脾，耗掉身体里的气，会引发或加重病情的进展，重大疾病或胃肠疾病正在胃疼或腹泻者忌用；身上有伤口者忌用，否则会让伤口发炎，流脓溃烂，留下疤痕；口臭、狐臭、严重龋齿、胃溃疡、生疮者忌用；香菜性温，麻疹已透或虽未透出而热毒停滞者忌用。凡脾胃湿邪、大便泄泻者忌用当归。

芪芝炖瘦肉

【药膳食材】黄芪 20g，灵芝 10g，猪瘦肉 50g。

【制作技术】1. 将食材洗净。

2. 将食材放入砂锅内，加入适量清水，武火煮沸，改文火炖至肉熟。

【食用方法】喝汤吃肉。

【为什么呢】补益气血，调养身体。

【实际应用】适用于特禀体质。

【警而远之】过敏者忌用。忌起居接触过敏原。忌缺乏运动锻炼。忌多喝浓茶、咖啡等。忌多吃辛辣食物如酒、辣椒等。忌吃腥膻发物如牛肉、猪头肉、鹅肉、鲤鱼、虾、蟹等，以及含致敏物质食物，如荞麦（含致敏物质荞麦荧光素）、蚕豆、白扁豆、茄子等。忌居室不通风。室内装修后不要立即入住，应打开窗户，让甲醛和挥发性有机化合物等挥发干净后再搬进新居。忌室内不常清理。保持室内清洁，被褥、床单要经常洗晒，可防止对尘螨过敏。忌春季室外花粉较多时在室外活动时间长。防止对花粉过敏。忌养宠物，以免对动物皮毛过敏。忌起居没有规律、缺乏充足睡眠。

小麦山药饮

【药膳食材】小麦50g，怀山药15g。

【制作技术】1. 将食材洗净。山药去皮、切成块。

2. 将食材放入砂锅内，加入适量清水，武火煮沸，改文火熬煮20min。

【食用方法】喝汤吃渣。

【为什么呢】补气敛汗，改善过敏症状。

【实际应用】适用于特禀体质。

【警而远之】忌起居接触过敏原。忌缺乏运动锻炼。忌多喝浓茶、咖啡等。忌多吃辛辣食物如酒、辣椒等。忌吃腥膻发物如牛肉、猪头肉、鹅肉、鲤鱼、虾、蟹等，以及含致敏物质食物，如荞麦（含致敏物质荞麦荧光素）、蚕豆、白扁豆、茄子等。忌居室不通风。室内装修后不要立即入住，应打开窗户，让甲醛和挥发性有机化合物等挥发干净后再搬进新居。忌室内不常清理。保持室内清洁，被褥、床单要经常洗晒，可防止对尘螨过敏。忌春季室外花粉较多时在室外活动时间长。防止对花粉过敏。忌养宠物，以免对动物皮毛过敏。忌起居没有规律、缺乏充足睡眠。脾虚湿盛、湿热实邪、胸腹满闷、大便干燥者忌用山药。

因人药膳
不同人群药膳

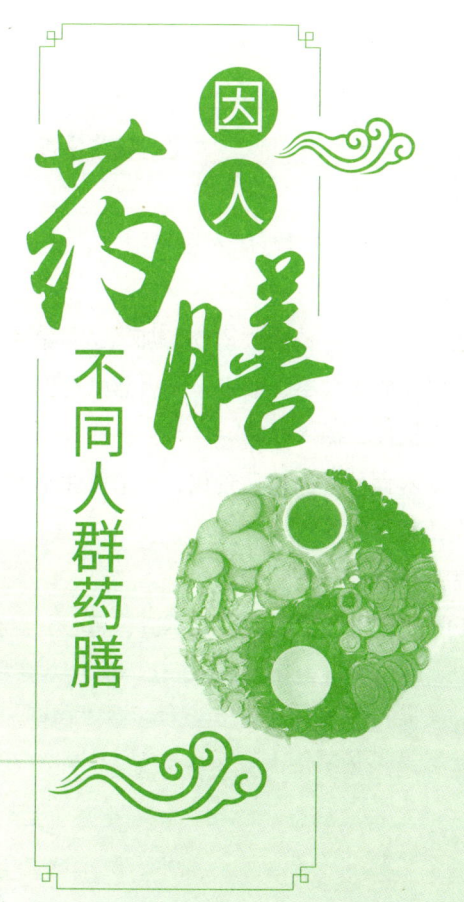

老年药膳

益气健脾补虚粥

【药膳食材】山楂50g，莲子、薏苡仁各25g，大枣2个，糯米50g，红糖少许。

【制作技术】
1. 将山楂、莲子、薏苡仁、大枣、糯米洗净。将薏苡仁加入适量清水浸泡2h。大枣去核。
2. 将山楂放入砂锅内，加入适量清水，武火煮沸，改文火水煎20min，去渣取汁。
3. 将莲子、薏苡仁放入砂锅内，加入适量清水，武火煮沸，改中火熬煮至熟软，放入大枣、糯米，文火熬煮至稠。
4. 放入山楂汁，撒入红糖。

【食用方法】喝粥。糯米食品宜加热后食用，宜煮稀粥服食，不仅营养滋补，且易消化吸收，养胃气。

【为什么呢】益气健脾补虚。

【实际应用】适用于骨质疏松气虚者的胃脘不适、恶心、呕吐、纳差、乏力等。

【警而远之】气郁痞胀、溺赤便秘、食不运化、新产后忌用莲子。脾虚无湿者、孕妇、对本品过敏者忌用薏苡仁。妊娠、空腹、脾虚胃弱无积滞、气虚便溏、糖尿病忌用山楂，山楂食用后应立即漱口，忌多食。高脂血症、肥胖症、糖尿病、龋齿、便秘、口舌生疮（主要指老年人）、平素痰湿偏盛、消化不良、产前经常吐酸水、晚上睡觉前（特别是儿童），以及夏天忌用红糖，多食令人胀闷、助热、生痰、损齿、生痦虫、消肌肉。湿痰、积滞、齿病、虫病、温热、暑湿诸病前后、黄疸、肿胀、糖尿病者忌用大枣，多食动风，脾反受病。糯米所含淀粉为支链淀粉，在肠胃中难以消化水解，胃炎及十二指肠炎等消化道炎症患者，老年人，小孩忌用。糯米所含碳水化合物和钠的量都很高，糖尿病、体重过重或其他慢性病（如肾脏疾病、高脂血症）患者忌用。

三仁膏

【药膳食材】松子仁、核桃仁各 250g，酸枣仁 100g，蜂蜜 250g，黄酒 500g。

【制作技术】1. 将松子仁、核桃仁、酸枣仁洗净、炒熟、研粉。

2. 将松子仁、核桃仁、酸枣仁放入砂锅内，加入黄酒，武火煮沸，改文火熬煮 10min，加入蜂蜜搅拌均匀。

【食用方法】每次服 1 匙，温水送服，每日 2 次。

【为什么呢】安神养心，健脾补肾。

【实际应用】适用于老年人睡眠差、大便坚硬、健忘者。

【警而远之】大便稀溏者忌用。便溏、滑精、咳嗽痰多、腹泻、胆功能严重不良者忌用松子仁。糖尿病、糖耐量异常、痰湿内蕴、中满痞胀、肠滑泄泻者忌用蜂蜜，蜂蜜反生葱。

山药羊肉羹

【药膳食材】羊肉 100g，山药 50g，牛奶 100ml，葱、生姜各 5g，食用盐少许。

【制作技术】1. 将羊肉、山药、葱、生姜洗净。羊肉切成块，冷水入锅，开水焯去血污、浮沫。山药去皮、切成片，葱切成段，生姜切成丝。

2. 将羊肉、葱、生姜放入砂锅内，加入清水 500ml，武火煮沸，文火炖 3h。

3. 放入山药，文火煮烂，加入牛奶、食用盐，文火煮沸。

【食用方法】作为菜肴佐餐食用。

【为什么呢】羊肉益气补虚，温中暖下；山药健脾补肺，益精固肾；牛奶补虚损、益肺胃、生津润肠。以上食物相互配合，补而不滋腻。

【实际应用】适用于春季时体虚、乏力、气短的老年人。

【警而远之】脾虚湿盛、湿热实邪、胸腹满闷、大便干燥者忌用山药。忌用腐烂生姜。"一年之内，秋不食姜；一日之内，夜不食姜。"阴虚火旺、目赤内热、痈肿疮疖、肺炎、肺脓肿、肺结核、胃溃疡、胆囊炎、肾盂肾炎、糖尿病、痔疮忌长期食用生姜。

冬笋饺子

【药膳食材】冬笋50g，肉末50g，豆腐100g，荠菜250g，葱适量，面粉100g。

【制作技术】1. 将冬笋、荠菜、葱洗净。冬笋切成条状，放入砂锅内，加入适量清水，武火煮沸，捞出切成末。荠菜、豆腐切成末，葱切碎。将冬笋、荠菜、豆腐、肉末、葱放入馅盆内搅拌均匀。

2. 将面粉加入适量清水，和好面，擀成饺子皮，包好馅料。锅内加入适量清水，武火煮沸，放入饺子，煮至熟。

【食用方法】作为主食食用。

【为什么呢】开胃健脾、滋阴凉血。

【实际应用】冬笋是立冬前后由毛竹在地下发育而成尚未出土的笋芽，每年一二月份，正是南方挖冬笋、吃冬笋的好时节。适用于脾胃虚弱的老年人在年节里食用，帮助消化过度的饮食。

【警而远之】无特殊禁忌。

岷归酱蹄筋

【药膳食材】岷县当归5g，鲜牛蹄筋1000g，金线莲3g，生姜10g，八角茴香、小茴香、丁香、花椒、香叶、桂皮、高良姜、胡椒、黄酒各适量，酱油、白糖、精盐各少许。

【制作技术】1. 将当归、牛蹄筋、金线莲、八角茴香、小茴香、丁香、花椒、香叶、生姜、桂皮、高良姜、胡椒洗净。生姜拍松。将当归、金线莲、八角茴香、小茴香、丁香、花椒、香叶、生姜、桂皮、高良姜、胡椒装入调料袋扎口。牛蹄筋冷水入锅，加入适量清水、黄酒，开水焯去血污、浮沫。

2. 将牛蹄筋、调料包、黄酒、酱油、白糖放入砂锅内，加入适量清水，武火煮沸，改文火熬煮酱2h，加入精盐，文火熬煮酱1h至牛蹄筋熟软。

【食用方法】作为菜肴佐餐食用。

【为什么呢】补血益肝养筋，温经通脉止痛，祛风利湿，补肾益骨。

【实际应用】适用于年老体弱、血虚筋衰所致肢体困乏无力、腰膝酸软疼痛等，以及气血不足、肝肾虚衰引起风寒湿邪侵袭导致肢体关节酸胀疼痛等风寒湿痹。

【警而远之】忌用腐烂生姜。"一年之内，秋不食姜；一日之内，夜不食姜。"阴虚火旺、目赤内热、痈肿疮疖、肺炎、肺脓肿、肺结核、胃溃疡、胆囊炎、肾盂肾炎、糖尿病、痔疮忌长期食用生姜。阴虚火旺者忌用八角茴香。孕妇，婴幼儿，热病、阴虚内热者忌用丁香。凡一切热证及阴虚火旺者忌用小茴香。凡脾胃湿邪、大便泄泻者忌用当归。脾胃虚寒、大便溏泄者忌用金线莲。

核桃仁板栗粥

【药膳食材】核桃仁、板栗各20g，小米100g。

【制作技术】1. 将食材洗净，核桃仁、板栗捣碎。

2. 将食材放入砂锅内，加入适量清水，武火煮沸，改文火熬煮至熟成粥。

【食用方法】作为早餐食用。

【为什么呢】温补肺肾，抗衰老。

【实际应用】适用于肾虚尿频者。

【警而远之】食滞胃肠证常见为脘腹痞胀疼痛、厌食、嗳腐吞酸，或呕吐馊食、肠鸣矢气、泻下不爽、便质腐臭如败卵、苔厚腻、脉滑或沉实；阴虚火旺证常见为心烦失眠、口燥咽干、盗汗遗精、两颧潮红、小便短黄、大便干结，或咯血、衄血，或舌体、口腔溃疡、舌红少津、脉细数，大便溏泄、消化不良、经常便秘、上火严重、发热。糖尿病患者忌用板栗，板栗熟后食用，每次忌多食，否则容易导致气滞。

肉苁蓉羊肾汤

【药膳食材】肉苁蓉（荒漠）30g，羊肾1对。

【制作技术】1. 将食材洗净。将羊肾纵向剖开，去除筋膜。

2. 将食材放入砂锅内，加入适量清水，武火煮沸，改文火熬煮至羊肾熟。

【食用方法】喝汤吃羊肾。

【为什么呢】补肾助阳，润肠通便。

【实际应用】适用于肾虚耳鸣、腰膝酸软、肠燥便秘者。

【警而远之】凡大便泄泻、肾中有热、阳易举者忌用肉苁蓉（荒漠）。

核桃仁蜜糖

【药膳食材】生核桃仁4个，蜜糖少许。

【制作技术】将生核桃仁洗净。

【食用方法】每晚睡觉前拌少许蜜糖食用。

【为什么呢】润肠。

【实际应用】适用于老年人气虚便秘。

【警而远之】忌吸烟、饮酒。忌吃辛辣刺激性较强的食物，如生葱、生蒜、生姜、芥末面、胡椒粉、辣椒糊等。忌多吃耗气的食物，如空心菜、生萝卜等。少吃油腻食物。有便意时立即如厕，忌人为地控制、排便用力。忌过度劳累。忌运动不柔缓。

黑芝麻粥

【药膳食材】黑芝麻25g，粳米50g。

【制作技术】1. 将粳米洗净，黑芝麻捣碎。

2. 将食材放入砂锅内，加入适量清水，武火煮沸，改文火熬煮至熟成粥。

【食用方法】经常佐餐食用。

【为什么呢】补肝肾，润五脏。

【实际应用】适用于老年体衰眩晕、消瘦、便燥、须发早白易脱且伴有贫血，产妇奶水不足，以及慢性肾炎病久下元虚寒之人。

【警而远之】无特殊禁忌。

桃枣圆

【药膳食材】核桃仁、大枣各2个。

【制作技术】1. 将食材洗净。核桃仁去皮捣烂。
2. 将大枣放入蒸锅内,加入适量清水,武火煮沸,改文火蒸熟,去核。
3. 两物混合成圆。
【食用方法】味美可口。每日食用1次。
【为什么呢】健脾补肾。
【实际应用】适用于调补小儿发育不良、年老虚弱及病后干瘦。
【警而远之】湿痰、积滞、齿病、虫病、温热、暑湿诸病前后、黄疸、肿胀、糖尿病者忌用大枣,多食动风,脾反受病。

沙参心肺汤

【药膳食材】沙参、玉竹各15g,猪心肺1具,葱25g,食用盐少许。
【制作技术】1. 将沙参、玉竹、猪心肺、葱洗净。沙参、玉竹用纱布包好,葱切成段。
2. 将沙参、玉竹、猪心肺、葱放入砂锅内,加入适量清水,武火煮沸,改文火炖1.5h至猪心肺熟透。
【食用方法】加入食用盐调味,喝汤吃猪心肺。
【为什么呢】润肺止咳,养胃生津。
【实际应用】适用于老年肺虚咳嗽、大便燥结等症。
【警而远之】玉竹即葳蕤,阳衰阴盛、脾虚胸闷、痰湿瘀滞、便溏者忌用玉竹。寒客于肺作嗽者忌用沙参,沙参反藜芦。

核桃仁山楂浆

【药膳食材】核桃仁:山楂 = 3:1,白糖少许。
【制作技术】1. 将核桃仁、山楂洗净,山楂去核。
2. 将食材放入粉碎机打成浆。
【食用方法】用白开水调服。
【为什么呢】消食健脾,行气散瘀。
【实际应用】适用于肉食积滞、脘腹腹痛、泄泻痢疾、血瘀痛经、经闭、产后腹痛、恶露不尽、疝气或睾丸肿痛、高脂血症。
【警而远之】脾胃虚弱者及孕妇忌服。妊娠、空腹、脾虚胃弱无积滞、气虚便溏、糖尿病忌用山楂，山楂食用后应立即漱口，忌多食。

老年三宝

【药膳食材】三七3g，丹参6g，西洋参3g。
【制作技术】将食材洗净，研细粉。
【食用方法】每次6g，温开水送服，1日两次。
【为什么呢】疏通血管，补充精力。
【实际应用】适用于心血管疾病如高血压、高血脂、血管硬化症。
【警而远之】血虚无瘀者忌用三七。孕妇慎用丹参，丹参反藜芦。中虚阳衰或胃有湿浊者忌用西洋参，西洋参反藜芦。

老年补虚套餐
（1荤1汤组合餐：巧烹双鲜、葱豉生姜荷包蛋汤）

巧烹双鲜

【药膳食材】鸡蛋1个，小河虾250g，韭菜150g，水淀粉、料酒、茶叶籽油、酱油、食用盐、白糖各少许。
【制作技术】1. 将小河虾、韭菜洗净。将鸡蛋磕开倒出鸡蛋液，加入水淀粉打匀。韭菜切成段。小河虾用料酒腌制。
2. 热锅凉茶叶籽油，放入鸡蛋液，摊熟盛出，将切成段的韭菜根部铺在摊好的热鸡蛋上，放上韭菜叶。
3. 将韭菜上撒上酱油、食用盐和白糖。
4. 热锅凉茶叶籽油，放入小河虾烹制，放入韭菜和摊好的鸡蛋，一起翻炒。

【食用方法】有独特的茶香味。作为菜肴佐餐食用。
【为什么呢】养血补肾。韭菜温补肾阳，河虾甘温补肾，配养阴功效的鸡蛋，既补血补肾，又不燥热。

葱豉生姜荷包蛋汤

【药膳食材】细葱、老生姜各 10g，新鲜土鸡蛋 1 个，淡豆豉 12g，猪油适量。

【制作技术】1. 将细葱、老生姜、土鸡蛋洗净，将细葱切成段，将老生姜切成丝。

2. 热锅凉猪油，放入淡豆豉、姜丝、细葱葱白段部分爆香。

3. 加入适量清水，武火煮沸，鸡蛋磕开倒出鸡蛋液入锅，改文火煮至蛋黄刚熟透。撒细葱入锅。

【食用方法】作为汤佐餐食用。

【为什么呢】开胃气，健脾阳，养脾阴，补五脏六腑虚损。

【实际应用】适用于老年性虚损性疾病。

【警而远之】忌用腐烂生姜。"一年之内，秋不食姜；一日之内，夜不食姜。"阴虚火旺、目赤内热、痈肿疮疖、肺炎、肺脓肿、肺结核、胃溃疡、胆囊炎、肾盂肾炎、糖尿病、痔疮忌长期食用生姜。外感发热、痰饮较盛、食积内停者忌用鸡蛋。胃虚易呕者忌用淡豆豉。

补虚正气粥

【药膳食材】炙黄芪 15g，人参 3g 或党参 15g，粳米 50g。

【制作技术】1. 将人参或党参、粳米洗净。将黄芪、人参或党参用纱布包好。

2. 将粳米放入砂锅内，加入适量清水，武火煮沸，改文火熬煮至粥将熟，放入炙黄芪、人参或党参，文火焖煮 1min。

【食用方法】每日分 2 次服。

【为什么呢】补正气，疗虚损，健脾胃，抗衰老。

【实际应用】适用于劳倦内伤、年老体弱、体虚自汗、食欲不振、气虚水肿等气虚之证。

【警而远之】一般人忌长时间服用人参。人参忌与藜芦同用，且服药期间忌用萝卜、浓茶。非体虚而有实邪者忌用党参，党参反藜芦。

参芪仙人粥

【药膳食材】人参 3g，黄芪 15g，制何首乌、大枣各 9g，粳米 50g，红糖少许。

【制作技术】1. 将人参、黄芪、制何首乌、大枣、粳米洗净。大枣去核。将人参、黄芪、制何首乌用纱布包好。

2. 将粳米放入砂锅内，加入适量清水，武火煮沸，改文火熬煮至将熟，放入人参、黄芪、制何首乌、大枣、红糖，文火焖煮 1min。

【食用方法】每日分 2 次服，服用 7 天，间隔数日再服。

【为什么呢】补气血，益肝肾。

【实际应用】适用于气血、肝肾亏虚、倦怠乏力、须发早白、头晕耳鸣、腰膝酸软、大便干结等证。

【警而远之】大便溏泻者忌用。食粥期间忌葱、蒜。一般人忌长时间服用人参。人参忌与藜芦同用，且服药期间忌用萝卜、浓茶。高脂血症、肥胖症、糖尿病、龋齿、便秘、口舌生疮（主要指老年人）、平素痰湿偏盛、消化不良、产前经常吐酸水、晚上睡觉前（特别是儿童），以及夏天忌用红糖，多食令人胀闷、助热、生痰、损齿、生痔虫、消肌肉。湿痰、积滞、齿病、虫病、温热、暑湿诸病前后、黄疸、肿胀、糖尿病者忌用大枣，多食动风，脾反受病。

安神滋肾粥

【药膳食材】枸杞子 20g，核桃仁 60g，嫩鸡肉 150g，粳米 50g，香葱、香菜各适量，食用盐少许。

【制作技术】1. 将枸杞子、核桃仁、鸡肉、粳米、香葱、香菜洗净。核桃仁用沸水泡后去皮。将鸡肉去皮，切成细丝。香葱、香菜切碎。

2. 将枸杞子、核桃仁、鸡肉、粳米放入砂锅内，加入适量清水，武火煮沸，改文火熬煮至烂熟成粥。

【食用方法】撒入香葱、香菜、食用盐调味食用。

【为什么呢】养心安神，滋肾添精，益脑增智。

【实际应用】适用于年老体虚、失眠健忘、腰膝酸软、耳聋耳鸣等。

【警而远之】凡邪实、邪毒未消者忌用鸡肉。外邪实热、脾虚有湿、肠滑者忌用枸杞子。香菜损脾，耗掉身体里的气，会引发或加重病情的进展，重大疾病或胃肠疾病正在胃疼或腹泻者忌用；身上有伤口者忌用，否则会让伤口发炎，流脓溃烂，留下疤痕；口臭、狐臭、严重龋齿、胃溃疡、生疮者忌用；香菜性温，麻疹已透或虽未透出而热毒停滞者忌用。

神仙粥

【药膳食材】葱白5根，生姜3片，米醋10ml，糯米100g。

【制作技术】1. 将葱白、生姜、糯米洗净。葱白切碎。

2. 将糯米、生姜放入砂锅内，加入适量清水，武火煮沸，改文火熬煮至熟成粥。

3. 加入葱白，文火煮至半熟，加入米醋，和匀。

【食用方法】1日1剂，分2次服。趁热喝粥，并于无风处休息，以出汗为度。糯米食品宜加热后食用，宜煮稀粥服食，不仅营养滋补，且易消化吸收，养胃气。

【为什么呢】发散风寒。

【实际应用】适用于老年、体弱之人，外感风寒者。

【警而远之】忌久熬。忌用腐烂生姜。"一年之内，秋不食姜；一日之内，夜不食姜。"阴虚火旺、目赤内热、痈肿疮疖、肺炎、肺脓肿、肺结核、胃溃疡、胆囊炎、肾盂肾炎、糖尿病、痔疮忌长期食用生姜。葱白忌久煎煮，体虚自汗、狐臭者忌用。糯米所含淀粉为支链淀粉，在肠胃中难以消化水解，胃炎及十二指肠炎等消化道炎症患者，老年人、小孩忌用。糯米所含碳水化合物和钠的量都很高，糖尿病、体重过重或其他慢性病（如肾脏疾病、高脂血症）患者忌用。

一般人群保健套餐
（1荤2汤组合餐：糖醋脆皮虾、花生仁汤圆、冰糖枸杞炖银耳）

糖醋脆皮虾

【药膳食材】大海虾300g，番茄酱20g，白醋10g，白糖15g，茶叶籽油、淀粉各适量，食用盐少许。

【制作技术】1. 将大海虾洗净，虾开背，去虾线，虾肉蘸淀粉。热锅凉茶叶籽油，虾需炸两次，第一次炸 30s 成型，第二次等油温升高，复炸 10s 至金黄色后盛出。

2. 热锅凉茶叶籽油，放入番茄酱、白醋、白糖、食用盐炒汁。炒汁时无须加水，可保证虾皮酥肉脆。

3. 放入虾，翻炒均匀。

【食用方法】作为菜肴佐餐食用。有独特的茶香味。

【为什么呢】健脾补钙，老少皆宜。

花生仁汤圆

【药膳食材】生花生仁、糯米粉各 50g，淀粉、白糖各少许。

【制作技术】1. 将花生仁洗净。

2. 将花生仁放入砂锅内，加入适量清水，武火煮沸，改文火熬煮至烂熟，剥去外面红衣，加入白糖。

3. 糯米粉放入盆内，加 1 杯水，揉匀，软硬适当，团成汤圆，放在撒有淀粉的容器上。

4. 将汤圆放入砂锅内，加入适量清水，武火煮沸，文火熬煮汤圆浮起至熟。

【食用方法】花生仁、汤圆混合食用。糯米食品宜加热后食用，不仅营养滋补，且易消化吸收，养胃气。

冰糖枸杞炖银耳

【药膳食材】银耳、枸杞子各 10g，冰糖适量。

【制作技术】1. 将银耳、枸杞子洗净。

2. 将食材放入砂锅内，加入适量清水，武火煮沸，改文火炖 10min。

【食用方法】吃食。

【为什么呢】养颜，润肺，滋补，提高免疫力，延缓衰老，调理亚疾病状态。

【实际应用】适用于亚疾病或一般人群用作日常食养保健。

【警而远之】河虾忌生食，多食则发风动疾，海虾不发病。醋忌多食，损人骨。寒湿停滞、肠滑便泄者忌用花生仁。糯米所含淀粉为支链淀粉，在肠胃中难以消化水解，胃炎及十二指肠炎等消化道炎症患者，老年人，小孩忌用。糯米所含碳水化合物和钠的量都很高，糖尿病、体重过重或其他慢性病（如肾脏疾病、高脂血症）患者忌用。外邪实热、脾虚有湿、肠滑者忌用枸杞子。

冬瓜排骨汤

【药膳食材】冬瓜 400g，排骨 200g，干贝丁 100g，生姜 1 块，香油 1 小匙，精盐少许。

【制作技术】
1. 将冬瓜、排骨、生姜、干贝丁洗净。将冬瓜去皮、去籽、切成厚片。将生姜拍松。将排骨斩成小块，冷水入锅，开水焯去血污、浮沫，捞出，沥干水分。
2. 将排骨、干贝丁、生姜放入砂锅内，加入适量清水，武火煮沸，改文火煲 40min 至排骨熟透。
3. 加入冬瓜，文火炖 20min 至冬瓜煮熟。

【食用方法】加入香油、精盐调味，作为菜肴佐餐食用。

【为什么呢】利尿、清热、化痰、解渴、降血压，调养肾脏，降脂减肥，降血糖，排除致癌物质，治疗动脉硬化症和肝硬化腹水。

【实际应用】适用于夏季降温防暑，水肿、痰喘、暑热、痔疮等症。

【警而远之】忌用腐烂生姜。"一年之内，秋不食姜；一日之内，夜不食姜。"阴虚火旺、目赤内热、痈肿疮疖、肺炎、肺脓肿、肺结核、胃溃疡、胆囊炎、肾盂肾炎、糖尿病、痔疮忌长期食用生姜。

老年人保健套餐（5 饮组合餐：荷叶代茶饮、枸杞代茶饮、柠檬代茶饮、三七花代茶饮、"三花"龙井茶）

荷叶代茶饮

【药膳食材】荷叶半张，滨海耳叶牛皮消、金线莲各 3g。

【制作技术】将荷叶、滨海耳叶牛皮消、金线莲洗净,荷叶撕成小块。将食材放入瓷杯中,用沸水冲泡。

【为什么呢】清香升散,消暑利湿,健脾升阳,散瘀止血,降血脂、降胆固醇、降血压,对肝、脾、胃、心脏都具有保健作用。

枸杞代茶饮

【药膳食材】枸杞子 10 粒,滨海耳叶牛皮消、金线莲各 3g。
【制作技术】将枸杞子、滨海耳叶牛皮消、金线莲洗净,放入瓷杯中,用沸水冲泡。
【食用方法】代茶饮用。
【为什么呢】养肝,滋肾,润肺,抗氧化,抗肿瘤,抗衰老,抗疲劳,降血脂、降血糖、降胆固醇、增强造血功能、保护生殖系统。

柠檬代茶饮

【药膳食材】柠檬 1 个。
【制作技术】将柠檬洗净,切成薄片,放入瓷杯中,用温水冲泡。
【食用方法】每日 1 片,代茶饮用。
【为什么呢】预防和辅助治疗高血压和心肌梗死,祛痰功效比橙和柑橘还要强,预防肾结石,甚至可以使部分慢性肾结石患者的结石减少。

三七花代茶饮

【药膳食材】三七花、滨海耳叶牛皮消、金线莲各 3g。
【制作技术】将三七花、滨海耳叶牛皮消、金线莲洗净,放入瓷杯中,用沸水冲泡。
【为什么呢】疏肝解郁,活血化瘀,清热解毒,平肝凉血,祛痘除疮。降血脂、降血压、降血糖、增强机体免疫功能、抗癌、提高心肌供氧能力。

"三花"龙井茶

【药膳食材】玫瑰花 1g,杭菊花 2g,三七花 3g,龙井茶 4g。

【制作技术】将玫瑰花、杭菊花、三七花、龙井茶洗净，放入瓷杯中，用沸水冲泡。
【食用方法】代茶饮用。
【为什么呢】清肝降压、活血降脂、疏肝解郁、利尿醒神。
【实际应用】适用于老年人保健。
【警而远之】女性经期忌用荷叶。外邪实热、脾虚有湿、肠滑者忌用枸杞子。血虚无瘀者忌用三七。儿童、孕妇、生理期妇女忌用滨海耳叶牛皮消。脾胃虚寒、大便溏泄者忌用金线莲。玫瑰花忌与茶叶同泡喝，此处忽略不计，月经量过多者经期忌用。阴阳两虚型者，痰湿型、血瘀型高血压患者忌用菊花，否则降血压效果不佳。

稳律粥

【药膳食材】浮小麦 30g，羊肉 50g，杏 30g，龙眼肉 10g，莲子 30g，百合 20g，猪心 30g，茯苓 15g。
【制作技术】1. 将食材洗净。

2. 将食材放入砂锅内，加入适量清水，武火煮沸，改文火熬煮至熟成粥。

【食用方法】喝粥，每日1次。
【为什么呢】养心安神，固表止汗，温补心血，补心气，健脾胃，安神志，清心，利水。龙眼肉与莲子合用增强补脾、安神作用。
【实际应用】适用于减轻心悸、心神不宁、心虚气短、多汗症状。
【警而远之】产妇、幼儿忌用杏，过食杏会诱发老病、长疮生疖，诱发龋齿和胃病。气郁痞胀、溺赤便秘、食不运化、新产后忌用莲子。中寒者忌用百合。茯苓忌与醋同食。

老年人滋补套餐（3荤1粥组合餐：枸杞板栗鸡、红烧海参东坡肉、首乌山药炖羊脑、山药芡实鸡肉粥）

枸杞板栗鸡

【药膳食材】鸡腿2个，生板栗200g，枸杞子、绍兴黄酒各15g，滨海耳叶牛皮消、胡椒粉各3g，葱白1/3根，姜20g，清汤1杯，酱油、茶叶籽油、清汤各适量，白糖、食用盐各少许。

【制作技术】
1. 将鸡腿、生板栗、枸杞子、滨海耳叶牛皮消、葱、姜洗净。鸡腿肉切成3cm宽的肉条。生板栗去皮，葱剖开切成段，姜切成薄片。
2. 热锅凉茶叶籽油，放入板栗炸至表皮光泽，捞出沥油。
3. 热锅凉茶叶籽油，放入白糖，边搅拌边翻炒至白糖呈茶褐色，放入鸡肉，武火快炒，至肉着色。
4. 放入酱油、葱、姜，文火稍煮，加入绍兴黄酒、清汤、板栗、滨海耳叶牛皮消，武火煮沸，改中火煮至肉、板栗熟烂。

【食用方法】加入胡椒粉调味，作为菜肴佐餐食用。有独特的茶香味。

【为什么呢】补肝肾，益精血，滋补强壮。

【实际应用】适用于老年人肝肾不足、精血亏虚的病症，防治老年性疾病，延年益寿。

红烧海参东坡肉

【药膳食材】水发海参（刺参）5个，猪肉200g，葱白1根，姜15g，菠菜1小把，酱油80ml，白糖、茶叶籽油、料酒、蚝油、淀粉各适量，食用盐少许。

【制作技术】
1. 将水发海参、猪肉、葱白、姜、菠菜洗净。葱切成段，姜切成片。海参切成条，猪肉冷水入锅，开水焯去血污、浮沫，煮30min。菠菜切成段，放入砂锅内，加入适量清水，武火煮沸焯一下，码放在盘底。
2. 热锅凉茶叶籽油，放入白糖，炒出糖色。放入猪肉，翻滚上糖色。加入酱油40ml，加入适量清水，武火煮沸，改文火煮至肉熟透，取出切成1cm厚的片。
3. 热锅凉茶叶籽油，放入葱、姜、海参翻炒。加1杯肉汤、酱油40ml、料酒、食用盐，中火煮10min，将葱、姜取出，加入猪肉，淋上蚝油，用淀粉勾芡出锅。
4. 将海参放入砂锅内，加入适量清水，武火煮沸，改文火熬煮20min至熟。
5. 将海参、猪肉码在菠菜上。

【食用方法】作为菜肴佐餐食用。有独特的茶香味。

【为什么呢】属高蛋白、低脂肪、低胆固醇食品。
【实际应用】适用于身体虚弱、消瘦乏力、精血亏损、阳痿遗精小便频数、肠燥便难等症，对高血压、冠心病、肝炎患者及老年人有益。

首乌山药炖羊脑

【药膳食材】何首乌、山药各 20g，黄精 30g，枸杞子 10g，羊脑 1 具，滨海耳叶牛皮消、胡椒粉各 3g，羊肉汤、料酒各适量，精盐少许。
【制作技术】1. 将何首乌、山药、黄精、羊脑、滨海耳叶牛皮消洗净。山药切成块，羊脑轻轻撕去脑膜。
2. 将何首乌、山药、黄精、羊脑、枸杞子、滨海耳叶牛皮消放入砂锅内，倒入羊肉汤，加入精盐、料酒，武火煮沸，改文火炖至羊脑熟，加入胡椒粉。
【食用方法】作为菜肴佐餐食用。
【为什么呢】补脾滋肾，延衰益寿，健脑益智。
【实际应用】适用于年老体虚，食少体倦、记忆力减退、腰膝酸软、耳鸣耳聋等症。

山药芡实鸡肉粥

【药膳食材】山药 200g，芡实、粳米各 50g，鸡腿肉 1/2 只，滨海耳叶牛皮消 3g，青菜（茼蒿菜）适量，胡椒粉 2g，食用盐少许。
【制作技术】1. 将山药、芡实、粳米、鸡腿肉、滨海耳叶牛皮消、青菜洗净。将芡实放入砂锅内，加入适量清水浸泡 2h。山药去皮，切滚刀块。鸡肉去浮脂，切成丝。青菜焯一下。
2. 将芡实、滨海耳叶牛皮消放入砂锅内，加入适量清水，武火煮沸，改文火熬煮 20min，加入粳米文火熬煮 10min，加入山药煮至熟烂成粥。
3. 放入鸡肉，文火熬煮至鸡肉熟，加入食用盐调味，放入青菜。
【食用方法】撒上胡椒粉，喝粥。没有芡实可用薏苡仁代替。吃芡实时要用慢火炖煮至烂熟，细嚼慢咽，方能起到充养身体的作用。
【警而远之】葱白忌久煎煮，体虚自汗、狐臭者忌用。炒糖时，注意不要炒糊。外邪实热、脾虚有湿、肠滑者忌用枸杞子。脾虚湿盛、湿热实邪、胸腹满闷、大便干燥者忌用山药。食滞胃肠证常见为脘腹痞胀疼痛、厌食、嗳腐吞酸，或呕吐馊食、肠鸣矢气、泻下不爽、便质腐臭如败卵、苔厚腻、脉滑或沉实；阴虚火旺证常见为心烦失眠、口燥咽干、盗汗遗精、两颧潮红、小便短黄、大便干结，或咯血、衄血、或舌体、口腔溃疡、舌红少津、脉细数。大便溏泄、消化不良、经常便秘、上火严重、发热、糖尿病患者忌用板栗；板栗熟后食用，每次忌多食，否则容易导致气滞。外感疾病、湿热内蕴、肥胖者忌用猪肉。凡邪实、邪毒未消者忌用鸡肉。脾虚腹泻、痰多者忌用海参。脾虚无湿者、孕妇、对本品过敏者忌用薏苡仁。因芡实有较强收涩作用，便秘、尿赤、妇女产后忌用。儿童、孕妇、生理期妇女忌用滨海耳叶牛皮消。

妇 女 药 膳

美容护肤套餐（2饮1糕点1主2粥1汤组合餐：妇女三宝、地仙煎、红豆糯米糕、养颜玫瑰煎饺、补益气血粥、补气养血美容粥、紫菜西红柿汤）

妇女三宝

【药膳食材】黄芪 15g，当归 9g，玫瑰花 3g。
【制作技术】将黄芪、当归、玫瑰花洗净，放入瓷杯中，用沸水冲泡。
【食用方法】代茶饮用。
【为什么呢】补益气血，调经养颜。
【实际应用】适用于神疲乏力、面部色斑、月经不调者。

地仙煎

【药膳食材】山药 500g，甜杏仁 250g，牛奶 1000ml。
【制作技术】1. 将山药、甜杏仁洗净。山药去外皮、切成小块，甜杏仁浸泡 4h，去皮。
2. 将食材放入搅拌机内，搅拌至完全混合。武火煮沸，改文火熬煮至浓稠。

【食用方法】饮用。
【为什么呢】既能固肾、健脾、补肺,又滋阴润燥、滋养皮肤。
【实际应用】适用于调理身体、美容护肤。

红豆糯米糕

【药膳食材】红豆、糯米各 50g,碎核桃仁、香油各适量,砂糖、麦芽糖各少许。
【制作技术】1. 将红豆、糯米洗净。将糯米浸泡 1 天,用电饭锅焖熟。
2. 将红豆放入砂锅内,加入适量清水,武火煮沸,改文火熬煮至豆烂熟。加入砂糖、麦芽糖搅拌均匀。
3. 将红豆、香油均匀涂抹于容器内。将糯米取一半在容器内铺底抹平。
4. 铺一层红豆,撒上一层碎核桃仁。将另外一半糯米铺平,压实。
【食用方法】倒出,切成块食用。糯米食品宜加热后食用,不仅营养滋补,且易消化吸收,养胃气。

养颜玫瑰煎饺

【药膳食材】猪肉馅 200g,玫瑰花 100g,面粉 500g,鸡蛋 1 个,葱 6g,姜 10g,生抽酱油、茶叶籽油各适量,食用盐少许。
【制作技术】1. 将鸡蛋、葱、姜洗净。将葱、姜切碎。玫瑰花用食用盐水洗净、切成细丝。鸡蛋磕开倒出鸡蛋液搅拌均匀,将猪肉馅加入葱、姜、生抽酱油、鸡蛋、玫瑰花混合均匀。面粉加入适量清水,和好成包饺子面,稍微饧一会。
2. 将面擀成饺子皮,包入馅料包成饺子。
3. 热平底煎锅凉茶叶籽油,放入饺子摆放好,烹入少量面浆水,盖盖文火焖煎七八分钟至饺子熟。
【食用方法】作为主食食用。有独特的茶香味。
【为什么呢】养颜美容。

补益气血粥

【药膳食材】 当归 20g，枸杞子 12g，熟地黄、山药各 15g，山楂 10g，糯米 50g，冰糖少许。

【制作技术】
1. 将当归、枸杞子、熟地黄、山药、山楂、糯米洗净。将当归、熟地黄用纱布包好。将山药去皮、切成滚刀块，用粗筷子将山楂头尾贯通中间环切去核。
2. 将当归、枸杞子、熟地黄、山药、山楂、糯米放入砂锅内，加入适量清水，武火煮沸，改文火熬煮至将熟。
3. 去药包，加入冰糖，文火熬煮至熟成粥。

【食用方法】 喝粥。糯米食品宜加热后食用，宜煮稀粥服食，不仅营养滋补，且易消化吸收，养胃气。

【为什么呢】 补益气血。

补气养血美容粥

【药膳食材】 海参 20g，鲜玫瑰花瓣 10g，莲子、芡实各 30g，薏苡仁 50g，龙眼肉 10g，大枣 2 个，粳米 50g，蜂蜜少许。

【制作技术】
1. 将莲子、芡实、薏苡仁、龙眼肉、大枣、粳米洗净。将海参用温水泡发、洗净、切成小块。
2. 将莲子、芡实、薏苡仁放入砂锅内，加入适量清水浸泡 30min，放入海参、龙眼肉、大枣、粳米，武火煮沸，改文火熬煮至熟成粥。
3. 加入玫瑰花，文火煮 5min。

【食用方法】 加入蜂蜜，喝粥。吃芡实时要用慢火炖煮至烂熟，细嚼慢咽，方能起到充养身体的作用。

【为什么呢】 补气养血，活血美容。新鲜芡实和莲藕、茭白、荸荠等 8 种植物并称为"水八仙"。芡实和莲子，一个除湿功能特别强，一个补脾之力特别强，两者一起吃，再加点别的食材，那就是祛湿不可多得的药膳方了。莲子配芡实，不仅治愈脾肾气虚，还把湿气一扫而光。

【实际应用】 适用于女性人群保健、美容。

紫菜西红柿汤

【药膳食材】紫菜15g,西红柿2个。

【制作技术】1.将紫菜、西红柿洗净。将西红柿去硬蒂、切成片。

2.将食材放入砂锅内,加入适量清水,武火煮沸,改文火熬煮至西红柿软。

【食用方法】喝汤吃渣。

【为什么呢】富含钙、镁、铁、钾、碘、维生素等。

【实际应用】适用于补铁、钙等。

【警而远之】素体湿盛者忌常服,以免加重体内湿气。凡脾胃湿邪、大便泄泻者忌用当归。玫瑰花忌与茶叶同泡喝,月经量过多者经期忌用。脾虚湿盛、湿热实邪、胸腹满闷、大便干燥者忌用山药。外感疾病、湿热内蕴、肥胖者忌用猪肉。外感发热、痰饮较盛、食积内停者忌用鸡蛋。外邪实热、脾虚有湿、肠滑者忌用枸杞子。妊娠、空腹、脾虚胃弱无积滞、气虚便溏、糖尿病忌用山楂,山楂食用后应立即漱口,忌多食。脾虚腹泻、痰多者忌用海参。湿痰、积滞、齿病、虫病、温热、暑湿诸病前后、黄疸、肿胀、糖尿病者忌用大枣,多食动风,脾反受病。气郁痞胀、溺赤便秘、食不运化、新产后忌用莲子。因芡实有较强收涩作用,便秘、尿赤、妇女产后忌用。糖尿病、糖耐量异常、痰湿内蕴、中满痞胀、肠滑泄泻者忌用蜂蜜,蜂蜜反生葱。脾虚无湿者、孕妇、对本品过敏者忌用薏苡仁。湿阻中焦、饮食停滞、呕吐腹痛、胃脘胀闷、大便滑泻、舌苔厚腻、急性胃肠炎、急性胆囊炎、肝炎、糖尿病、支气管炎、肺炎、龋齿、服用糖皮质激素或苦味健胃药或退热药者,孕妇,小儿忌用龙眼肉。糯米所含淀粉为支链淀粉,在肠胃中难以消化水解,胃炎、十二指肠炎等消化道炎症患者,老年人,小孩忌用。糯米所含碳水化合物和钠的量都很高,糖尿病、体重过重或其他慢性病(如肾脏疾病、高血症脂)患者忌用。凡脾胃湿邪、大便泄泻者忌用当归。

养血润燥套餐（1素1荤1粥1汤组合餐：养血润燥美人椒、养血补血双肉煲、百合桑杞粥、红五类）

养血润燥美人椒

【药膳食材】鸡蛋1个，大枣2个，枸杞子10g，葱6g，姜10g，蒜3瓣，红糖10g，茶叶籽油、淀粉、辣椒酱、料酒、生抽酱油、红绿美人椒、香油各适量。

【制作技术】1. 将鸡蛋、大枣、枸杞子、葱、姜、蒜、红绿美人椒洗净。葱、美人椒切成段，姜切成片，蒜切碎。

2. 将鸡蛋放入砂锅内，加入适量清水，武火煮沸，改文火煮5min至鸡蛋熟。

3. 将鸡蛋去壳，同大枣、枸杞子、红糖放入水中浸泡。

4. 刀表面沾水使刀有润滑度，将鸡蛋切成片。鸡蛋裹水淀粉，热锅凉茶叶籽油，放入鸡蛋，慢煎不易散至上焦壳。

5. 热锅凉茶叶籽油，放入辣椒酱煸炒，放入葱、姜、蒜、料酒、鸡蛋、美人椒、生抽酱油、芡水、香油，翻炒均匀收汁儿。

【食用方法】作为菜肴佐餐食用。养阴润燥的鸡蛋搭配辛辣的辣椒，如金黄的元宝与鲜艳的红绿美人椒互相映衬，有独特的茶香味。

【为什么呢】养血润燥，补肝肾、补虚。

【实际应用】适用于血虚的女性。

养血补血双肉煲

【药膳食材】当归50g，大枣2个，牛心顶、枚肉各150g。

【制作技术】1. 将当归、大枣、牛心顶、枚肉洗净。

2. 将食材放入砂锅内，加入适量清水，武火煮沸，改文火煲2.5h至肉熟。

【食用方法】喝汤吃肉、大枣。

【为什么呢】养血，补血。牛肉，补中益气，健脾益胃，配上能够滋阴润燥、补虚养血的猪肉，适用于虚损瘦弱、热病伤津、气血不足等症。

【实际应用】适用于虚损瘦弱、热病伤津、气血不足等症。对血虚证面色苍白、爪甲无华、心悸头晕、眼花、乏力、月经量少或闭经等症有补益之效。

百合桑杞粥

【药膳食材】百合、桑葚各 10g，枸杞子 6g，糯米 50g，冰糖 10g。

【制作技术】1. 将百合、桑葚、枸杞子、糯米洗净。

2. 将百合、桑葚、枸杞子、糯米放入砂锅内，加入适量清水浸泡 1h，武火煮沸，改文火熬煮至熟成粥。加入冰糖，融化后关火。

【食用方法】喝粥。糯米食品宜加热后食用，宜煮稀粥服食，不仅营养滋补，且易消化吸收，养胃气。

【为什么呢】滋阴补血，养肝明目，清心安神，润肺补肾，养颜泽发。

【实际应用】适用于爱美的女士。

红五类

【药膳食材】红豆 50g，红皮花生仁 25g，大枣 2 个，枸杞子 10g，红米 50g。

【制作技术】1. 将红豆、红皮花生仁、大枣、枸杞子、红米洗净。

2. 熬汤、煮粥、打粉均可。

【食用方法】吃食。

【为什么呢】补养气血，重在补血养血。

【警而远之】外邪实热、脾虚有湿、肠滑者忌用枸杞子。脾胃虚寒、大便溏泄、糖尿病、妊娠、空腹忌用桑葚；忌食未成熟桑葚；因桑葚中含有溶血性过敏物质及透明质酸，一次过量食用容易发生溶血性肠炎；桑葚忌用铁器盛放，桑葚与铁器接触会发生化学反应从而产生毒性物质；桑葚中含有较多的胰蛋白酶抑制物，影响人体对铁、钙、锌等物质的吸收，儿童应少吃。中寒者忌用百合。外感发热、痰饮较盛、食积内停者忌用鸡蛋。高脂血症、肥胖症、糖尿病、龋齿、便秘、口舌生疮（主要指老年人）、平素痰湿偏盛、消化不良、产前经常吐酸水、晚上睡觉前（特别是儿童），以及夏天忌用红糖，多食令人胀闷、助热、生痰、损齿、生疳虫、消肌肉。湿痰、积滞、齿病、虫病、温热、暑湿诸病前后、黄疸、肿胀、糖尿病者忌用大枣，多食动风，脾反受病。胃及十二指肠溃疡、急性胃炎、肺结核、痔疮、眼部疾病者忌用辣椒。寒湿停滞、肠滑便泄者忌用花生仁。糯米所含淀粉为支链淀粉，在肠胃中难以消化水解，胃炎及十二指肠炎等消化道炎症患者，老年人，小孩忌用。糯米所含碳水化合物和钠的量都很高，糖尿病、体重过重或其他慢性病（如肾脏疾病、高脂血症）患者忌用。凡脾胃湿邪、大便泄泻者忌用当归。

三花减肥代茶饮

【药膳食材】玫瑰花 3g，茉莉花、代代花各 2g，川芎 5g，荷叶、滨海耳叶牛皮消、金线莲各 3g。

【制作技术】1. 将食材洗净。

2. 将食材放入瓷杯中，用沸水冲泡。

【食用方法】代茶饮用。

【为什么呢】疏肝和胃，理气散瘀，利湿化痰，瘦身，降血脂、降血压、降血糖。

【实际应用】适用于高血脂、高血压、肥胖。

【警而远之】女性经期忌用荷叶。玫瑰花忌与茶叶同泡喝，月经量过多者经期忌用。儿童、孕妇、生理期妇女忌用滨海耳叶牛皮消。脾胃虚寒、大便溏泄者忌用金线莲。

猪脚姜

【药膳食材】嫩仔猪前蹄 500g，鸡蛋 1 个，嫩姜 300g，甜醋 1000ml，黑米醋 3 汤匙约 45ml，茶叶籽油、冰糖各适量。

【制作技术】1. 将猪前蹄去毛、洗净，冷水入锅，开水焯去血污、浮沫，变色后捞出，沥干水分，用茶叶籽油稍炸。将鸡蛋、嫩姜洗净。将鸡蛋放入锅内，加入适量清水，武火煮沸，改文火煮 4min，剥去蛋壳。姜去皮、切厚片、轻拍松。

2. 热锅凉茶叶籽油，放入姜，文火煸炒至姜稍微发干。

3. 将冰糖、甜醋、黑米醋放入砂锅煲内，加入适量清水，武火煮沸，加入鸡蛋、姜、猪前蹄，改文火煲 1.5h 至猪前蹄皮软熟。

【食用方法】作为菜肴佐餐食用。酸甜可口,有独特的茶香味。

【为什么呢】驱寒祛湿,行气活血,养颜润肤,温中散寒。补气血,通乳汁,活血脉,祛风寒,开胃气。补而不腻滞,活血祛邪则不伤正,温而不燥。

【实际应用】适用于产后补养及乳汁不足,或平素体虚调养及月经不调。

【警而远之】忌用金属煲来制作猪脚姜。外感发热、痰饮较盛、食积内停者忌用鸡蛋。

天麻芪炖牛腱肉

【药膳食材】天麻15g,黄芪9g,牛腱肉400g,姜3片,食用盐少许。

【制作技术】1. 将天麻、黄芪、牛腱肉、姜洗净。牛腱肉冷水入锅,开水焯去血污、浮沫。

2. 将天麻、黄芪、牛腱肉、姜放入炖盅内,加入适量清水,加盖,隔水武火煮沸15min,改文火炖2h至肉熟,加入食用盐调味。

【食用方法】作为菜肴佐餐食用。

【为什么呢】健脑益智,补气祛风。

【实际应用】适用于妇女眩晕头痛、肢体麻木、中风、久病体虚者。

【警而远之】阴虚者忌用天麻。

儿童壮体套餐
(1饮1热1汤组合餐:儿童壮体饮、香酥油鸡、黄芪豆芽牛肉汤)

儿童壮体饮

【药膳食材】新疆若羌的灰枣2个,福建古田的银耳10g,湖南湘潭的湘莲10g,宁夏中宁的枸杞子6g,兰州的百合20g,广西南宁的单晶冰糖适量。

【制作技术】1. 将灰枣、银耳、湘莲、枸杞子、百合洗净。将灰枣去核,银耳用温水泡发、手撕成小块。

2. 将食材放入砂锅内,加入适量清水,武火煮沸,改文火炖煮2h,加入冰糖融化。

【食用方法】喝汤吃渣。香糯软稠，浓甜爽滑，营养丰富。

【为什么呢】新疆若羌的灰枣，色泽鲜亮、果肉紧致、香甜度佳、品质优良。福建古田的银耳，银耳营养丰富，被称为"平民燕窝"，富含天然的植物性胶质，常吃可开胃健脾、润肺清肠、生津止渴、滋阴润燥、美容润肤。湖南湘潭的湘莲，颗粒饱满、洁白粉嫩、肉绵味甘。宁夏中宁的枸杞子，色艳、粒大、皮薄、肉多、籽少，甘甜美味，富含香气，是枸杞之中的上品。兰州百合，色泽洁白如玉、瓣大肉厚、口味香甜。广西南宁单晶冰糖，色泽纯净，口味清甜。

香酥油鸡

【药膳食材】母鸡1250g或1只，五香粉、丁香、桂皮、肉豆蔻、白芷各3g，小葱、姜各5g，黄酒、芝麻香油、花生油各适量，白砂糖、酱油、食用盐各少许。

【制作技术】1. 将丁香、桂皮、肉豆蔻、白芷、葱、姜洗净。葱切成段，姜切成片。

2. 将母鸡煺毛，在鸡胸下部竖开一小口，去内脏、去杂、去尾尖，洗净。用刀背把翅膀和大腿骨砸断，要骨断肉连，用手错开下腿骨的断缝，顺大骨向里推，使腿骨缩短。用剪刀从开膛的地方插入鸡胸骨的两侧，把胸骨拧断，使胸骨凸起部分朝下，因鸡胸凸起部分肉薄，遇高温油皮易裂开，用刀将胸部压扁。将鸡身侧放，也用刀压一下，使肉离骨。

3. 食用盐上锅炒干。将鸡的里外用炒干的食用盐搓匀，用五香粉均匀地撒在鸡腹中，放在瓷盆内。倒入酱油、芝麻香油、黄酒、白砂糖、葱、姜、五香粉、丁香、桂皮、肉豆蔻、白芷，稍搅拌均匀腌8h。

4. 取1张白纸用水浸湿，盖在瓷盆上，把口封严，使香味不致外溢，上蒸锅蒸至肉烂，控干水，去葱、姜、五香粉、丁香、桂皮、肉豆蔻、白芷。

5. 热锅凉花生油，放入鸡，武火翻转着炸至2min，浇上热芝麻油。

【食用方法】蘸花椒盐就荷叶饼食用。赤黄油亮，皮酥肉烂。

【为什么呢】补虚养身，健脾开胃。

【实际应用】适用于青少年营养不良调理。

黄芪豆芽牛肉汤

【药膳食材】黄芪 15g，牛肉 400g，黄豆芽 200g，胡萝卜 1 根，食用盐少许。

【制作技术】1. 将黄芪、牛肉、黄豆芽、胡萝卜洗净。将黄芪用纱布包好。牛肉切成块，冷水入锅，开水焯去血污、浮沫。黄豆芽去根须。胡萝卜削皮、切成块。

2. 将食材放入砂锅内，加入适量清水，武火煮沸，改文火炖 40min，加入食用盐调味。

【食用方法】作为菜肴佐餐食用。

【为什么呢】清甜滋补，祛湿开胃，护肝明目，除痰健肺，温和清凉。

【实际应用】适用于需要强壮体质、提升抵抗力的身体瘦弱儿童。

【警而远之】湿痰、积滞、齿病、虫病、温热、暑湿诸病前后、黄疸、肿胀、糖尿病者忌用大枣，多食动风，脾反受病。气郁痞胀、溺赤便秘、食不运化、新产后忌用莲子。中寒者忌用百合。孕妇，婴幼儿，热病，阴虚内热者忌用丁香。凡湿热积滞、热泻、热痢及病初起，或久病阴虚火旺者忌用肉豆蔻。

儿童止遗套餐
（1 粥 1 饮组合餐：儿童止遗粥、儿童止遗饮）

儿童止遗粥

【药膳食材】新鲜的怀山药 60g，莲子 30g，芡实 10g，粳米 50g。

【制作技术】1. 将怀山药、莲子、芡实、粳米洗净。怀山药不去皮、切成小块。莲子、芡实放入砂锅内，加入适量清水浸泡 1h。

2. 将怀山药、粳米放入砂锅内，加入适量清水，武火煮沸，改文火熬煮至熟成粥。

【食用方法】每周喝 2 次，持续 1 个月。吃芡实时要用慢火炖煮至烂熟，细嚼慢咽，方能起到充养身体的作用。

【为什么呢】培补正气。新鲜芡实和莲藕、茭白、荸荠等8种植物并称为"水八仙"。芡实和莲子,一个除湿功能特别强,一个补脾之力特别强,两者一起吃,再加点别的食材,那就是祛湿不可多得的药膳方了。莲子配芡实,不仅治愈脾肾气虚,还把湿气一扫而光。山药、莲子、芡实三味药食同源之品联合应用,控制水液失调。

【实际应用】适用于调理孩子不正常的长期遗尿。

儿童止遗饮

【药膳食材】鸡内金、桑螵蛸、黄芪各15g,牡蛎10g,大枣5g。

【制作技术】
1. 将鸡内金、桑螵蛸、黄芪、牡蛎、大枣洗净,放入砂锅内,加冷水高出食材3cm,食材经水浸泡1h。
2. 武火煮沸,每10min搅拌1次,改文火煎煮30min。
3. 将汁液过滤倒出,往砂锅内加热水,水面稍高于食材,文火煎煮20min。
4. 共煎两次,去渣取汁,将两次煎取的汁液混合均匀。

【食用方法】分早、晚两次温热服用,日服1剂,3~5日即可见效。

【警而远之】若服用山药后便秘,改用喝山药水的方法来滋补。脾虚湿盛、湿热实邪、胸腹满闷、大便干燥者忌用山药。气郁痞胀、溺赤便秘、食不运化、新产后忌用莲子。因芡实有较强收涩作用,便秘、尿赤、妇女产后忌用。脾虚无积滞者忌用鸡内金。

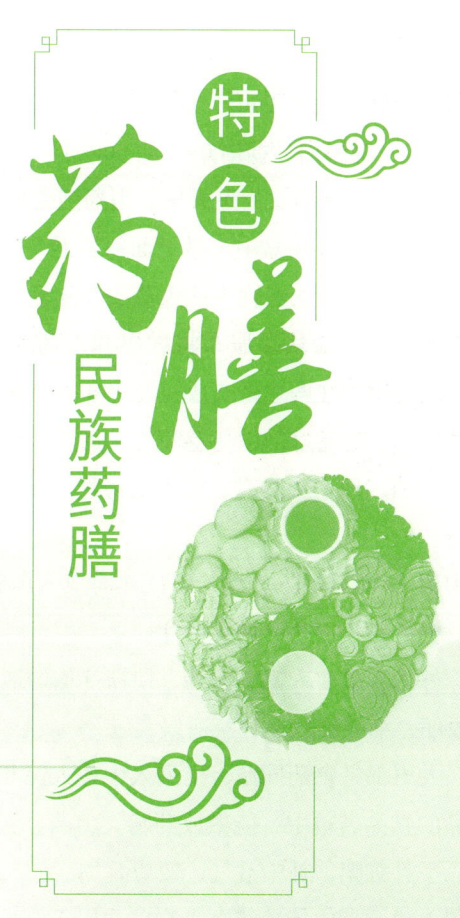

特色药膳

民族药膳

汉族药膳

枣卷果

【药膳食材】主料山药 500g，大枣 250g，面粉 150g，糖桂花 1 汤匙约 15g，白芝麻 1 汤匙约 15g，辅料白砂糖 100g，油 500ml。

【制作技术】
1. 将山药、大枣洗净。大枣去核。山药削去外皮，用刀拍碎。
2. 将山药、大枣放在盆中，撒上面粉，混合均匀，以感觉山药不粘手为准。放入有屉布的蒸锅中武火蒸 25min 至熟。
3. 晾至温热，取 1 块湿屉布将大枣和山药卷起来，用手将山药块揉捏碎，反复用力往两边捋实成直径为 4cm 的圆柱体。
4. 去掉屉布，将卷好的山药卷晾凉，切成 1.5cm 厚的圆片。
5. 锅中入油，油七成热时，放入山药片炸至表面略有焦黄后捞出，沥去油分。
6. 锅中留 1 汤匙约 15ml 油，五成热时放入白砂糖，略炒。加入 30ml 清水、糖桂花和白芝麻调成糖汁。
7. 将炸好的卷果放入锅中翻炒，使糖汁均匀地粘在卷果上。

【成品特点】枣香浓郁，细腻绵软，甘淡适口。

【为什么呢】山药、大枣都是食药同源，已列入中华人民共和国原卫生部既是食品又是药品的物品名单中，能做成药膳。山药、大枣、桂花、白芝麻，配伍合理，平补脏腑，补中益气，效应叠加。

【实际应用】北京和天津一带的传统清真小吃。适用于亚疾病或一般人群用作日常食养保健。

【警而远之】脾虚湿盛、湿热实邪、胸腹满闷、大便干燥者忌用山药。湿痰、积滞、齿病、虫病、温热、暑湿诸病前后、黄疸、肿胀、糖尿病者忌用大枣，多食动风，脾反受病。

茯苓夹饼

【药膳食材】纯正高级云贵茯苓细粉适量，精白面粉、米粉、上等淀粉各适量，核桃仁、芝麻、杏仁、花生仁、松子仁等果仁各适量，胡萝卜、南瓜、芋头、山药等各适量，桃、杏、可可、橘子、荔枝、菠萝等各适量，桂花、百花蜂蜜各适量，白糖、砂糖、饴糖各少许。

【制作技术】
1. 将各种果仁、水果、蔬菜洗净，切碎。
2. 将百花蜂蜜、白糖、砂糖、饴糖熬融，搅拌均匀各种碎仁制成馅料。
3. 混匀茯苓细粉、精白面粉、米粉、淀粉，加入适量清水，调成糊，以微火在平锅里摊烙成极薄的饼外皮。
4. 两张薄饼外皮中间夹制成的馅料，精工细作成夹心薄饼。

【成品特点】其形如满月，薄如纸，白如雪。色白分明，白里透色，果味桂香浓郁，自然原味清香，田园甜香味美，本真回归，入口即化，清爽甘甜适口。

【为什么呢】茯苓夹饼富含人体所需的蛋白质和多种维生素，安神益脾等。蔬菜、水果、果仁搭配，营养素互补，寒热平衡，并且消除或降低了单一食材对人的不利作用，配伍合理。滋补效应叠加，补调结合，既能滋补精血，改善微循环，又能调整内分泌，调节人体内神经紊乱，调整体内阴阳失衡，使机体各种生理功能恢复到最佳生理状态，强壮身体。

茯苓、杏仁、山药、蜂蜜都是食药同源，已列入中华人民共和国原卫生部既是食品又是药品的物品名单中，能做成药膳。滋阴补阳，健脾养脾、养胃健胃、养肝护肝、养肾补肾、补气益气、开胃消食。安神、益脾、利水、渗湿。补脑、健脑。茯苓、山药，健脾补气，资生化之源。

【实际应用】适用于气虚体弱、心悸、食少、神衰、失眠、水肿、大便溏软等症。适用于亚疾病或一般人群用作日常食养保健。长期食用，可增强体力，养颜护肤。

茯苓夹饼是北京出产的滋补性药膳和地方传统名糕点。其制法早在南宋《儒门事亲》中就有记载："茯苓四两，白面二两，水调作饼，以黄蜡煎熟。"清朝时改良为接近现在的样子，原是清朝末年的宫廷食品名点，后来传入民间，继承了由清宫御膳房流传下来的传统制法，并经在用料和加工上不断改进而制作出来。每张极薄的饼皮，宛如馅料的包装纸，且饼皮外表的模印图案清晰，精美别致，更富有艺术性，成为深受人们欢迎的京华风味小吃。目前此饼当推稻香春、稻香村最佳，价格低廉，可作为经常食用的保健食品，以其质佳味美，驰名全国。

【警而远之】阴虚、阳虚、血虚所致的体虚乏力忌用。平时作为零食食用，忌当正餐食用。减肥者可偶尔食用。茯苓忌与醋同食。寒湿停滞、肠滑便泄者忌用花生仁。食滞胃痛、小儿食滞、肠胃湿热有痰、过敏性体质、糖尿病患者忌用芋头。脾虚湿盛湿热实邪、胸腹满闷、大便干燥者忌用山药。产妇、幼儿忌用杏，过食杏会诱发老病、长疮生疖、诱发龋齿和胃病。便溏、滑精、咳嗽痰多、腹泻、胆功能严重不良者忌用松子仁。风寒咳嗽、痰饮咳嗽、空腹者，服用维生素K、磺胺类药物、螺内酯、氨苯蝶啶和补钾药物时均忌用橘子，儿童忌多食。空腹、过敏、糖尿病、阴虚火旺、皮肤易生疮、胃热口苦、牙病者忌用荔枝，忌大量进食。过敏体质、溃疡病、肾脏病、凝血功能障碍者忌用菠萝，发热及患有湿疹疥疮者忌多吃。糖尿病、糖耐量异常、痰湿内蕴、中满痞胀、肠滑泄泻者忌用蜂蜜，蜂蜜反生葱。痰湿内蕴、中满痞胀及肠滑泄泻者忌服百花蜂蜜，反生葱。妇女月经过多、孕妇忌用桃，忌与龟、鳖同食，忌多食。

豆汁儿

【药膳食材】主料绿豆 1kg，浆水 1.5kg，辅料糯米适量。

【制作技术】
1. 将绿豆洗净，放入锅中，用凉水（冬天用温水，水量要比绿豆高出2倍）泡十几个小时，浸泡到可捻去皮后捞出。

2. 将糯米洗净，加入适量清水，与绿豆共同研磨成细浆（磨得越细越好），每 1kg 绿豆出稀糊 2.65kg。在稀糊内加入 1.5kg 的浆水（即前一次制作豆汁儿、淀粉时撇出的清水）并逐次加入不少于 12kg 的凉水过滤，可滤出粉浆 17kg、豆渣 2kg。

3. 把粉浆倒入大缸内，经过一夜沉淀，便于增加淀粉的出粉量和分离，沉入缸底者为白色的淀粉，上面是一层灰褐色的黑粉，再上一层漂浮者即是颜色灰绿、质地较浓的生豆汁儿，最上层是浮沫和浆水。

4. 撇去浮沫和浆水，把生豆汁儿舀出（可得生豆汁儿 8kg，另有淀粉 500g 和黑粉少量）发酵，通过酸浆法令悬浊液的黏度适度增加，需再沉淀1次，夏季沉淀 6h，冬季沉淀一夜。沉淀好后，撇去上面的浆水。

5. 大砂锅内放入少许凉水，用武火烧沸后倒入生豆汁儿，待豆汁儿逐涨并将溢出锅外时，兑进发酵的豆汁儿再武火煮沸，改文火保温（此时不能用武火，否则会煮成麻豆腐），随吃随盛，并佐以辣咸菜同食。

【成品特点】色泽灰绿，豆汁浓醇，味酸微甜略苦，有轻微酸臭味。凉着喝，入嘴便会有泔水味；趁热喝味道就不一样，甜中带酸，酸中有涩，滋味独特；再就着拌上辣椒油的细脆爽口的老咸水芥疙瘩丝、清脆爆口焦黄脆酥透的焦圈、香气扑鼻的纯芝麻酱烧饼之类就更有味道了。风味独特，醇香缭绕，绝味深刻，回味无穷。配辣咸极细丝酱菜，一般春夏季用爆腌酱苤蓝、酱黄瓜、酱萝卜、八宝菜等，冬天用五香萝卜干丁。

【为什么呢】豆汁儿和焦圈、辣咸菜丝搭配，营养素互补，寒热平衡，并且消除或减低了单一食材对人的不利作用，配伍合理。

富含蛋白质、维生素C、膳食纤维和糖分，祛暑、清热、温阳、健脾、开胃养胃、祛毒解毒、除燥、清火、解油腻等。夏天可消渴解暑，冬季能清热温阳，四季喝它，益于开胃健脾、祛毒除燥。

饭前喝汤，胜过药方，苗条健康。喝汤不仅可以饱人口福，而且对心脑血管疾病患者大有裨益，是我们所吃的各种食物中，最富营养又最易于消化的品种之一，还可用来防病、治病。饭前先上点"润滑剂"（喝汤）可润滑消化道，补充消化液，充盈胃，避免进食使胃短时间增容，影响胃肠消化功能，对增加饱腹感、少食有益。

【实际应用】适用于胃肠道、心脑血管等病症患者或亚疾病或一般人群用作日常食养保健。

豆汁儿是用绿豆做原料，经过烫豆、磨豆、淀粉分离、发酵等一系列工序，最后得到淀粉、豆汁儿和浆。淀粉被用做它用，浆被用作再循环生产的发酵原料，豆汁儿用做饮用和再生产麻豆腐。麻豆腐是使用大锅把豆汁儿熬开，再把水分沥干，加泡好的青豆和其他调料，用羊油炒。

豆汁儿是老北京久负盛名、独具特色的冬、春季流行传统风味小吃。豆汁儿历史悠久，根据文字记载有300年的历史。豆汁儿本来是北京普通百姓的最爱，清乾隆十八年（1753年），乾隆皇帝命人把豆汁儿引入宫廷，源于民间的豆汁儿成了宫廷的御膳，同样成为宫廷饮品。

北京人爱喝豆汁儿，并当成是一种享受。可第一次喝豆汁儿，那犹如泔水般的气味使人难以下咽，捏着鼻子喝两次，感受就不同一般了，有些人竟能上瘾。

1997年8月份在原国内贸易部、中国烹饪协会等组织的首届"中华名小吃"认定活动中,护国寺小吃的豆汁儿被认定为"中华名小吃"。

【警而远之】不喜欢该独特味道者忌用。脾胃虚寒、滑肠泄泻、服用温补药者忌用绿豆,忌久食,忌用铁锅煮,忌焖煮极烂,否则会降低疗效。胃及十二指肠溃疡、急性胃炎、肺结核、痔疮、眼部疾病者忌用辣椒。糯米所含淀粉为支链淀粉,在肠胃中难以消化水解,胃炎及十二指肠炎等消化道炎症患者,老年人,小孩忌用。糯米所含碳水化合物和钠的量都很高,糖尿病、体重过重或其他慢性病(如肾脏疾病、高脂血症)患者忌用。

藏 族 药 膳

红花奶酪

【药膳食材】牦牛奶渣 500g,藏红花、香菜各 1g,白糖少许。

【制作技术】1. 将藏红花、香菜洗净。

2. 将香菜捣成细泥状,再与牦牛奶渣、藏红花、白糖搅拌均匀。

【成品特点】色泽洁白,香甜可口。

【为什么呢】牦牛的产奶量极低,每天的产奶量不到普通奶牛的 5%,且仅在一段特定的、极短的哺乳期内产奶,含有大量的共轭亚油酸、蛋白质、乳糖、乳钙、乳铁蛋白、免疫球蛋白、不饱和脂肪酸、氨基酸、维生素等天然营养物质,营养价值远高于普通牛奶。蛋白质含量高达 5.6%,奶渣中所含的 18 种氨基酸中有 8 种人体内不能合成的必需氨基酸,并且含量高达 35.61%,而且低钠。共轭亚油酸能够降低人体内血脂水平,有抗氧化、抗肿瘤、预防动脉粥样硬化、预防糖尿病、提高机体免疫力、提高骨密度、减肥等重要功能。

藏红花、红花作用相似。藏红花,甘寒,养血功多,祛瘀力少,对呼吸有兴奋作用,还能清血解毒;红花,辛温,养血功少,祛瘀力多,对呼吸有兴奋作用但不明显,活血通经,祛瘀止痛。用量大则活血力强,用量小则又能养血。

【实际应用】适合于营养需求较高的成长期少年儿童、产妇、中老年人、高强度劳动者、低抵抗力人群免疫力不佳者增加营养和补钙,以及患风寒外感者、脱肛及食物积滞食欲不振者,小儿麻疹初期透出不畅者,还适合于体重超标者、减脂人群血脂过高者、运动员或运动爱好者，各种肝病，经闭癥瘕，产后瘀阻，月经不调，温毒发斑，忧郁痞闷，惊悸发狂。

【警而远之】糖尿病及龋齿患者忌用。凡无瘀滞者及孕妇忌用藏红花。香菜损脾，耗掉身体里的气，会引发或加重病情的进展，重大疾病或胃肠疾病正在胃疼或腹泻者忌用；身上有伤口者忌用，否则会让伤口发炎，流脓溃烂，留下疤痕；口臭、狐臭、严重龋齿、胃溃疡、生疮者忌用；香菜性温，麻疹已透或虽未透出而热毒停滞者忌用。

酥油煮奶皮

【药膳食材】鲜酥油 50g，牛初乳形成的奶皮适量，藏红花 1g，白糖少许。

【制作技术】牛初乳形成的奶皮中注入烧化的鲜酥油，再加入白糖、藏红花即成。

【成品特点】香鲜爽口。

【为什么呢】与其他同类品种比较，同种物质，另类品质。

【实际应用】适合于营养需求较高的成长期少年儿童、产妇、中老年人、高强度劳动者、低抵抗力人群免疫力不佳者增加营养和补钙，还适合于体重超标者、减脂人群血脂过高者、运动员或运动爱好者，各种肝病，经闭癥瘕，产后瘀阻，月经不调，温毒发斑，忧郁痞闷，惊悸发狂。

酥油是从牛、羊奶中提炼出的脂肪乳制品，藏区人民最喜食牦牛产的酥油。产于夏、秋两季的牦牛酥油，色泽鲜黄，味道香甜，口感极佳，冬季的则呈淡黄色。在食物结构较简单的藏区，酥油能补充人体多方面的需要，因此是藏族食品之精华，高原人离不了它。

【警而远之】糖尿病及龋齿患者忌用。凡无瘀滞及孕妇忌用藏红花。

醪糟煮酥汁

【药膳食材】煮熟酿好的青稞粒、酥油各 50g，红糖少许。

【制作技术】将酥油烧开加红糖、煮熟酿好的青稞粒炒香。

【成品特点】营养丰富。

【为什么呢】青稞能有效改善现代人群的饮食结构，保持营养均衡，清肠通便，清除体内代谢产物，低热量，有利于延年益寿。据西藏自治区农牧科学院资料介绍，青稞是世界上麦类作物中β-葡聚糖含量最高的作物，是小麦平均含量的50倍，具有提高机体防御能力、调节生理节律的作用。亚疾病或一般人群用作日常食养保健，尤适宜"三高"人群、减肥美容者及享受绿色、无污染高品质生活的人。

【实际应用】适合于天冷时年老体弱、月经不调、脾胃虚弱、腹痛呕哕、低血糖患者和孕产妇食用。

【警而远之】高脂血症、肥胖症、糖尿病、龋齿、便秘、口舌生疮（主要指老年人）、平素痰湿偏盛、消化不良、产前经常吐酸水、晚上睡觉前（特别是儿童）忌用红糖。

奶油人参果（蕨麻）

【药膳食材】人参果（蕨麻）250g，酥油150g，白糖少许。

【制作技术】1. 将人参果（蕨麻）洗净。

2. 将人参果（蕨麻）煮熟、沥干水分。锅中放入酥油，油热后放入人参果（蕨麻）、白糖炒出香味。

【成品特点】香甜可口，滋补健身。

【为什么呢】人参果（蕨麻）富含碳水化合物、蛋白质、无机盐、维生素、黄酮类、膳食纤维，铁、镁、锌、钾、钙等矿物质及多种微量元素，低脂肪、低热量，钙磷比接近1∶1，更有利于钙和磷的吸收，性温、味甘。长期食用，补气血、健脾益胃、生津止渴、益气补肺、收敛止血、止咳利痰、消脂、通便润肠、保肝、提高免疫力、抗氧化、抗缺氧、抗疲劳、抗衰老，有明显的滋补作用。

注：此人参果非彼人参果，此人参果亦称蕨麻，系青藏高原蔷薇科野生植物，生长在海拔3700米以上的高寒地区，是高海拔地区无污染、纯天然的绿色营养保健食品。藏族对蕨麻的认识超过1200年，因其营养丰富，食用价值极高而得名"人参果"。藏族人一般只在婚礼、节日食之，以之待客，视为尊贵之意。

【实际应用】适用于孕妇、产后虚弱、老人体虚、脾虚腹泻、病后贫血、营养不良、风湿痹痛者。

【警而远之】糖尿病及龋齿患者忌用。

糌粑酥奶

【药膳食材】糌粑 250g，酥油 125g，牦牛奶渣 200g，红糖少许。
【制作技术】将糌粑、酥油、牦牛奶渣、红糖均匀搅拌在一起，随意整形即成。
【成品特点】酥油味浓，营养丰富。
【为什么呢】糌粑，由青稞、豌豆组成。糌粑富含碳水化合物，蛋白质，脂肪，维生素 B_1，17 种氨基酸，钙、铁、锌等多种微量元素。

注：糌粑是藏族人民的主食，是藏族牧民传统主食之一，天天都吃。糌粑是将青稞、豌豆洗净、晾干、炒熟后磨成的面粉，食用时用少量的酥油茶、奶渣、红糖或者青稞酒等加上适量的青稞粉搅拌均匀，用手捏成小团食用。吃法简单，不仅便于食用，营养丰富、热量高，很适合充饥御寒，还便于携带和储藏，很适合游牧生活。

【实际应用】适合于营养需求较高的成长期少年儿童、产妇、中老年人、高强度劳动者、低抵抗力人群免疫力不佳者增加营养和补钙，还适合于运动员或运动爱好者，天冷时年老体弱、孕产妇和月经不调、低血糖患者。
【警而远之】高脂血症、肥胖症、糖尿病、龋齿、便秘、口舌生疮（主要指老年人）、平素痰湿偏盛、消化不良、产前经常吐酸水、晚上睡觉前（特别是儿童）忌用红糖。应少食多餐，有利于消化吸收。

肉果香甜饭

【药膳食材】酥油 300g，牦牛肉、藏羊肉、大枣、杏仁、葡萄干、桃仁、人参果（蕨麻）各 15g，手掌参 5g，米 50g。
【制作技术】1. 将牦牛肉、藏羊肉、大枣、杏仁、葡萄干、桃仁、人参果（蕨麻）、手掌参、米洗净。

2. 将米、酥油、牦牛肉、藏羊肉放入锅内，加入适量清水，武火煮沸，改文火熬煮至肉熟成粥。放入大枣、杏仁、葡萄干、桃仁、人参果（蕨麻）、手掌参搅拌均匀，盖上锅盖，文火焖片刻，反复搅至熟烂食用。

【成品特点】果肉味浓，香甜可口。

【为什么呢】 牦牛肉，富含蛋白质、氨基酸、胡萝卜素，以及钙、磷、铁等矿物质、微量元素，脂肪含量特别低，热量特别高，对增强人体抗病力、细胞活力和器官功能均有显著作用。

藏羊肉，性温、味甘，味甘而不腻，性温而不燥，归脾、肾、胃、心经。开胃健脾，养胆明目。它既能御风寒，又可滋补身体，对一般风寒咳嗽、慢性支气管炎、虚寒哮喘、肾亏阳痿、腹部冷痛、体虚怕冷、腰膝酸软、面黄肌瘦、气血两亏、病后或产后身体虚亏等一切虚寒病症均有食疗和补益效果。

【实际应用】 适宜儿童和体虚胃寒、贫血、神经衰弱患者食用。

【警而远之】 肝病、高血压、急性肠炎或其他感染性疾病及发热期间，以及一切热性病症者忌用。羊肉忌与荞麦、南瓜、梨、乳酪、豆酱、醋、红酒、茶叶同食。肝炎、外感病邪、素体有热者及春季忌吃羊肉。忌用铜锅烹制羊肉。糖尿病患者忌用葡萄干。桃仁破血祛瘀，能堕胎，故无瘀滞忌用，脾虚便溏者及孕妇忌用。湿痰、积滞、齿病、虫病、温热、暑湿诸病前后、黄疸、肿胀、糖尿病者忌用大枣，多食动风，脾反受病。

青稞牦牛肉末粥

【药膳食材】 青稞100g，无筋牦牛肉50g，野葱8g，姜15g，骨头汤4000g，食用盐少许。

【制作技术】 1.将青稞、牦牛肉、野葱、姜洗净。将牦牛肉剁碎。

2.将食材放入砂锅内，加入骨头汤，武火煮沸，改文火熬煮至肉熟成粥。

【成品特点】 营养丰富，助消化。

【为什么呢】 饭前喝汤，胜过药方，苗条健康。喝汤不仅可以饱人口福，而且对心脑血管疾病患者大有裨益，是我们所吃的各种食物中，最富营养又最易于消化的品种之一，还可用来防病、治病。饭前先上点"润滑剂"（喝汤）可润滑消化管，补充消化液，充盈胃，避免进食使胃短时间增容，影响胃肠消化功能，对增加饱腹感、少食有益。

【实际应用】 适合于亚疾病或一般人群用作日常食养保健，尤适宜享受绿色、无污染高品质生活的人。具有提高机体防御能力、调节生理节律的作用。壮筋益力，除湿发汗。

【警而远之】粥虽说对人体有益，也不可通用。要根据个人不同体质、疾病，选用适当的原料，配制成粥方可达到满意的效果。糖尿病患者要少喝粥，喝粥会引起血糖急剧上升。热证、阴虚证、阴虚内热、大热腹痛者及孕妇忌用干姜。忌用腐烂生姜。"一年之内，秋不食姜；一日之内，夜不食姜。"阴虚火旺、目赤内热、痈肿疮疖、肺炎、肺脓肿、肺结核、胃溃疡、胆囊炎、肾盂肾炎、糖尿病、痔疮忌长期食用生姜。

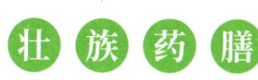

五色糯米饭

【药膳食材】优质糯米 100g，紫蕃藤、黄花、鲜嫩的枫树叶、红蓝草各适量。

【制作技术】1. 将糯米、紫蕃藤、黄花、枫树叶、红蓝草洗净。将紫蕃藤、黄花、枫树叶、红蓝草捣烂，用纱布过滤掉残渣，将挤出的汁液分别拌着浸泡糯米 20～30min。

2. 将糯米分成 5 份放入蒸锅屉瓷盘中，蒸锅里加入适量清水，武火煮沸，改中火蒸至米熟。

【食用方法】作为主食或糕点食用。

【成品特点】取料方便，制作简单。色彩斑斓，口感软糯，味道微甘、香醇，柔嫩鲜美。糯米黝黑油亮感，附带植物清香气息。柔软，芳香，味美。

【为什么呢】清热解毒，健胃强身。糯米，性温，味甘，无毒。补中益气，健脾止泻，缩小便，敛汗，解毒。黄花，清凉解毒，保护肝功能，增强免疫力。李时珍在《本草纲目》称枫树叶"止泄益睡，强筋益气力，久服轻身长寿"。红蓝草，生血行血。

吃野菜不花钱，口感独特，还能达到吃到美食、吃得营养、抗病、防衰老的目的。采吃时令野菜可以弥补家常蔬菜中缺乏的营养，补充家常蔬菜中得不到的维生素和矿物质，同时野菜又是提供膳食纤维的很好来源，野菜纤维对于预防直肠癌、糖尿病、冠心病、胆结石、痔疮等疾病都有好处。现代科学研究表明，不少野菜具有药用价值，可以预防和治疗某些疾病。

【实际应用】适用于胃肠道等病症患者或亚疾病或一般人群用作日常食养保健。

药膳精方

五色糯米饭因糯米饭呈黑、红、黄、紫、白五种颜色而得名，是难得的季节性独特美食佳品，是乐业－凤山壮族最喜爱的天然食物、用来招待客人的传统食品。每逢清明节、农历三月三、四月八、牛王节、端午节等民间传统节日，壮族群众家家户户都喜欢做五色糯米饭吃，家家户户都要做五色糯米饭，以作赶歌圩食用，或祭祖祭神之用，象征生活美好。四月初八，早稻已插完返青，人们用五色糯米饭揉成小团团，黏附在竹枝上，插于祖宗神龛，又从田中取回一蔸生长旺盛的禾苗，以南瓜叶包根，放在碗里，一并祭祀祖宗，祈求祖宗保佑五谷丰登。这种风味食品与祭祖娱神活动融在一起，充满着民族、地方情趣。家人、戚友、情人往往共尝五色糯米饭，自然特别鲜香。

食用习俗和制作方法世代传承，沿袭久远，经久不衰。

每年农历二三月，乐业－凤山的山山岭岭开着一种叫做黄花的黄色小花，学名密蒙花又名小锦花、蒙花、鸡骨头花等。《开宝本草》中称其"味甘，平微寒，无毒"，具有祛风、凉血、润肝、明目的功效。这时当地群众，尤其是小孩，就成群结队地翻山越岭去采摘新鲜的黄花来煮黄花饭。采摘黄花十分讲究，一定要采摘已经盛开的黄花，把叶子和未开的花蕾掐掉，不然煮出的黄花饭有一股涩味。

黄花是乐业－凤山山区每年开得最早的鲜花。每年初春，气候微寒，其他草木尚未出现生机，黄花却已在枝头绽放，想必它一定是先于其他植物感受并汲取到了天地的灵气。因此，乐业－凤山人将它与糯米或粳米做成黄花饭，一方面是为了在清明时节敬宗祭祖，另一方面是为了享受春天的气息。更重要的是，清明黄花饭是乐业－凤山一道传统的饭食，是长寿老年人们每年春天必吃的一道舒心饭，是一款上好的康养食物。

将采回的新鲜黄花放入水中煮沸，不久，水就变成了黄澄澄的颜色，再把黄花捞出来，然后用黄花水泡粳米来煮，盖好煮开后，用文火慢慢地焖，饭熟后揭开锅盖，饭粒晶莹剔透、香气扑鼻，令人垂涎三尺。因为在乐业－凤山所有饭食中，数它最香又最好吃，因而被誉为饭王。

古代药书中多用密蒙花来治疗眼疾。明李中梓《雷公炮制药性解》："密蒙专入肝经。故治目之外无他长，眼科之要剂也。"托名孙思邈的明清眼科医书《银海精微》中也载有"密蒙花散"的方剂。

宋毕士安曾有《答王黄门寄密蒙花》诗："多病眼昏书懒寄，烦君远寄密蒙花。愁无内史兼词翰，为写真方到海涯。"

清代《武缘县图经》载："三月三日，取枫叶泡汁染饭为黑色，即青精饭也。"魅力无穷的乐业－凤山，不但以独特的灵山秀水和深厚底蕴的壮家农耕人文著称于世，还以她的饮食文化让人流连忘返。

枫树属落叶乔木，参天高耸，树龄可达1000多年。在乐业－凤山的村口码头、高山林间都能看到它的身影。每年秋凉时节，枫树还给当地上演"红叶红满天"的独特景观。

【警而远之】一般人群无禁忌。

五彩果蔬发糕

【药膳食材】黑糯米、面粉各100g，呈黑、红、黄、紫、白5种颜色的果蔬各适量（参见本书五色糯米饭部分，根据应季易获得的五色食材而定），砂糖10g，干酵母粉2g。

【制作技术】1. 将黑糯米、果蔬洗净。将黑糯米浸泡一夜，打成米浆，放入不锈钢盆中，加入其他色果蔬榨出的汁液、面粉、砂糖、温水化开的干酵母粉，混合搅拌均匀。

2. 面糊发酵到2～4倍大，蒸锅内加入适量清水，武火煮沸，蒸锅屉中放入面糊盆，武火或中火蒸30min至熟，焖5min再打开盖子。

【食用方法】作为主食或糕点食用。

【成品特点】取料方便，制作简单。色彩斑斓，口感松软，味道微甘、香醇，柔嫩鲜美。

【为什么呢】五色入五脏养生。

【实际应用】适用于亚疾病或一般人群用作日常食养保健。

五彩果蔬发糕因发糕呈黑、红、黄、紫、白5种颜色而得名，是难得的季节性独特美食佳品，是壮族最喜爱的天然食物、用来招待客人的传统食品。

【警而远之】一般人群无禁忌。

豆腐圆（香煎豆腐）

【药膳食材】 方法一食材：豆腐 250g，土鸡胸脯精肉 50g，黑木耳、香菇各 25g，西红柿 250g，鸡蛋 1 个，蒜泥、葱末、山茶油各适量，食用盐、酱油各少许。

方法二食材：豆腐 250g，肥瘦相间的猪肉 50g，花糯米饭一碗，野韭菜适量，花生仁 100g，西红柿 250g，鸡蛋 1 个，豆腐乳 1 块，胡椒粉、山茶油各适量。

【制作技术】
1. 制馅。方法一：将黑木耳用温水泡发，将土鸡胸脯精肉、黑木耳、香菇、西红柿洗净，分别剁碎土鸡胸脯精肉、黑木耳、香菇，混合在一起，加入食用盐、山茶油、酱油、蒜泥、葱末，搅拌均匀作为馅料备用。方法二：将野韭菜洗净、切碎；把猪肉剁成肉泥；炒花生仁，除去红衣碾碎；取花糯米饭，放入豆腐乳、胡椒粉。将上述馅料搅拌均匀备用。（豆腐圆的馅料跟饺子馅一样，可荤可素，可多可少，可以有多种馅料组合。上述是凤山人招待宾客常用的馅料，也可以根据各人的爱好、口味，选用其他自己喜爱和容易获得的馅料。）

2. 制皮。将豆腐的水控干或压干（豆腐里的水分越少越好），放入干净的盆里抓成泥状，鸡蛋磕开倒出鸡蛋液搅拌均匀，盆里加入鸡蛋再搅拌。

3. 包馅。将豆腐泥平铺在手心上，取备好的馅适量，放在豆腐泥中间，将豆腐泥从四周合拢制成圆丸，用手慢慢将其包成 5~6cm 直径的柑橘圆形，即豆腐圆。将豆腐圆反复放在两手心抖动使之包紧、包实。

4. 煎皮。炒锅中放入山茶油，将豆腐圆下油锅用文火慢煎，翻动使受热均匀，煎至豆腐圆表面四周稍变黄。

5. 焖煮。将豆腐圆放入锅中焖煮，加入切碎的西红柿和适量的水，加锅盖焖煮 10min 至馅料熟透。

【食用方法】 作为菜肴佐餐食用。

【成品特点】 香气扑鼻，美味可口，清香嫩滑，爽口而浓香，口齿留香。

【为什么呢】 益气强身，益智安神，滋肾补肝，消食健胃，清热解毒，活血美容等。豆腐、土鸡肉、鸡蛋都含有高品质的蛋白质和多种维生素、氨基酸和微量元素。黑木耳，富含铁元素，常吃养血驻颜，肌肤红润，容光焕发，防治缺铁性贫血；含维生素 K，维持体内凝血因子的正常水平，防止出血；含胶质，把残留在人体消化系统内的灰尘、杂质吸附集中起来排出体外，清胃涤肠；化解胆结石、肾结石等内源性异物；帮助消化纤维类物质，对无意中吃下的难以消化的头发、谷壳、木渣、沙子、金属屑等异物有溶解与烊化作用，是不可缺少的保健食物；含抗肿瘤活性物质，增强机体免疫力，经常食用可防癌、抗癌，被营养学家誉为"素中之荤"和"素中之王"。香菇素有"菇中之王""蘑菇皇后""蔬菜之冠"的美称。西红柿则是蔬菜中的上品。野韭菜，补肾助阳，行气开胃，散血解毒。将这些健康的康养食物，通过有机混合烹制成圆状食物，营养价值高，味道鲜美。

【实际应用】适用于亚疾病或一般人群用作日常食养保健。

豆腐圆是民间传统菜肴，是人人钟爱的康养食物，更是寿乡人款待宾客的佳肴。在凤山的壮家，每逢佳节或者婚宴，都有此必不可少的佳肴。做好的豆腐圆可炸、可煎、可蒸，壮家一般用凤山特产长寿绿色食品山茶油来炸，炸至金黄食用。因用豆腐做皮，多种原料做馅，包成圆状，故称豆腐圆，寓意家人团圆、朋友团圆、宾朋团圆，形似橘子，象征吉庆团圆。

【警而远之】一般人群无禁忌。

花生配炒野芭蕉蕾

【药膳食材】花生 15 粒，芭蕉蕾 1 个，蒜、葱、山茶油各适量，食用盐少许。

【制作技术】1. 将芭蕉蕾去老皮，洗净，用刀将蕾（连花一起）切成薄片，放进菜盆同食用盐一起拌匀，用双手抓至出汁为止。倒出涩汁后，再用温水清洗 1 次，用力捏出涩味和盐水，放入加水的锅中煮熟后捞出，用清水冲洗沥干。将花生、蒜、葱洗净、切碎。

2. 热锅凉山茶油，放入花生、蒜、葱爆香，下芭蕉蕾炒 3min。

【食用方法】加入食用盐调味，作为菜肴佐餐食用。

【成品特点】野芭蕉特有香味，细腻适口，味道鲜美，香脆，口味极佳。趁热食用口味更佳。

【为什么呢】 清凉解热,利尿消肿,凉血止血。花生、野芭蕉蕾,配伍合理,两者配炒去腻、降压减肥和美容,食疗作用1+1>2,疗效倍增。

【实际应用】 适用于亚疾病或一般人群用作日常食养保健。

雅长热带特色菜。乐业县雅长乡属亚热带低热河谷气候,年平均气温20.9℃,气温较高,盛产芭蕉、香蕉、甘蔗等热带经济作物,这里壮族群众的房前屋后、山坡上大多种有芭蕉树。芭蕉树结果的同时,会在茎秆的底端长出半斤左右形如牛心状的芭蕉心。每年农历六七月,壮族群众会把芭蕉心采摘下来做成一道菜——素芭蕉心,既能让芭蕉树生长发育形成良性循环,又可一饱口福。芭蕉心菜谱的做法多种多样,可净炒,可加肉末、鸡蛋炒,也可做汤。

乐业独特美食。当地很多农村老年人用野芭蕉蕾皮煮水喝,有很好的降血压作用。

【警而远之】 寒湿停滞及肠滑便泄者忌食花生。

蒸"美林花"

【药膳食材】 豆科木蓝属野菜"美林花"、大蒜叶各适量,鸡蛋1个。

【制作技术】
1. 将"美林花"摘下来,沸水泡2min后晒干,食用时洗净。鸡蛋磕开倒出鸡蛋液搅拌均匀。将大蒜叶切碎。
2. 将"美林花"放入蒸锅屉中,加入适量清水,武火煮沸,蒸至熟。
3. 拌上炒熟或蒸熟的鸡蛋,加入大蒜叶。

【食用方法】 作为菜肴佐餐食用。

【成品特点】 味飘香甚远,勾人食欲,香甜爽口。

【为什么呢】 清热解毒,凉血止血。经常食用可美容、减肥和降血压。

【实际应用】 适用于亚疾病或一般人群用作日常食养保健。

入夏之后,乐业县雅长乡一带,野生于山坡草丛中的红艳艳的"美林花"(当地壮话)争相绽放。"美林花"成为当地群众和游客喜爱的野花菜美食之一,当地少数民族历代主要靠它防病治病。

【警而远之】 过敏体质者忌用。

水粉

【药膳食材】陈年老米500g,葱、蒜各适量,食用盐、酱各少许。

【制作技术】1. 将陈年老米洗净。将陈年老米浸泡发酵一周,直到闻到有酸味。拿出洗净后,用石磨磨成浆再沥干,揉成粉团。

2. 将米粉放入锅中,加入适量清水,武火煮沸,文火熬煮至两成熟,放入舂中击烂成泥状,放入特制的榨粉器皿中挤压拉出粉条,直接落到开水锅里煮熟,笊篱捞出水粉。

【食用方法】配上葱、蒜、盐、酱,作为主食食用。

【成品特点】酸香口味,风味绝佳,口感独特,爽滑入味。

【为什么呢】健脾养胃。

【实际应用】适用于脾气虚弱、胃寒证,亚疾病或一般人群用作日常食养保健。

乐业壮族烹制的水粉极具地方特色,民族珍馐美馔。水粉与壮家人的生活密不可分,每逢喜事都吃水粉。水粉白嫩、细长、柔韧,味道鲜美,寓意着富足、幸福、安康,能给人增添喜气,很受人喜爱。在乐业,居住在河谷、平地的壮族,丰衣足食之后,擅长制作各种美食享用。仅是水粉这一道美食,壮族先民都能做出许多花样。现代的壮家水粉,制作工艺基本上都保留传统特色,只是添加不同佐料,有不同称呼,比如谐里烧鸭粉、甘田牛肉粉等。它们物美价廉,吃上一碗水粉,既能填饱肚子,又享了口福,口齿留香。

【警而远之】一般人群无禁忌。

粽粑

【药膳食材】优质糯米250g,饭豆、猪肉各50g,八角、草果、食用盐各少许,粽粑叶、稻谷穗秆各适量。

【制作技术】1. 将糯米、饭豆、猪肉、八角、草果洗净。

2. 将糯米、饭豆、猪肉、八角、草果、食用盐拌匀,用粽粑叶包装,稻谷穗秆包扎。

3. 将食材放入蒸锅屉中,加入适量清水,武火煮沸,改中火蒸煮至熟。

【食用方法】作为主食食用。

【成品特点】形似枕头,大多是黑色。分沙心、肉心几种,味道不同,热吃冷吃各有风味,烧烤其味更佳。

【为什么呢】饭豆可菜、可果、可谷,是豆中之上品,健脾、和中、益气、化湿、消暑。八角,可升可降,温阳散寒,理气止痛,温中健脾,调中下气,抗菌,增强胃液分泌,促进胃肠蠕动。

【实际应用】适用于脾虚兼湿、食少便溏、湿浊下注、妇女带下过多、暑湿伤中、吐泻转筋等症,亚疾病或一般人群用作日常食养保健。

乐业壮族、汉族的主要食品及供祖祭品之一。每逢春节,家家必办。

【警而远之】阴虚血少者忌用草果。

猪血炒颈肉

【药膳食材】猪血50g,猪颈部肉200g,大枣2个,橘皮3g,蒜叶适量,草果、山茶油、酱油、食用盐各少许。

【制作技术】1. 将猪血、猪颈部肉、大枣、橘皮、蒜叶、草果洗净,将大枣去核。

2. 将猪颈部肉、大枣、橘皮、草果、食用盐放入砂锅内,加入适量清水,武火煮沸,改文火炖至熟,把肉切成小片。

3. 热锅凉山茶油,放入肉,翻炒两下(不要炒出油),加入蒜叶、酱油。

4. 加入生猪血搅拌两下出锅,以防猪血太黑,味道不鲜。

【食用方法】作为菜肴佐餐食用。

【成品特点】色泽红,去油腻。

【为什么呢】容易消化吸收,低热量、低脂肪,防治缺铁性贫血,提高免疫功能,抗衰老,抑制低密度脂蛋白的有害作用,防治动脉粥样硬化、老年痴呆、记忆力减退、健忘、多梦、失眠等症。

【实际应用】适用于贫血、血虚头风眩晕、肠道寄生虫、腹胀嘈杂者,适用于老年人、妇女,从事接触粉尘等工作的人。适用于亚疾病或一般人群用作日常食养保健。

特色年菜。在红水河边一带的雅长壮族和布依族过年或杀年猪时每家少不了这道主菜,炒出的肉呈红色,寓意"红红火火"过新年,去油腻又提高营养价值。

【警而远之】阴虚血少者忌用草果。

"发财菜"

【药膳食材】鸭肉皮、鸭血粑、鸭肠、鸭肝、鸭肫、鸭脂肪、猪肉、生姜、葱白、豆腐片、辣椒、酸笋、广荷、山梨各适量。

【制作技术】1. 将除鸭脂肪外的食材洗净，切成细条，着料后捆绑成把。

2. 将鸭脂肪放入炒锅内，文火煎炸出油。

3. 一把一把地下炒锅内，煎炸至熟。

【食用方法】作为菜肴佐餐食用。

【成品特点】酸甜苦辣咸五味俱在口中萦绕，味美可口怡人。

【为什么呢】滋阴养胃，利水消肿，补血行水，健脾补虚，除蒸止咳，清热化痰，益气和胃，治消渴，利水道，利膈爽胃，促进肠道蠕动，帮助消化，去积食，防便秘，预防大肠癌。

【实际应用】适用于身体虚弱、痨热骨蒸、水肿、热痢、咳嗽痰多、营养不良等症，亚疾病或一般人群用作日常食养保健。

乐业特色美味。因状如农民上山打的一捆捆木柴，故得名"柴把把"。"柴"和"财"谐音，于是又有一个吉利的名字"聚财菜"。在乐业县甘田镇，每逢农历六月六和七月十四（又名鬼节），当地壮族群众每家每户都要做"发财菜"。煎炸出锅后，必须拿"发财菜"来祭祀。"发财菜"由10多种优质原料制作而成，拿来祭祀意为后代子孙希望老祖宗一口就能吃到各种山珍美味，以表拳拳孝心。吃"发财菜"也有讲究，必须将整把放入口中。

【警而远之】消化系统疾病患者、脾胃虚弱、大便泄泻者忌用。

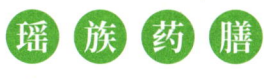

火麻仁汤

【药膳食材】时令野生青菜或南瓜苗或去掉筋络的红薯叶或时令蔬菜500g，火麻仁150g，蒜泥20g，食用盐少许。

【制作技术】1. 将巴马产的火麻籽洗净，磨碎或碾碎或捣碎或打碎，加清水1kg，浸水，磨浆用纱布过滤掉硬壳，取出火麻仁浆，倒入锅内用武火煮沸，煮沸过程中要时而搅拌，避免火麻仁沉淀锅底焦糊。煮沸后，待表面冒出乳白色的火麻仁泡沫全部浮出以后，用锅铲将泡沫取出，存放于容器中。

2. 先剥去南瓜苗嫩梢、嫩叶片和嫩叶柄纤维化的表皮，剥皮时将嫩梢、嫩叶柄切成寸段，嫩叶片用手撕成2～3片，然后用清水多次冲洗，除去叶片表面的脏污和茸毛。南瓜苗的嫩梢、嫩茎节、嫩叶片和嫩叶柄，以及嫩花茎、花苞均可食用。

3. 余下的火麻仁汤水，配以洗净的时令野生青菜或南瓜苗或去掉筋络的红薯叶或时令蔬菜一起混合煮熟即成火麻仁汤。将事先存放的火麻泡泡倒在青菜上面即成火麻仁菜。

【食用方法】作为菜肴佐餐食用。

【成品特点】汤品呈乳白色，食之清香，油而不腻。清爽可口，味道醇美，百吃不厌。煮熟的南瓜苗，味道鲜美，柔软嫩滑，鲜嫩可口，风味独特。红薯叶色泽碧绿如翡翠，清香味美，软滑可口。火麻仁泡沫是火麻仁蛋白精华所在。

【为什么呢】火麻仁与时令蔬菜搭配成火麻仁菜（汤）以后，增加了营养成分，常吃润肠胃通便、滋阴补虚、助消化、明目保肝、祛病益寿，有预防动脉血管硬化、冠心病、肠胃病等良好的功效，防治"四高"，即高血压、高血脂、高胆固醇、高血糖。

饭前喝汤，胜过药方，苗条健康。喝汤不仅可以饱人口福，而且对心脑血管疾病患者大有裨益，是我们所吃的各种食物中，最富营养又最易于消化的品种之一，还可用来防病、治病。饭前先上点"润滑剂"（喝汤）可润滑消化管，补充消化液，充盈胃，避免进食使胃短时间增容，影响胃肠消化功能，对增加饱腹感、少食有益。

【实际应用】火麻仁汤是巴马长寿"三珍汤"之一，巴马长寿老人常食用火麻仁汤。捞出菜蘸蒜泥、适量食用盐来吃，不加其他佐料，喝菜汤。火麻籽是火麻的初级产品，巴马人目前用火麻籽直接加工成火麻仁汤、火麻仁粥、火麻仁菜等系列火麻食谱和菜谱，还有火麻仁油、火麻仁保健品、火麻仁茶、火麻仁饮料等。

【警而远之】肠滑便溏、滑精、阳痿者忌用。蕨菜性味寒凉,脾虚寒者忌多食。脾胃虚寒者,忌用苦麻菜。马齿苋为寒凉之品,脾胃虚弱、大便泄泻者及孕妇忌用,忌与胡椒、鳖甲同食。不要饭前多喝汤。喝较多的汤会冲淡胃液,影响消化吸收。

火麻仁粥

【药膳食材】红薯 500g,充分糖化的黄熟南瓜 1kg,鲜嫩的"珍珠黄玉米"棒 500g 或"珍珠黄玉米"干粒 300g 或"珍珠黄玉米"粉 200g,粳米 50g,火麻仁 9g。

【制作技术】
1. 将红薯、南瓜、当天刚从玉米植物掰下的鲜嫩"珍珠黄玉米"棒、粳米洗净。红薯去皮、切成薄片;南瓜去皮、去瓤、切成 3~5cm 见方的大块;"珍珠黄玉米"棒去杂、脱粒,加入清水 500g 磨浆,用纱布过滤。
2. 将红薯、南瓜、粳米入锅,加入适量清水,武火煮沸,改文火熬煮至八成熟。
3. 将"珍珠黄玉米"浆加进粳米粥锅里,武火煮沸。煮沸前要经常搅拌,避免"珍珠黄玉米"浆沉底焦糊。改文火熬煮 15min。用火麻仁汁配以"珍珠黄玉米"煮粥而成。

【食用方法】作为主食食用。

【成品特点】色泽橙黄诱人,原汁原味,嫩滑爽口香甜,清香可口,易于消化,老少皆宜。巴马人烹制火麻仁粥的方法多种多样,各地做法不尽相同,味道也有区别。既改善口味、增加营养价值,又经济实惠,有时既可当饭,又可当菜。

【为什么呢】火麻仁粥,润肠胃、滋阴补虚、助消化、明目保肝、祛病益寿,既能防又能治便秘、高血脂、高血压、动脉粥样硬化、冠心病、糖尿病、肠胃病等病症,长肌肤,益颜色,填精髓,增力气,补虚开胃,益气养血,健脾宽中,健身宁心,清热解毒。

珍珠黄玉米,没有施用农药和化肥,不受任何污染。它营养丰富,蛋白质含量高,含不饱和脂肪酸、赖氨酸、镁、纤维素、胡萝卜素、微量元素等。经常食用,不但产热量低、易于消化,大便畅通,而且能增强人的脑力，有益于健康和美容，还具有抗衰老和抗癌、防癌的作用。与其他同类品种比较，同种物质，另类品质。

【实际应用】适用于脾虚气弱、营养不良、肺痈、水火烫伤等症。参见火麻仁汤中适宜人群部分。

火麻仁粥是巴马石山地区老年人的主食，终生受用。在巴马的大石山区，世代都种植一种传统玉米品种，这种玉米颗粒小、圆且硬，色泽金黄透亮，形似一颗颗晶莹的黄色珍珠，这就是寿乡人为其美名的"珍珠黄玉米"。珍珠黄玉米耐旱、耐寒，生长期长，适宜在具有独特气候和特殊土质的大石山区生长，是其他地方已经灭绝的一个优质传统品种。

【警而远之】参见火麻仁汤中使用禁忌部分。忌薯柿，同时餐；忌吃薯皮黑斑；忌一次吃薯满；忌红薯吃太单；忌晚上，把薯餐；忌忽视，薯之仙。每周都要粥，但不要人人都喝粥。粥虽说对人体有益，也不可通用。要根据每人的不同体质、疾病，选用适当的原料，配制成粥方可达到满意的效果。糖尿病患者要少喝粥，喝粥会引起血糖急剧上升。

火麻仁油

【药膳食材】火麻仁适量。

【制作技术】将火麻仁压榨出油而成。

【食用方法】作为食用油食用。

【成品特点】清香可口。

【为什么呢】低热量，有利于延年益寿。经测定证明，火麻仁是一种不可多得的食物与油料，含脂肪油约26%。火麻仁油是目前所有常见的食用植物油中，不饱和脂肪酸含量最高的，其中亚油酸及a-亚麻酸含量均较高，也是目前世界上唯一能溶于水的植物油。火麻仁油中含有大量有利于延缓衰老的维生素E，还有蛋白质、卵磷脂等。吃后有助人体吸收。有利于生理调节，经常食用这种特殊的油脂，可降低血压和胆固醇，预防"三高"，即高血压、高血脂、高血糖，预防动脉硬化、冠心病等，提高心力储备，可润燥滑肠、滋养补虚，以达到延缓衰老的目的。

【实际应用】火麻是巴马最古老的珍贵传统油料作物，火麻仁油是大石山区群众传统的食用植物油。巴马长寿地区的居民一般都以吃植物油为主。火麻仁、芝麻、黄豆油作为日常食用油，以火麻仁油为主。基本上都是用植物油煮菜，伴以少量动物油。巴马老人多以素食为主，只有逢年过节、喜庆婚嫁或丧日，才吃荤食。巴马特产火麻仁油，是长寿老人的主要食用油。长寿老人年均食用火麻仁约40kg。

参见火麻仁汤中适宜人群部分。

【警而远之】参见火麻仁汤中使用禁忌部分。"谷肉果菜，食养尽之"（出自中国传统医学四大经典著作之一《黄帝内经》）。人吃单一食物是不能维持身体健康的，因为有些必需的营养素，如一些必需脂肪酸、氨基酸和某些维生素等，不能由其他物质在体内合成，只能直接从食物中取得。自然界中没有任何一种食物含有人体所需的所有营养素，因此，为了维持人体的健康，就必须把不同的食物搭配起来食用，在平时的饮食搭配上，应根据食物的性质和作用合理调配，做到因时、因地、因人、因病之不同而辨证用膳。当食物搭配得当时，可提高食物保健强身和防治疾病的功效，防止实者更实、虚者更虚而导致阴阳失调，这也是避免机体早衰，保证机体正气旺盛的重要条件之一。一把蔬菜一把豆，一个鸡蛋加点肉，五谷杂粮要吃够。吃东西时，该讲究的地方，一定要讲究；不该讲究的地方，一定不要讲究。

回 族 药 膳

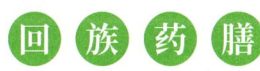

苁蓉羊肉粥

【药膳食材】肉苁蓉10g，精羊肉60g，葱白2茎，生姜3片，粳米50g，精盐少许。

【制作技术】1. 将肉苁蓉、精羊肉、葱白、生姜、粳米洗净。将肉苁蓉、精羊肉切成细丝。

2. 将肉苁蓉放入砂锅内，加入适量清水，武火煮沸，改文火水煎20min，去渣取汁。

3. 放入羊肉、粳米，武火煮沸，加入精盐、葱白、生姜，改文火熬煮至熟成粥。

【食用方法】早、晚各食1次。

【为什么呢】补肾助阳，健脾养胃，润肠通便。

【实际应用】适用于肾阳虚衰所致的阳痿、遗精、早泄、女子不孕、腰膝冷痛、小便频数、夜间多尿及平素体质羸弱、劳倦内伤、恶寒怕冷、四肢欠温、脾胃虚寒及老年人阳虚便秘。

【警而远之】苁蓉羊肉粥属温热性药粥，适于冬季服食，5天为1个疗程。大便溏薄、性机能亢进者及夏季忌用。凡大便泄泻、肾中有热、阳易举者忌用肉苁蓉。羊肉忌与荞麦、南瓜、梨、乳酪、豆酱、醋、红酒、茶叶同食。肝炎、外感病邪、素体有热者及春季忌吃羊肉。忌用铜锅烹制羊肉。葱白忌久煎煮，体虚自汗、狐臭者忌用。

羊脖子炖黄芪

【药膳食材】羯羊脖子1个，黄芪30g，食用盐少许。

【制作技术】1.将羊脖子、黄芪洗净。黄芪用纱布包好。羊脖子冷水入砂锅，开水焯去血污、浮沫，改文火煮30min。

2.放入黄芪，武火煮沸，改文火熬煮至肉熟。

【食用方法】加入食用盐调味，喝汤吃肉。

【为什么呢】补气补血，扶羸愈疮。

【实际应用】适用于病后气虚，大病之后。

【警而远之】羊肉忌与荞麦、南瓜、梨、乳酪、豆酱、醋、红酒、茶叶同食，忌用铜锅烹制，肝炎、外感病邪、素体有热者及春季忌吃。

鸽子炖三七

【药膳食材】雏鸽子1只，汉三七10g。

【制作技术】1.将雏鸽子煺毛、去内脏、去杂、去尾尖，洗净。将汉三七洗净，用纱布包裹放入雏鸽子腹中。

2.将食材放入砂锅内，加入适量清水，武火煮沸，改文火煮至肉熟。

【食用方法】吃肉喝汤。

【为什么呢】补气血，活血化瘀，生新。

【实际应用】适用于产后、手术后食用。

【警而远之】血虚无瘀者忌用三七。

金针木耳汤

【药膳食材】黄花花蕾20g，木耳10g，葱6g。

【制作技术】1.将食材洗净。将黄花、木耳用温水泡发，手撕成小块。

2.将黄花、木耳放入砂锅内，加入适量清水，武火煮沸，改文火熬煮至熟。加入葱。

【食用方法】喝汤吃渣。

【为什么呢】益气润燥，散瘀化斑，凉血止血，降血压，降血糖，降血脂，降胆固醇，抗动脉硬化，抗血栓，抗凝血，抗血小板，抑制胃溃疡形成，促进胃溃疡愈合，防治缺铁性贫血，抗疲劳，升白细胞，抗炎，提高免疫功能，抗氧化，抗衰老，抗肿瘤，补气养血、润肺，清胃涤肠，养胃通便，滋养强壮，益智健脑，化解结石，"清道夫"。

【实际应用】适用于气虚麻木、高血压、止血治痔。

【警而远之】黄花菜性凉，忌多食。

油香伴羊肉粉汤

【药膳食材】红薯300g，糯米50g，芝麻、花生仁各20g，花椒水、纯绿豆淀粉各适量，羊肉50g，西红柿250g，菠菜、白菜各100g，水发木耳10g，鸡蛋2个，胡椒粉3g，醋、花生油各适量，红辣椒、食用盐少许。

【制作技术】1.将红薯、糯米、花生仁、羊肉、西红柿、菠菜、白菜、红辣椒、木耳、鸡蛋洗净，鸡蛋磕开倒出鸡蛋液搅拌均匀。

2.将糯米用水浸透，用舂子捣碎，放入砂锅内，加入适量清水，放入芝麻、花生仁、食用盐，武火煮沸，改文火煮至熟，切成块。

3.热锅凉花生油，放入糯米块油炸至表面呈微黄色。

或：用红薯粉或面粉或发酵面粉加入鸡蛋、花椒水、食用盐，和成面团，揪成面剂，包上用羊肉末和葱花炒熟的馅，擀成圆饼，入油锅炸至焦黄鼓起。

羊肉粉汤用纯绿豆淀粉做成的粉块、羊肉、西红柿、菠菜、白菜、红辣椒、水发木耳、醋、胡椒粉制成。

【食用方法】边喝羊肉粉汤边吃油香。糯米食品宜加热后食用,不仅营养滋补,且易消化吸收,养胃气。

【为什么呢】温中行气。

【实际应用】油香适用于亚疾病或一般人群用作日常食养保健。

【警而远之】寒湿停滞、肠滑便泄者忌用花生仁。外感发热、痰饮较盛、食积内停者忌用鸡蛋。胃及十二指肠溃疡、急性胃炎、肺结核、痔疮、眼部疾病者忌用辣椒。糯米所含淀粉为支链淀粉,在肠胃中难以消化水解,胃炎及十二指肠炎等消化道炎症患者,老年人、小孩忌用。糯米所含碳水化合物和钠的量都很高,糖尿病、体重过重或其他慢性病(如肾脏疾病、高脂血症)患者忌用。

补血安神饮

【药膳食材】龙眼肉 15g,黑豆 30g,大枣 1 个。

【制作技术】1. 将食材洗净。

2. 将黑豆放入砂锅内,加入适量清水,武火煮沸,改文火熬煮至豆熟。加入大枣,文火煮熟。放入龙眼肉稍微煮片刻。

【食用方法】黑红色药饮,每日 1 次。

【为什么呢】长久饮用补血安神。

【实际应用】适用于贫血、心悸、失眠者。

【警而远之】湿阻中焦、饮食停滞、呕吐腹痛、胃脘胀闷、大便滑泻、舌苔厚腻、急性胃肠炎、急性胆囊炎、肝炎、糖尿病、支气管炎、肺炎、龋齿、服用糖皮质激素或苦味健胃药或退热药者,孕妇,小儿忌用龙眼肉。湿痰、积滞、齿病、虫病、温热、暑湿诸病前后、黄疸、肿胀、糖尿病者忌用大枣,多食动风,脾反受病。

生姜炖乌鸡

【药膳食材】鲜生姜 30g,小乌骨鸡 1 只。

【制作技术】1. 将鲜生姜洗净、切成薄片,以顺序排列置砂锅底。将小乌骨鸡煺毛、去内脏、去杂、去尾尖,洗净,破开鸡胸,平铺在砂锅中。

2. 加入适量清水，武火煮沸，改文火炖至肉熟。

【食用方法】吃鸡喝汤。

【为什么呢】补虚散寒，安神定志，催乳。雄乌骨鸡主补中止痛，雌乌骨鸡治反胃腹痛、骨折痛、乳痈，有安胎功效。

【实际应用】适用于慢性肾炎。

【警而远之】忌用腐烂生姜。"一年之内，秋不食姜；一日之内，夜不食姜。"阴虚火旺、目赤内热、痈肿疮疖、肺炎、肺脓肿、肺结核、胃溃疡、胆囊炎、肾盂肾炎、糖尿病、痔疮忌长期食用生姜。

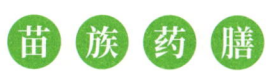

双耳枸杞百合饮

【药膳食材】石耳（岩耳）5g，银耳 15g，枸杞子、鲜百合各 10g，冰糖少许。

【制作技术】1. 将石耳（岩耳）、银耳、枸杞子、鲜百合洗净。将石耳（岩耳）、银耳用温水泡发、洗净，手撕成小块。鲜百合剥片。

2. 将石耳（岩耳）、银耳、枸杞子、鲜百合放入砂锅内，加入适量清水，武火煮沸，加入冰糖，改文火炖煮 1h。

【食用方法】喝汤吃渣。

【为什么呢】滋阴清热，补益肝肾，润燥养颜。

【实际应用】适用于滋补养生、延缓衰老。

【警而远之】外邪实热、脾虚有湿、肠滑者忌用枸杞子。中寒者忌用百合。

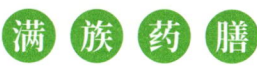

酸菜炒小米饭

【药膳食材】酸菜白适量，葱 6g，小米饭 100g，茶叶籽油少许。

【制作技术】1. 将酸菜白洗净、去叶，酸菜白切成细丝。将葱洗净、切碎。

2. 热锅凉茶叶籽油，放入酸菜白、葱爆炒，倒入保持一定水分的小米饭，至小米饭吃透菜香。

【食用方法】吃食。酸菜白酸香脆爽，有独特的茶香味，食欲大振。

【为什么呢】酸菜在自然抑菌发酵过程中，大白菜的植物糖逐渐分解并转化为有机酸。

【实际应用】适用于调理肠胃，缓解精神压力。

【警而远之】无特殊禁忌。

枣糕

【药膳食材】大枣 3 个，鸡蛋 1 个，糯米 50g。

【制作技术】1. 将食材洗净。将大枣蒸软、去核、捣成枣泥。鸡蛋磕开倒出鸡蛋液搅拌均匀。

2. 将大枣、鸡蛋、糯米混合搅拌均匀入笼屉，放入蒸锅内，加入适量清水，武火煮沸蒸熟。

【食用方法】入口绵软，甜而不腻。糯米食品宜加热后食用，不仅营养滋补，且易消化吸收，养胃气。

【为什么呢】补脾和胃，益气生津，补血润肤，养颜防衰。

【实际应用】适用于亚疾病或一般人群用作日常食养保健。

【警而远之】湿痰、积滞、齿病、虫病、温热、暑湿诸病前后、黄疸、肿胀、糖尿病者忌用大枣，多食动风，脾反受病。外感发热、痰饮较盛、食积内停者忌用鸡蛋。糯米所含淀粉为支链淀粉，在肠胃中难以消化水解，胃炎及十二指肠炎等消化道炎症患者，老年人，小孩忌用。糯米所含碳水化合物和钠的量都很高，糖尿病、体重过重或其他慢性病（如肾脏疾病、高脂血症）患者忌用。

杏仁玉米粥

【药膳食材】杏仁 9g，玉米细渣 50g。

【制作技术】1. 将杏仁洗净、去皮、去尖，碾成粉末。

2. 将食材放入砂锅内，加入适量清水，武火煮沸，改文火熬煮至熟成粥。

【食用方法】喝粥。

【为什么呢】利肺理气，宣通上焦肺气，疏利开达，破壅降逆，祛痰止咳平喘，富含微量营养素。

【实际应用】适用于预防感冒、止咳平喘。

【警而远之】无特殊禁忌。

蕨菜扣肉

【药膳食材】蕨菜 250g，五花猪肉 100g，茶叶籽油适量，老抽酱油、冰糖各少许。

【制作技术】1. 将蕨菜、猪肉洗净。

2. 将猪肉放入砂锅内，加入适量清水，武火煮沸，改文火熬煮至肉熟。捞出，用老抽酱油涂抹均匀。

3. 热锅凉茶叶籽油，放入猪肉把肉皮炸至金黄色起泡，切成片码放到大碗中。

4. 热锅凉茶叶籽油，放入蕨菜煸炒，放在肉片上。

5. 加入冰糖，入笼屉，放入蒸锅内，加入适量清水，武火煮沸蒸 30min。沥出汤汁少许，剩下的扣入盘中。

【食用方法】作为菜肴佐餐食用。有独特的茶香味。

【为什么呢】解毒，清热，润肠。

【实际应用】适用于亚疾病或一般人群用作日常食养保健。

【警而远之】外感疾病、湿热内蕴、肥胖者忌用猪肉。

蒙 古 族 药 膳

手把羊肉

【药膳食材】膘肥肉嫩的羊肉适量。

【制作技术】1. 将食材洗净。

2. 将食材放入锅内，加入适量清水，武火煮沸，改文火熬煮至肉熟。

【食用方法】直接食用或加入佐料食用。色、香、味俱佳。

【为什么呢】补肾壮阳，暖中散寒祛湿，补中益气补虚，开胃健脾，养肝胆明目。

【实际应用】蒙古族人传统的食品之一。适用于亚疾病或一般人群用作日常食养保健。

【警而远之】羊肉忌与荞麦、南瓜、梨、乳酪、豆酱、醋、红酒、茶叶同食。肝炎、外感病邪、素体有热者及春季忌吃羊肉。忌用铜锅烹制羊肉。

炒米

【药膳食材】炒米 100g，大枣 2 个，羊油、红糖、白糖各少许。
【制作技术】1. 将大枣洗净、去核、切碎。
2. 将食材搅拌均匀，捏成小块。
【食用方法】就茶作为主食食用。
【为什么呢】补肾壮阳，暖中散寒祛湿，补中益气补虚，开胃健脾，养肝胆明目。
【实际应用】适用于亚疾病或一般人群用作日常食养保健。
【警而远之】湿痰、积滞、齿病、虫病、温热、暑湿诸病前后、黄疸、肿胀、糖尿病者忌用大枣，多食动风，脾反受病。

煮奶茶

【药膳食材】鲜奶、黄油、奶皮干、炒米各适量，或可食用植物的果实、叶子、花适量。
【制作技术】1. 将果实、叶子、花洗净。
2. 将食材放入锅内，加入适量新鲜清水，武火煮沸，改文火熬煮至食材熟。
【食用方法】喝茶。
【为什么呢】含有多种营养成分的滋补饮品。防病治病，促进身体健康。
【实际应用】适用于亚疾病或一般人群用作日常食养保健。
【警而远之】无特殊禁忌。

奶酒或马奶酒

【药膳食材】鲜奶适量，嗜酸奶汁少许。
【制作技术】1. 将鲜奶放入桶内，加入嗜酸奶汁作为引子酿制，每日搅动，持续三四天至奶全部变酸。

2. 将奶放入锅内,加温,锅上盖1个无底木桶,入口朝下的木桶内侧挂上数个小罐,在无底木桶上坐上1个装满冷水的铁锅。

3. 酸奶经加热后蒸发遇冷铁锅凝成液体,滴入小罐内,即成为头锅奶酒。如度数不浓,还可再蒸第二锅。

【食用方法】每逢节日或客人朋友相聚,蒙古族人都拿出美酒豪饮。

【为什么呢】酸马奶疗法是蒙古民族一种传统的饮食疗法。酸马奶富含维生素C,含有糖、蛋白质、脂肪、维生素、氨基酸、乳酸、酶、矿物质、芳香性物质、微量元素、多种有益微生物、乳酸菌和酵母菌等。调和气血,滋养强身,填精补髓,延年益寿,预防衰老,接骨疗伤,调和胃功能,收敛疮疡,活血化瘀,补血,解毒,消脂。每年应用1~2个疗程,即可增强机体免疫力,提高抗病能力,双向调节胃肠道内正常菌群平衡,保护肠黏膜,提高肠道对营养物质的吸收率,促进有害物质的排泄,对肠道有害细菌、致病真菌有较好的抑制和杀灭作用。可代替其他抗菌类药物,调节盲肠功能,增强抵御消化系统疾病的能力,又可辅助治疗慢性胃肠道疾病、便秘、维生素C缺乏病、神经性头痛等多发病、常见病,强身、抗癌、防癌,尤其对伤后休克、胸闷、心前区疼痛疗效显著。

【实际应用】适用于亚疾病或一般人群用作日常食养保健。

【警而远之】羊肉忌与荞麦、南瓜、梨、乳酪、豆酱、醋、红酒、茶叶同食。肝炎、外感病邪、素体有热者及春季忌吃羊肉。忌用铜锅烹制羊肉。高脂血症、肥胖症、糖尿病、龋齿、便秘、口舌生疮(主要指老年人、平素痰湿偏盛、消化不良、产前经常吐酸水、晚上睡觉前(特别是儿童),以及夏天忌用红糖,多食令人胀闷、助热、生痰、损齿、生痔虫、消肌肉。

姜椒茶

【药膳食材】鲜姜15g,辣椒、干茶叶各5g。

【制作技术】1. 将食材洗净。

2. 将食材放入砂锅内,加入适量清水,武火煮沸,改文火水煎10min。

【食用方法】每日1剂，分3次热服。服后盖被取汗，汗出病愈。

【为什么呢】疏风解表，清热解毒。

【实际应用】色泽分明，香辣适口。此方在贵州省岑巩县土家族中流传应用历史悠久，主要适用于普通型感冒，轻者1剂，重者2~3剂即愈。

【警而远之】消化道溃疡患者忌用。胃及十二指肠溃疡、急性胃炎、肺结核、痔疮、眼部疾病者忌用辣椒。

至尊功夫第一罐

【药膳食材】神农架V+富锶天然原生态水，鱼肚、海参、鳖（甲鱼）的裙边、鲍鱼各适量，鹌鹑蛋4个，西蓝花500g。

【制作技术】将食材洗净，加入神农架V+富锶天然原生态水至锅中煲汤，将之煲好后放入掰成小块的西蓝花，焯熟。

【食用方法】饭前喝汤吃渣。

【成品特点】食材高档，海鲜味浓，黑白分明。

【为什么呢】神农架V+富锶天然原生态水，水体富含钾、钙、钠、镁、锶等微量元素，水源头弱碱性泉水取自长寿村，土壤中含对人体有益矿物质和非常丰富微量元素，促进新陈代谢，提高免疫力。

鱼肚、海参、鳖（甲鱼）的裙边、鹌鹑蛋、鲍鱼、西蓝花，荤素搭配，寒热平衡，配伍合理，补调结合，经高品质神农架V+富锶天然原生态水煲汤，原汤原味。

【实际应用】适用于亚疾病或一般人群用作日常食养保健。

神农架V+富锶天然原生态水来自雨雪经3106~398米高落差V形山体融滤，渗透寒武纪完整地质岩层，是高品质生活者的理想选择。饭前喝汤，胜过药方，苗条健康。喝汤不仅可以饱人口福，而且对心脑血管疾病患者大有裨益，是我们所吃的各种食物中，最富营养又最易于消化的品种之一，还可用来防病、治病。饭前先上点"润滑剂"（喝汤）可润滑消化管，补充消化液，充盈胃，避免进食使胃短时间增容，影响胃肠消化功能，对增加饱腹感、少食有益。

【警而远之】舌苔厚腻、食欲不振、痰湿盛者忌用鱼肚。脾虚腹泻、痰多者忌用海参。脾胃阳虚者及孕妇忌用鳖（甲鱼）的裙边。忌苋菜。

出水芙蓉养生粥

【药膳食材】神农架土鸡肉、神农架原木香菇、去皮绿豆、糯米各50g。

【制作技术】1. 将食材洗净。

2. 将食材放入砂锅内,加入适量清水,武火煮沸,改文火熬煮至肉熟成粥。

【食用方法】喝粥。

【成品特点】清香味鲜,甘淡适口。糯米食品宜加热后食用,宜煮稀粥服食,不仅营养滋补,且易消化吸收,养胃气。

【为什么呢】神农架土鸡肉、神农架原木香菇、去皮绿豆、糯米,主副食搭配,寒热平衡,配伍合理。

【实际应用】适用于胃肠道、心脑血管等病症患者或亚疾病或一般人群用作日常食养保健。

神农架土鸡肉是神农架大九湖特有的家生而野养的鸡,整天在野外觅食,全然不需要主人看管。鸡肉的味道和营养与鸡体的品质有关,而鸡体的品质与鸡的饮食有关。土鸡吃的是名贵中草药、林间小虫,喝的是天然矿泉水。神农架原木香菇,在生态环境优越的神农架大山之中木头上自然生长,充分吸收自然界中的养分,不施加化肥、农药等,无污染,再由太阳自然晒干,比市面上卖的菇要好吃。

【警而远之】每周都要喝粥。但不要人人都喝粥。粥虽说对人体有益,也不可通用。要根据每人的不同体质、疾病,选用适当的原料,配制成粥方可达到满意的效果。糖尿病患者要少喝粥,喝粥会引起血糖急剧上升。脾胃虚寒、滑肠泄泻、服用温补药者忌用绿豆,忌久食,忌用铁锅煮,忌焖煮极烂,否则会降低疗效。凡邪实、邪毒未消者忌用鸡肉。糯米所含淀粉为支链淀粉,在肠胃中难以消化水解,胃炎及十二指肠炎等消化道炎症患者,老年人,小孩忌用。糯米所含碳水化合物和钠的量都很高,糖尿病、体重过重或其他慢性病(如肾脏疾病、高脂血症)患者忌用。

九湖记忆土鸡片

【药膳食材】神农架土鸡肉 100g、青笋 300g，食用盐少许。

【制作技术】1. 将食材洗净。将青笋去皮、切成薄片。

2. 将食材放入砂锅内，加入适量清水，武火煮沸，改文火熬煮至肉熟，加入少许食用盐调味。

【食用方法】作为菜肴佐餐食用。

【成品特点】味道鲜美，青翠适口。

【为什么呢】神农架土鸡肉、青笋，配伍合理，青笋富含的正是土鸡肉中欠缺的粗纤维和水溶性维生素，营养素互补，并且消除或降低了单一食材寒和热对人的不利作用。

【实际应用】适用于亚疾病或一般人群用作日常食养保健。

【警而远之】凡邪实、邪毒未消者忌用鸡肉。寒证、怕凉、肠胃弱的人少吃青笋。

古法制作茶熏鸭

【药膳食材】神农架土鸭子 100g、架木鱼绿茶适量、食用盐少许。

【制作技术】1. 将食材洗净，将鸭子切成薄片。

2. 将鸭子放入砂锅内，加入适量清水，武火煮沸，改文火熬煮至熟。捞出浸泡在神农架木鱼绿茶水中 2h，捞出，加入少许食用盐调味。

【食用方法】作为菜肴佐餐食用。

【成品特点】茶香缭绕，回味无穷。

【为什么呢】低胆固醇、低脂肪，滋阴养胃，利水消肿，补血行水，健脾补虚，除蒸止咳。

【实际应用】适用于亚疾病或一般人群用作日常食养保健。

神农架土鸭子是神农架大九湖特有的家生而野养的鸭，整天在野外觅食，全然不需要主人看管。鸭肉的味道和营养与鸭体的品质有关，而鸭体的品质与鸭的饮食有关。土鸭吃的是河中野生小鱼、林间小虫，喝的是天然矿泉水。神农架木鱼绿茶，是神农架林区木鱼镇的特产，为国家地理标志产品保护品种。

【警而远之】空腹、饭后、女性经期、发热、溃疡病等情况时忌用茶。感冒患者忌用鸭肉，素体虚寒、受凉引起的不思饮食、胃部冷痛、腹泻清稀，或腰痛、寒性痛经、肥胖、动脉硬化、慢性肠炎者少食。

天燕生态小木耳

【药膳食材】神农架黑木耳 10g、洋葱 200g、食用盐少许。

【制作技术】1. 将黑木耳用温水泡发、洗净，手撕成小块。将洋葱洗净，切成细丝。

2. 将神农架黑木耳煮熟捞出，撒上洋葱细丝，加入少许食用盐调味。

【食用方法】作为菜肴佐餐食用。

【成品特点】黑白分明，清脆爆口。

【为什么呢】神农架黑木耳、洋葱，配伍合理，食疗作用 1+1>2，疗效倍增。

【实际应用】尤其适用于心脑血管疾病、糖尿病患者。

神农架黑木耳生长在生态环境优越的神农架大山之中，充分吸收自然界中的养分，不施加化肥、农药等，无污染。

【警而远之】出血性疾病忌用神农架黑木耳。热病、皮肤瘙痒性疾病、眼疾、胃病者忌用洋葱。

擂椒妙手撕紫茄

【药膳食材】神农架野生核桃仁 25g，紫茄子、线椒各 150g。

【制作技术】将食材洗净，把紫茄子煮熟，用手撕成细条状，把线椒掰成细小块，撒上神农架野生核桃仁。

【食用方法】作为菜肴佐餐食用。

【成品特点】"茄子"带来欢笑。色彩鲜亮，口感独特。

【为什么呢】神农架野生核桃仁、紫茄子、线椒，配伍合理，效应叠加。

【实际应用】尤其适用于心脑血管疾病患者和一般人群。

神农架野生核桃仁生长在生态环境优越的神农架大山之中，原生态、自然生长、野味，生长周期长，充分吸收自然界中的养分，不施加化肥、农药等，无污染，味道更加香醇。

【警而远之】消化道溃疡患者忌用线椒。茄子忌和螃蟹同食，术前 1 周、体质虚冷、脾胃虚寒、慢性肠滑腹泻、肺寒者忌食。

一网情深全包罗

【药膳食材】神农架野百合 30g、山药 50g、红桂花适量。

【制作技术】1. 将野百合、山药洗净，山药去皮、切成小块。

2. 将野百合、山药放入砂锅内，加入适量清水，武火煮沸，改文火熬煮至熟，捞出，撒上红桂花。

【食用方法】作为菜肴佐餐食用。

【成品特点】白里透红，绵甜适口。

【为什么呢】神农架野百合、山药、红桂花，配伍合理，平补脏腑。

【实际应用】适用于亚疾病或一般人群用作日常食养保健。

神农架野百合生长在生态环境优越的神农架大山之中，充分吸收自然界中的养分，无污染。

【警而远之】中寒者忌用神农架野百合。脾虚湿盛、湿热实邪、胸腹满闷、大便干燥者忌用山药。

捞汁绝味合秋葵

【药膳食材】神农架百花蜜适量、黄秋葵 100g。

【制作技术】1. 将黄秋葵洗净，沸水入锅，开水焯一下，捞出。

2. 将黄秋葵切成小块，浇上神农架百花蜜。

【食用方法】作为菜肴佐餐食用。

【成品特点】绝味深刻，清脆滑黏。

【为什么呢】抗氧化，抗衰老，抗疲劳，耐缺氧，强肾补虚，黏液蛋白防止动脉粥样硬化、肝脏和肾脏中结缔组织萎缩，预防胶原病，保持消化道、呼吸道及关节腔的滑润。

【实际应用】适用于亚疾病或一般人群用作日常食养保健。

神农架百花蜜产自神农架林区 1800 米以上地区，蜜源植物多为名贵中草药，是神农架本地土蜂采集生长在生态环境优越的神农架大山之中的百花之精华酿造的百花蜂蜜，充分吸收自然界中的养分，无激素、抗生素、重金属残留，为国家地理标志产品保护品种。

【警而远之】糖尿病、糖耐量异常、痰湿内蕴、中满痞胀、肠滑泄泻者忌用蜂蜜，蜂蜜反生葱。

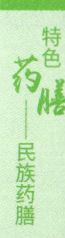

精品虾胶酿刺参

【药膳食材】神农架野韭菜200g，海参、虾仁各100g，植物油适量，食用盐少许。

【制作技术】1.将食材洗净，把神农架野韭菜切成段。

2.热锅凉植物油，放入食材炒熟，加入少许食用盐调味。

【食用方法】作为菜肴佐餐食用。

【成品特点】海鲜味浓，黑白黏滑。

【为什么呢】神农架野韭菜、海参、虾仁，配伍合理，滋补效应叠加，强壮身体。

【实际应用】适用于亚疾病或一般人群用作日常食养保健。

神农架野韭菜生长在生态环境优越的神农架大山之中的山林、坡地，原生态、自然生长、野味，生长周期长，充分吸收自然界中的养分，不施加化肥、农药等，无污染，味道更加清香。

【警而远之】脾虚腹泻、痰多者忌用海参。

雪域高原牦牛肉

【药膳食材】神农架野韭菜150g，牦牛肉、洋葱、金针菇各100g，食用盐少许。

【制作技术】1.将食材洗净。把神农架野韭菜切成段、牦牛肉切成小块、洋葱切成丝。

2.将牦牛肉、金针菇放入砂锅内，加入适量清水，武火煮沸，改文火将炖熟时倒入野韭菜、洋葱，加入少许食用盐调味。

【食用方法】作为菜肴佐餐食用。

【成品特点】味道鲜美，肉质天然、细嫩，滑脆爽口。

【为什么呢】神农架野韭菜、牦牛肉、洋葱、金针菇，荤素搭配，寒热平衡，配伍合理。

【实际应用】对高血压、高脂血症、高胆固醇血症、心脑血管病、动脉粥样硬化、糖尿病等常见慢性疾病有极好的养生食养、食疗作用。

牦牛与北极熊、南极企鹅共称为"世界仅存的三大高寒动物"。牦牛肉，属半野生天然绿色保健食品。

【警而远之】脾胃虚寒、慢性腹泻、关节炎、红斑狼疮患者忌用金针菇。热病、皮肤瘙痒性疾病、眼疾、胃病者忌用洋葱。

野生板栗土鸡煲

【药膳食材】神农架土鸡肉100g，神农架野生板栗20g，食用盐少许。

【制作技术】1.将食材洗净。把神农架土鸡肉切成小块，神农架野生板栗剥去皮壳。

2.将食材放入砂锅内，加入适量清水，武火煮沸，改文火煲至熟。加入少许食用盐调味。

【食用方法】作为菜肴佐餐食用。

【成品特点】鲜美香浓，细腻甘甜。

【为什么呢】神农架土鸡肉、神农架野生板栗，配伍合理，补中益气。

【实际应用】适用于亚疾病或一般人群用作日常食养保健。

神农架野生板栗是湖北省神农架林区的特产，生长在神农架大山之中，自然生长、成熟，没有任何农药成分。味好，香浓，为国家地理标志产品保护品种。

【警而远之】凡邪实、邪毒未消者忌用鸡肉。食滞胃肠证常见为脘腹痞胀疼痛、厌食、嗳腐吞酸，或呕吐馊食、肠鸣矢气、泻下不爽、便质腐臭如败卵、苔厚腻、脉滑或沉实；阴虚火旺证常见为心烦失眠、口燥咽干、盗汗遗精、两颧潮红、小便短黄、大便干结、或咯血、衄血、或舌体、口腔溃疡、舌红少津、脉细数。大便溏泄、糖尿病患者忌服神农架野生板栗。神农架野生板栗最好炒熟或煮熟后食用，且每次食用量忌过大，否则容易导致气滞。消化不良、经常便秘的人和儿童，上火严重、发热的人都忌多吃神农架野生板栗。

洋芋赶来跑跑猪

【药膳食材】神农架跑跑猪肉100g，神农架洋芋400g，食用盐少许。

【制作技术】1.将食材洗净。将神农架跑跑猪肉、神农架洋芋切成小块。

2.将食材放入砂锅内，加入适量清水，武火煮沸，改文火炖至熟。加入

　　　　　　少许食用盐调味。
【食用方法】作为菜肴佐餐食用。
【成品特点】鲜美独特，质地细腻，粉甜而香。
【为什么呢】神农架跑跑猪肉、神农架洋芋，配伍合理，营养素互补，并且消除或降低了单一食材对人的不利作用。
【实际应用】适用于亚疾病或一般人群用作日常食养保健。
　　　　　　神农架跑跑猪是神农架大九湖特有的家生而野养的猪，由头猪带领群猪整天在野外觅食，全然不需要主人看管。猪肉的味道和营养与猪体的品质有关，而猪体的品质与猪的饮食有关。跑跑猪吃的是名贵中草药，喝的是天然矿泉水。神农架洋芋是土豆中的一种，是湖北省神农架林区的特产，在生态环境优越的神农架海拔千米左右的山坡地上种植，充分吸收自然界中的养分，不施加化肥、农药等，无污染，为国家地理标志产品保护品种。
【警而远之】湿热痰滞内蕴者忌用神农架跑跑猪肉。

滋味酱焖土家鸭

【药膳食材】神农架土鸭子100g，山药50g，豆酱适量。
【制作技术】将食材洗净，切成小块，加入豆酱，放入锅中酱焖炖熟。
【食用方法】作为菜肴佐餐食用。
【成品特点】酱香浓郁，咸甜适口。
【为什么呢】神农架土鸭子、山药，配伍合理，效应叠加，适用于脾虚证。
【实际应用】适用于亚疾病或一般人群用作日常食养保健。
【警而远之】脾虚湿盛、湿热实邪、胸腹满闷、大便干燥者忌用山药。感冒患者忌用鸭肉，素体虚寒、受凉引起的不思饮食、胃部冷痛、腹泻清稀，或腰痛、寒性痛经、肥胖、动脉硬化、慢性肠炎者少食。

手工小米压锅骨

【药膳食材】神农架跑跑猪排骨肉100g，小米50g，食用盐少许。
【制作技术】1.将排骨肉洗净，切成小块。

2. 将食材放入砂锅内，加入适量清水，武火煮沸，改文火炖至肉熟。加入少许食用盐调味。

【食用方法】作为菜肴佐餐食用。

【成品特点】鲜美独特，米肉飘香。

【为什么呢】神农架跑跑猪排骨肉、小米，配伍合理，主副食搭配，营养素互补，并且消除或减低了单一食材对人的不利作用。

【实际应用】适用于亚疾病或一般人群用作日常食养保健。

【警而远之】湿热痰滞内蕴者忌用神农架跑跑猪排骨肉。

功夫茶聊鲜鲍仔

【药膳食材】神农架原木香菇 50g，神农架环保生态鸡蛋 1 个，鲜鲍仔 50g。

【制作技术】将食材洗净，放入锅中煮熟调味。

【食用方法】作为菜肴佐餐食用。

【成品特点】清香味鲜，风味独特。

【为什么呢】神农架原木香菇、神农架环保生态鸡蛋、鲜鲍仔，配伍合理，补调结合，既能滋补精血，改善微循环，又能调整内分泌，调节人体内神经紊乱，调整体内阴阳失衡，使机体各种生理功能恢复到最佳生理状态。

【实际应用】适用于亚疾病或一般人群用作日常食养保健。

神农架原木香菇，在生态环境优越的神农架大山中的木头上自然生长，充分吸收自然界中的养分，不施加化肥、农药等，无污染，再由太阳自然晒干，比市面上卖的菇要好吃。

神农架环保生态鸡蛋是神农架大九湖特有的家生而野养的鸡产的蛋。鸡整天在野外觅食，全然不需要主人看管。鸡蛋的味道和营养与鸡体的品质有关，而鸡体的品质与鸡的饮食有关。环保生态鸡吃的是名贵中草药、林间小虫，喝的是天然矿泉水。

【警而远之】对海鲜过敏者慎食鲜鲍仔。外感发热、痰饮较盛、食积内停者忌用鸡蛋。

巧烹九湖大鲫鱼

【药膳食材】神农架九湖大鲫鱼1条,神农架野韭菜100g,食用盐少许。

【制作技术】1. 鲫鱼去鳞、去鳃、去内脏,洗净。将野韭菜洗净、切成段,放入鱼腹中。

2. 将食材放入砂锅内,加入适量清水,武火煮沸,改文火炖至肉熟。加入少许食用盐调味。

【食用方法】作为菜肴佐餐食用。

【成品特点】清香鲜美,肉质细嫩。

【为什么呢】神农架九湖大鲫鱼、神农架野韭菜,配伍合理。

【实际应用】神农架九湖大鲫鱼生长在生态环境优越的神农架林区,无污染,无激素、抗生素、重金属残留。鱼肉的味道和营养与鱼体的品质有关,而鱼体的品质与鱼的饮食有关。鱼吃的是河中野生小鱼,喝的是天然矿泉水。

适用于亚疾病或一般人群用作日常食养保健。

【警而远之】鲫鱼补虚,诸无所忌。鲫鱼反厚朴,忌与麦冬、芥菜、猪肝同食。

百合南瓜排骨盅

【药膳食材】神农架野百合30g,神农架跑跑猪排骨肉100g,南瓜400g,食用盐少许。

【制作技术】1. 将食材洗净。猪排骨肉切成小块,南瓜去皮、切成小块。

2. 将食材放入蒸锅内,加入适量清水,武火煮沸,改中火蒸至肉熟。加入少许食用盐调味。

【食用方法】作为主食食用。

【成品特点】自然原味,本真回归。

【为什么呢】神农架野百合、神农架跑跑猪排骨肉、南瓜,荤素搭配,寒热平衡,配伍合理。

【实际应用】适用于亚疾病或一般人群用作日常食养保健。

【警而远之】中寒者忌用神农架野百合。湿热痰滞内蕴者忌用神农架跑跑猪排骨肉。

食尚喜庆大丰收

【药膳食材】神农架洋芋250g，鲜花生仁30g、红薯250g、铁棍山药50g、玉米250g。
【制作技术】将食材洗净，把食材一起放入蒸锅内蒸熟。
【食用方法】作为主食食用。
【成品特点】清香原味，田园美甜。
【为什么呢】神农架洋芋、鲜花生仁、红薯、铁棍山药、玉米，配伍合理，营养素互补。
【实际应用】适用于亚疾病或一般人群用作日常食养保健。
【警而远之】寒湿停滞、肠滑便泄者忌用花生仁。脾虚湿盛、湿热实邪、胸腹满闷、大便干燥者忌用山药。

养生葛根蜂蜜粉

【药膳食材】神农架百花蜜适量，葛根粉15g。
【制作技术】葛根粉中加入水搅拌均匀捏成如意的形状，放入蒸锅中蒸熟，浇上神农架百花蜜。
【食用方法】作为小吃食用。
【成品特点】清香原味，甘甜适口。
【为什么呢】神农架百花蜜、葛根粉，配伍合理，效应叠加。
【实际应用】适用于亚疾病或一般人群用作日常食养保健。
【警而远之】糖尿病、糖耐量异常、痰湿内蕴、中满痞胀、肠滑泄泻者忌用蜂蜜，蜂蜜反生葱。凡阴虚火炎或上盛下虚的慎用葛根，多用反伤胃气。风寒、虚寒、脾胃不佳者忌用葛根。

江米鸡

【药膳食材】鸡1只，糯米1kg，黄芪30g，当归15g，枸杞子、松仁各10g，大枣

3个，生姜1片，葱20g，蒜15g，葱花10g，蒜泥5g，长白山椴树蜜30g，酱油、辣椒面各20g，香菇粉1小勺，料酒1勺，食用盐少许。

【制作技术】1. 将糯米、黄芪、当归、枸杞子、大枣、生姜、葱、蒜洗净。将鸡煺毛、去内脏、去杂、去尾尖，洗净。将葱花、蒜泥、酱油、辣椒面、香菇粉调和成酱料。

2. 将鸡、生姜、葱、蒜、料酒放入砂锅内，加入适量清水，武火煮沸，焯水。

3. 将鸡、黄芪、当归放入砂锅内，加入适量清水，武火煮沸，改文火熬煮至鸡肉熟烂，分离鸡肉与骨头、鸡爪。

4. 将糯米放入电饭锅内，加入鸡汤、食用盐、长白山椴树蜜，煮沸至糯米将熟，加入鸡肉、枸杞子、松仁、大枣，焖15min。

【食用方法】鸡肉蘸酱料，作为主食分次食用。

【为什么呢】补气健脾胃，补肾益精，养肝明目。

【实际应用】适用于亚疾病或一般人群用作日常食养保健。

【警而远之】凡邪实、邪毒未消者忌用鸡肉。湿痰、积滞、齿病、虫病、温热、暑湿诸病前后、黄疸、肿胀、糖尿病者忌用大枣，多食动风，脾反受病。凡脾胃湿邪、大便泄泻者忌用当归。外邪实热、脾虚有湿、肠滑者忌用枸杞子。糯米所含淀粉为支链淀粉，在肠胃中难以消化水解，胃炎及十二指肠炎等消化道炎症患者，老年人，小孩忌用。糯米所含碳水化合物和钠的量都很高，糖尿病、体重过重或其他慢性病（如肾脏疾病、高脂血症）患者忌用。

参鸡汤

【药膳食材】三黄土鸡1只，高丽参3g，大枣2个，板栗10个，枸杞子6g，黄芪、当归各15g，洋葱1个，糯米50g，葱6g，蒜3瓣，胡椒适量，食用盐少许。

【制作技术】1. 将高丽参、大枣、板栗、枸杞子、黄芪、当归、洋葱、糯米、葱、蒜洗净。洋葱切成片，葱切成段，蒜切碎。将三黄土鸡煺毛、去内脏、去杂、去尾尖，洗净，腹内放入高丽参、大枣、板栗、枸杞子、黄芪、当归、洋葱、糯米、葱、蒜、胡椒。

2. 将三黄土鸡放入陶罐内，加入适量清水，武火煮沸，改文火蒸至肉熟。

【食用方法】食用盐调味，分多次食用，喝汤吃鸡。

【为什么呢】补气养阴，宁神益智，清热生津，清火养阴生津，补益心气、肺气、脾气，兼养心阴、脾阴，抗休克，抗氧化，抗疲劳，降血糖，止血，促进各种蛋白的合成，提高身体抵抗力，抑制癌细胞的增长，抑制动脉硬化，促进血液中红细胞生长，补血养血，促进食欲。

【实际应用】适用于亚疾病或一般人群用作日常食养保健。

【警而远之】外邪实热、脾虚有湿、肠滑者忌用枸杞子。湿痰、积滞、齿病、虫病、温热、暑湿诸病前后、黄疸、肿胀、糖尿病者忌用大枣，多食动风，脾反受病。热病、皮肤瘙痒性疾病、眼疾、胃病者忌用洋葱。糯米所含淀粉为支链淀粉，在肠胃中难以消化水解，胃炎及十二指肠炎等消化道炎症患者、老年人、小孩忌用。糯米所含碳水化合物和钠的量都很高，糖尿病、体重过重或其他慢性病（如肾脏疾病、高脂血症）患者忌用。凡脾胃湿邪、大便泄泻者忌用当归。

玉米温面

【药膳食材】玉米面条200g，辣白菜50g，青椒2个，洋葱1/4个，圣女果、熟鹌鹑蛋各1个，高汤（昆布、鳀鱼、洋葱、香菇、萝卜、梨）500g，牛肉末50g，酱油200g，白糖50g，辣椒面、胡椒粉、香菇粉、葱丝、蒜泥、芝麻、香油、食用油各适量。

【制作技术】1. 将青椒、洋葱、圣女果洗净，将青椒、洋葱切成丝。将辣白菜挤出水分，切成丝。牛肉末加酱油、胡椒粉、白糖、香油拌匀。

2. 热锅凉食用油，放入葱丝、辣白菜丝、辣椒面、蒜泥、香油、香菇粉翻炒出锅。

3. 热锅凉食用油，放入牛肉末翻炒出锅。

4. 热锅凉食用油，放入葱丝、青椒、洋葱翻炒，加入酱油、牛肉末翻炒，倒入蒜泥、香油、香菇粉拌匀出锅。

5. 砂锅内加入适量清水，加入玉米面条，武火煮沸，沸水汤面捞出，过凉开水，控水装碗。

6. 玉米面条碗里加入高汤，放入辣白菜青椒圆葱牛肉末，芝麻点缀，放入鹌鹑蛋、圣女果。

【食用方法】作为主食食用。

【为什么呢】降胆固醇并软化血管。

【实际应用】适用于亚疾病或一般人群用作日常食养保健。

【警而远之】热病、皮肤瘙痒性疾病、眼疾、胃病者忌用洋葱。

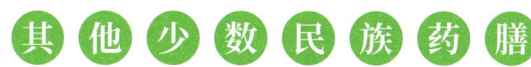

其他少数民族药膳

乌孜别克族药膳

馕是主食，做法与内地的烤烧饼相似，在面粉里加入淡盐水，稍微发酵，烤制。还可在面粉内加入牛奶、清油、羊油或酥油，外脆内软，称为油馕。此外还有肉馕、窝窝馕、片馕等。

奶茶是乌孜别克族人日常生活中不可缺少的饮料。制作方法：将茶水置于铜壶或铝锅内，武火煮沸，加入牛奶边煮边搅拌，茶乳完全交融，加入适量食用盐。奶茶驱寒、生津、止渴、化食，可口，营养丰富，四季均可饮用。

抓饭是乌孜别克族最基本的一种主食。他们也爱吃粳米。除去米饭、粘饭和米粥，还精于烹制有"十全大补"之誉的"朴劳"（抓饭），如菜朴劳（粉条白菜、番茄、辣椒抓饭），肉朴劳（羊肉丁、胡萝卜丁抓饭），蛋朴劳（葡萄干、杏干抓饭），克德克朴劳（酸牛奶抓饭），阿西曼吐（包子抓饭）。

水族药膳

鱼包韭菜：端节酒席上必备的佳肴。相传此菜原用于治病，如今已失去了用来治病的意义，保留了祝愿大家身体健康、生活平安的美好心愿。制作方法：将鲜鱼从脊部剖开，洗净，涂抹多种调味料，用韭菜、栗仁填充鱼腹，用米草绑牢，清蒸。

煮活鱼：将活鱼放入有花椒叶或大蒜的水中，促其泻吐杂物。将整条活鱼投入配好佐料的滚锅中煮沸，鱼熟后捞出，剔除骨刺及内脏。吃时加佐料，鱼味清香，汤汁鲜美。

傈僳族药膳

五味茶：云南民间有句俚语，"进了傈僳门，茶酒敬客人，千杯不会醉，越喝越精神"。他们饮的茶和酒是经过特殊加工的五味茶和酒。在配制过程中，人们利用某些化学物质互相化解的原理添加辅料，将茶、酒一起敬客，让对方品口茶又汲口酒，茶酒同饮，这样便可解醉，故有"千杯不会醉"之说。五味茶是将茶叶装进专门用来烤茶的陶罐中，在微火上转来转去慢慢烤黄、烤香，然后逐步注入已沸的开水，在微火上煎煨。茶香四溢时，按配比将姜丝、核桃仁茸、花椒粒、葛根片、火煅后的食用盐和蜂蜜放进陶罐中同煎片刻，泌汁入杯品饮。茶水入口，茶香四溢，香、麻、咸、辛、甜"分层"留"痕"舌尖，使人顿觉神清气爽，浑身轻松。

据传，常喝五味茶，能让人鹤发童颜，延年益寿；还有防治感冒和降血压的药效。

黎族药膳

黎族饮食风俗的显著特点是利用自然条件，因地制宜，就地取材，体现了人与自然密不可分的关系。

粳米饭：粳米是黎族人民生活的主粮。在山区，村边有一座座小粮仓；在沿海平原地区，家家户户都有存放谷物的大竹篓。人们平常用独木桶或陶缸保存稻米。稻谷用木臼舂或用竹磨碾。稻米有白米、红米和糯米3种，白米、红米是制作米饭的原料，糯米是制作饭团、包粽子和酿酒的原料。

米饭的制作过程：在三角石灶生火置锅，把锅内的水煮沸后，按水下米，用勺子搅均匀，火候适中。米饭煮半熟时盖上锅盖，将灶里的柴火取出，用火炭的余热将米焖成香喷喷的米饭。

由于海南岛中部和西部地区日照时间长、天气热，普遍早上煮一天吃的稀饭。煮米饭的时候，一般不洗米，认为洗米会失去营养。米饭煮熟，冲进适量凉水，调成稀饭。日常生活以米汤代开水喝，稀饭清凉可口，解渴又能填饱肚子。

山栏米饭：山栏米是一种旱稻，五指山地区盛产山栏稻。黎族在山上以刀耕火种的生产方式开发山栏园，种植山栏稻、玉米、薯类和瓜菜。山栏稻每年四月播种，秋天收割。山栏米质好，营养丰富，煮成米饭清香扑鼻，是黎家迎宾待客的上品。

竹筒饭：用水把米浸泡、滤干，配上瘦肉、五香料和适量食用盐搅拌均匀填入竹筒（用生山竹或家种云竹的幼竹制作）内，灌上适量清水，用芭蕉叶堵塞封口。把竹筒放进火堆里慢慢翻烤，制成竹筒干饭。竹筒饭芳香可口，不易变质，人们出门远行多带竹筒饭用餐。喜庆佳节也要制作竹筒饭。当代竹筒饭已成为宾馆酒店宴席上人们品尝黎家风味的佳品。

红薯饭：将红薯洗净、切成小块，锅内放入米，煮半熟，放入红薯（米：红薯＝3：2混合），煮成稀饭或干饭。或者将红薯洗净、切成小片晒干，掺米煮成稀饭。夏天吃红薯稀饭清甜可口，凉爽解热。

南瓜饭：五指山地区人们常煮南瓜饭食。制作南瓜饭时，削去瓜皮，清除瓜瓤，把瓜肉切成小块掺米下锅，煮成稀饭或干饭。或是糯米掺南瓜，用蒸锅蒸成米饭，用木臼舂烂，制成南瓜饭团，风味独特。

拉祜族药膳

炒煨茶：将100g茶叶放到锅片或土罐或搪瓷缸内，置入火炭中慢慢烘烤，边烤边抖，使其均匀受热。发出滋滋响声后，茶叶变黄似螃蟹脚，茶香扑鼻时将开水倒入茶罐或茶缸中，发出诱人的清香时饮用。

泡茶：泡茶分为两种，一是将100g茶叶放入茶壶或搪瓷缸茶杯中，冲上开水3～5min饮用，俗称喝青茶，也叫生茶；二是将100g茶叶放到锅片中烤黄，放入茶壶杯中，冲上开水2～3min饮用。

明子茶：拉祜族山寨多为松树环抱，拉祜族首先发明了茶和明子混煮兑胡椒引子能治风寒性重感冒的药方；明子、茶叶混煮兑通管散、甘草能治气管炎、哮喘病的药方。

糊米茶：将茶叶、糯米、扫把叶炒糊焦后倒入开水煎熬，再兑几粒砂仁作引子，对腹泻有立竿见影的效果。

口嚼茶：鲜茶叶、红毛树类、枪子果藤尖、骂犁果尖混嚼后，用温水吞服，肠胃畅通，对消化不良、结肠炎病效能明显，俗称口嚼茶。

盐茶：将茶叶煮沸，兑一点火烧红盐后饮用，对因肝火旺、肚腹热、口腔或舌头热泡相当管用。

撒拉族药膳

撒拉族的主食为小麦、青稞面，辅以豌豆面、荞麦面、马铃薯及各类蔬菜。肉食以牛、羊、鸡肉为主。撒拉族的面食通常做成馒头、烙饼、馄锅馍馍、面条、面片、拉面和搅团等。逢年过节和欢迎宾客时，则做传统清真食品油香、撒子、手抓羊肉、肉包、油炸蛋糕等各种小吃。日常饮料除清茶、奶茶和盖碗茶以外，还常喝麦茶和果叶茶。麦茶是将麦子、青稞、杏仁炒焙半焦捣碎后，加食用盐，以陶罐熬成，味道酷似咖啡，香甜可口。果叶茶是用晒干后炒成半焦的果树叶子制成，饮用别具风味。

多饮奶茶，食手抓肉。后来，食物结构发生了变化，基本以面食为主，素常吃食有馒头、炖锅馍、烙油饼、花卷、面片、面条、"搅团"、糊糊等。荞麦面做的"搅团"备有菜汤、蒜、辣椒等佐料，醇香可口，甚为人们所喜爱。主食以小麦为主，辅以青稞、荞麦、洋芋及各类蔬菜。逢年过节，人来客至，炸油香、馓子和鸡蛋糕，煮手抓肉，还要蒸糖包子和菜包子，要烩"碗菜"，煮粳米饭、装火锅。婚嫁喜庆日接待客人就更丰盛了，要宰牛羊，水煮油炸，做出佳肴，次第端进馓子、油香、"玉木塔"、馍馍、糖包、麦穗包、碗菜、火锅子、手抓羊肉、米饭、肥肠、肉份子。

茯茶和麦茶是男女普遍爱喝的饮品。"麦茶"是一种自制传统饮料，本民族叫"尤吉"。制作方法是将小麦炒成焦黄，碾碎成小颗粒，冲水加适量食用盐熬煮而成，色酽如茶，清香可口。有的还配以花椒、小茴香、炒熟的苦杏仁等，调入牛奶则香甜可口，营养丰富。

保安族药膳

保安族人的主食偏重面制品，经常食用馒头、花卷、煎饼、包子、臊子面、馓子、凉面、浆水面、炒肉面、捏面筋、搅团等。最有特色的食品：一是炕锅馍馍。在发酵面团中加面粉、碱水、菜油、食用盐或白糖，反复搓揉，捏出牡丹、月季等花式，大小、薄厚不一，在炕锅内烤熟。二是青麦包子。将刚灌浆的麦穗捆成小把儿，煮熟、碾碎、晒干，在羊肉汤中泡胀，拌以羊肉茸泥和调料作为馅心，制成包子。三是河州包子。秋冬用红萝卜、羊肉、香葱作馅，春夏用韭菜、韭花、羊肉作馅，可蒸可烤，有冰心包子和两面黄的水浸包子两种花色，用辣椒、酱油、醋佐食。

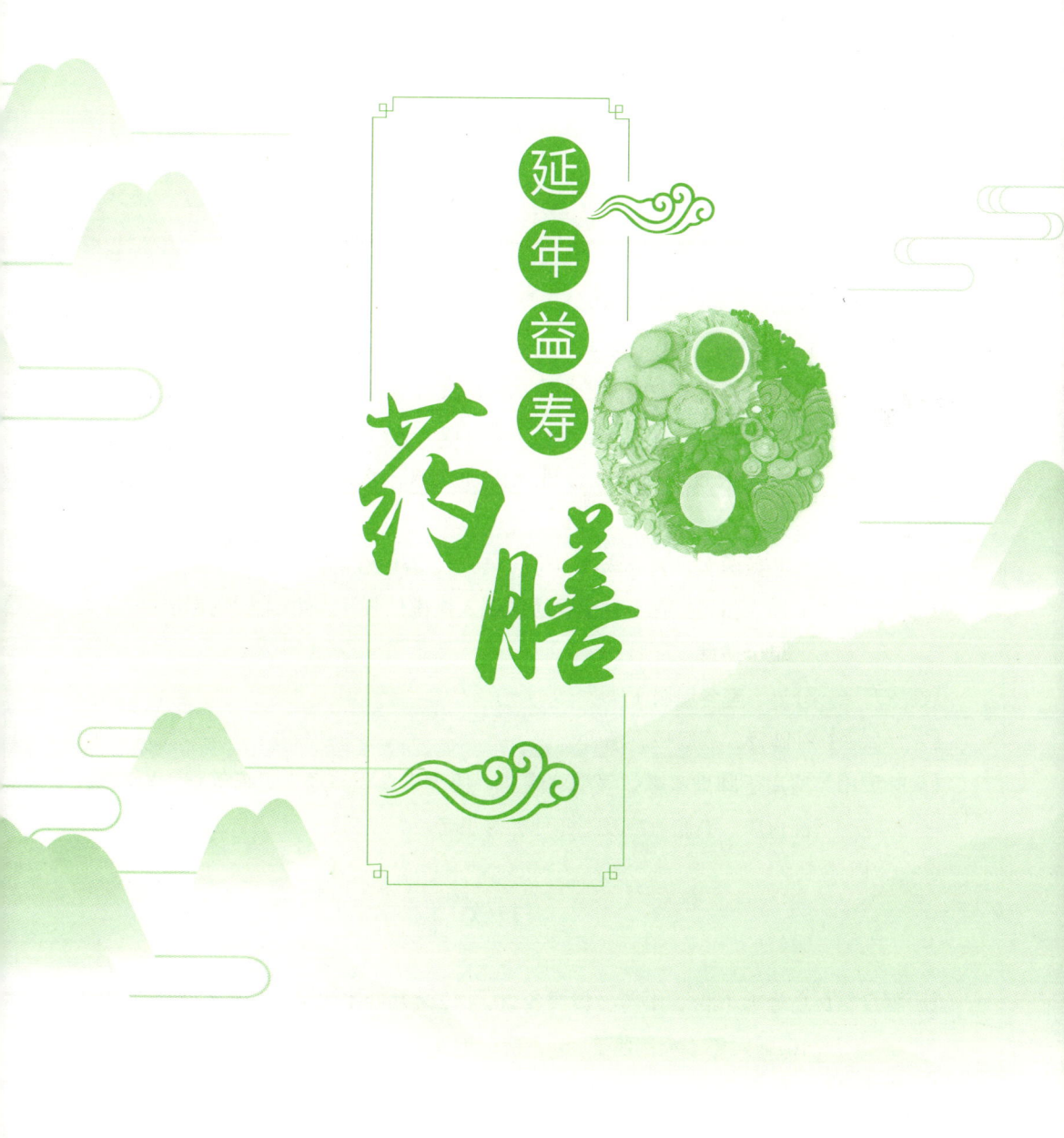

抗衰防老套餐（2饮1糊3粥2素4荤4汤组合餐：山楂核桃仁饮、五行饮、山药芝麻糊、珠玉二宝粥、参杞玉米粥、黄芪延寿粥、蒜香红薯叶、烧蘑菇、百草脱骨扒鸡、杞参核桃仁鸡、五味葱烧海参、水晶踢鱼豆、益寿鸽蛋汤、虫草花煲鸡汤、牡蛎韭菜汤、瓦罐煨汤）

山楂核桃仁饮

【药膳食材】核桃仁150g，山楂50g，白糖少许。

【制作技术】1.将核桃仁、山楂洗净。核桃仁磨成浆，山楂去核、切成片。

2.将山楂放入砂锅内，加冷水高出食材3cm，食材经水浸泡1h。

3.武火煮沸，每10min搅拌1次，改文火煎煮30min。

4.将汁液过滤倒出，往砂锅内加热水，水面稍高于食材，文火煎煮20min。

5.共煎两次，去渣取汁，将两次煎取的汁液混合均匀。

6.加入白糖搅拌至融化，缓缓倒入核桃仁浆汁，边倒边搅拌均匀，文火烧至微沸。

【食用方法】分早、晚各温服1次。

【为什么呢】补肺肾，润肠燥，消食积。

【实际应用】适用于肺虚咳嗽、气喘、腰痛、便干、食积、经少腹痛等症，冠心病、高血压、高脂血症及老年便秘等患者。

五行饮

【药膳食材】乌骨鸡100g，山药、板栗各20g，滨海耳叶牛皮消、西洋参各3g，山楂10g，大枣2个，莲子30g，枸杞子6g。

【制作技术】1.将乌骨鸡、山药、板栗、滨海耳叶牛皮消、西洋参、山楂、大枣、莲子、枸杞子洗净，将山楂、大枣去核。

2.将食材放入砂锅内，加入适量清水，武火煮沸，改文火熬煮至乌骨鸡肉熟。

【食用方法】喝汤吃渣，每周食用1次。

【为什么呢】补肝益肾,健脾补气养血,养阴清热,退虚热,提高机体免疫力,抗衰老、抗氧化、抗诱变,助消化,降血脂,降血糖,养心安神,防癌抗癌,美白抗皱,抗菌、抗病毒。

【实际应用】适用于亚疾病或一般人群用作日常食养保健。

山药芝麻糊

【药膳食材】山药 15g,黑芝麻 120g,玫瑰酱 6g,鲜牛奶 200g,粳米 50g,冰糖适量。

【制作技术】
1. 将山药、粳米洗净。山药去皮、切成小颗粒。将粳米加入适量清水浸泡 1h。将黑芝麻炒香。
2. 将山药、黑芝麻、粳米放入粉碎机内磨碎。
3. 将冰糖放入砂锅内,加入适量清水,武火煮沸,慢慢倒入山药、黑芝麻、粳米,放入玫瑰酱、鲜牛奶,改文火熬煮不断搅拌成糊至熟。

【食用方法】作为早餐食用。

【为什么呢】滋阴补肾,益脾润肠。

【实际应用】适用于肝肾不足、病后体弱、大便燥结、须发早白等,或中老年人平时服用,健体强身,延年益寿。

珠玉二宝粥

【药膳食材】清代名医张锡纯《医学衷中参西录》:生山药、生薏苡仁各 60g,柿霜饼 24g。

【制作技术】
1. 将生山药、生薏苡仁洗净。将山药煮熟,去皮,切成丁。将柿霜饼切碎。
2. 将生薏苡仁放入砂锅内,加入适量清水浸泡 2h,武火煮沸,改文火熬煮至烂熟。加入山药、柿霜饼,文火煮 15min。

【食用方法】每日 1 剂,分早、晚食用。

【为什么呢】健脾益气,滋阳清补,甘润益阴,补肺养胃。

【实际应用】适用于脾肺气阴亏损,一切阳虚证之食欲不振、虚劳咳嗽,脉虚数兼弦者。

参杞玉米粥

【药膳食材】晒参片、滨海耳叶牛皮消各 3g，枸杞子 6g，玉米粒 15g，粳米 50g。

【制作技术】1. 将晒参片、滨海耳叶牛皮消、枸杞子、玉米粒、粳米洗净，参片、滨海耳叶牛皮消、枸杞子放入砂锅内，加入适量温清水浸泡 30min。

2. 将玉米粒、粳米放入砂锅内，武火煮沸，改文火熬煮至熟成粥。

【食用方法】每周食用 1 次。

【为什么呢】利水退肿，健脾润肺，补肾安神。

【实际应用】适用于老人健忘、失眠、便秘等，抗衰防老，悦容颜。

黄芪延寿粥

【药膳食材】黄芪 30g，绿豆、薏苡仁、莲子、扁豆各 10g，大枣 6g，枸杞子 2g。

【制作技术】1. 将黄芪、绿豆、薏苡仁、莲子、扁豆、大枣、枸杞子洗净，大枣去核。将黄芪、薏苡仁放入砂锅内，加入冷水高出食材 3cm，食材经水浸泡 2h。

2. 武火煮沸，每 10min 搅拌 1 次，改文火煎煮 30min。

3. 将汁液过滤倒出，往砂锅内加热水，水面稍高于食材，文火煎煮 20min。

4. 共煎两次，去除黄芪，将两次煎取的汁液混合均匀。

5. 将绿豆、莲子、扁豆、大枣放入砂锅内，加入适量清水，武火煮沸，改文火熬煮 30min 至熟成粥。

6. 加入枸杞子，文火煮 10min。

【食用方法】喝粥。

【为什么呢】黄芪，补中益气，止汗，利水消肿，除毒生肌，养血降血压。

蒜香红薯叶

【药膳食材】红薯叶 400g，大蒜 3 瓣，茶叶籽油适量，食用盐少许。

【制作技术】1. 将红薯叶、大蒜洗净，蒜切碎。

2. 热锅凉茶叶籽油，放入大蒜爆香，放入红薯叶翻炒，加入食用盐调味。

【食用方法】作为菜肴佐餐食用，有独特的茶香味。翠绿鲜嫩，香滑爽口，营养丰富。红薯叶不论是热炒或氽烫，滋味都十分鲜美。

【为什么呢】提高免疫力、升血小板、止血、降糖、通便利尿、解毒、预防便秘、催乳、保护视力、防治夜盲症、延缓衰老、预防动脉硬化。

烧蘑菇

【药膳食材】蘑菇、春笋各 50g，荸荠 20g，葱 6g，姜 10g，茶叶籽油适量，食用盐少许。

【制作技术】1. 将蘑菇、春笋、荸荠、葱、姜洗净，春笋、荸荠去皮，切成片。葱切成段，姜切成片。

2. 热锅凉茶叶籽油，放入葱、姜爆香，放入蘑菇、春笋、荸荠翻炒至熟，加入食用盐调味。

【食用方法】作为菜肴佐餐食用。有独特的茶香味。

【为什么呢】强身壮力，防止早衰。

【实际应用】适用于亚疾病或一般人群用作日常食养保健。

百草脱骨扒鸡

【药膳食材】鸡 1 只 500g，茯苓 15g，百合 30g，龙眼肉 20g，芡实 15g，枸杞子、山楂各 10g，白果 5 个，花椒、蜂蜜各适量。

【制作技术】1. 将茯苓、百合、龙眼肉、芡实、枸杞子、山楂、白果洗净。将鸡煺毛、去内脏、去杂、去尾尖，洗净，烹炸。白果去皮，浸泡。

2. 将茯苓、百合、龙眼肉、芡实、枸杞子、山楂、白果、花椒、蜂蜜放入鸡腹内，放入砂锅内，加入适量清水，武火煮沸，文火熬煮至熟烂。

【食用方法】喝汤吃鸡、茯苓、百合、龙眼肉、芡实、枸杞子、山楂、白果。吃芡实时要用慢火炖煮至烂熟，细嚼慢咽，方能起到充养身体的作用。

【为什么呢】滋养五脏，补益气血，消食化积，活血化瘀。

【实际应用】适用于老少，尤适用于病后、产后身体虚弱及年老体衰者。

杞参核桃仁鸡

【药膳食材】枸杞子、太子参各 30g，核桃仁、嫩鸡肉、香菜各 100g，葱 6g，姜 10g，食用盐少许。

【制作技术】1. 将枸杞子、太子参、核桃仁、鸡肉、香菜、葱、姜洗净。鸡肉去皮、切成片。核桃仁用沸水泡、去皮。香菜切碎，葱切成段，姜切成片。

2. 将枸杞子、太子参、核桃仁、鸡肉、葱、姜放入砂锅内，加入适量清水，武火煮沸，改文火熬煮 25min。

【食用方法】撒上香菜，加入食用盐调味，吃肉、枸杞子、核桃仁，喝汤。

【为什么呢】抗老延衰，滋肾添精，益脑增智。

【实际应用】适用于年老体虚、失眠健忘、腰膝酸软、耳聋耳鸣等症。

五味葱烧海参

【药膳食材】大乌参 1000g，大葱 200g，五味子 10g，油菜心 500g，姜 10g，胡椒粉 3g，蚝油、葱油、花雕酒、水淀粉、清汤各适量，猪大油、生抽酱油、老抽酱油、白糖各少许。

【制作技术】1. 将大葱、油菜心、姜洗净。葱留葱白切成段，姜切长方片。将大乌参放入容器，加入适量纯净水，放入冰箱冷藏室泡 48h，每 8h 换水 1 次直至发软，去杂质、洗净，改刀成拇指粗的条段。五味子用温水泡发。

2. 将锅内加入适量清水，武火煮沸，将油菜心焯水，捞出摆入盘底。将乌参焯水，用热油滑一下。

3. 热锅凉猪大油，放入葱、姜煸成金黄色，放入乌参，烹入花雕酒，加上清汤，放入蚝油、生抽酱油、老抽酱油、胡椒粉、白糖、五味子，文火烧制七八分钟至汤汁浓稠。

4. 放入水淀粉勾薄芡，淋葱油出锅，放在盘中油菜上面。

【食用方法】作为菜肴佐餐食用。乌参肥烂，油润爽滑。

【为什么呢】含有人体必需氨基酸。补肾益精，养血润燥，提高记忆力，延缓性腺衰老，防止动脉硬化，抗肿瘤。

【实际应用】适用于高血压、冠心病、肝炎等患者及老年人。

水晶踢鱼豆

【药膳食材】黄鱼1条，猪蹄1个，黄豆25g，豆腐、海带各50g，芝麻30g，生姜10g，腊八醋适量。

【制作技术】1. 黄鱼去鳞、去鳃、去内脏，洗净。将猪蹄、黄豆、海带、生姜洗净，海带切成菱形块，生姜切成片。

2. 将黄鱼、猪蹄、黄豆、豆腐、海带、生姜放入电炖锅内，加入适量清水，武火煮沸，改文火炖至猪蹄熟烂。

3. 撒上芝麻，倒入腊八醋。

【食用方法】作为菜肴佐餐食用。

【为什么呢】壮骨、美容、抗衰老。

【实际应用】适用于预防成年人骨质疏松症、抗老防衰。

益寿鸽蛋汤

【药膳食材】枸杞子、龙眼肉、制黄精各10g，鸽蛋4个、冰糖50g。

【制作技术】1. 将枸杞子、龙眼肉、制黄精洗净，切碎。

2. 将枸杞子、龙眼肉、制黄精放入砂锅内，加入适量清水，武火煮沸，改文火熬煮15min。

3. 把鸽蛋磕开倒出蛋液下入锅内，加入冰糖文火稍微煮至蛋熟。

【食用方法】日服1次，连服7日。

【为什么呢】补肝肾，益气血，润肺强身。

【实际应用】适用于肺燥咳嗽、气血虚弱、智力衰退、肾虚腰痛、面黄羸瘦、年老体衰者。

虫草花煲鸡汤

【药膳食材】童子鸡1只，虫草花、枸杞子各适量，大枣2个，生姜10g，食用盐少许。

【制作技术】1. 将虫草花、枸杞子、大枣、生姜洗净。将虫草花、大枣浸泡30min，大枣去核。姜用菜刀背去皮，切成3片。将童子鸡煺毛、去内脏、去杂、去尾尖，洗净，将枸杞子、大枣、姜放入鸡腹内。

2. 将生姜皮放入砂锅内，放入童子鸡，冷水入锅，开水焯去血污、浮沫。

3. 将虫草花连带泡水、童子鸡放入砂锅内，加入适量温热清水没过童子鸡，武火煮沸，改文火炖2h，加入食用盐搅拌均匀。

【食用方法】作为菜肴佐餐食用。虫草花的独特奶香融合童子鸡的鲜嫩口感，汤清醇甘美，清淡美味，味道醇香。

【为什么呢】补肾固本，补肺益卫，平衡阴阳。在春秋容易干燥的季节，止咳平喘，润肤美颜。

【实际应用】适用于肺虚咳喘、肾精亏虚、阳痿遗精、腰膝酸痛、自汗胃寒。

牡蛎韭菜汤

【药膳食材】鲜牡蛎肉200g，韭菜150g，胡萝卜100g，水淀粉10g，鸡汤800ml，精盐少许。

【制作技术】1. 将牡蛎肉、韭菜、胡萝卜洗净。韭菜切碎。胡萝卜去皮、切成丁。

2. 将鸡汤倒入炒锅内，加入精盐，武火煮沸，放入胡萝卜。

3. 勾进水淀粉，将牡蛎肉、韭菜下锅，武火煮沸，文火熬煮至肉熟。

【食用方法】每周2次，每次200ml。

【为什么呢】主补肾阳，安神，去烦热，除去留在骨节之间的热结、虚热、心中烦满疼痛气结，壮筋骨，辟邪，延年益寿。

【实际应用】适用于延年益寿。

瓦罐煨汤

【药膳食材】鸡、鸭、鱼、肉、香菇、海带各50g，山药100g，生姜、当归各10g，天麻12g，黄精5g，黄芪20g。

【制作技术】1. 将鸡、鸭、鱼、肉、香菇、海带、山药、生姜、当归、天麻、黄精、黄芪洗净，加入瓦罐中。（食材要新鲜，以蛋白质含量高的荤食为主。药材要没变质、没被虫蚀的，以滋补类的块根茎类为主。）

2. 瓦罐内只加入清水或纯净水（保证各种不同风味的煨汤都原汁原味）。

3. 瓦罐用 1 张锡箔纸或阔叶菜将瓦罐口封住，加盖（保证密封良好。如果没有瓦罐，可用砂锅或电炖锅代替，口感上会有区别）。

4. 架于瓦缸内以炭火煨之，文武双火交替煨制（经过久煨，原料鲜味及营养成分充分溶解于汤内，达到甘而不甜、肥而不腻、咸淡相宜、原汁原味、药借食味、食助药威的效果。"煨"是将生的食物掩埋在火灰或其他有热量的介质内慢慢烤熟或加热。烹制时间长、火候需大小火交替使用。煨制食物时密封恒温，可保留食物的原汁原味）。

5. 一般的原料煨制 8h，质地较为老韧的原料如牛肉、土鸡、老鸭等则需煨制 10h。

【食用方法】食药交融、汤醇味浓。喝汤吃渣。用新鲜的食材以存甘、酸、苦、辛、咸之五味，配以滋补佐料，灭腥去臊除膻。

【为什么呢】武火烧沸、文火慢煨可以使食物中的蛋白质、维生素等尽可能地溶解出来，使汤鲜醇味美。食物中的脂肪经过长时间加热后会分解乳化，并逐渐水解，只有用文火长时间慢炖，才能使浸出物溶解得更多，汤既清澈，又浓醇。

【实际应用】瓦罐煨汤早在公元前 239 年《吕氏春秋》中有记载。瓦罐是由不易传热的石英、黏土等原料配合成的陶土，经过高温烧制而成。一方面其通气性和吸附性好，还具有传热均匀、散热缓慢等特点。煨制鲜汤时，瓦罐能均衡而持久地把外界热量传递给内部原料，这种相对平衡的环境温度有利于水分子与食材、药材的相互渗透，这种相互渗透的时间维持得越长，食材、药材的鲜香成分溶出得就越多。另一方面瓦罐良好的通透性能使木炭灰的碱性离子与汤内的酸性离子部分中和，达到食物 pH 的相对均衡，使汤的滋味更鲜醇，食品质地越酥烂，食药交融越紧密。适用于亚疾病或一般人群用作日常食养保健。

【警而远之】感冒者慎用。肠胃消化功能差、肾病患者忌过多食用。脾虚湿盛、湿热实邪、胸腹满闷、大便干燥者忌用山药。外邪实热、脾虚有湿、肠滑者忌用枸杞子。湿阻中焦、饮食停滞、呕吐腹痛、胃脘胀闷、大便滑泻、舌苔厚腻、急性胃肠炎、急性胆囊炎、肝炎、糖尿病、支气管炎、肺炎、龋齿、服用糖皮质激素或苦味健胃药或退热药者，孕妇，小儿忌用龙眼肉。茯苓忌与醋同食。因芡实有较强收涩作用，便秘、尿赤、妇女产后忌用。妊娠、空腹、脾虚胃弱无积滞、气虚便溏、糖尿病忌用山楂，山楂食用后应立即漱口，忌多食。中寒者忌用百合。白果有毒，忌生吃或服食过量。糖尿病、糖耐量异常、痰湿内蕴、中满痞胀、肠滑泄泻者忌用蜂蜜，蜂蜜反生葱。忌用腐烂生姜。"一年之内，秋不食姜；一日之内，夜不食姜。"阴虚火旺、目赤内热、痈肿疮疖、肺炎、肺脓肿、肺结核、胃溃疡、胆囊炎、肾盂肾炎、糖尿病、痔疮忌长期食用生姜。湿痰、积滞、齿病、虫病、温热、暑湿诸病前后、黄疸、肿胀、糖尿病者忌用大枣，多食动风，脾反受病。脾虚无湿者、孕妇、对本品过敏者忌用薏苡仁。凡邪实、邪毒未消者忌用鸡肉。外感发热、痰饮较盛、食积内停者忌用鸡蛋。有廉疮、脾虚精滑者忌用牡蛎肉。食滞胃肠证常见为脘腹痞胀疼痛、厌食、嗳腐吞酸，或呕吐馊食、肠鸣矢气、泻下不爽、便质腐臭如败卵、苔厚腻、脉滑或沉实；阴虚火旺证常见为心烦失眠、口燥咽干、盗汗遗精、两颧潮红、小便短黄、大便干结，或咯血、衄血、或舌体、口腔溃疡、舌红少津、脉细数。大便溏泄、消化不良、经常便秘、上火严重、发热、糖尿病患者忌用板栗；板栗熟后食用，每次忌多食，否则容易导致气滞。气郁痞胀、溺赤便秘、食不运化、新产后忌用莲子。脾胃虚寒、滑肠泄泻、服用温补药者忌用绿豆，忌久食，忌用铁锅煮，忌焖煮极烂，否则会降低疗效。扁豆含有凝集素及能引发溶血症的皂苷，忌未熟透食用，否则会食物中毒。脾虚腹泻、痰多者忌用海参。葱白忌久煎煮，体虚自汗、狐臭者忌用。蔬菜及叶子类食药材因煨制时容易破坏维生素而忌用。香菜损脾，耗掉身体里的气，会引发或加快病情的进展，重大疾病或胃肠疾病正在胃疼或腹泻者忌用；身上有伤口者忌用，否则会让伤口发炎，流脓溃烂，留下疤痕；口臭、狐臭、严重龋齿、胃溃疡、生疮者忌用；香菜性温，麻疹已透或虽未透出而热毒停滞者忌用。阴虚者忌用天麻。中虚阳衰或胃有湿浊者忌用西洋参，西洋参反藜芦。表有风寒、外有表邪、内有实热、麻疹初发者忌用五味子。凡脾胃湿邪、大便泄泻者忌用当归。黄鱼多食发疮，起痰助毒，故痰热素盛、有疮疡素疾者忌用，且忌与荞面同食。儿童、孕妇、生理期妇女忌用滨海耳叶牛皮消。

东坡肉

【药膳食材】硬五花肉 500g，松子仁、秋藕各 15g，金丝小枣 2 个，葱、姜各 5g，干淀粉、茶叶籽油、黄酒各适量，食用盐、白糖各少许。

【制作技术】
1. 将松子仁、秋藕、金丝小枣、葱、姜洗净。将藕去皮、切碎。葱切成段，姜切成片。将五花肉的肥肉与瘦肉分开，肥肉切成花刀，瘦肉剁成肉馅，在瘦肉馅中加入松子仁和藕，搅拌均匀。
2. 在肥肉上撒上干淀粉，使肥肉表面具有黏性，使瘦肉与肥肉贴合整合成肉方。
3. 热锅凉茶叶籽油，放入肥肉朝下煎炸片刻，皮在底下让肥肉瘦身，瘦肉在上面可以包裹住它防止烹油，瘦肉也不会柴。
4. 热锅凉茶叶籽油，放入葱、姜煸炒，放入白糖，文火炒至糖的颜色与葱、姜颜色一致。
5. 加入黄酒、枣、肉和适量清水，武火煮沸，改文火炖煮 2h。加入食用盐调味。

【食用方法】作为菜肴佐餐食用。肥而不腻，有独特的茶香味。

【为什么呢】清热润燥利咽。

【实际应用】适用于亚疾病或一般人群用作日常食养保健。

【警而远之】外感咽痛、寒下利、肝病、动脉硬化、高血压者忌用猪皮。外感疾病、湿热内蕴或身体肥胖者忌用猪肉。便溏、滑精、咳嗽痰多、腹泻、胆功能严重不良者忌用松子仁。湿痰、积滞、齿病、虫病、温热、暑湿诸病前后、黄疸、肿胀、糖尿病者忌用大枣，多食动风，脾反受病。

臊子海参绿豆饭

【药膳食材】海参 100g，猪肉末 50g，葱 6g，姜 10g，蒜 3 瓣，水淀粉、茶叶籽油、料酒、蚝油各适量，食用盐、白糖、生抽酱油、老抽酱油各少许，绿豆 20g：粳米 80g = 1：4。

【制作技术】
1. 将海参水发、洗净、切好。将绿豆加入适量清水浸泡 1 晚、洗净。将葱、姜、蒜洗净，葱切成段，姜切成片，蒜切碎。

2. 锅中加入食用盐和老抽酱油，放入海参焯煮透（去腥入味上色），捞出。

3. 热锅凉茶叶籽油，放入猪肉末文火煸炒至焦酥吐油。

4. 烹入料酒去腥，加入葱、姜、蒜炒香，调入生抽酱油、老抽酱油、蚝油炒制上色，加入适量清水，武火煮沸，改文火烧制入味。

5. 下入海参白糖，文火烧煮6min，加比牛奶略浓的水淀粉勾芡出锅。

6. 将绿豆、粳米放入电饭锅内，加入适量清水，设定米饭档做成绿豆饭。

【食用方法】臊子海参搭配绿豆饭作为主食食用。有独特的茶香味。传统的臊子口味是咸鲜微辣，为了减少辛热，可不加辣椒。

【为什么呢】滋肾液，去心火。

【实际应用】适用于高热之后口干舌燥、津液亏损。

【警而远之】脾虚腹泻、痰多者忌用海参。外感疾病、湿热内蕴或身体肥胖者慎用或忌用猪肉。脾胃虚寒、滑肠泄泻、服用温补药者忌用绿豆，忌久食，忌用铁锅煮，忌焖煮极烂，否则会降低疗效。

祛湿健脾代茶饮

【药膳食材】黄芪10g，薏苡仁30g。

【制作技术】1. 将食材洗净。将薏苡仁加入适量清水浸泡2h。

2. 将食材放入砂锅内，加入适量清水，武火煮沸，改文火熬煮40min。

【食用方法】每日1次，代茶饮用。

【为什么呢】补气健脾胃，利尿消肿，利水渗湿。

【实际应用】适用于湿邪重伴有脾虚。

【警而远之】脾虚无湿者、孕妇、对本品过敏者忌用薏苡仁。

红景天粥

【药膳食材】红景天6g，粳米50g。

【制作技术】1. 将食材洗净。

2. 将红景天放入砂锅内，加入适量清水，武火煮沸，改文火水煎20min，去渣取汁。

3. 将粳米、药汁放入砂锅内,加入适量清水,武火煮沸,改文火熬煮至熟成粥。

【食用方法】喝粥。

【为什么呢】补气清肺,养生、抗老防衰。

【实际应用】适用于预防高原反应或体质虚弱、肺热咳嗽的人群。

【警而远之】若出现过敏、心悸、肠胃不适、头痛等症状,应立即停用红景天;由于药性偏寒,脾胃虚寒者忌长期用红景天;慢性疾病、正在服用其他药物者,忌自行服用红景天。

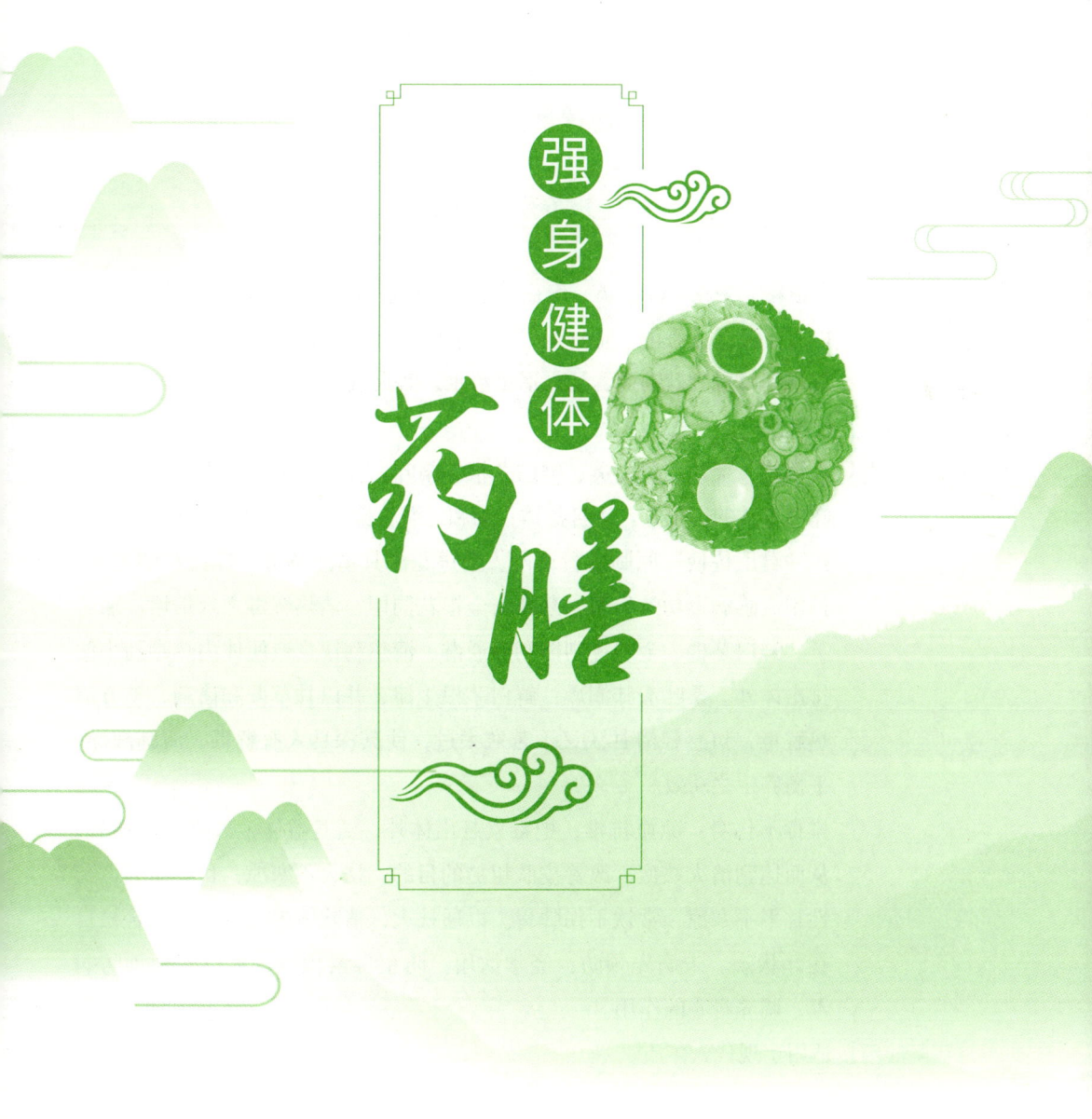

强身健体套餐（1饮1羹1凉3热1主5粥2汤组合餐：排毒养颜代茶饮、润肺益气羹、糖醋心里美、薯香焗鸡翅中、板栗烧鸡块、枸杞肉丝、姜汁牛肉饭、五黄配粥、四色健体粥、乌鸡杂粮粥、健脾益气粥、益肝补肾粥、益肾强精汤、乌鱼蛋汤）

排毒养颜代茶饮

【药膳食材】金银花、菊花、蒲公英、鲜白茅根、桑叶各5g，金线莲、甘草各3g。

【制作技术】1. 将金银花、菊花、蒲公英、鲜白茅根、桑叶、金线莲、甘草洗净。
2. 将食材放入砂锅内，加入适量清水，武火煮沸，改文火水煎20min。

【食用方法】代茶饮用。

【为什么呢】金银花、菊花、蒲公英、鲜白茅根、桑叶、甘草六味药是中医经典方五味消毒饮的衍化方。清身益体，温和通润，排毒养颜，兼可解烟酒之毒。按"君臣佐使"原则进行调配，金银花深具清热解毒、凉血利咽之效，抑制流感病毒功效显著。菊花与金银花同用，清热解毒之效倍增。蒲公英、鲜白茅根、金线莲则能利湿通淋、清热利尿，迫使体内热毒随小便排出体外。桑叶清肺润燥，鲜白茅根生津，并以甘草调和诸药，整方清热解毒，口感轻清甘淡又不苦寒太过，使其深具入血解毒、清肺润燥、平衡养生之功效。

排毒不伤身：凉血排毒，把毒素赶出体外，清身益体，改善体内循环，从而达到清火祛痘、改善皮肤粗糙的目的。祛火不寒凉：科学组方，药性甘平不寒凉，常饮不伤脾胃。以通祛火，清除体内热气，喝出轻松自在好状态。未病先预防：经常饮用，防止毒素积聚，可以起到预防病毒、调养身心的作用。

【实际应用】适用于现代人体质。

润肺益气羹

【药膳食材】百合50g，大枣2个，白果10g，牛肉200g，生姜2片，食用盐少许。

【制作技术】1. 牛肉切成片后飞水去沫。

2. 将百合、大枣、白果、生姜洗净，白果去皮、浸泡，大枣去核，生姜切成片。

3. 砂锅内放入适量清水，加入百合、大枣、白果和生姜，中火煲 10min 至百合将熟。

4. 加入牛肉片，煮至牛肉熟，加入食用盐调味。

【食用方法】作为菜肴佐餐食用。

【为什么呢】补血养阴，滋润养颜，润肺益气。

糖醋心里美

【药膳食材】青皮红瓤萝卜 1 个，陈醋适量，白砂糖少许。

【制作技术】1. 将萝卜洗净、去皮，切成细丝放入盘中。

2. 加入白砂糖搅拌均匀，静置 10min，加入陈醋。

【食用方法】作为菜肴佐餐食用。口感酸甜。

【为什么呢】开胃消食，消除油腻。

薯香焗鸡翅中

【药膳食材】鸡翅 400g，红薯 500g，胡萝卜 100g，洋葱 250g，姜 10g，蒜 3 瓣，桂皮 1 块，黄豆酱、海鲜酱各 30g，茶叶籽油、料酒、葡萄酒、淀粉各适量，生抽酱油少许。

【制作技术】1. 将鸡翅、红薯、胡萝卜、洋葱、蒜、姜、桂皮洗净。红薯、胡萝卜去皮，切成片，洋葱、姜切成片，蒜切碎。

2. 热锅凉茶叶籽油，放入桂皮煸香，放入鸡翅稍微煎一下至两面焦黄。

3. 鸡翅用黄豆酱、海鲜酱、料酒、生抽酱油、淀粉腌渍，趁热让鸡翅吸收酱料的味道以入味。

4. 热锅凉茶叶籽油，放入姜、蒜煸香，将红薯、胡萝卜、洋葱放入锅底，把鸡翅摆在蔬菜上，不加水，倒入葡萄酒，通过酒激发出红薯、胡萝卜、洋葱里的水分，通过这些水分，使鸡翅完全入味、成熟，盖上锅盖中火焖制 6min 至将筷子在鸡肉骨头上轻轻插动可以轻松拿起来。

5. 将酱汁浇在鸡翅上，中火焖制至鸡翅熟。

【食用方法】作为菜肴佐餐食用。有独特的茶香味。

【为什么呢】行气消食通六腑。

【实际应用】适用于亚疾病或一般人群用作日常食养保健。

板栗烧鸡块

【药膳食材】白豆蔻 20g，枸杞子 50g，板栗 300g，鸡 1 只 1200g（优选生长 1 年内的活鸡），葱白、姜各 9g，淀粉 15g，胡椒粉 10g，绍酒 15g，茶叶籽油、酱油、食用盐各少许。

【制作技术】1. 将白豆蔻、枸杞子、板栗、葱白、姜洗净。板栗去皮，葱切成斜段，姜切成片。将鸡褪毛、去内脏、去杂、去鸡尾尖，洗净，剔除粗骨、剁成长、宽各 3cm 的方块。

2. 热锅凉茶叶籽油，放入板栗炸上色，捞出。

3. 锅中底油烧热，放入葱、姜煸香，倒入鸡块炒干水分，烹绍酒，加入适量清水、食用盐、酱油，武火煮沸，改文火煨至八成熟。

4. 放入板栗、枸杞子、白豆蔻，文火煨至鸡块至熟软烂，放入胡椒粉搅拌均匀，勾芡。

【食用方法】作为菜肴佐餐食用。有独特的茶香味。

【为什么呢】健脾补肾。

【实际应用】适用于脾肾两虚人群食用，症见食欲不振、腹胀、便溏、气短、乏力、腰酸、腰痛、耳鸣、怕冷。

枸杞肉丝

【药膳食材】枸杞子 100g，瘦猪肉 500g，竹笋 100g，猪油 30g，料酒、麻油、干淀粉、酱油各适量，食用盐、白糖各少许。

【制作技术】1. 将枸杞子、猪肉、竹笋洗净，猪肉去筋膜，切成 2 寸长的丝，青笋切成同样长的丝。

2. 炒锅加猪油烧热，肉丝、笋丝同时下锅，烹入料酒，加入白糖、酱油、食用盐搅拌均匀。

3. 放入枸杞子，淀粉勾芡，翻炒几下，淋入麻油，起锅。

【食用方法】作为菜肴佐餐食用。

【为什么呢】滋阴补肾，健身明目。

【实际应用】适用于体虚乏力、神疲、肾虚目眩、视物模糊、阳痿、腰痛等。也可作强身益寿之用。

姜汁牛肉饭

【药膳食材】新鲜牛肉150g，鲜姜30g，粳米100g，茶叶籽油、酱油各少许。

【制作技术】1. 将牛肉洗净，剁成肉泥。将姜、粳米洗净，姜切成片，用榨汁机榨出汁，滴在牛肉上，放入茶叶籽油、酱油，搅拌均匀。

2. 将粳米放入大碗内，加入适量清水，放入蒸锅内，武火蒸至八成熟。把姜汁牛肉倒在饭上，武火蒸10min至肉熟。

【食用方法】作为主食食用。有独特的茶香味。

【为什么呢】补中益气，调中祛寒，除湿消肿。

【实际应用】适用于病后体弱、脾虚神疲症。

五黄配粥

【药膳食材】红薯80g，板栗10粒，糯米50g，小米、玉米、黄豆各25g。

【制作技术】1. 将红薯、板栗、糯米、小米、玉米、黄豆洗净。将红薯、板栗去皮、切小块。

2. 将食材放入砂锅内，加入适量清水，武火煮沸，改文火熬煮至熟透成粥。

【食用方法】喝粥。糯米食品宜加热后食用，宜煮稀粥服食，不仅营养滋补，且易消化吸收，养胃气。

【为什么呢】暖身益气，生津和血，补虚壮腰。玉米、黄豆营养素互补。

【实际应用】适用于老年人补虚益气、强肾壮腰，肾虚引起的腰膝酸软、腰腿不利、小便增多，以及脾胃虚寒引起的慢性腹泻等症。

四色健体粥

【药膳食材】黄秋葵 50g，黑木耳 10g，枸杞子 10g，粳米 50g。

【制作技术】1. 将黄秋葵、枸杞子、粳米洗净，将黄秋葵横切成片。将黑木耳用温水泡发、洗净，手撕成小块。

2. 将黑木耳、枸杞子、粳米放入砂锅内，加入适量清水，武火煮沸，文火熬煮至熟成粥。

3. 放入黄秋葵文火煮片刻。

【食用方法】喝粥。白色米粥中遍布绿色星状秋葵片，点缀着黑色的木耳、橙红色枸杞子，赏心悦目。

【为什么呢】辅助正气，补肾养肝，健脾益胃，滋养阴精，壮腰明目，抗病延衰。既能益气补虚、强肾健体、散瘀解毒，又能降高血压、高脂血症、高血糖，抗氧化、抗动脉硬化、抗凝、抗血栓、抗肿瘤。

乌鸡杂粮粥

【药膳食材】乌骨鸡 100g，瘦牛肉 25g，胡萝卜 50g，香菇 20g，枸杞子 15g，板栗 50g，糯米 25g，小米、燕麦各 20g，香葱适量，食用盐少许。

【制作技术】1. 将乌骨鸡、胡萝卜、香菇、枸杞子、板栗、糯米、小米、燕麦、香葱洗净。板栗去皮，将牛肉、胡萝卜、香菇、板栗分别切成丁，香葱切碎。

2. 将乌骨鸡、牛肉、香菇放入砂锅内，加入适量清水，武火煮沸，文火炖至乌骨鸡肉烂熟，捞出乌骨鸡。

3. 将糯米、小米、燕麦、胡萝卜、板栗、枸杞子放入砂锅内，武火煮沸，文火熬煮至熟成粥。

【食用方法】乌骨鸡肉上撒上香葱、食用盐调味吃；喝粥。1 周 2 次，连吃 3 周。咸鲜软糯。糯米食品宜加热后食用，宜煮稀粥服食，不仅营养滋补，且易消化吸收，养胃气。

【为什么呢】益气养阴，补养气血，养脾补胃，滋养五脏。

【实际应用】适用于平素体质虚弱、免疫力低下、易于感冒、疲倦乏力、气短懒言、腰膝酸软、耳鸣耳聋者，或气血亏损的人。

健脾益气粥

【药膳食材】生黄芪10g，党参10g，茯苓6g，炒白术6g，薏苡仁10g，粳米50g，大枣20g。

【制作技术】
1. 将生黄芪、党参、茯苓、炒白术、薏苡仁、粳米、大枣洗净，将生黄芪、炒白术装入纱布包内，放入锅中，加清水3000ml浸泡40min。
2. 将党参、茯苓放入蒸锅内，蒸软，切成颗粒状。
3. 将薏苡仁放入紫砂锅内浸泡回软，加入适量清水，武火煮沸，改文火水煎30min。
4. 放入粳米、大枣、浸泡药材包、泡药包的水，武火煮沸，改文火熬煮2h，取出纱布包，加入党参、茯苓。

【食用方法】喝粥。

【为什么呢】健脾益气。

【实际应用】适用于脾气亏虚证的各类人群，常表现为平素痰多、倦怠无力、食少便溏、每因饮食失当引发、舌苔薄白、脉细缓等症。

益肝补肾粥

【药膳食材】龙眼肉10g，板栗20g，沁州黄小米、玉米各50g，红糖少许。

【制作技术】
1. 将龙眼肉、板栗、黄小米、玉米洗净。板栗去皮。将黄小米、玉米放入砂锅内，加入适量清水浸泡30min。
2. 将龙眼肉、板栗放入砂锅内，武火煮沸，改文火熬煮至熟成粥，加入红糖调味。

【食用方法】喝粥。口感爽滑。

【为什么呢】益肝补肾，养心健脑。

益肾强精汤

【药膳食材】怀山药、枸杞子、巴戟天各15g，海参200g，大枣3个。

【制作技术】1. 将怀山药、枸杞子、巴戟天、海参、大枣洗净，海参切成块，大枣去核。

2. 将食材放入炖锅，加入适量清水，隔水炖煮 3h。

【食用方法】作为菜肴佐餐食用。

【为什么呢】益肾强精。

乌鱼蛋汤

【药膳食材】肘子1个，老母鸡1只，鸭子半只，乌鱼蛋25g，白胡椒粉3g，清鸡汤、姜汁、料酒、米醋、淀粉、香菜末各适量，香油、食用盐各少许。

【制作技术】1. 将鸡、鸭子煺毛、去内脏、去杂、去尾尖、洗净，肘子中间剔开露骨，和鸡鸭凉水下锅，武火煮沸，撇去浮沫，文火煲制 4h，留汤。

2. 将乌鱼蛋洗净，乌鱼蛋身一片片撕开，冷水入锅，开水焯去血污、浮沫。

3. 锅入乌鱼蛋片，清鸡汤烧沸后加入姜汁、料酒、白胡椒粉、食用盐等调味。

4. 撇去浮沫，勾薄芡，离火，放入米醋，加入步骤 1 所得汤。

5. 装入容器，淋入香油，撒香菜碎。

【食用方法】喝汤吃乌鱼蛋片。传统乌鱼蛋汤用米醋，也可用柠檬代替米醋，汤便有了柠檬的香气，汤色也会更淡雅。传承不守旧，创新不离宗。乌鱼蛋片薄如蝉翼，状若花瓣，宛若盛开的白莲花。乌鱼蛋片爽滑鲜美，汤味酸咸鲜辣，鲜香怡人，醇和隽永，回味绵长。

【为什么呢】乌鱼蛋做汤，早在乾隆年间便已扬名四海。清代著名美食家袁枚《随园食单》："乌鱼蛋最鲜，最难服事，须河水滚透，撒沙去腥，再加鸡汤蘑菇煨烂。"这已大体说出乌鱼蛋之鲜美及处理细节。乌鱼蛋汤有"中华第一汤"的美誉！

乌鱼蛋汤制胜的法宝是高汤。"酸不见醋，辣不见椒"是这道汤的最高境界。

【警而远之】外感风邪、有伤风感冒者忌服。面赤气粗、痰壅肿胀、腹痛拒按、大便干结、小便短赤等一系列以实邪为主要症状的患者忌用。糖尿病患者忌用。阴阳两虚型者，痰湿型、血瘀型高血压患者忌用菊花，否则降血压效果不佳。阳虚体质、感受外寒、脾胃虚寒者忌用蒲公英。脾胃虚寒、溲多不渴者忌用鲜白茅根。外邪实热、脾虚有湿、肠滑者忌用枸杞子。凡邪实、邪毒未消者忌用鸡肉。热病、皮肤瘙痒性疾病、眼疾、胃病者忌用洋葱。红薯生用性凉，脾胃虚寒者忌用，多食红薯令人中满泛酸，红薯熟用宜热食，冷食易引起泛酸、胀气。食滞胃肠证常见为脘腹痞胀疼痛、厌食、嗳腐吞酸，或呕吐馊食、肠鸣矢气、泻下不爽、便质腐臭如败卵、苔厚腻、脉滑或沉实；阴虚火旺证常见为心烦失眠、口燥咽干、盗汗遗精、两颧潮红、小便短黄、大便干结，或咯血、衄血、或舌体、口腔溃疡、舌红少津、脉细数。大便溏泄、消化不良、经常便秘、上火严重、发热、糖尿病忌用板栗；板栗熟后食用，每次忌多食，否则容易导致气滞。白果有毒，忌生吃或服食过量。忌用腐烂生姜。"一年之内，秋不食姜；一日之内，夜不食姜。"阴虚火旺、目赤内热、痈肿疮疖、肺炎、肺脓肿、肺结核、胃溃疡、胆囊炎、肾盂肾炎、糖尿病、痔疮忌长期食用生姜。湿痰、积滞、齿病、虫病、温热、暑湿诸病前后、黄疸、肿胀、糖尿病者忌用大枣，多食动风，脾反受病。中寒者忌用百合。外感疾病、湿热内蕴、肥胖者忌用猪肉。凡邪实、邪毒未消者忌用鸡肉。茯苓忌与醋同食。脾虚无湿者、孕妇、对本品过敏者忌用薏苡仁。高脂血症、肥胖症、糖尿病、龋齿、便秘、口舌生疮（主要指老年人）、平素痰湿偏盛、消化不良、产前经常吐酸水、晚上睡觉前特（别是儿童），以及夏天忌用红糖，多食令人胀闷、助热、生痰、损齿、生痦虫、消肌肉。湿阻中焦、饮食停滞、呕吐腹痛、胃脘胀闷、大便滑泻、舌苔厚腻、急性胃肠炎、急性胆囊炎、肝炎、糖尿病、支气管炎、肺炎、龋齿、服用糖皮质激素或苦味健胃药或退热药者，孕妇，小儿忌用龙眼肉。脾虚湿盛湿热实邪、胸腹满闷、大便干燥者忌用山药。葱白忌久煎煮，体虚自汗、狐臭者忌用。感冒患者忌用鸭肉，素体虚寒、受凉引起的不思饮食、胃部冷痛、腹泻清稀，或腰痛、寒性痛经、肥胖、动脉硬化、慢性肠炎者少食。糯米所含淀粉为支链淀粉，在肠胃中难以消化水解，胃炎及十二指肠炎等消化道炎症患者，老年人，小孩忌用。糯米所含碳水化合物和钠的量都很高，糖尿病、体重过重或其他慢性病（如肾脏疾病、高脂血症）患者忌用。香菜损脾，耗掉身体里的气，会引发或加重病情的进化，重大疾病或胃肠疾病正在胃疼或腹泻者忌用；

身上有伤口者忌用，否则会让伤口发炎，流脓溃烂，留下疤痕；口臭、狐臭、严重龋齿、胃溃疡、生疮者忌用；香菜性温，麻疹已透或虽未透出而热毒停滞者忌用。凡属火升热盛、呕吐反胃、脾肺气虚者忌用白豆蔻。非体虚而有实邪者忌用党参，党参反藜芦。凡阴虚内热、津亏燥咳者忌用白术。脾胃虚寒、大便溏泄者忌用金线莲。

清暑健脾化湿粥

【药膳食材】荷叶 6g 或鲜荷叶 12g，茯苓 6g，薏苡仁、赤小豆各 10g，粳米 50g。

【制作技术】1. 将食材洗净。将薏苡仁加入适量清水浸泡 2h。荷叶切碎，茯苓打碎，装纱布袋内扎口，放入砂锅内，加冷水高出食材 3cm，食材经水浸泡 1h。

2. 武火煮沸，每 10min 搅拌 1 次，改文火煎煮 30min。

3. 将汁液过滤倒出，往砂锅内加热水，水面稍高于食材，文火煎煮 20min。

4. 共煎两次，去渣取汁，将两次煎取的汁液混合均匀。

5. 将薏苡仁、赤小豆、粳米放入砂锅内，加入适量清水，武火煮沸，改文火熬煮至熟成粥。加入荷叶茯苓汁，文火稍煮片刻。

【食用方法】喝粥。

【为什么呢】清暑，健脾，化湿。

【实际应用】适用于感受暑湿、不思饮食、胸脘痞满、舌苔厚腻、小便不利者。

【警而远之】茯苓忌与醋同食。脾虚无湿者、孕妇、对本品过敏者忌用薏苡仁。女性经期忌用荷叶。尿频、胃肠较弱、蛇咬伤百日之内者忌用赤小豆。

祛热养阴代茶饮

【药膳食材】苦瓜 5g 或鲜苦瓜 10g，桑叶 6g，玉竹、黄精各 3g。

【制作技术】1. 将食材洗净。

2. 将食材放入瓷杯中，用沸水冲泡或水煎。

【食用方法】代茶饮用。

【为什么呢】清暑祛热，生津止渴，益气养阴，疏散风热，清肺润燥。四者均有降血糖作用。

【实际应用】适用于夏季暑热伤及气阴而气短、倦怠乏力、口干欲饮者，或糖尿病患者。

【警而远之】孕妇，血压血糖低、脾胃虚寒者少吃苦瓜。葳蕤即玉竹，阳衰阴盛、脾虚胸闷、痰湿瘀滞、便溏者忌用玉竹。

海蜇皮凉拌萝卜

【药膳食材】海蜇皮 200g，萝卜 500g，醋、香油各适量，白醋、酱油、食用盐、白糖各少许。

【制作技术】
1. 将海蜇皮、萝卜洗净，将海蜇皮切成 3mm 的细丝，放入笊篱里。将萝卜去皮，切成稍粗的条，加入食用盐，萝卜腌软，轻轻挤出水分。
2. 锅内加入适量清水，武火煮沸，放入海蜇皮焯 3min，捞出，放入凉水盆中过凉，浸泡 3h。
3. 将海蜇皮捞出，沥干水分，倒入醋搅拌，去掉腥味，将醋控净。放入萝卜，浇入白醋、酱油、香油、白糖、食用盐搅拌均匀。

【食用方法】作为菜肴佐餐食用。

【为什么呢】海蜇皮清热平肝、化痰消积、润肠。萝卜健胃消食、利尿、解热止渴、化痰生津。醋消痈肿益血，散水气，理诸药，消食健胃，消毒。海蜇皮、萝卜、醋搭配，消积效应叠加。

【实际应用】适用于口咽干燥、阴虚内热、肺热咳嗽、食积痞胀、大便燥结、瘰疬痰核等人群。

【警而远之】无特殊禁忌。

"开路方"汤

【药膳食材】乌骨鸡 1 只，阿胶 3g，食用盐少许。

【制作技术】
1. 将乌骨鸡煺毛、去内脏、去杂、去乌骨鸡尾尖，洗净，剁成合适大小鸡肉块。
2. 将阿胶放入炖盅，加入适量清水，武火煮沸，改文火煮 30min，放入乌骨鸡炖 2h。加入食用盐调味。

【食用方法】喝汤吃鸡肉。

【为什么呢】俗称"开路方",消食导滞,滋养肝阴,补益脾胃。

【实际应用】适用于亚疾病或一般人群用作日常食养保健。

【警而远之】凡邪实、邪毒未消者忌用鸡肉。脾胃虚弱、出血而有瘀滞、高脂血症、糖尿病、体内湿邪重、容易上火、感冒、痰多、咳嗽、腹泻、有伤口、月经来潮、过敏体质者忌用阿胶,阿胶忌萝卜、大蒜、浓茶、烧酒、大黄。

清热凉血汤

【药膳食材】鸡块 150g,金线莲 3g,银耳 2g,茯苓 5g,椰浆 200g,生姜 10g,食用盐少许。

【制作技术】1. 将鸡块、金线莲、银耳、茯苓、生姜洗净。将银耳放入清水浸泡 3h,其间每 1h 换水 1 次。姜切成片。

2. 将鸡块、姜放入砂锅内,加入适量清水,武火煮沸 3min,捞出。姜挑出备用。

3. 将鸡块、银耳放入瓦罐中,依次加入金线莲、茯苓、椰浆,用锡纸封口,武火煮 10min,改文火煮 4h,加入食用盐搅拌均匀。

【食用方法】喝汤吃鸡块、银耳、姜。

【为什么呢】补气养血,清热利尿,凉血止血。

【实际应用】适用于平时体内有热、口舌生疮、身体水肿、烦渴吐血的人群服用。

【警而远之】胃寒者忌服。茯苓忌与醋同食。忌用腐烂生姜。"一年之内,秋不食姜;一日之内,夜不食姜。"阴虚火旺、目赤内热、痈肿疮疖、肺炎、肺脓肿、肺结核、胃溃疡、胆囊炎、肾盂肾炎、糖尿病、痔疮忌长期食用生姜。脾胃虚寒、大便溏泄者忌用金线莲。

山楂黄精排骨汤

【药膳食材】山楂 20g,黄精 5g,猪小排骨 150g,葱 6g,姜 3 片或 10g,料酒适量,食用盐少许。

【制作技术】1. 将山楂、黄精、排骨、葱、姜洗净,山楂去核、切成片,葱切成段,姜切成片。排骨冷水入砂锅,开水焯去血污、浮沫。

2. 将黄精、姜放入砂锅中,加入适量清水,武火煮沸,改文火水煎20min。

3. 放入排骨、山楂、葱、料酒,武火煮沸,文火煲至肉熟烂,加入食用盐调味。

【食用方法】分早、晚各食1次。

【为什么呢】养脾阴,益心肺,滋阴补肾,行气,健脾,辅助治疗食积不化。

【实际应用】适用于阴虚体质的平时调养及心脾阴血不足所致的食少、失眠等症。

【警而远之】外感疾病、湿热内蕴、肥胖者忌用猪肉。妊娠、空腹、脾虚胃弱无积滞、气虚便溏、糖尿病忌用山楂,山楂食用后应立即漱口,忌多食。

脾胃气虚套餐（1热1粥组合餐：神仙鸭、补虚益气润肺粥）

神仙鸭

【药膳食材】人参粉3g,白果10个,莲子49个,大枣4个,鸭子750g,黄酒10g(浙江绍兴产者优),酱油10g。

【制作技术】1. 将鸭子煺毛、去内脏、去杂、去鸭尾尖,洗净,在鸭皮上用竹签戳些小孔再将黄酒和酱油调匀,涂在鸭子的表皮和腹内。

2. 将大枣、白果、莲子洗净,大枣去核、白果去皮去心浸泡、莲子去皮去心后装在碗内,撒入人参粉调匀后填入鸭腹。

3. 将鸭子放入蒸锅内,武火蒸2.5h至鸭肉熟烂。

【食用方法】作为菜肴佐餐食用。

【为什么呢】健脾补虚,补气益脾。

补虚益气润肺粥

【药膳食材】山药480g,杏仁30g,粟米50g,酥油50g,白糖15g。

【制作技术】1. 将山药、杏仁、粟米洗净。山药去皮、切成片。杏仁浸泡1h,晾干、炒熟、去皮尖、切碎。粟米炒至干香。

2. 将山药、杏仁、粟米放入砂锅内,加入适量清水,武火煮沸,改文火熬煮至熟成粥。

【食用方法】加白糖和酥油调匀，喝粥。

【为什么呢】补虚益气，温中润肺。

【实际应用】适用于脾胃气虚证：脾胃气虚、中焦失运。常表现为饮食不振、脘腹痞胀、食后尤甚、大便溏薄、神疲、肢体倦怠、舌淡脉弱等症。或慢性胃炎、胃溃疡、慢性结肠炎属于气虚脾失健运、脾气亏虚之人。常表现为食欲不振、面色萎黄、神疲倦怠、形体瘦弱，或有泄泻、时轻时重、时发时止，或大便稀溏、色淡无臭味、夹有不消化食物残渣、食后易泻、吃多后见腹胀、大便多、舌淡脉弱者。或病后体弱、气虚、食少、倦怠、自汗及脾虚泄泻等症。亚疾病或健康人群用作日常食养保健。

【警而远之】忌铁器。一般人忌长时间服用人参。人参忌与藜芦同用，且服药期间忌用萝卜、浓茶。白果有毒，忌生吃或服食过量。气郁痞胀、溺赤便秘、食不运化、新产后忌用莲子。肝病、酒精过敏者忌用黄酒。风热外感，症见发热、微恶寒、咳嗽、咯黄痰、咽喉疼痛者忌用。有实邪常表现为面红目赤、痰多气粗、脘腹痞满、痞块癥积、腹痛拒按、便秘溲赤等症者忌用。感冒患者忌用鸭肉，素体虚寒、受凉引起的不思饮食、胃部冷痛、腹泻清稀，或腰痛、寒性痛经、肥胖、动脉硬化、慢性肠炎者少食。湿痰、积滞、齿病、虫病、温热、暑湿诸病前后、黄疸、肿胀、糖尿病者忌用大枣，多食动风，脾反受病。脾虚湿盛、湿热实邪、胸腹满闷、大便干燥者忌用山药。

白胡椒炖猪肚

【药膳食材】白胡椒 10g，猪肚 500g，食用盐少许。

【制作技术】1. 将白胡椒放入铁锅内，文火煸炒至香味出。将猪肚洗净，切成丝。

2. 将猪肚、白胡椒放入砂锅内，加入适量清水，武火煮沸，改文火炖 1h 以上至猪肚丝软烂熟。

【食用方法】加入食用盐调味，作为菜肴佐餐食用。

【为什么呢】温中暖胃，行气止痛。

【实际应用】适用于脾胃虚寒证，脾胃阳气虚衰，失于温运，常表现为腹胀食少、腹痛而喜温喜按、口淡不渴、四肢发凉、大便稀溏，或四肢水肿、怕冷喜暖、小便清长或不利、舌淡苔白润、脉沉迟无力等症。亚疾病或健康人群用作日常食养保健。

【警而远之】胃火炽盛，火热炽盛，壅滞于胃，常表现为胃脘灼痛、喜冷，发热口渴，或口臭、牙龈肿痛、便结尿黄、舌红苔黄、脉数等症者忌用。

葛粉羹

【药膳食材】葛根粉250g，菊花15g，淡豆豉150g，生姜9g，葱白丝9g，食用盐少许。

【制作技术】1. 将菊花、生姜、葱白丝洗净。葛根粉加清水调成芡汁。

2. 将菊花、生姜、淡豆豉放入砂锅内，加入适量清水，武火煮沸，改文火水煎20min，去渣取汁。

3. 武火煮沸，倒入葛根粉芡汁，改文火熬煮至熟。

【食用方法】加入食用盐调味，撒上葱丝吃食。

【为什么呢】解肌生津，除烦。

【实际应用】适用于高血压、糖尿病属于阴虚证，阴液不足，不能制阳，症见口干、口渴、潮热盗汗、午后颧红、心烦、头晕、失眠、口舌溃疡、舌红少苔、脉细数者。亚疾病或健康人群用作日常食养保健。

【警而远之】忌用铁器，以免引起食物与铁离子发生反应。风寒、虚寒、脾胃不佳者忌用。阴阳两虚型者，痰湿型、血瘀型高血压患者忌用菊花，否则降血压效果不佳。忌用腐烂生姜。"一年之内，秋不食姜；一日之内，夜不食姜。"阴虚火旺、目赤内热、痈肿疮疖、肺炎、肺脓肿、肺结核、胃溃疡、胆囊炎、肾盂肾炎、糖尿病、痔疮忌长期食用生姜。葱白忌久煎煮，体虚自汗、狐臭者忌用。胃虚易呕者忌用淡豆豉。

主要参考文献

1. 江山. 不花钱的保健经 [M]. 北京：中医古籍出版社，2016.
2. 江山. 老名方治常见病 [M]. 北京：中医古籍出版社，2016.
3. 江山. 生态康养游 [M]. 北京：科学技术文献出版社，2020.
4. 李少华，江山，杨桂英. 世界长寿之乡——巴马享寿探密 [M]. 精华版. 北京：中医古籍出版社，2012.
5. 何福高，江山，杨桂英. 世界长寿之乡——巴马养生民间秘方 [M]. 精华版. 北京：中医古籍出版社，2012.
6. 李善源，冯文东，江山，等. 世界长寿之乡——巴马长寿养生游 [M]. 精华版. 北京：中医古籍出版社，2012.
7. 杨师. 食事求是——厨余良药 [M]. 北京：中国科学技术出版社，2018.
8. 西藏自治区旅游局. 中国藏餐食谱 [M]. 北京：五洲传播出版社，2003.
9. 李玉萍，林亚秋，金素珏，等. 九龙牦牛奶渣氨基酸含量和蛋白质组成分析 [J]. 食品研究与开发，2012，33（2）：5-7.
10. 李学荣，孟海波，张丽霞，等. 雪域高原牦牛奶的开发研究与可持续发展 [J]. 中国奶牛，2011，9：6-7.